AF557508

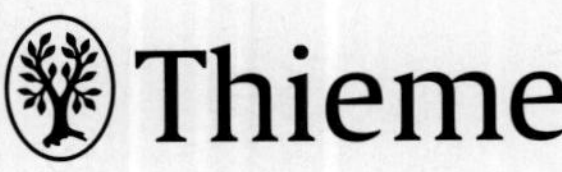

Helmut Magel
Wolfgang Prinz
Sibylle van Luijk

180 westliche Kräuter in der Chinesischen Medizin

Behandlungsstrategien und Rezepturen

2., aktualisierte Auflage

96 Abbildungen

Georg Thieme Verlag
Stuttgart · New York

Bibliografische Information der Deutschen Nationalbibliothek

Die Deutsche Nationalbibliothek verzeichnet diese Publikation in der Deutschen Nationalbibliografie; detaillierte bibliografische Daten sind im Internet über http://dnb.d-nb.de abrufbar.

Ihre Meinung ist uns wichtig! Bitte schreiben Sie uns unter: www.thieme.de/service/feedback.html

Dieses und andere Bücher bequem im Thieme Webshop kaufen.

Anschrift der Autoren:

Helmut Magel
Löhrerlen 16
42279 Wuppertal

Wolfgang Prinz
Herwarthstr. 8
53115 Bonn

Sibylle van Luijk
Burgstr. 19a
30826 Garbsen

1. Auflage 2013 Karl F. Haug Verlag

Unsere Homepage: www.thieme.de

Printed in Germany

Fotos: Helmut Magel, Wuppertal
Umschlaggestaltung: Thieme Group
Umschlagfoto: Thieme Group
Satz: SOMMER media GmbH & Co. KG, Feuchtwangen
gesetzt in Arbortext APP-Desktop 9.1 Unicode M180
Druck: Grafisches Centrum Cuno, Calbe

ISBN 978-3-13-243334-2 1 2 3 4 5 6

Auch erhältlich als E-Book:
eISBN (PDF) 978-3-13-243335-9
eISBN (ePub) 978-3-13-243336-6

Wichtiger Hinweis: Wie jede Wissenschaft ist die Medizin ständigen Entwicklungen unterworfen. Forschung und klinische Erfahrung erweitern unsere Erkenntnisse, insbesondere was Behandlung und medikamentöse Therapie anbelangt. Soweit in diesem Werk eine Dosierung oder eine Applikation erwähnt wird, darf der Leser zwar darauf vertrauen, dass Autoren, Herausgeber und Verlag große Sorgfalt darauf verwandt haben, dass diese Angabe dem Wissensstand bei Fertigstellung des Werkes entspricht.

Für Angaben über Dosierungsanweisungen und Applikationsformen kann vom Verlag jedoch keine Gewähr übernommen werden. Jeder Benutzer ist angehalten, durch sorgfältige Prüfung der Beipackzettel der verwendeten Präparate und gegebenenfalls nach Konsultation eines Spezialisten festzustellen, ob die dort gegebene Empfehlung für Dosierungen oder die Beachtung von Kontraindikationen gegenüber der Angabe in diesem Buch abweicht. Eine solche Prüfung ist besonders wichtig bei selten verwendeten Präparaten oder solchen, die neu auf den Markt gebracht worden sind. Jede Dosierung oder Applikation erfolgt auf eigene Gefahr des Benutzers. Autoren und Verlag appellieren an jeden Benutzer, ihm etwa auffallende Ungenauigkeiten dem Verlag mitzuteilen.

Geschützte Warennamen (Marken) werden nicht besonders kenntlich gemacht. Aus dem Fehlen eines solchen Hinweises kann also nicht geschlossen werden, dass es sich um einen freien Warennamen handelt.

Die abgebildeten Personen haben in keiner Weise etwas mit der Krankheit zu tun.

Wo datenschutzrechtlich erforderlich, wurden die Namen und weitere Daten von Personen redaktionell verändert (Tarnnamen). Dies ist grundsätzlich der Fall bei Patienten, ihren Angehörigen und Freunden, z. T. auch bei weiteren Personen, die z. B. in die Behandlung von Patienten eingebunden sind.

Geleitwort 1. Auflage

„Ens veneni" – so bezeichnete vor über 500 Jahren der mittelalterliche Arzt und Alchemist Paracelsus eine im wahrsten Sinne des Wortes zentrale Daseinsform des Menschen: Er wird genährt, geprägt, gesund erhalten und geheilt durch die Impulse, die er aus seiner Umwelt aufnimmt. Sie geben ihm Kraft und können ihm schaden – „venenum" bedeutet gleichermaßen Gift, Heil- und Nahrungsmittel. Die Natur des Menschen wird dadurch entscheidend geprägt.

Nun können wir im Westen seit einigen Jahrzehnten eine bemerkenswerte Renaissance an Heilmitteln aus der fernöstlichen Heilkunde verzeichnen. Gerade das faszinierende, überaus komplexe und unseren Ansprüchen einer ganzheitlichen Behandlung des Kranken genügende System der chinesischen Medizin hat viele Therapeuten und Patienten hierzulande in den Bann geschlagen.

Zwei Besonderheiten bietet dieses uns hier eigentlich fremde Heilsystem: Eine differenzierte Diagnostik mit seiner Puls- und Zungendiagnose und eine ebenso anspruchsvolle Gesundheits- und Krankheitslehre. Dazu einen Schatz an therapeutischen Methoden, die uns fremd sind wie die Akupunktur und Moxibustion, aber auch scheinbar vertraut wie die Heilkräuter.

Der Bonus des Exotischen führte dazu, dass diese asiatischen Kräuter und Arzneimittel als weitaus wirksamer angesehen wurden als die einheimischen. Dabei sind uns die einheimischen Kräuter weitaus vertrauter und darüber hinaus wirksamer Bestandteil unseres hiesigen Speiseplans: Weihnachtskekse mit Zimt, deftige Gänsekeulen mit Beifuß, fette Wurst mit Majoran und Hopfen im erfrischenden Bier. Holundersaft oder Lindenblüten, Kamillen- und Pfefferminztee, Fenchel- oder Anistee – sie sind uns vertraut. Gerade in Deutschland sind Heilkräuteranwendungen weitaus beliebter als in anderen westlichen Staaten.

Wir können auf eine jahrtausendealte Tradition zurückblicken, die von Hippokrates im alten Griechenland über Galenus in römischen Reich, den Perser Ibn Sina, die mittelalterlichen Hexen, Hildegard von Bingen, die Pastoren Kneipp und Felcke bis zu Madaus im 20. Jahrhundert reicht.

Es ist eine große Herausforderung, den Schatz unserer westlichen Heilkräuterkunde mit der Systematik und der Diagnostik der Chinesischen Medizin zu verbinden. Ende der 1980er-Jahre habe ich versucht Brücken zu schlagen, ebenso wie einige andere TCM-Therapeuten in Deutschland und den USA.

Verschiedene Elemente galt es zu verbinden: die alte Kenntnis der Pflanzen, ihre umfassende Anwendung vom alten Griechenland bis in das Europa der Neuzeit und die Vertrautheit unserer Kräuterwelt auf der einen Seite; andererseits die Differenziertheit und der detaillierte Erfahrungsschatz gerade in der Zusammenstellung verschiedener Mittel im Rahmen der TCM. Die Erfahrung darin fehlte.

Beide Welten in der Heilkunde zu vereinen, war und ist eine große Herausforderung für die Erfahrung, das therapeutische Gespür und das phytotherapeutisch-pharmakologische Detailwissen der Autoren und der Autorin. Ich kenne sie seit Jahrzehnten und als solche schätze ich sie.

Ich freue mich sehr, dass hier ein Meilenstein auf diesem Weg gelungen ist. Der Synkretismus beider Erfahrungs- und Wissensschätze gibt dem TCM-Therapeuten das Instrumentarium in die Hand, um für **unsere** Patienten das passende „venenum" aus **unserer** Umwelt zu finden. Die Natur des Menschen, seine φυσις, ist die Gesundheit – sie steht im Einklang mit dem Makrokosmos. Und so nähern sich vielleicht auch unsere vertrauten hippokratischen Vorstellungen denen der im Kern daoistischen chinesischen Heilkunde.

Prof. Andreas A. Noll
München, im Frühjahr 2012

Geleitwort 1. Auflage

Weltweite Vernetzung ermöglicht ungeahnten Austausch von Erfahrungen und Wissen auf allen Gebieten. Im Gesundheitsbereich führt dieses zu einer „Integrierten Medizin", das bedeutet Einbeziehen verschiedener Therapierichtungen in Heilungsprozesse. Dieser Nutzen kommt dem Patienten zu Gute.

Mit diesem Buch wird der zuhörende Therapeut zum Heil bringenden Mittler zwischen Wissen und Patient. Die wachsenden Erkenntnisse erhellen die Zusammenhänge der beiden Komplexe Mensch und Pflanze. Sie gewinnen daher zunehmend Akzeptanz beim kritischer werdenden Patienten.

Die Pflanze als ganzheitliches Gebilde eröffnet durch eher sanftere Wirkungen und geringere Nebenwirkungen ein zunehmend größer werdendes Vertrauen beim Patienten, das die Therapeuten künftig stärker berücksichtigen müssen.

So übermittelt das vorliegende Buch einen wertvollen Beitrag im Sinne der suchenden Therapeuten und Patienten.

Ich wünsche dem Buch und den Autoren, dass viele Leser Antworten auf drängende Fragen erhalten.

Dr. Peter Lepke, Apotheker
Wuppertal, im Mai 2012

Inhaltsverzeichnis

1 Einleitung

Die Anwendung der Traditionellen Medizin aus China hat sich im Abendland seit etwa 35 Jahren stark verbreitet. Es ist naheliegend, dass sich an den Berührungspunkten der beiden Welten neue Denkansätze entwickeln.

Die Bemühung, traditionelle Heilkräuter der westlichen Hemisphäre mit dem System der Chinesischen Medizin zu beleuchten und sie therapeutisch in der TCM-Praxis zu nutzen, gehört zu solchen neuen Ansätzen. Während Akupunktur, Qi Gong und Tuina nahezu vorbehaltlos im Westen angenommen und praktiziert werden können, entsteht in der TCM-Ernährungsberatung und -Kräuterheilkunde bei Patienten wie Behandlern das deutliche Bedürfnis, die bei uns bekannten und gebräuchlichen Pflanzen, Gewürze und Nahrungsmittel zu verwenden.

Dafür müssen sich Interessierte, die sich sowohl in der Chinesischen Medizin als auch mit den westlichen Heilpflanzen bzw. Nahrungsmitteln gut auskennen, an die Aufgabe machen, diese beiden Wissensgebiete sinnvoll miteinander zu verknüpfen. Diese Arbeit hat vor ca. 25 Jahren an vielen Orten begonnen. Die guten Erfolge in der Praxis und das stetig wachsende Interesse an dieser Synthese hat die drei Autoren, die sich seit über 20 Jahren mit westlichen Heilkräutern in der Chinesischen Medizin beschäftigen, bewogen, diese kommentierte Materia medica der westlichen Kräuter für die TCM-Praxis zu erstellen.

1.1 Vorbemerkung

1.1.1 Okzident und Orient treffen sich

Bei diesem Thema treffen sich zwei etwa gleich alte Traditionen der medizinischen Anwendung von Heilkräutern (vgl. PUN 2003: 94f.). Die beiden Traditionen entstanden an den zwei „Enden" Eurasiens: im Morgenland (Orient), in dem die Sonne aufgeht, und im Abendland (Okzident), in dem die Sonne untergeht.

Als Grundlage für eine systematische Synthese im Bereich der Kräutertherapie eignet sich die Chinesische Medizin, deren Theorie und Praxis inzwischen weite Verbreitung in den Ländern der westlichen Welt gefunden hat. Einer der Gründe für die erfolgreiche Adaption von „woanders" (Francois Jullien) ist die Pluralität (VSC 2002: 56) und gleichzeitige Einheit des kategorialen Systems der Chinesischen Medizin. Beides hat sich über zwei Jahrtausende in Theorie und Praxis lebendig erhalten können.

So wie sich die Theorie und Praxis der Chinesischen Medizin an die Gegebenheiten von Gesundheit und Krankheit im Westen anpasst, so können Heilkräuter auf der Grundlage von Beschreibungen und Indikationen, die seit über 2000 Jahren im Okzident dokumentiert wurden, in das System der Chinesischen Medizin eingepasst werden.

Die mit ihr von vielen Grundanschauungen her vergleichbare Medizintheorie der griechisch-römischen Antike war im Westen in den letzten zwei Jahrhunderten von den naturwissenschaftlichen Anschauungen verdrängt und nur noch rudimentär weiterverfolgt und -entwickelt worden. Insofern eignet sich die Chinesische Medizin, deren Theorie und Praxis sich bis in die Gegenwart lebendig erhalten konnte, hervorragend, die zur Tradition des Okzidents zählenden Heilkräuter in ihrem Licht neu zu betrachten und anzuwenden. Möglich ist das vor allem, weil die Chinesische Medizin in der Vielfalt und Verschiedenartigkeit ihrer Ansätze offen ist für ein solches Unterfangen. (VSC 2002: 13)

1.1.2 Was nennen wir „westliche" Kräuter?

Von Beginn an gehörten zum europäischen Heilkräuterschatz auch Kräuter, die ursprünglich aus Kleinasien, Asien und Afrika stammen. In der Neuzeit kamen Kräuter des amerikanischen Kontinents dazu. Mit „westlichen" Kräutern sind solche Heilpflanzen gemeint, die im Westen traditionell zur Kräuterheilkunde zählen. Es handelt sich demnach nicht um „einheimische" Kräuter im engen Sinn.

Es gibt eine relativ klare Abgrenzung der „westlichen" von den „fernöstlichen" bzw. chinesischen Kräutern, auch wenn in diesem Buch einige

Kräuter der chinesischen Materia medica enthalten sind. „Westlich" meint weniger die Geografie, sondern vielmehr die Kultur. Es geht um Kräuter, die traditionell innerhalb der westlichen Kultur sowohl in der Kräutermedizin als auch Volksheilkunde ihre Verwendung finden und die eine nachvollziehbar lange Anwendungstradition besitzen.

Es werden inzwischen viele im Handel befindliche Kräuter außerhalb Deutschlands angebaut, sodass der Ausdruck „einheimische Kräuter" missverständlich ist. So wird die im Handel befindliche Kamille in Ägypten angebaut, handelsübliche Pfefferminze kommt schon seit Jahrzehnten aus Bulgarien, Lindenblüten und Lavendel stammen aus Frankreich.

Einen großen Teil der „westlichen" Heilpflanzen finden wir nach wie vor „vor der Haustüre", soweit man genau und fachkundig hinschaut. Es sind Pflanzen, mit denen wir unsere Umwelt teilen und die viele Menschen als Hausmittel bei Beschwerden und Krankheiten kennen, auch wenn sie zunehmend nicht mehr als Pflanzen, sondern als Pflanzen-Präparate angewendet werden.

Weil die Kräutermedizin auch ein nationalkulturelles Erbe jedes Volkes darstellt, ist deren Tradition dementsprechend eine der Antworten der regionalen Bevölkerung auf die eigenen Gesundheitsprobleme. (KAZ 7)

Allerdings ist vom Sammeln zur Abgabe an Patienten abzuraten. Qualität durch korrekte Ernte, Trocknung, Aufbereitung und Lagerung, analytische Kontrollen und Pestizid- und Schwermetall-, Pflanzenwuchsstoff-Prüfung wird durch die professionelle Abgabe durch Apotheken gewährleistet. Selbstredend gehört zum tieferen Kennenlernen der Pflanzenheilkunde das praktische Botanisieren, Sammeln und Probieren unbedingt dazu.

1.1.3 Warum die westlichen Kräuter in das Theorie- und Praxis-System der Chinesischen Medizin einfügen?

Es gibt eine Reihe von Ähnlichkeiten bis hin zu Übereinstimmungen zwischen den beiden Medizintheorien von Okzident und Orient. Ohne die fundamentalen Unterschiede beider Denkrichtungen außer Acht zu lassen, lohnt sich gerade für die Kräuterheilkunde der Blick auf das, was beiden Richtungen gemeinsam ist, um daraus Nutzen für die Praxis zu ziehen.

Elemente-Systeme

Die zuerst zu nennende Ähnlichkeit ist die zwischen dem antiken europäischen Vier-Elemente-System und den Fünf Wandlungsphasen der alten Chinesen (BÖH 93f.). Hier wie dort handelt es sich um aus der Naturbeobachtung abgeleitete Zuordnungen und Entsprechungen. Sie stellen einen kategorialen Rahmen bereit und erlauben, klinische Beobachtungen, Prozesse und Beziehungen zu beschreiben und Rückschlüsse auf Entwicklungstendenzen zu ziehen. Die Vier Elemente bezogen sich auf die Zusammensetzung der Körpersäfte, während die Fünf Wandlungsphasen sich auf Yin und Yang und die fünf Geschmäcke und Aromen bezogen.

Beide Systeme unterlagen seit Beginn ihrer Entwicklung einer beständigen Veränderung und Kritik. Während die griechisch-römische Betrachtung sich zu „Naturgesetzen" hin entwickelte, hat eine solche Vorstellung in das Gedankengut Chinas nie Eingang gefunden.

„Obwohl die Fünf-Phasen-Theorie dynamischer ist als das griechische oder indische System und auch das Potential kreativer Anwendung in der medizinischen Praxis in sich trägt, erwies sie sich doch als ein relativ starres System. Die Betonung des Wandels bzw. der ständigen Veränderung in der Yin-Yang-Theorie und die Wichtigkeit, die die daoistische Perspektive dem Ganzen zuweist, ließen dagegen ein großes Maß an Flexibilität und deshalb auch eine bessere Anpassung an die Notwendigkeiten der klinischen Praxis zu." (TKA 395) Auch J. Ross stellt fest, dass das Konzept der fünf Geschmäcke „über lange Zeit eher starr blieb", und äußert dazu den Wunsch: „Vielleicht wäre es auch für die chinesischen Therapeuten an der Zeit, ihre Konzepte zum Geschmack aus dem Blickwinkel der westlichen Arzneipflanzentradition und der modernen Biochemie zu hinterfragen." (ROS 2006: 32)

Denn gerade die Verbreitung der TCM in vielen Teilen der Welt ist ein Beweis für ihre Flexibilität und Anpassungsfähigkeit an unterschiedliche Kulturen (vgl. VSC 2011). Diese Adaptionsfähigkeit haben weder das griechische noch das indische System erreicht.

Das ist einer der ausschlaggebenden Gründe, warum sich viele TCM-Therapeuten entschließen, einheimische bzw. westliche Kräuter innerhalb des chinesischen Medizinsystems zu verwenden, statt sich auf die von der Naturwissenschaft verdrängte und nicht weiter geführte Humoralpathologie einzulassen.

Signaturenlehre

Eine weitere Verwandtschaft zwischen Ost und West betrifft die Signaturenlehre, die bei uns vor allem mit dem Namen Paracelsus verbunden ist (s.u.).

„Sowohl in der westlichen als auch in der chinesischen Medizin schlussfolgerte man von der Form einer Droge auf deren Organbezug. [...] In vielen anderen Fällen wird eine Verbindung von der Gestalt der Drogen zu analogen Körperstrukturen gezogen." (KAL 15)

Obwohl es im Chinesischen den Begriff „Signaturenlehre" nicht gibt, lässt sich die mit diesem europäischen Begriff bezeichnete Theorie jedoch in der Chinesischen Medizin sehr wohl nachweisen. „Darin ist eine klare Entsprechung zur europäischen Signaturenlehre zu sehen. [...] Doch sollte man diese Theorie nicht überstrapazieren. In vielen Fällen kann man zwar frappierende Rückschlüsse von den äußeren Merkmalen eines Krautes auf seine Eigenschaften ziehen, doch lassen sich über diese Theorie bei weitem nicht alle Eigenschaften und Wirkungen der Kräuter erklären und verstehen. [...] Die Signaturenlehre ist lediglich ein Teilaspekt innerhalb der komplexen Welt der Heilpflanzen." (KAL 13).

Primärqualitäten der Kräuter

Die dritte Ähnlichkeit bezieht sich auf die Primärqualitäten der Kräuter, die in der Humoralpathologie seit Galenus (2.Jh. n.Chr.) als kalt und warm und trocken und feucht (in jeweils vier Graden) charakterisiert wurden. Die Geschmäcke spielten keine so große Rolle wie in der chinesischen Kräutermedizin, in der das Temperaturverhalten als kalt, kühl, warm und heiß (später auch neutral) klassifiziert wird.

Auf dieser Ebene gibt es durchaus viele Übereinstimmungen in der Wirkbeschreibung zwischen beiden Systemen. „Nicht wenige Substanzen wurden in der europäischen und in der chinesischen Arzneikunde gleich bewertet und gegen identische Leiden eingesetzt." (PUN 2005: 25)

Fruchtbares Neuland zwischen Ost und West

Unter Beachtung der unterschiedlichen und gemeinsamen Kriterien west-östlicher Betrachtungsweisen der Kräuter führt die Anwendung der chinesischen Medizintheorie auch dazu, die – oft kritisierte – unübersichtliche Fülle von Indikationen der westlichen Erfahrungs-Kräutermedizin im Licht der chinesischen Theorien (wie Zheng Qi und Xie Qi, Ben und Biao, Syndrom-Diagnostik, Pathophysiologie der Zang Fu sowie Rezepturenlehre) neu zu ordnen und damit das Wirkpotenzial der Kräuter effektiver einzusetzen.

Therapeutische Verantwortung

Es bleibt die Frage, inwieweit es verantwortbar ist, eine Methode zu lehren und in der Praxis an Patienten anzuwenden, die noch jung ist im Vergleich zu den Jahrhunderte alten ausgefeilten Rezepturen, die die Perlen der chinesischen Arzneimittellehre darstellen.

Hier gilt sicher für jeden Therapeuten, die Grenzen des eigenen Wissens, der Erfahrung und natürlich der Wirkungsmöglichkeit der Kräuter im Auge zu behalten. Diese Grenzen sind für die TCM als komplementäre Medizin neben der „Schulmedizin" aber sowieso da gesetzt, wo es sich um akute und/oder lebensbedrohliche Erkrankungen handelt, da Letztere dort häufig effektivere und lebensrettende Methoden zur Verfügung hat.

Die Möglichkeit, altbewährte westliche Kräuter bei vielen Erkrankungen sicher und effektiv anzuwenden, ist unbestritten und nachweislich groß. Diese Sicherheit und Wirksamkeit wird unter Anwendung des Denksystems der Chinesischen Medizin noch größer.

1.2

Geschichte

1.2.1 Pflanzenheilkunde in Okzident und Orient

Die schriftlich überlieferten Anfänge der europäischen Heilkräutermedizin sind mit den Namen Hippokrates (460–370 v.Chr.) und Theophrast (371–287 v.Chr.) verbunden.

Im europäischen Raum liegt uns mit der *Materia medica* des griechischen Arztes Dioscurides

(1.Jh. n.Chr.) das erste umfassende Arzneimittelbuch vor, das ca. 1000 Arzneimittel umfasst (813 pflanzlichen, 101 tierischen, 102 mineralischen Ursprungs) und 4740 medizinische Anwendungen bietet. Seine Methode der Pflanzenbeschreibung blieb bis in die Neuzeit hinein beispielhaft. Unter dem Namen des Heilmittels (einschl. der Synonyme) stellte er Herkunft, botanische Beschreibung, medizinische Eigenschaften, Zubereitung und Anwendung vor und machte Angaben zur Lagerung und vieles mehr. (DIO 1902)

Seit Dioscurides wurde die okzidentale Kräuterheilkunde fortgeschrieben. Die arabische Medizin fügte weitere Heilmittel und Zubereitungen hinzu. „Die medizinische Formelsammlung von al-Kindi (um 800–870) etwa enthielt viele persische, indische und orientalische Medikamente, die den Griechen noch völlig unbekannt waren, darunter Kampfer, Cassia, Sennesblätter, Muskatnuss und -blüten, Tamarinde und Manna. Diese fanden Aufnahme in die westliche Medizin.“ (RPO 140)

Sowohl die antiken Völker des Mittelmeerraums als auch die Chinesen vergrößerten ihren Arzneimittelschatz mit Pflanzen und Mineralien, die über den Handel in ihre jeweiligen Länder gelangten. So fanden z.B. ayurvedische Kräuter Eingang in die chinesische Materia medica.

Zur Zeit des Dioscurides gab es bereits einen regen Handelsaustausch zwischen Okzident und Orient. „Im 1.Jahrhundert n.Chr. umspannte dieses Handelsnetzwerk die Alte Welt, indem es die damaligen mächtigsten Reiche in Eurasien miteinander verknüpfte: das Römische Reich in Europa, das Patherreich in Mesopotamien, das Kuschana-Reich in Nordindien und die Han-Dynastie in China. Rom und China nahmen sogar diplomatische Kontakte zueinander auf. Dabei waren die Gewürze nur einige von den Dingen, die auf dem Land- und Seeweg durch dieses globale Netzwerk zirkulierten.“ (TST 89/90)

Im 14.Jh. verkauften muslimische Apotheken in Beijing (Dadu) und Shangdu Kräuter, die auf euro-asiatischen Arzneibüchern basierten (vgl. HIN).

Auf diesem Wege fand bereits früher – um ein kleines, aber dokumentiertes Beispiel zu nennen – der „Theriak“ Einzug in die chinesische Kräuterheilkunde. Theriak ließe sich vergleichen mit dem bekannten „Schwedenbitter“ und galt in der europäischen Antike als Universalmittel. In einem chinesischen Arzneimittelbuch wird es 659 erstmals als Diyejia 底野超 pharmakologisch beschrieben und findet sich dann in der berühmten Arznei-Enzyklopädie des Li Shizhen 李時珍, dem *Bencao Gangmù* 本草纲目 von 1578. (PUN 2005: 24)

„Es gibt eine lange Geschichte des medizinischen Ost-West-Austauschs, der zu einer Konstanten geworden ist. Große Kulturen entwickeln sich nur durch den Kontakt mit anderen Kulturen, und kein größeres medizinisches System bestand für längere Zeit isoliert von anderen. Dies trifft sicherlich auch auf die Beziehung zwischen ostasiatischer medizinischer Praxis und anderen Kulturen zu.“ (TKA 2012: VIII; übers. von den Autoren)

Die Entdeckung der „Neuen Welt“ durch Kolumbus 1492 brachte neben neuen Nahrungsmitteln wie Kartoffeln, Mais, Tomaten auch weitere Arzneien, z.B. Cinchona, Eschscholzia californica, Echinacea angustifolia, Passiflora incarnata, Lobelia inflata oder Turnera diffusa nach Europa.

1.2.2 Im Abendland von der Humoral- zur Zellularpathologie

Vier Körpersäfte und vier Primärqualitäten

Die Sicht der griechischen Antike beruhte auf dem von Empedokles (ca. 504–433 v.Chr.) formulierten System der vier Grundelemente Feuer, Erde, Wasser und Luft (vgl. RIP 1999). Diese galten als Grundbausteine der Materie, denen weitere Qualitäten wie Körpersäfte (Humores), Organe, Jahreszeiten, Emotionen, Konstitutionstypen, Planeten, Farben usw. als Analogien zugeordnet wurden. Die Mannigfaltigkeit der Erscheinungen ergab sich aus den Mischungen der Qualitäten der vier Elemente. „Ähnlich wie in der ayurvedischen Medizin Indiens erklärte der (hippokratische) Corpus Gesundheit und Krankheit hauptsächlich anhand der Körpersäfte.“ (RPO 45) Gesundheit wurde als harmonische Mischung (Eukrasie), Krankheit als fehlerhafte Mischung der Körpersäfte (Dyskrasie) angesehen.

„Der Reiz des humoralen Denkens, das die klassische Medizin dominierte und ihr Erbe bildete, lag in dem umfassenden Erklärungsmodell, das auf starken archetypischen Kontrastpaaren basierte (heiß/kalt, feucht/trocken) und alles Natürliche und Menschliche, Physische und Geistige sowie Gesunde und Kranke einschloss." (RPO 48)

„Kennzeichen der antiken Medizin ist ihre humoralpathologische Klassifizierung. […] Hieraus leitet sich dann die Primärqualität, sprich die thermische und hygrische Zuordnung eines Präparates, des Weiteren die Sekundärqualität, also die pharmakologische Wirkung am menschlichen Körper, ab." (PSC 122)

Galenus von Pergamon (129–200 n. Chr.) klassifizierte Kräuter gemäß der Vier-Elemente-Lehre thermisch als „warm" oder „kalt" und hygroskopisch als „feucht" oder „trocken" in jeweils vier Intensitätsgraden. Neben diese Primärqualität stellte man die Sekundärqualität, also die pharmakologische Wirkung im menschlichen Organismus.

Die Primärqualitäten der Drogen wurden auch in den späteren arzneikundlichen Werken bis in die Neuzeit angegeben (► **Tab. 1.1**). Dass es nicht um die Beschaffenheit der Pflanze geht, sondern um die Wirkung der Heilpflanze auf einen anderen Organismus, zeigte der berühmte *Canon medicinae* des Ibn Sina, lat. Avicenna (980–1037): „Die Wirkung der Arzneimittel ist abhängig vom aufnehmenden Organismus. Dementsprechend gehen die Autoren der frühen Neuzeit dazu über, die Arzneimittel nicht mehr als warm und trocken, sondern als wärmend und trocknend zu bezeichnen. Entsprechend wird dann auch von kühlend und befeuchtend gesprochen." (MAY)

Scheideweg nach Paracelsus

„Der Weg der traditionellen abendländischen Medizin beginnt im Ursprungsgebiet Griechenland (400 v. Chr.) und zieht über das griechische Byzanz (330–1453 n. Chr.), den arabischen Islam (632–1492 n. Chr.) und das lateinische Mittelalter (800–1453 n. Chr.). Die Wiedergewinnung der traditionellen Medizin in der westeuropäischen Renaissance (15./16. Jh. n. Chr.) führt dann zu ihrem Aufblühen im medizinischen Galenismus (17./18. Jh. n. Chr.), dessen Ende beziehungsweise Auflösung durch die moderne naturwissenschaftliche Ära erst um 1800 n. Chr. erfolgt. Die so genannte Moderne ist daher gerade erst zweihundert Jahre alt und nur auf dem Boden ihres über zweitausend Jahre mächtigen Fundaments zu verstehen." (PSC 122)

Im 16. und 17. Jahrhundert befindet sich die Pflanzenheilkunde auf ihrem Höhepunkt in Europa, der zugleich auch einen gewissen Niedergang der Phytotherapie einleitet. Die Gattung Kräuterbuch verflacht vom wissenschaftlichen Standardwerk zum Volksgesundheitsbuch.

► **Tab. 1.1** Primärqualitäten pflanzlicher Drogen.

Primärqualität	Bedeutung in der Humoralpathologie
wärmend	gegen kalte Mischungsstörungen (Übermaß an Phlegma, das als kalt und feucht qualifiziert wird) anregend, dynamisierend z. B. bei Schleimkrankheiten (Katarrhe), träger Verdauung, Erkältungskrankheiten, Antriebslosigkeit, Kreislaufschwäche, Hypotonie, Bindegewebsschwäche, lymphatische Konstitution mit Neigung zu Wassereinlagerungen
trocknend	gegen feuchte Mischungsstörungen (feuchter Schleim) trocknend im Sinne von ausleitend, die Flüssigkeiten (Speichel, Magen-, Gallensaft, Harn oder Menstruationsblut) zum Fließen anregend z. B. bei Ödemen, Gelenkschwellungen, Rheuma, Lebererkrankungen
kühlend	gegen warme Mischungsstörungen sedierend und zusammenziehend, konzentrierend z. B. bei fiebrigen Erkrankungen, Entzündungen v. a. Leberentzündung, Lungenentzündung, Hirnentzündung, lokalen Entzündungen, akuten Schmerzen, Wunden, sowie gegen Übererregtheit, Schlafstörungen
befeuchtend	gegen trockene Mischungsstörungen (das weite Feld der schwarzgalligen Erkrankungen) z. B. bei trockenem Husten, Pleuritis, chronischen, schleichenden und progressiven Leiden, Auszehrung, Alterserkrankungen, Vergreisung, seniler Demenz, Sklerose, Melancholie

„Bereits im 16. Jahrhundert wird die Phytotherapie durch die zunehmende Chemiatrie zurückgedrängt. Dieser Wissenszweig ist vor allem mit Theophrastus Bombastus von Hohenheim, genannt Paracelsus, verbunden.“ (PSC 125) Sein Arzneimittelbegriff ruht auf den drei fundamentalen, den Körper ausmachenden Grundsubstanzen: Schwefel (Sulphur), Quecksilber (Merkurius) und Salz (Sal). „Diese Dreiheit bestimmt dann die Form der Alchemie, aus der sich schrittweise die neuzeitliche Chemie entwickeln sollte.“ (BÖH 127)

Und doch vereinte Paracelsus (1493–1541) die drei Hauptstränge der Vier-Elemente-Lehre: Naturphilosophie (Naturwissenschaft), Medizin und symbolische Natursprache (Signaturenlehre). Heilung erfolgt durch die Wiederherstellung dieses Gleichgewichts, beispielsweise durch die Verabreichung der jeweiligen Mittel mit den benötigten Eigenschaften gemäß der Doktrin der spezifischen Mittel gegen spezifische Krankheiten. „Wo das Übel ist, wächst auch das Heilmittel dagegen."

Neben der Inanspruchnahme und Verfeinerung überlieferter Heilmethoden bediente sich Paracelsus der Signaturenlehre zum Auffinden von Heilmittelträgern und alchemistischer Techniken zur Extraktion der darin enthaltenen Wirkstoffe.

Dabei greift Paracelsus auf ein grundlegendes Prinzip der wechselseitigen Übereinstimmungen zwischen Mensch (Mikrokosmos) und Welt (Makrokosmos) oder der verborgenen Wechselbeziehungen zwischen den verschiedenen Erscheinungsformen der sichtbaren und unsichtbaren Welt zurück. So lassen bereits äußere Eigenschaften wie Form, Farbe, Geschmack, Rhythmik und Geruch von Pflanzen Rückschlüsse auf deren Wirkung zu. Beispielsweise sollen herzförmige Blüten eine heilende Wirkung gegen Herzkrankheiten anzeigen, höckrige Wurzeln gegen die Geschwülste und stachelige Disteln gegen Stechen in der Brust.

Die radikale Veränderung der bis dahin praktizierten humoralpathologischen Kräutermedizin markiert Virchow 1858, dessen Zellularpathologie den Beginn der Moderne und die Ablösung der Antike mit sich brachte. Von da ab richtete sich die Aufmerksamkeit auf die Pflanzeninhaltsstoffe und deren Wirkmechanismen im Organismus.

Sicher wurden damit viele Annahmen der Erfahrungsmedizin mit Kräutern bestätigt, aber auch einige widerlegt oder in Frage gestellt. Die Forschung hat auf jeden Fall zur Sicherheit in der Anwendung beigetragen. Die damit verbundene analytische Betrachtungsweise ging jedoch zu Lasten des ganzheitlichen Blicks in der Kräutermedizin.

Bis zum Ende des 18. Jahrhundert waren Arznei- und Heilmittel aus Pflanzen in Europa die dominierende Form der Arzneimittelbehandlung. Seitdem hat ihre Bedeutung in der ärztlichen akademischen Medizin zu Gunsten der neuen Entwicklung synthetischer Heilmittel erheblich abgenommen.

1.3 Wie die westlichen Kräuter in die TCM kamen

Erstmals versuchte Michael Tierra in *Planetary Herbology* (1988) eine Symbiose okzidentaler und orientalischer Heilkräuter, indem er aus beiden Bereichen Kräuter vorstellte und in Rezepturen mischte. 1989 folgte Peter Holmes mit etwa 230 Kräuterprofilen der okzidentalen Tradition. Holmes schöpfte aus den Quellen der europäischen Antike, der persisch-arabischen, mittelalterlichen und Renaissance-Autoren.

Die drei Autoren des vorliegenden Buches haben die Chinesische Medizin (Akupunktur und Kräutermedizin) in den 80er Jahren erlernt und sich von Anbeginn mit den westlichen Kräutern beschäftigt. Zwischen 1992 und 2000 machte Andreas Noll die Leser in den von ihm und U. Lorenzen herausgegebenen fünf Bänden *Die Wandlungsphasen der traditionellen chinesischen Medizin* mit westlichen Kräutern bekannt, indem er ihre Wirkung den TCM-Syndromen zuordnete.

Einem breiteren Fachpublikum stellte Dr. Eva Mosheim-Heinrich westliche Kräuter in der TCM vor. Ihre „Kräuter-Steckbriefe“ erschienen auf Anregung Helmut Magels als damaligem Redakteur des TCM-Teils der Zeitschrift *Volksheilkunde* (heute *Der Heilpraktiker*) seit 1997 über einige Jahre hinweg. Magel lernte Mosheim-Heinrich auf einem Seminar François Ramakers in Berlin kennen. In Europa setzte sich Ramakers schon früh für die Einbindung westlicher Kräuter in die TCM ein. Seit 1998 gab Jeremy Ross, ein Schüler Tierras, auf Einladung der AGTCM und Magels, Seminare zu diesem Thema in Deutschland. Dort machte Mosheim-Heinrich ihn mit der umfangreichen deutschen Kräuterliteratur seit der Renaissance bekannt, die Ross bis dahin nicht kannte.

2000 erschienen zwei weitere Bücher von F. Ploberger und K. Bedrik zu diesem Thema. Drei Jahre später stellte Ross – zunächst in Englisch – sein Opus magnum *Westliche Heilpflanzen und chinesische Medizin* der Öffentlichkeit vor. In sehr ausführlichen Monografien, die sich sowohl auf traditionelle Veröffentlichungen als auch auf moderne Forschung stützen, stellt er 60 Kräuter und Kombinationen (an Syndromen orientierte Rezepturen) vor. Die Ausführlichkeit der Reflexion, der wissenschaftliche Nachweis von Inhaltsstoffen und Wirkweisen neben der begründeten traditionellen Anwendung setzte Maßstäbe. Diese Ausführlichkeit sucht selbst in der Darstellung chinesischer Kräuter ihresgleichen.

Das 2005 erschienene Buch *TCM mit westlichen Pflanzen* von R. Travesier u. a. (2. Aufl. 2012) beschreibt die Wirkungen der Pflanzen in den Monografien sehr breit gefächert und bezieht anthroposophische Gesichtspunkte mit ein. Im ersten Teil des Buches werden Rezepturen für wichtige Syndrome vorgestellt. Inzwischen gibt es weitere Bücher und Artikel zum Thema, Ausbildungsmöglichkeiten sowie Apotheken, die sich auf die Bereitstellung eines breit gefächerten Angebotes an westlichen Kräutern als getrocknete Drogen und Tinkturen spezialisiert haben. Mit großer Genugtuung stellen die Autoren dieses Buches fest, dass die westlichen Kräuter Teil der Chinesischen Medizin im Westen geworden sind. (MAG 2002, SKO) Längst interessieren sich auch die Chinesen für einige westliche Kräuter.

Zu diesem Buch

Den interessierten Therapeuten wird hiermit eine fundierte Materia medica zur Verfügung gestellt. Sie soll ausdrücklich ein Leitfaden für die Praxis sein und dazu einladen, sich an der weiteren Sammlung von Erfahrungen und Erkenntnissen über die westlichen Kräuter in der TCM mit Freude und Engagement zu beteiligen.

Die unterschiedlichen Erfahrungen und beruflichen Werdegänge der drei Autoren spiegeln sich durchaus in den Kräuterprofilen und Einleitungstexten zu den Kapiteln im Buch wider. Sie verstehen das als Indiz dafür, dass die theoretische und praktische Einordnung westlicher Kräuter in die Chinesische Medizin ein Prozess ist, der – gemessen an den vergangenen Jahrhunderten okzidentaler und orientalischer Kräuterheilkunde – eben erst begonnen hat. Er weist zugleich in eine Zukunft, die wesentlich von grenzüberschreitender integrativer und ganzheitlicher Herangehensweise geprägt sein wird.

Die in den Kräuterprofilen dieses Buches aufgeführten Wirkbeschreibungen und Indikationen können nur als Annäherung gelten und erheben nicht den Anspruch, fest stehende und endgültige Aussagen über die Heilpflanzen zu sein. Insbesondere in Verbindung mit der Syndromdiagnostik der Chinesischen Medizin versteht sich dieses Buch als „work in progress“ und verortet sich in einer erst einige Jahrzehnte alten Kräutertherapie, die sich als west-östliche Synthese versteht.

Jedes Kräuterprofil ist mit Quellenangaben versehen, deren Auswahl ebenso den Erfahrungen der jeweiligen Autoren geschuldet ist wie die Auswahl und Gewichtung der Wirkbeschreibungen.

1.3.1 Einige Bemerkungen zu den Geschmäcken

In der chinesischen Phytotherapie ist es selbstverständlich, dass zur Wirkbeschreibung einer Arznei die Angabe von einem oder mehreren Geschmäcken gehört. Diese Angabe meint vor allem eine Wirkfunktion und nur nebenbei den sinnlich empfundenen Geschmack. So bedeutet z. B. „süß“, dass die Arznei eine tonisierende bzw. „scharf“, dass sie eine Oberfläche befreiende Wirkung hat. Es ist meistens so, dass die entsprechenden Kräuter wirklich süß bzw. scharf schmecken. Bei nicht wenigen Beispielen ist aber auch das nicht der Fall.

Die Einteilung der Wirkungen nach Geschmack kommt aus einer Zeit, in der es wenige Mittel zur Kategorisierung von Wirkgruppen innerhalb der Heilmittel gab. Die Einteilung in Funktionsgruppen nach Geschmack war neben der Signaturbetrachtung und den Erfahrungen durch „trial and error“ eine hervorragende Möglichkeit, das Wissen über Arzneien zu bündeln, was eine wichtige Grundlage zur Anwendung ist.

Heute haben wir die Möglichkeit, uns die Ergebnisse der chemischen Pharmakologie zu Nutze zu machen. Man kann das geschmackliche Testen als Vorstufe der chemischen Bestimmung bezeichnen – häufig lassen sich Kräuter schon aufgrund ihres Geschmacks einer Wirkgruppe zuordnen. So haben Gerbstoffdrogen einen zusammenziehenden, Saponindrogen einen scharfen Geschmack usw. Die Bitterstoffe sind die einzige Stoffgruppe, bei denen die westliche Phytopharmakologie eine Wirkung über das Schmecken explizit formuliert.

Die Frage, wie die westlichen Kräuter bezüglich der Kategorisierung des Geschmacks beschrieben werden sollten, um sie für Therapeuten innerhalb der Chinesischen Medizin nutzbar zu machen, wird nur von J. Ross diskutiert. „Das chinesische System der Geschmackseigenschaften von Arzneimitteln bietet uns ein Gerüst von klaren, einfachen Konzepten zur Einteilung von Pflanzen und zu ihrer Zuteilung zu bestimmten Mustern […] Die Grenze des chinesischen Systems liegt darin, dass es über lange Zeit eher starr blieb und seine Konzepte keiner weiteren Entwicklung zugeführt wurden. […] Das trifft besonders auf die aromatische, bittere und süße Eigenschaft zu." (ROS 2006: 32)

Ross gibt in seinen Kräuterprofilen einen Geschmack für jede Heilpflanze an, der eine „funktionelle" Beschreibung ist, und zwar auch dann, wenn die Pflanze diesen Geschmack sensorisch nicht hat. Er beschränkt sich auf die fünf Geschmäcke bitter, süß, sauer, scharf und aromatisch. Den zusammenziehenden und den faden Geschmack benutzt er nicht.

Die Autoren dieses Buches haben sich entschieden, in den Kräuterprofilen unter Geschmack diejenigen zu nennen, die die Kräuter als Teezubereitung wirklich haben. Es gibt einige wenige Fälle, in denen dies wirklich einen Unterschied macht. Dazu ein Beispiel:

Die Holunderblüten (Sambucus nigra, flor.) schmecken als Tee eher unaufdringlich, ein wenig aromatisch und süß, evtl. noch leicht bitter. Da sie diaphoretisch sind und die Oberfläche befreien, werden sie von Ross, Tierra und Holmes als scharf bezeichnet. In diesem Buch sind sie als leicht aromatisch und süß bezeichnet, was der sinnlich wahrgenommene Geschmack ist.

1.4 Praktische Pflanzenheilkunde/ Zur Benutzung dieses Buches

1.4.1 Aufbau der Materia medica

Der Aufbau dieses Buches entspricht der in der chinesischen Arzneimittellehre üblichen Ordnung nach therapeutischen Strategien. Jede Heilpflanze ist einer Strategie zugeordnet, wobei viele auch Wirkungen anderer Strategien abdecken.

Dieser Aufbau spiegelt die Überzeugung der Autoren wider, dass eine fruchtbare Synthese aus Chinesischer Medizin und westlicher Phytotherapie unbedingt die Strategien der chinesischen Phytotherapie mit der guten Kenntnis der in unserer Kultur bekannten Heilpflanzen verbinden muss.

Die Wirkbeschreibungen und Indikationen in den Kräuterprofilen sind hierarchisch gegliedert, d.h. die Hauptwirkung ist als Erste genannt, die weitere Reihenfolge entspricht der Rangordnung der anderen Wirkungen. Ebenso sind in den Rezepturen von oben nach unten die Kräuter in der Reihenfolge der Wichtigkeit genannt.

1.4.2 Vom Einzelkraut zur Rezeptur

Viele der hier vorgestellten Kräuter besitzen ein breites Wirkspektrum. Für die optimale Verwendung der Pflanze ist es wichtig, nicht nur die Hauptwirkung zu kennen, sondern ebenso die Nebenindikationen.

In der Praxis zeigt sich bei fast allen Patienten ein komplexes Beschwerdebild, das nach einer fein abgestimmten Diagnose des Pathomechanismus und der Analyse von Ben 本 (Ursache oder Wurzel) und Biao 表 (Manifestation oder Zweig) der Erkrankung verlangt. Die Therapiestrategie einer Kräuterrezeptur spiegelt diese Zusammenhänge wider.

In der chinesischen und westlichen Kräutertherapie werden die Heilkräuter meistens kombiniert angewendet. Bei sachgerecht zusammengestellten Arzneikombinationen werden unterschiedliche Wirkungen der Heilpflanzen im Sinne der Therapiestrategie genutzt, unerwünschte Wirkungen einzelner Heilpflanzen werden durch andere Kräuter aufgehoben. Die europäische Kräutermedizin kennt auch viele verschiedene Verfahren der Zubereitung, ähnlich den Paozhi-Verfahren, um die Wirkung der Kräuter den Notwendigkeiten anzupassen. Die großen Kräuterbücher des 17. und 18. Jahrhunderts enthalten eine Vielfalt solcher Zubereitungsanweisungen.

Eine Gesamtrezeptur kann umfassender wirken als die einzelnen Bestandteile. Auf diese Weise kann therapeutisch auf individuelle Konstellationen genau eingegangen werden. Zur Anwendung kommen Rezepturen als Tees, Tinkturen oder auch Fertigarzneimittel.

Erste Grundlage für eine Rezeptur ist die exakte Differenzialdiagnose und die Gewichtung der Syndrome nach Ben (Wurzel) und Biao (Zweig). Daraus ergeben sich das Temperaturverhalten, die Geschmackseigenschaften und die Abstimmung der Wirkungen, die die Kräuterrezeptur im Hinblick auf die Indikationen entfalten soll.

Das Neijing Suwen aus der Han-Zeit kennt „drei proportional unterschiedliche Rezepte:

Ein großes Rezept wird bei schweren, komplexen Erkrankungen eingesetzt und umfasst ein Königsheilkraut, drei Ministerkräuter und neun Assistentenkräuter. Ein mittleres Rezept wird bei weniger komplexen Erkrankungen verwendet und besteht aus einem Königskraut, drei Ministerkräutern und fünf Assistentenkräutern. Ein kleines Rezept kommt in relativ leichten Fällen zur Anwendung und besteht aus einem Königskraut und zwei Ministerkräutern." (DGK 375/76)

Dieses Zitat stammt aus dem Kontext des reichen Schatzes an Rezepturen in der Chinesischen Medizin. Es wird hier von einer Hierarchie innerhalb der Komposition der Rezepturen gesprochen, die es auch in unserer Tradition gibt. Königskraut, Ministerkraut, Assistentenkraut und Meldekraut sind Begriffe, die auf eine funktionelle Rangordnung innerhalb der Kräuter deuten. Danach gibt es leitende (König) und assistierende (Minister) Aufgaben.

Die westliche Tradition unterscheidet „Remedium cardinale", also Hauptarznei, und „Adjuvans", also unterstützende und die Hauptarznei verstärkende Kräuter. Das dritte ist „Korrigens", also ein Mittel, das in ähnliche Richtung wirkt, aber die Mischung verträglicher macht. Zuletzt sei noch das „Konstituens", das die Mischung optisch verbessert, erwähnt.

Im vorliegenden Buch geht es vordringlich um Monografien, also Beschreibungen der Heilwirkung einzelner Kräuter, zusammengefasst nach Strategiegruppen. Am Ende der Kapitel sind beispielhaft Rezepturen aufgeführt, die sich in ihrem Aufbau grundsätzlich am hierarchischen Prinzip orientieren. Die Kräuter werden in der Reihenfolge ihrer Wichtigkeit im Sinne der therapeutischen Strategie genannt, d.h. das Remedium cardinale, die Königsarznei, steht an oberster Stelle usw.

1.4.3 Darreichungsformen (Galenik)

Die Galenik oder pharmazeutische Technologie ist die Lehre von der Herstellung der Arzneiformen, die sich mit der Verarbeitung eines Wirkstoffs und der Formgebung in dosierfähige, gebrauchsfertig verpackte Arzneimittelzubereitungen beschäftigt. Dadurch wird der Arzneistoff mit den richtigen Hilfsstoffen verbunden, es wird ihm eine bestimmte Form oder Darreichungsform gegeben (z.B. Tablette, Zäpfchen oder Pulver).

Die übliche Zubereitungsart für „Drogen" (also getrocknete Pflanzenteile) ist die Zubereitung eines Tees. Tees mit Arzneiwirkung fallen unter das Arzneimittelgesetz.

Der Wirkstoffgehalt eines Tees ist abhängig von folgenden Komponenten:

- Mengenverhältnis von Drogen und Auszugsmittel (Wasser)
- Zerkleinerungsgrad der Drogen
- Temperatur des Wassers
- Einwirkzeit des Wassers auf die Drogen

Nicht jede Droge darf jedoch gleichermaßen zubereitet werden; das geeignete Verfahren richtet sich nach den Inhaltsstoffen und der Beschaffenheit einer Droge. So kann je nach Zubereitung der eine oder andere Wirkstoff in den Vordergrund treten bzw. sich die energetische Wirkung verändern.

Grundsätzlich soll erreicht werden, dass die Inhaltsstoffe möglichst unbeschadet, aber in ausreichender Menge in die Lösung übergehen.

1.4.4 Zubereitungsarten

Infus (Aufguss)

Die Teedroge wird mit kochendem Wasser übergossen, 5–15 Minuten bedeckt stehen gelassen („ziehen") und dann abgeseiht.

Traditionell rechnet man ca. 1–2 EL je nach Droge oder Drogenmischung auf 250 ml kochendes Wasser, meist wird dreimal pro Tag ein großer Becher so zubereitet und getrunken.

Dekokt (Abkochung)

Die Droge wird in kaltem Wasser in einem Kochtopf angesetzt, kurz aufgekocht, bei mäßiger Hitze 10–30 Minuten mit halb geschlossenem Deckel geköchelt, danach durch ein Sieb abgegossen. Der noch warme Kräuterrückstand wird so gut wie möglich ausgepresst.

Dieses Verfahren entspricht der üblichen Zubereitung der chinesischen Kräutermischungen. Es ist besonders bei harten, großen Wurzel- und Rindenteilen angezeigt, da die Inhaltsstoffe sonst nicht freigesetzt werden können.

Stark zerkleinerte Drogen müssen weniger lange kochen. Kieselsäure und Schleimstoffe werden bei diesem Verfahren besonders gut aufgeschlossen. Drogen, die ätherische Öle enthalten, dürfen jedoch nicht gekocht werden, da die ätherischen Öle mit dem Wasserdampf entweichen.

Dekoktdrogen werden meist für den ganzen Tag und mehrere Gaben im Voraus zubereitet.

Mazerat (Kaltauszug)

Man gibt die Droge in ein Gefäß mit kaltem Wasser und lässt das Ganze bedeckt 8–12 Stunden (z.B. über Nacht) bei Zimmertemperatur ziehen. Vor dem Genuss einmal kurz aufkochen.

Dies ist ein besonders schonendes Auszugsverfahren, das jedoch nur bei wenigen Drogen angewandt werden kann, weil die Lösekraft kalten Wassers meist nicht ausreicht. Bei Schleimdrogen, z.B. bei der Eibischwurzel, wird der kalte Auszug bevorzugt. Dem Mazerat können nach dem Auszug auch weitere Kräuter zugefügt werden, um alles zusammen als Dekokt zuzubereiten.

Pulver-Infus

Eine Möglichkeit, die Therapie preiswerter zu machen, besteht darin, die Kräuter sehr fein mahlen zu lassen, die benötigte Menge kann dann – je nach Pulverisierungsgrad – bei gleicher Wirkung auf ca. 20–30% reduziert werden. Manche Bestandteile lassen sich auf Grund ihrer Härte oder Klebrigkeit nicht gleichermaßen fein mahlen.

Die pulverisierten Kräuter müssen in einem dunklen Schraubglas aufbewahrt werden, da sie bei Helligkeit schneller verderben, vor allem ätherische Öle verflüchtigen sich sehr bald.

Das Pulver wird wie beim Infus kochend übergossen und 10 Minuten zugedeckt ziehen gelassen. Der Tee wird warm getrunken.

Kombiniertes Verfahren

Für Teemischungen aus Drogen, die unterschiedliche Zubereitungsarten erfordern, wird das in ▶ **Tab. 1.2** dargestellte Verfahren vorgeschlagen, wobei je nach Rezeptur nur zwei oder drei Schritte notwendig sind.

Bei diesem Verfahren werden sowohl die Inhaltsstoffe ausgezogen, die kochen müssen, als auch diejenigen geschont, die nicht kochen dürfen. Da das Ganze sehr aufwendig ist, wird die Menge für einen bis drei Tage im Voraus in einer geringeren Menge Wasser auf einmal zubereitet, abgeseiht und kühl aufbewahrt. Zum Trinken kann dieses Konzentrat dann mit kochendem Wasser verdünnt und aufgewärmt werden.

In der Verordnung an die Apotheke müssen dann die Kräuter so aufgeführt werden, dass sie getrennt verpackt und gekennzeichnet bei den Patienten ankommen (▶ **Abb. 1.1**, ▶ **S. 13**).

▶ **Tab. 1.2** Kombiniertes Verfahren.

Schritte des kombinierten Verfahrens	Vorgehensweise
Schritt 1: Mazerat	Man bereitet einen kalten Auszug mit den entsprechenden Drogen.
Schritt 2: Dekokt	Man bringt die entstandene Flüssigkeit mit dem Kaltauszug zusammen mit den entsprechenden Dekokt-Kräuter zum Kochen und lässt das Ganze je nach Anweisung 10–30 Minuten köcheln.
Schritt 3: Infus	Zum Schluss des Köchelns werden die entsprechenden Infus-Kräuter in die noch kochende Flüssigkeit gegeben und untergetaucht. Der Deckel wird zügig geschlossen und der Topf vom Feuer genommen. Die Mischung bleibt dann weitere 10–20 Minuten stehen.

Tinktur (alkoholisch-wässriger Auszug)

Teeaufgüsse mit Wasser als Lösungsmittel können naturgemäß nur die wasserlöslichen Bestandteile der verwendeten Drogen enthalten. Es gibt Wirkstoffe, die nur in sehr geringem Umfang in das Teegetränk übergehen (z. B. nur ca. 20 % der in den Drogen enthaltenen ätherischen Öle). Benutzt man Alkohol als Lösungsmittel, gehen vermehrt andere Inhaltsstoffe in die Lösung über. Gleichzeitig wirkt der Alkohol als Konservierungsmittel.

Die energetische Wirkung von Alkohol ist heiß und scharf. Vergleicht man die Gabe der gleichen Heilpflanze in Form von einem wässrigen Tee mit der in einem alkoholischen Auszug, so kann man annehmen, dass der Reiz über Alkohol schneller, aber kurzfristiger, wärmender und eher bewegender ist, also von stärkerer Yang-Qualität.

Die meisten Tinkturen werden im Verhältnis 1 : 5 angesetzt, d. h. auf einen Teil Droge kommen 5 Teile Lösungsmittel, z. B. auf 100 g Droge 500 ml Alkohol, vorzugsweise Ethanol, der auch wasserlöslich ist. Verwendet wird Alkohol mit 45–90 % Vol. Der Alkoholgehalt richtet sich nach den speziellen Anweisungen in den Arzneimittelbüchern bzw. danach, welche Stoffe als Hauptwirkstoffe der Pflanze angesehen werden. So können ätherische Öle z. B. erst mit sehr hochprozentigem Alkohol ausgezogen werden.

Auch hier sind Kombinationen möglich. So kann man ein Dekokt oder Infus nach der Fertigstellung mit einer Tinktur von Pflanzen ergänzen, die einen hohen Grad an ätherischen Ölen aufweisen.

1.4.5 Zubereitung und Wirkung

Die Zubereitungsart für einen Heilkräutertee richtet sich nach der Art der Drogen, nach den Inhaltsstoffen, die besonders zur Wirkung kommen sollen, und nach der angestrebten energetischen Therapiestrategie.

Grundlegende Richtlinien sind in ▸Tab. 1.3 dargestellt.

Es lässt sich zwischen den Polen von Yin und Yang eine Einordnung der Zubereitungsarten bilden, wie sie in ▸Abb. 1.2, ▸S. 13 dargestellt ist.

1.4.6 Dosierungen

Es gibt einen auffälligen Unterschied in den Dosierungsgewohnheiten der europäischen und der chinesischen Kräuterkundigen: die Dosierungen in China sind traditionell erheblich höher. Allerdings gibt es in beiden Traditionen große Spannbreiten.

Die Tagesmenge für eine Kräuterzubereitung nach der TCM variiert von 8–50 g. Bei uns sind Mengen von 5–12 g üblich. Diese Menge wird aber in manchen Therapierichtungen noch deutlich unterschritten.

Dosierungsangaben in diesem Buch beziehen sich auf die therapeutische Arbeit der Autoren.

Tagesmenge

Die „Tagesdosis“ in den tabellarischen Monografien dieses Buches gibt die Mindest- und Höchstdosis an, mit der das Kraut als getrocknete Teedroge üblicherweise verwendet wird. Dies kann eine größere Spannweite umfassen (Beispiel: 1–12 g).

Eine geringe Tagesdosis ist dadurch bedingt, dass das betreffende Kraut mit anderen Kräutern in einer Rezeptur gemischt wird oder entsprechend dem Beschwerdebild in geringer Dosis verordnet wird.

Eine Kräuter-Mischung kann zum Beispiel 12 g pro Tag umfassen, sodass die einzelnen Kräuter in einer geringeren Tagesmenge als ihre Höchstdosis in der Mischung vertreten sind.

Tee (als Infus, Mazerat und/oder Dekokt)

Tagesmenge: 0,2–15(–20) g

(Diese Angaben beziehen sich auf getrocknete Pflanzenteile mit einer guten Wirkstoffqualität.)

Die Dosierungsangaben des vorliegenden Buches sind in Gramm angegeben und beziehen sich auf nicht pulverisierte oder gemahlene Heilpflanzen oder Pflanzenteile. Werden Kräuter fein gemahlen oder pulverisiert, vermindert sich die Grammzahl auf etwa ein Viertel der normalen Dosis. Es wird in den meisten Fällen ein gewisser Spielraum zwischen Minimal- und Maximaldosis angegeben, der sich je nach Schwere der Erkrankung und Konstitution des Patienten richtet.

Tinktur

Tagesmenge: 3-mal täglich 20–60 Tropfen, also 60–180 Tropfen am Tag (entspricht 3–9 ml pro Tag)

▸ **Tab. 1.3** Energetik der Zubereitungsarten.

Zubereitungsart	energetische Wirkrichtung	dadurch besonders gut erhaltene Wirkstoffe	Pflanzenteile
Infus	Yang	(ätherische Öle)	zarte Drogen wie Blüten, Blätter
Dekokt	kräftige Wirkung, viel Qi	Kieselsäure, Gerbstoffe	harte Wurzeln, Rinden oder Stängelteile
Mazerat	kühlend, befeuchtend (Yin)	Schleimstoffe	Samen, Rinden
Tinktur	wärmend, bewegend, schneller Wirkungseintritt (Yang)	ätherische Öle, Saponine	

Diese Angaben beziehen sich auf die bei uns üblichen Tinkturen, im angloamerikanischen Raum sind schwächere Tinkturen mit entsprechend höherer Dosierung üblich.

Die Menge ist manchmal in Tropfen, manchmal in Milliliter angegeben, zur Umrechnung gilt: **20 Tropfen entsprechen 1 ml.**

Bei vorsichtig zu dosierenden Kräutern wie Chelidonium, Ephedra und Piper nigrum ist die Angabe in Tropfen, da hier sehr genau die schon wirksame, aber noch verträgliche Dosis eruiert werden muss. Dafür empfiehlt sich die Rezeptierung der Tinktur in einer separaten Pipettenflasche.

Kinderdosierungen

Für die Dosierungen für Kinder siehe ▸ **Tab. 1.4**.

1.4.7 Rezeptur in der Praxis

Nachdem die Zusammenstellung der Kräuterrezeptur entsprechend der Diagnose feststeht, muss die korrekte Verordnung für die Apotheke und eine Zubereitungsanweisung für den Patienten erstellt werden. Kräutermischung, individuelle Dosierung, Verabreichungsform und Einnahmerhythmus müssen vermerkt sein. Wenn das Rezept zur Erstattung bei einer Versicherung eingereicht werden soll, ist es empfehlenswert, es im klassischen „Apotheker-Latein" abzufassen (▸ **Abb. 1.1**).

Es empfiehlt sich, eine Vereinbarung mit der Apotheke darüber zu treffen, dass die Patienten eine Kopie des Rezeptes erhalten und auf der Verpackung des Tees nochmals vermerkt ist, welche Menge Kräuter davon wie zubereitet werden sollen (z. B. Mischung 1: zwei gehäufte Esslöffel in 1 l Wasser 6 Stunden kalt einweichen).

1.4.8 Einsatzgebiete der Heilkräutertherapie

Der aktuelle Platz der Kräuterheilkunde ist die Behandlung der funktionellen und chronischen Erkrankungen. Sie ist selten für die alleinige Behandlung von schweren Erkrankungen geeignet und keine Akut- oder Notfallmedizin.

Die Verordnung von Kräutern durch Ärzte und Heilpraktiker ist in folgenden Bereichen angezeigt:

- alleinige Therapie bei leichten und mittelschweren Erkrankungen und insbesondere bei funk-

▸ **Tab. 1.4** Dosierungen für Kinder.

Alter des Kindes (Gewicht und Größe berücksichtigen!)	Anteil der vollen Dosis	Tee	Tinktur (Alkohol bei Bedearf entweichen lassen)
½–1 Jahr	ca. ⅙–⅕	0,5–2 (–3) g/Tag	3 × 3–8 Tr./Tag
1–5 Jahre	ca. ¼–⅓	1–2 g/Tag	3 × 5–12 Tr./Tag
5–8 Jahre	ca. ⅓–½	1,5–7 g/Tag	3 × 6–30 Tr./Tag
8–14 Jahre	ca. ½	2,5–8 g/Tag	3 × 10–30 Tr./Tag
ab 14 Jahren etwa	volle Dosis	5–15 g/Tag	3 × 20–60 Tr./Tag

Rp.

Mischung 1: Mazerat		
Lichen islandicus	30 g	
Althaea, rad.	30 g	
	60 g	m.d.s. 3g/d (in 1,5 l Wasser 6 Std. kalt einweichen)
Mischung 2: Dekokt		
Equisetum, herb.	20 g	
Urtica, sem.	50 g	
Berberis vulg., fruct., cont.	20 g	
Myrtillus, fruct., cont.	20 g	
Glycyrrhiza, rad.	10 g	
	120 g	m.d.s. 6g/d (zum Mazerat geben, zusammen 20 Min. köcheln)
Mischung 3: Infus		
Inula Helenium, rad.	20 g	
Angelica archang., rad.	20 g	
Artemisia absinth., herb.	20 g	
Achillea millefolium, herb.	20 g	
	80 g	m.d.s. 4g/d (nach dem Kochen zum Dekokt geben, zugedeckt 20 Min. ziehen lassen) in drei Portionen vor den Mahlzeiten trinken

► **Abb. 1.1** Beispiel einer Kräuterrezeptur für die Apotheke.

tionell bedingten und chronischen Erkrankungen (z. B. chronische Obstipation und Reizdarm-Syndrom)

- alleinige Therapie bei funktionellen Störungen (z. B. Katarrhe der oberen Luftwege, dyspeptische Beschwerden, Reizmagen, Symptome der Prostatahyperplasie, allgemeine Unruhezustände, emotionale Störungen, Menstruations- und Wechseljahrsbeschwerden)
- adjuvante Therapie bei degenerativen Erkrankungen, ferner in Kombination mit Antibiotika und chemisch-synthetischen Arzneimitteln wie Zytostatika, bei schweren Erkrankungen, psychischen Problemen, Infektionskrankheiten und in der Notfallmedizin
- Rezidivprophylaxe
- Behandlung in der Rekonvaleszenz

Kräutermedizin beeinflusst sowohl das Befinden als auch die Befunde und wirkt im Sinne der therapeutischen Strategien der Ganzheitsmedizin. Ihr Einsatz kann symptomatisch und auch kausal wirken. Sie stellt weniger eine „alternative“ als vielmehr eine Form „integrativer“ Medizin dar.

1.4.9 Nebenwirkungen

Die Einnahme von Heilkräuterzubereitungen kann unerwünschte Reaktionen hervorrufen. Dazu zählen auf der Haut Dermatiden und Photodermatiden, auf den Schleimhäuten des Respirations- und Intestinaltraktes Reizungen und Entzündungen bis hin – im Extremfall – zum anaphylaktischen Schock. Allerdings muss nicht unbedingt bei einer Allergie auf eine Frischpflanze auch eine Allergie auf die entsprechende getrocknete Pflanze auftreten.

Das Problem der Kompatibilitäten, der Kreuzreaktionen und Nebenwirkungen von Kräutern in Kombination mit Chemotherapeutika betrifft sowohl die westlichen als auch die chinesischen Heilpflanzen. Dies ist ein wenig erforschtes Gebiet.

Mazerat	Dekokt	Infus	Tinktur
Yin →	→	→	→ **Yang**

► **Abb. 1.2** Polarität der Zubereitungsarten.

1.4.10 Wirkstoffe

Die ganze Pflanze oder Pflanzenteile liegen meist in getrockneter Form als „Droge" vor. Der Begriff geht auf das französische *drogue* zurück, das seinen Ursprung im Orient hat und in etwa „Heilmittel" bedeutet. Arzneipflanzen bzw. ihre Zubereitungen werden vom Arzneimittelgesetz § 10 AMG formal als Wirkstoff betrachtet. Eine Pflanze besteht jedoch aus einer Vielzahl unterschiedlicher Stoffe. Insofern stellt sie als „Wirkstoff" ein komplexes Vielstoffgemisch dar, das als Summe der Aktionen und Interaktionen seiner Inhaltsstoffe eine synergetische Wirkung entfaltet.

Bis vor 200 Jahren beruhten die Beschreibungen und der Einsatz der Heilkräuter vor allem auf Erfahrungen. Die neuzeitlich entwickelte Naturwissenschaft erreicht etwa um 1800 einen Höhepunkt, „als die Suche nach ‚dem Wirkstoff' (in Fortführung der Idee der ‚quinta essentia' von Paracelsus) zur Identifikation und Reindarstellung (und ggf. synthetischer Produktion, um die Herstellungskosten zu reduzieren) und dann oft zur klinischen Verwendung des isolierten Wirkstoffs führte. Nicht selten wurden solche Naturstoffe auch zum Ausgangspunkt chemischer Modifikationen, wobei die Verbesserung der pharmakologischen Eigenschaften und/oder der Wunsch nach exklusiver Verfügbarkeit und Patentierbarkeit die Triebfedern waren. Bekannte Beispiele sind Ephedrin, Atropin, Morphin, Salicin, Chinin, Reserpin, Scopolamin, Theophyllin, Colchicin, Curare, Artemisinin, Ergotamin und, in neuerer Zeit, Taxol oder Galantamin." (KRA 2006)

In diesem Buch geht es um pflanzliche Zubereitungen als Tee oder als Tinktur. In beiden Fällen werden Pflanzen oder Pflanzenteile verwendet, die jeweils eine Vielzahl von Inhaltsstoffen enthalten.

Einige dieser Inhaltsstoffe sind biochemisch als arzneilich wirksame Bestandteile (Pharmakon oder Wirkstoff) identifiziert. Sie stehen unter biochemischem Aspekt mit den in den Kräuterprofilen beschriebenen klinisch nutzbaren bzw. therapeutischen Wirkungen in Zusammenhang und werden in zwei Kapitel unterteilt:

- Hauptwirkstoffe oder Arzneistoffe (naturwissenschaftlich allein für die therapeutische Wirkung einer Pflanze verantwortlich)
- wirksamkeitsmitbestimmende Wirkstoffe

Die Autoren gehen davon aus, dass das Wirkspektrum einer Pflanze gerade durch die ganz spezielle Mischung ihrer biochemischen Wirk- und Inhaltsstoffe und das Zusammenwirken derselben in unserem Organismus zustande kommt. Die Beschreibung der Wirkung einzig anhand der Hauptinhaltstoffe bleibt immer eine reduzierte Sicht.

Nichtsdestotrotz ist das Herausarbeiten der Gemeinsamkeit der Wirkrichtung verschiedener Heilpflanzen mit gleichen Hauptwirkstoffen genau so interessant wie die Betrachtung der grundlegenden Wirkung von Geschmacksrichtungen in der Chinesischen Medizin. Häufig ergeben sich hieraus sowohl für die Indikationsstellung als auch für die energetische Betrachtung der Kräuter vertiefende Erkenntnisse.

Allerdings gibt es etliche Heilpflanzen, deren wirksamkeitsbestimmende oder -mitbestimmende Wirkstoffe naturwissenschaftlich bislang noch nicht eindeutig bekannt sind. Bei diesen Kräutern stützen wir uns allein auf Erfahrungsberichte aus alter und neuer Zeit.

Diese Erfahrung kann sich auf vier verschiedenen Ebenen bewegen, wobei folgende „vier Ebenen der Erfahrung" entweder nebeneinander stehen oder sich ergänzen können. Sie spiegeln eine zunehmende Spezifität und Sensibilität gegenüber den Erfahrungen mit Heilpflanzen wider.

1. klinische Intuition durch klinische Erfahrung medizinischer Experten (auf der Grundlage historischer oder traditioneller Evidenz)
2. Dokumentation von Kasuistiken und Einzelfallstudien (Evidenz von Fallserien oder Fallreports)
3. klinische Beobachtungsstudien (statistisch signifikante Evidenz der Wirksamkeit von einer oder mehreren Kohortenstudien oder Case-Control-Studien)
4. kontrollierte randomisierte Studien (statistisch signifikante Evidenz der Wirksamkeit von einer oder mehreren randomisierten kontrollierten Studien)

1.5

Fakten

1.5.1 Wirtschaftliche Aspekte

Kräutermedizin heute

Erhebungen in Europa zeigen, dass in Deutschland der Marktanteil der pflanzlichen Medikamente im Apothekenvertrieb mit rund 25% europaweit führend ist, gefolgt von Frankreich mit 18%. Das Vertrauen in pflanzliche Heilkräfte ist also ungebrochen. Selbst die Kostenübernahme durch die Patienten schmälert diese Entwicklung nicht. Gemessen am Gesamtmarkt ist der Anteil der pflanzlichen Produkte sicher noch höher, da sie nicht nur über Apotheken, sondern zum Teil auch über Onlineshops, Reformhäuser und Drogerien vertrieben werden.

Kosten

Da die meisten der pflanzlichen Arzneimittel (99%) nicht verschreibungspflichtig sind, werden sie von den Krankenkassen nicht erstattet. Nur bei speziell gelisteten Erkrankungen sind Ausnahmen möglich. Patienten, die auf herkömmliche chemische Medikamente verzichten wollen, haben die Kosten für Heilkräuterrezepturen oder bewährte pflanzliche Präparate selbst zu tragen. Einige Krankenkassen bieten inzwischen Wahltarife oder den Abschluss einer Zusatzversicherung für die Kostenübernahme von Phytopharmaka an.

1.5.2 Rechtliche Situation

Phytotherapie im Sinne des Arzneimittelrechts

Aus der Sicht des Arzneimittelrechts zählt die moderne Phytotherapie zu den „besonderen Therapierichtungen“ (§25 Abs.7 AMG 76). Neben der Phytotherapie gehören Homöopathie und Anthroposophie zu den besonderen Therapierichtungen – da könnte die Chinesische Medizin ebenso hinzugezählt werden.

Die „moderne“ Phytotherapie versteht sich gegenüber den anderen „besonderen“ Therapierichtungen als naturwissenschaftliche, kausale und symptomatische Therapiemethode. Sie basiert auf naturwissenschaftlichen Erkenntnissen und lässt in den Kräuterprofilen nur Wirkbeschreibungen zu, für die der wissenschaftliche Nachweis erbracht wurde.

Phytopharmaka werden einerseits als „rational“ bezeichnet, wenn sie auf Grund nachgewiesener wissenschaftlicher Arbeiten oder Studien beurteilt werden können, oder andererseits als „traditionell“, wenn ihre Wirksamkeit nur aus der Erfahrungsmedizin bekannt ist und noch keine wissenschaftlichen Nachweise existieren. Ein solcher Nachweis bezieht sich in erster Linie auf die Wirksamkeit eines bestimmten Wirkstoffes. Im Unterschied zur schulmedizinischen Pharmakologie verabreicht die Phytotherapie jedoch die ganze Pflanze oder Teile einer Pflanze, in der dieser Wirkstoff neben (sehr vielen) anderen enthalten ist.

Aktuelle rechtliche Situation

Vor dem 30. April 2011 gab es eine breite Diskussion um die EU-Richtlinie 2004/24/EG (auch als THMPD – Traditional Herbal Medicinal Products Directive bekannt) aus dem Jahr 2004. Sie ist bereits seit 2005 deutsches Recht. Am 30. April 2011 lief eine Übergangsfrist von sieben Jahren aus. Diese EU-Richtlinie soll die Zulassung traditioneller pflanzlicher Arzneimittel in der EU nach einem vereinfachten Verfahren regeln.

Es ging nicht darum, dass einzelne Kräuter wegen ihrer bisher nicht bewiesenen Wirksamkeit aus dem Handel genommen werden sollten. Vielmehr ging es um Arzneimittel, die aus einzelnen oder mehreren Kräutern hergestellt werden und mit der Angabe einer bestimmten Heilwirkung versehen sind. Seit 1994 (5. AMG-Novelle) sind die pharmazeutischen Unternehmen gezwungen, die Wirksamkeit und Unbedenklichkeit ihrer Präparate selbst nachzuweisen. Dadurch verschwanden viele Präparate kleinerer Hersteller vom Markt, die sich kostspielige Nachweise nicht leisten können und konnten.

Pflanzliche Arzneimittel im Sinne der Gesetzgebung sind Arzneimittel, die als wirksame Bestandteile ausschließlich Pflanzen, Pflanzenteile oder pflanzliche Materialien, auch in Kombination, im rohen oder verarbeiteten Zustand enthalten.

Demgegenüber werden chemisch isolierte Reinsubstanzen pflanzlichen Ursprungs (wie Menthol, Cineol oder Digitoxin) nicht als pflanzliche Arzneimittel eingestuft. Die meisten pflanzlichen Arzneimittel sind – auch im Rahmen der Selbstmedikation – ohne Rezept erhältlich.

Infobox

§ 2 AMG Arzneimittelbegriff

(1) Arzneimittel sind Stoffe oder Zubereitungen aus Stoffen,
1. die zur Anwendung im oder am menschlichen oder tierischen Körper bestimmt sind und als Mittel mit Eigenschaften zur Heilung oder Linderung oder zur Verhütung menschlicher oder tierischer Krankheiten oder krankhafter Beschwerden bestimmt sind oder
2. die im oder am menschlichen oder tierischen Körper angewendet oder einem Menschen oder einem Tier verabreicht werden können, um entweder
a) die physiologischen Funktionen durch eine pharmakologische, immunologische oder metabolische Wirkung wiederherzustellen, zu korrigieren oder zu beeinflussen oder
b) eine medizinische Diagnose zu erstellen.

§ 3 AMG Stoffbegriff

Stoffe im Sinne dieses Gesetzes sind
1. chemische Elemente und chemische Verbindungen sowie deren natürlich vorkommende Gemische und Lösungen,
2. Pflanzen, Pflanzenteile, Pflanzenbestandteile, Algen, Pilze und Flechten in bearbeitetem oder unbearbeitetem Zustand [...]

§ 44 AMG Ausnahme von der Apothekenpflicht

(1) Arzneimittel, die von dem pharmazeutischen Unternehmer ausschließlich zu anderen Zwecken als zur Beseitigung oder Linderung von Krankheiten, Leiden, Körperschäden oder krankhaften Beschwerden zu dienen bestimmt sind, sind für den Verkehr außerhalb der Apotheken freigegeben.
(2) Ferner sind für den Verkehr außerhalb der Apotheken freigegeben:
1. a) natürliche Heilwässer sowie deren Salze, auch als Tabletten oder Pastillen,
b) künstliche Heilwässer sowie deren Salze, auch als Tabletten oder Pastillen, jedoch nur, wenn sie in ihrer Zusammensetzung natürlichen Heilwässern entsprechen,
2. Heilerde, Bademoore und andere Peloide, Zubereitungen zur Herstellung von Bädern, Seifen zum äußeren Gebrauch,
3. mit ihren verkehrsüblichen deutschen Namen bezeichnete
a) Pflanzen und Pflanzenteile, auch zerkleinert,
b) Mischungen aus ganzen oder geschnittenen Pflanzen oder Pflanzenteilen als Fertigarzneimittel,
c) Destillate aus Pflanzen und Pflanzenteilen,
d) Presssäfte aus frischen Pflanzen und Pflanzenteilen, sofern sie ohne Lösungsmittel mit Ausnahme von Wasser hergestellt sind,
4. Pflaster [...]

Verordnung und Herstellung

Eigenherstellung von Arzneimitteln bezeichnet die Herstellung von Arzneimitteln in Apotheken.

Die in diesem Buch vorgestellten Heilpflanzen werden in der Regel als Rezepturarzneimittel verschrieben und von der Apotheke individuell zubereitet. Das können Heilpflanzenmischungen sein oder Tinkturen, jedoch auch Salben und Cremes, Zäpfchen und Kapseln sowie weitere flüssige Zubereitungen. Rezepturarzneimittel sind nach dem deutschen Arzneimittelgesetz nicht zulassungspflichtig. Das sich ebenfalls aus dem Arzneimittelgesetz ergebende Verbot der Abgabe von bedenklichen Arzneimitteln gilt jedoch auch für Arzneimittel aus Eigenherstellung.

Unter Beachtung der in diesem Buch empfohlenen Dosierung und Zubereitungsformen werden Heilpflanzen in individuellen Verschreibungen in der Regel kombiniert. Rezepturarzneimittel werden nur bei konkretem Bedarf und in Mengen zubereitet, die zum zeitnahen Verbrauch bestimmt sind.

Apotheker tragen bei der Herstellung ein hohes Maß an Verantwortung und prüfen vor dem Anfertigen einer Rezeptur, ob bei der Verordnung die zulässigen Höchstmengen eingehalten wurden. Möglicherweise lassen sich nicht alle Bestandteile miteinander verarbeiten. In solchen Fällen hält der Apotheker mit dem Verordner Rücksprache. So wird gewährleistet, dass der Patient ein wirksames Arzneimittel erhält, mit dem das vom Verordner festgelegte Therapieziel erreicht werden kann.

Um die Qualität der Rezepturen zu gewährleisten, müssen die Ausgangsstoffe streng überwacht werden. Vorschriften für die Zubereitungen ergeben sich aus dem Europäischen Arzneibuch (6. Ausgabe) und dem Deutschen Arzneibuch (DAB 2010). Das sind Sammlungen anerkannter pharmazeutischer Regeln über die Qualität, Prüfung und Lagerung, Abgabe und Bezeichnung von Arzneimitteln und den bei ihrer Herstellung verwendeten Stoffen. Sie richten sich an Apotheker und nicht an Verordner.

1.5.3 Politische Situation

Monografien

Die vom Bundesgesundheitsministerium gebildete Kommission E bewertete zwischen 1978 und 1995 insgesamt 378 Drogen und Drogenzubereitungen. Bewertet wurde das vorliegende wissenschaftliche Erkenntnismaterial in zwei Richtungen:

1. positive Bewertung **(Positivmonografie):** Die Wirksamkeit wurde durch klinische Studien erwiesen, die Nebenwirkungen halten sich im vertretbaren Rahmen, die Droge hat wirksame Inhaltsstoffe und ist gegen Erkrankungen einsetzbar.
2. negative Bewertung **(Negativmonografie):** Das wissenschaftliche Material ist nicht ausreichend oder liegt gar nicht vor, um die Wirkung nachzuweisen; oder es liegt ein Risiko gegenüber dem Nutzen vor; von Anwendung wird auf Grund unvertretbarer Nebenwirkungen abgeraten. Dies war bei 133 Drogen der Fall.

Dazu kommt als dritte Kategorie die **Nullmonografie:** in der Volksmedizin beschriebene Drogen, deren Wirkung noch nicht wissenschaftlich abgesichert ist, die jedoch keine schädlichen Nebenwirkungen haben, oder Kräuter, die von der Kommission gar nicht bearbeitet worden sind.

Was heißt das für die Verordner von Heilkräutern? Ihnen geben die (Positiv-)Monografien der Kommission E eine gewisse Sicherheit gegenüber den Patienten. Das heißt nicht, dass negativ bewertete Kräuter nicht mehr verordnet werden können oder dürfen, sondern dass diese Verordnung durch den Verordner begründet sein will und von ihm verantwortet werden muss.

Europäische und weltweite Entwicklung

Inzwischen werden die Monografien der Kommission E als Grundlage für die seit 1989 in Brüssel erstellten international gültigen ESCOP-Monografien (European Scientific Cooperative on Phytotherapy) genutzt und (zumindest von der Absicht her) unter Beachtung der Besonderheiten anderer Länder weitergeführt.

Seit 2008 werden ebenfalls die HMPC-Monografien durch die European Medicines Agency (EMEA) in London als „well-established use"- und „traditional use"-Drogen erstellt. Diese Monografien sollen von Mitgliedsstaaten bei der Beurteilung eines Zulassungs-/Registrierungsantrags berücksichtigt werden. Sie dienen vor allem dem Zugang zur wissenschaftlichen Bewertung von pflanzlichen Arzneimitteln in der EU.

Auch die Weltgesundheitsorganisation (WHO) ist seit 1998 damit beschäftigt, WHO-Monografien im Rahmen ihres Programmes „Traditionelle Medizin" zu erstellen. Hierbei geht es vor allem um die Nutzung weltweit überlieferten Wissens um Heilwirkungen und Anwendungen von Pflanzen. WHO-Monografien enthalten auch eine zunehmende Anzahl chinesischer Drogen.

2 Kräuter zur Behandlung äußerer Erkrankungen

2.1 Grundsätzliches

2.1.1 Pathologie

Diese Kräuter befreien die Oberfläche (Biao 表) von äußeren Pathogenen, die eingedrungen sind und dort eine Fülle verursacht haben. Wenn einer oder mehrere der sechs bioklimatischen pathogenen Faktoren (Wài-Gan Liù-Yín 外感六淫) in den Organismus eindringen, findet eine Auseinandersetzung mit der Widerstandskraft des Körpers, hauptsächlich dem Abwehr-Qi (Wèi Qì 卫气), in den oberflächlichen Körperschichten statt. Das ist eine Erkrankung des Äußeren (Biao).

2.1.2 Therapieprinzip

Behandlungsziel ist hier das Zerstreuen der Fülle der äußeren Pathogene direkt nach außen (Jie-Biao 解表), sodass diese nicht ins Innere vordringen können. Die Kräuter werden eingesetzt, um die Arbeit des Wei Qi zu unterstützen, die Blockade durch Wind-Kälte bzw. Wind-Hitze in der Oberfläche zu lösen und so auch die hinabführende Verbreitung des Lungen-Qi wiederherzustellen.

Das geschieht mittels einer moderaten Anregung des Schwitzens (Han Fa 汗法). Die pathogene Energie blockiert die Oberfläche, verkrampft die Poren und erzeugt eine Fülle (Shí Zhèng 实证). Diese Blockade, die auch die typischen Muskelschmerzen am Anfang einer Erkältungskrankheit bewirkt, wird gelöst, „die Poren werden geöffnet“, d.h. das Schwitzen ermöglicht und angeregt. Wenn Qi und Blut wieder frei in der Oberfläche zirkulieren, kann Ying Qi 营气 aus dem Inneren (Li 里) dem Wei Qi 卫气 im Äußeren (Biao 表) Säfte zur Verfügung stellen, Schweiß kann austreten und mit ihm pathogene Energie, von der der Organismus sich befreien will (Jie Biao 解表).

Die Chinesische Medizin verwendet hier die gleiche Methode wie die westliche Erfahrungsheilkunde: das Schwitzen wird gleich zu Beginn einer Erkältungskrankheit kräftig angeregt. Allerdings sollte man darauf achten, dass das Schwitzen – je nach Konstitution – nur kurzfristig gefördert wird, da hierbei Zheng Qi (hier Lungen-Qi, Ying Qi und Wei Qi) mobilisiert wird und Säfte mit dem Schweiß verloren gehen (vgl. MAG 2009). Um der Schmälerung von Energie vorzubeugen, können wir von vornherein Kräuter hinzufügen, die das Zheng Qi 正气 und die Säfte schützen (s. Rezept bei Disharmonie von Ying Qi und Wei Qi). Meist ist es ausreichend, eine dezente Befeuchtung der Haut zu bewirken, Muskelschmerzen und Kälteschauer sollten dann nachlassen. Explizit kontraindiziert sind diese Diaphoretika bei Frösteln durch Yang-Leere und Fieber durch Yin-Leere, spontanem oder nächtlichem Schwitzen, nach Blutverlusten und bei chronisch fiebrigen Erkrankungen mit Schädigung von Blut und Säften (vgl. POR 1978).

In der chinesischen Pharmakologie werden die Arzneien dieser Kategorie als scharf bezeichnet. Der Begriff „scharf“ weist in der chinesischen Materia medica vor allem auf eine zerstreuende, zerteilende – hier die Oberfläche befreiende – Funktion hin, und dies durchaus auch, wenn die Arznei unserer sinnlichen Wahrnehmung nach gar nicht scharf schmeckt. Der in dieser Weise verstandene Geschmack ließe sich als „funktionell“ bezeichnen gegenüber dem sensorisch wahrnehmbaren Geschmack. Die Kräuter in diesem Kapitel sind bis auf den frischen Ingwer nur „funktionell“ scharf. (▶ **Kap. 1**)

2.1.3 Inhaltsstoffe

Wenn wir die Pflanzen dieser Kategorie vom Standpunkt der modernen westlichen Pflanzenheilkunde aus nach ihren Inhaltsstoffen betrachten, fällt bei den Wind-Kälte-Pflanzen auf, dass sie gehäuft ätherische Öle enthalten (Zimt, Ingwer).

Die **ätherischen Öle** besitzen eine antivirale bzw. antibakterielle Wirkung, sie können eingedrungene Erreger abtöten. Sie wirken hyperämisierend und schweißtreibend auf der Haut, was wir als energetisch wärmende, bewegende und die Oberfläche entstauende Wirkweise bezeichnen können. Die meisten haben eine lokal und systemisch erwärmende Wirkung, einige bewirken allerdings (lokal angewendet) eine kühlende Sensation, sie sind deshalb in den kühlenden Kräuter-Gruppen zu finden (Pfefferminze, Eukalyptus).

Auch **Gerbstoffe** kommen häufig vor, auch sie wirken erregerabtötend auf der Oberfläche der Schleimhäute, haben aber durch ihre reizlindernde, entzündungshemmende Wirkung eher kühlende Qualität.

Bei den Wind-Hitze-Pflanzen finden sich gehäuft **Flavonoide** (Holunder-, Linden-, Mädesüßblüten). Sie wirken durchblutungsfördernd auf die kleinen Kapillaren, was wir zur Durchflutung der Peripherie bzw. der Oberfläche des Körpers benötigen. Sie haben einen starken Bezug zu schützenden Hüllen von Pflanzen wie Schale, Rinde, was wir als Signatur für das chinesische System Oberfläche (Biao 表) verstehen können.

Vom Blickpunkt der **Signaturenlehre** aus fällt bei den Wind-Hitze-Pflanzen auf, dass gehäuft **Blüten** vertreten sind. Ihnen wird in der chinesischen Betrachtung unter anderem der starke Bezug zur Oberfläche zugeschrieben, weil sie leichtgewichtig (oben schwebend) sind.

2.2

Wärmende Kräuter, die Wind-Kälte zerstreuen

Symptome

- Kälteabneigung, evtl. leichtes Fieber mit starkem Schüttelfrost
- Niesen, verstopfte Nase oder laufende Nase, klares Sekret
- Schweißlosigkeit (oder diffuses Schwitzen bei Überwiegen von Wind gegenüber Kälte)
- diffuse Schmerzen und Steifheit an Kopf, Nacken, Rumpf und Gliedern
- Durstlosigkeit
- **Puls:** oberflächlich (Fu), langsam (Chi) und gespannt (Jin)
- **Zungenkörper:** Belag dünn, weiß oder weiß und auffallend feucht

Westliche Medizin akute Erkältungskrankheiten, grippale Infekte, Grippe

Therapieprinzip Die Oberfläche von Wind und Kälte befreien und wärmen. Entsprechend werden warme bzw. heiße, (funktionell) scharfe Kräuter verabreicht.

! Beachte: In der Gruppe der Wind-Kälte zerstreuenden Arzneien haben wir uns entschieden, zwei sehr kräftige Kräuter an den Anfang zu stellen, obwohl diese nicht in Europa heimisch sind: Cassiazimtzweige und frische Ingwerwurzel. Zimt und Ingwer haben eine sehr lange Tradition als Gewürze und Heilmittel in Europa, sind hier preiswert erhältlich und in ihrer Wirksamkeit als wärmende, Kälte zerstreuende Kräuter bewährt und bekannt. Die Lindenblüten, bei uns heimisch und bewährt, eignen sich durchaus auch bei Wind-Kälte, sind aber noch stärker Wind-Hitze zerstreuend und deshalb in ► Kap. 2.3 eingeordnet.

2.2.1 Zingiber officinale viride

Siehe ▶ Tab. 2.1.

▶ **Tab. 2.1** Monografie Zingiber officinalis viridis.

Name (lat.)	Name (dt.)	Temperatur	Geschmack	Organbezug	Tagesdosis
Zingiber officinale viride, rhiz.	Ingwer, Wurzel (frisch)	warm	scharf, aromatisch, leicht süß	Lu, Ma, Mi	1–6 Scheiben der frischen Wurzel 3 Min. Dekokt u./o. 10 Min. Infus
Wirkbeschreibung			**Indikationen**		
Oberfläche von Wind und Kälte befreiend, schweißtreibend			beginnende Erkältung, grippale Infekte		
Lunge wärmend; Kälte, Feuchtigkeit und Schleim aus der Lunge ableitend			alle Katarrhe der Atemwege mit dünnem, klarem, hellem Sekret		
Milz und Magen wärmend, stärkend und regulierend, Magen-Qi absenkend Feuchtigkeit und Schleim transformierend			Übelkeit, Verdauungsstörungen mit Völle- und Spannungsgefühlen von Stagnation, Schleim und/oder Kälte auch nach schwer verdaulichen Speisen; Seekrankheit, Schwangerschaftsübelkeit		
Toxizität von Kräutern und Speisen abpuffernd			Rezepturen ausgleichend, harmonisierend		

MAD, POR (1978), Positivmonografien Kommission E, WHO, ESCOP

Anmerkung Eine Scheibe frische Ingwerwurzel wiegt ungefähr 1 Gramm.

In der chinesischen Pharmakologie wird der frische Ingwer geköchelt, wenn er verwendet wird, um die Oberfläche zu befreien, was natürlich zu einer Verringerung des Gehaltes an ätherischen Ölen führt, die Schärfe aber verstärkt. Wenn es allerdings darum geht, die aromatische, Feuchtigkeit transformierende Wirkung zu nutzen, sollte der Ingwer nicht gekocht werden.

2.2.2 Cinnamomum cassia

Siehe ▶ Tab. 2.2.

▶ **Tab. 2.2** Monografie Cinnamomum cassia.

Name lat.	Name dt.	Temperatur	Geschmack	Organbezug	Tagesdosis
Cinnamomum cassia, ramulus	Zimt, Zweige (chines. *Gui Zhi*)	warm	aromatisch, scharf, süß	Lu, Bl, He, Uterus	1–4 g getr. Droge Infus, 1–6 ml Tinktur
Wirkbeschreibung			**Indikationen**		
Oberfläche von Wind und Kälte befreiend, Tai Yang wärmend, diaphoretisch			akute Erkältung (Wind-Kälte), auch bei diffusem Schwitzen bei starker Erkältlichkeit (mehr Wind als Kälte)		
Ying Qi und Wei Qi harmonisierend			zur Prophylaxe bei starker Erkältlichkeit mit rezidivierenden Wind-Kälte-Infekten		
Yang Qi verbreitend, so (Tai-Yang-) Leitbahnen wärmend und durchgängig machend			Zystitis oder rheumatische Schmerzen (bes. der Schulter) von Wind, Feuchtigkeit und Kälte		
Yang wärmend, bewegend im Herz im Uterus			Stagnation von Yang, Qi, Xue Druckgefühl im Thorax, Angina pectoris Dysmenorrhöe, stockende Menstruation		

MAD, POR (1978)

Anmerkung Die Zweige des Cassiazimtes sind nur in Spezialapotheken, die chinesische Drogen verkaufen, oder in sog. Asialäden erhältlich. Sie harmonisieren und stärken Ying Qi und Wei Qi und sind darum bei rezidivierenden Erkältungen sehr gut wirksam. Außerdem schmecken sie im Gegensatz zum Ingwer Kindern meist gut. Die Zimtrinde, die bei uns gebräuchlich ist, wirkt hauptsächlich wärmend auf das Innere, ist also bei Yin-Leere kontraindiziert (▶ Kap. 8).

In der chinesischen Pharmakologie werden die Zimtzweige einige Minuten geköchelt, was natürlich zu einer Verringerung des Gehaltes an ätherischen Ölen führt, die angestrebte Wirkung jedoch nicht mindert.

2.2.3 Weitere Kräuter, die Wind-Kälte zerstreuen

- Tilia cordata, flor. (▶ **Kap. 2.3.2**)
- Petasites, rhiz. (▶ **Kap. 9.2.13**)
- Origanum majorana, herb. (▶ **Kap. 14.2.4**)
- Angelica archang., rad. (▶ **Kap. 14.2.1**)
- Eupatorium perfoliatum, herb. (Amerikanischer Wasserdost, zerstreut Wind in der Oberfläche)

2.3 Kühlende Kräuter, die Wind-Hitze zerstreuen

Symptome

- Fieber, leichter Schüttelfrost und Kälteabneigung, leichtes Schwitzen
- Halsschmerzen, -kratzen, geschwollene Tonsillen und/oder Husten
- verstopfte Nase, Nasenrinnen mit gelbem Schleim
- Durst
- Kopfschmerzen, Gliederschmerzen
- **Puls:** oberflächlich (Fu) und beschleunigt (Shuo)
- **Zungenkörper:** leicht rot an Rändern oder im vorderen Drittel, Belag dünn, gelblich oder weiß
- Es kann sich aus einer Wind-Kälte eine Wind-Hitze entwickelt haben.

Westliche Medizin frische oder auch schon einige Tage lang bestehende Erkältungskrankheiten, Laryngitis, leichte Bronchitis, grippale Infekte, Grippe

Therapieprinzip Oberfläche von Wind und Hitze befreien und kühlen. Entsprechend werden kühle bzw. kalte, (funktionell) scharfe Kräuter verabreicht.

2.3.1 Sambucus nigra

Siehe ▶ Abb. 2.1 und ▶ Tab. 2.3.

▶ **Tab. 2.3** Monografie Sambucus nigra.

Name (lat.)	Name (dt.)	Temperatur	Geschmack	Organbezug	Tagesdosis
Sambucus nigra, flor.	Holunder, Blüten	kühl	leicht aromatisch, leicht süß	Lu, Bl	0,5–10 g getr. Droge Infus, 2–10 ml Tinktur
Wirkbeschreibung			**Indikationen**		
Oberfläche von Wind und Hitze befreiend, diaphoretisch Nase befreiend			allergische Reaktionen, beginnende Erkältung, grippale Infekte mit Fieber, Schnupfen, Halsentzündung		
Lungen-Qi absenkend Hitze-Schleim der Lunge ableitend			Katarrhe der Kopfschleimhäute, Sinusitis, allergische Rhinitis, chronischer Schnupfen, Bronchitis, Keuchhusten, Asthma		
Wind und Feuchtigkeit ableitend, Hitze kühlend und diuretisch bei Bi-Syndromen			Rheuma mit Entzündung, Schwellung, harnsaure Diathese		
Feuchte-Hitze der Blase ableitend			Grieß, Steine der Harnwege		
Feuchtigkeit ableitend			Ödeme		

MAD, FIS (1989), KRÖ1 172, Positivmonografien Kommission E, WHO

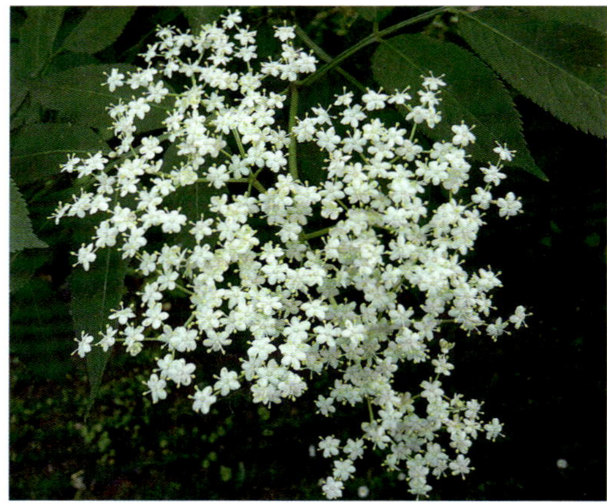

▶ **Abb. 2.1** Sambucus nigra.

2.3.2 Tilia cordata

Siehe ▶ Tab. 2.4.

▶ **Tab. 2.4** Monografie Tilia cordata.

Name (lat.)	Name (dt.)	Temperatur	Geschmack	Organbezug	Tagesdosis
Tilia cordata, flor.	Linde, Blüten	leicht kühl	süß, zusammenziehend	Lu, Bl, Mi, Le, He	0,5–10 g getr. Droge Infus, 1–10 ml Tinktur
Wirkbeschreibung			**Indikationen**		
Oberfläche befreiend, diaphoretisch Wind-Hitze (Wind-Kälte) ableitend			akute Erkältung, Fieber; zum Einleiten des Schwitzens (hoch dosiert)		
Husten stillend, Schleim ableitend			Husten bei Erkältung, alter Husten mit Schleim		
Wind und Feuchtigkeit ableitend, diuretisch und Hitze kühlend bei Bi-Syndromen			Rheuma mit Entzündung, Schwellung, harnsaure Überlastung, Gicht, Ischialgie		
Hitze, Feuchtigkeit, Hitze-Schleim der Blase ableitend			Grieß, Steine der Harnwege		
Leber-Yang und inneren Wind absenkend, Schleim ableitend			Apoplex, Schwindel, Epilepsie (Prophylaxe)		
Shen beruhigend			Angst der Kinder bei Fieber, nervöse Zustände		

MAD, FIS (1989), KRÖ1 229, Positivmonografien Kommission E, WHO

2.3.3 Salvia officinalis

Siehe ▶ Abb. 2.2 und ▶ Tab. 2.5.

▶ **Tab. 2.5** Monografie Tilia cordata.

Name (lat.)	Name (dt.)	Temperatur	Geschmack	Organbezug	Tagesdosis
Salvia officinalis, fol.	Salbei, Blätter	neutral	zusammenziehend, etwas bitter und scharf, aromatisch	Lu, Mi, Ma, Uterus	1–10 g getr. Droge Infus oder Kurzdekokt, 0,5–5 ml Tinktur

Wirkbeschreibung	Indikationen
Oberfläche von Wind-Hitze oder Wind-Kälte befreiend, diaphoretisch	bei beginnender Erkältung zum Einleiten des Schwitzens (3–5 g, 5–10 Min. Infus, heiß trinken)
Wind-Hitze kühlend, ableitend	Erkältung mit Halsentzündung, Tonsillitis (zum Trinken und Gurgeln)
adstringierend, haltend, Qi stärkend, die Poren regulierend, Lungen-Qi und Wei Qi unterstützend	Leere-Schweiße haltend (Qi-Leere, Yin-Leere), so die Körperflüssigkeiten schützend
adstringierend, haltend, Qi stärkend, Milz-Qi unterstützend, die Organe zu halten	Senkung von Uterus u. a. Organen
adstringierend, haltend, den Milchfluss hemmend	übermäßige Laktation, zum Abstillen
lokal adstringierend, kühlend, blutstillend, kräftigend	wackelnde Zähne, alle Entzündungen in Mund, Rachen, Kehlkopf
Feuchtigkeit und Schleim transformierend, sehr trocknend: Schleim der Lunge ableitend Feuchtigkeit von Milzschwäche	 Husten mit Schleim (Expectorans) zu weicher Stuhl, Durchfall, vaginaler Ausfluss
Leere-Hitze beruhigend	übermäßiges Schwitzen und Unruhe im Klimakterium oder bei Hyperthyreose

KRÖ1 288, MAD, ROS (2006), Positivmonografien Kommission E, WHO

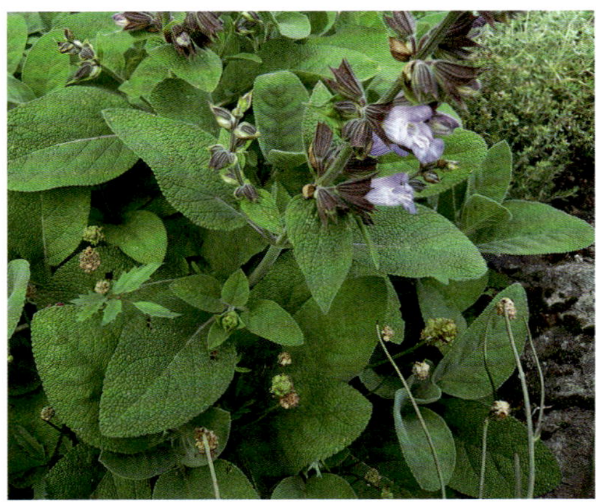

▶ **Abb. 2.2** Salvia officinalis.

Anmerkung

- Die energetische Heilwirkung des Salbei hat zwei entgegengesetzte Richtungen – eine adstringierende, Körperflüssigkeiten haltende, zentripetale (Yin) und eine schweißtreibende, zerstreuende, zentrifugale (Yang). Beide Wirkungen sind deutlich und unstrittig.
- In hoher Dosierung (3–10 g) als Infus zubereitet, kann er zum Schwitzen bringen.
- In schwacher Dosierung (1–2 g/Tag) kurz gekochelt und noch 20 Min. gezogen kommen die Gerbstoffe zur Wirkung und er kann adstringieren, halten, stärken. Wir haben ihn bei den zerstreuenden Kräutern eingeordnet, da er bei uns als Tee und Gurgelmittel gegen Halsweh die größte Bekanntheit hat.

Eine ganz ähnliche Polarität weist die Schafgarbe auf, die wir bei den Durchfall hemmenden Kräutern (► **Kap. 19**) eingeordnet haben.

Beachte: Neuerdings wird von längerer Anwendung von alkoholischen Extrakten oder des reinen ätherischen Öls von Salbei wegen des Thujongehaltes abgeraten. Der Grad der Schädlichkeit der Thujone ist umstritten. Von längerer Anwendung in der Schwangerschaft und Stillzeit ist aus Vorsicht abzuraten.

2.3.4 Euphrasia officinalis

Siehe ► **Abb. 2.3** und ► **Tab. 2.6.**

► **Tab. 2.6** Monografie Euphrasia officinalis.

Name (lat.)	Name (dt.)	Temperatur	Geschmack	Organbezug	Tagesdosis
Euphrasia officinalis, herb.	Augentrost, Kraut	kühl	leicht bitter, zusammenziehend	Le, Lu	1–5 g getr. Droge Infus, 1–5 ml Tinktur
Wirkbeschreibung			**Indikationen**		
Qi zu den Augen bringend, Augen stärkend, Meldekraut zu den Augen			schwache Sehkraft, überanstrengte Augen, Windempfindlichkeit, alle Entzündungen des inneren und äußeren Auges, Glaukom		
Wind-Hitze- und Hitze-Schleim kühlend und trocknend			Katarrhe der Kopfschleimhäute, wie Konjunktivitis, Heuschnupfen		
Feuchte-Hitze der Leber kühlend und trocknend			Gelbsucht, Vergiftung von Alkohol		
Hitze-Schleim der Lunge ableitend			Schnupfen, Sinusitis, Bronchitis mit zähem Schleim, Halskatarrh		
adstringierend, kühlend, trocknend			lokale Anwendung: Katarrhe mit gelbem Sekret, bes. der inneren und äußeren Augen; Warzen		

MAD, KRÖ1 50, ROS (2006), Negativmonografie Kommission E (1992, da die Wirksamkeit nicht belegt sei)

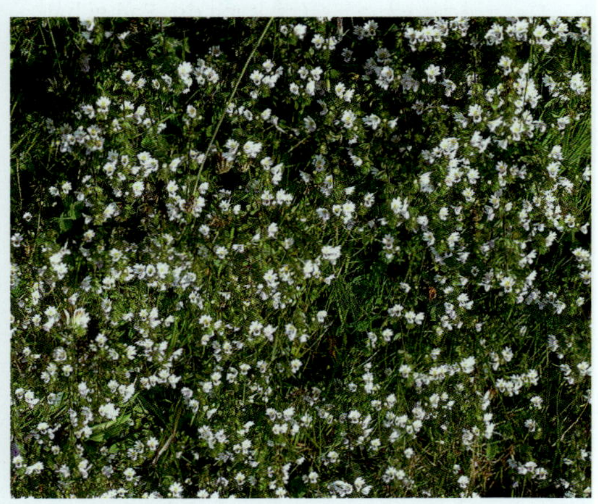

► **Abb. 2.3** Euphrasia officinalis.

2.3.5 Weitere Kräuter, die Wind-Hitze zerstreuen

- Spirea ulmaria, flor. (► **Kap. 5.3.4**)
- Achillea millefolium, herb. (► **Kap. 19.2.1**)

2.4

Rezepturen

2.4.1 Frühstadium einer Erkältung (Wind-Kälte oder -Hitze in der Oberfläche)

Siehe ▶ Tab. 2.7.

▶ **Tab. 2.7** Rezeptur Frühstadium einer Erkältung.

Kräuter	Menge	Temperatur	Geschmack	Wirkung in der Rezeptur
Zingiber viride (frischer Ingwer)	2–3 Scheiben	warm	scharf, aromatisch	die Oberfläche von eingedrungenem Wind befreiend, diaphoretisch
Tilia, flor., (Lindenblüten)	2–4 g	leicht kühl	süß, zusammenziehend	die Oberfläche von eingedrungenem Wind befreiend, diaphoretisch

Zubereitung und Anwendung

- Rezeptur für eine Gabe, heiß und gut eingehüllt trinken, evtl. wiederholen bis zum Einsetzen des Schwitzens.
- Ingwer einige Minuten köcheln, Lindenblüten hinzufügen, noch 10 Min. Infus.

Symptome und Befunde

- plötzliches Krankheitsgefühl
- Frösteln
- Halsschmerzen
- Niesen
- Kopf-/Nackenschmerz
- **Puls:** oberflächlich (Fu)
- **Zungenkörper:** akut nicht verändert

Syndrome frisch eingedrungener Wind (mit Kälte oder Hitze) in der Oberfläche

Westliche Befunde gerade beginnender, viraler, grippaler Infekt

Therapieprinzip

- Oberfläche von Wind (mit Kälte oder Hitze) befreien.
- Wei Qi aktivieren.

T Therapieempfehlung

Diese einfache Rezeptur befreit die Oberfläche von Wind-Kälte oder Wind-Hitze. Es ist eine Grundrezeptur für das erste Erkältungsstadium, auch wenn noch nicht eindeutig ist, ob es sich um Wind-Kälte oder Wind-Hitze handelt oder aber wenn die Symptomatik eine Mischung aus beidem ist. Falls der Patient zu Wind-Kälte und Verschleimung mit kaltem Schleim neigt, wird der Anteil von Ingwer erhöht, bei Neigung zu Wind-Hitze und Husten der Anteil an Lindenblüten.

Grundsätzlich wird die Rezeptur nach dem Einsetzen des Schwitzens abgesetzt oder verändert.

2.4.2 Akuter Infekt bei starker Infektanfälligkeit (Akute Wind-Kälte in der Oberfläche/Disharmonie von Ying Qi und Wei Qi)

Siehe ▶Tab. 2.8.

▶**Tab. 2.8** Rezeptur Akuter Infekt bei starker Infektanfälligkeit.

Kräuter	Menge	Temperatur	Geschmack	Wirkung in der Rezeptur
Cinnamomum cass., ram.	3 g (1 g)	warm	aromatisch, scharf, süß	die Oberfläche von Wind-Kälte befreiend; Ying Qi und Wei Qi harmonisierend
Zingiber, rhiz.	3 g (1 g)	warm	scharf, aromatisch	die Oberfläche von Wind-Kälte befreiend
Millefolium, herb.	1 g	neutral	bitter, zusammenziehend, aromatisch	Wind ableitend; Ying zurückhaltend, Schwitzen hemmend; Qi tonisierend
Salvia, fol.	1 g		zusammenziehend, etwas bitter und scharf, aromatisch	Wind ableitend, Ying zurückhaltend, Schwitzen hemmend
Urtica, herb.	1 g	neutral	fad, leicht salzig, süß, zusammenziehend	Blut und Ying Qi nährend
Eleutherococcus, rad.	1 g	warm	süß, scharf, bitter	Lungen-Qi, Wei Qi tonisierend
Glycyrrhiza, rhiz.	0,2 g	neutral	süß	tonisierend

Mischung 1: Urtica, herb.; Eleutherococcus, rad.; Glycyrrhiza, rhiz.
Mischung 2: Cinnamomum cass., ram.; Millefolium, herb.; Salvia, fol.; 1–3 Scheiben frischer Ingwer

Zubereitung und Dosierung

- Rezeptur für eine Dosis bzw. 1 Tag (s. u.), Mischung 1: 15 Min. köcheln, danach Mischung 2: zugedeckt mitköcheln lassen und weitere 15 Min. zugedeckt ziehen lassen.
- Rezeptur im Falle akuter Wind-Kälte für eine Gabe, wird wiederholt, bis Erleichterung eintritt.

Symptome und Befunde

- akutes Krankheits- und Erschöpfungsgefühl
- Frösteln und Fieber gleichzeitig, leichtes Schwitzen ohne Erleichterung, wenig Fieber
- Kopf-/Nackenschmerz
- Niesen, beginnender Schnupfen mit wässrigem Sekret
- häufig erkältet
- **Puls:** oberflächlich (Fu)
- **Zungenkörper:** akut nicht verändert; blass mit dünnem weißem Belag

Syndrome

- Wind-Kälte in der Oberfläche, wobei das Pathogen Wind überwiegt
- Disharmonie von Wei Qi und Ying Qi
- Taiyang-Syndrom mit Leitbahn-Leere im Außen

Westliche Befunde akuter, viraler, grippaler Infekt, frische Erkältung bei chronisch geschwächtem Immunsystem, z. B. postviralem Erschöpfungssyndrom, akuter Schwächezustand, z. B. nach schwerer Geburt

Therapieprinzip

- Oberfläche von Wind und Kälte befreien.
- Wei Qi und Ying Qi harmonisieren.

Zur Tonisierung Langfristig eingenommen und individuell modifiziert kann die Rezeptur angewendet werden, um Qi zu tonisieren, Blut und Ying Qi zu nähren und die Funktion des Wei Qi so wieder zu aktivieren. In den nicht akuten Phasen entsprechen dann die angegebenen Mengen einer Tagesdosis, Zimtzweige und Ingwer werden niedriger dosiert (Angabe in Klammern).

Weitere Modifizierungen

- bei Milz- und Lungen-Qi-Schwäche und Neigung zur Bildung von kaltem Schleim: Angelica arch., rad. hinzufügen (► **Kap. 14.2.1**)
- bei Schwäche von Yin, Blut, Säften: statt des Krautes die Samen der Brennnessel, Urtica, sem. (► **Kap. 18.6.8**)
- bei Milz-und Nieren-Yang-Schwäche: in der nicht akuten Phase statt der Zimtzweige die Zimtrinde (von Cinnamomum ceylanicum oder cassia; ► **Kap. 8.2.3**)

3 Kräuter, die innere Hitze klären

3.1

Grundsätzliches

3.1.1 Therapieprinzip

Qing Fa ist die Hitze und Feuer klärende Therapiestrategie: „Beseitige das, was warm ist. Behandle heiße Krankheiten mit Kälte." (DGK 376) Bei Hitze-Pathologien im Inneren ist das Therapieprinzip des „Beseitigens" (Qing Fa 清法) von oberster Priorität.

Während beim Therapieprinzip des „Nach-unten-abfließen-Lassens" (Xià Fa 下法, ▶ **Kap. 4**) Hitze-Anhäufung oder Verklumpungen im Innern über den Stuhl nach unten abgeführt werden, geht es bei den äußeren Wind-Hitze-Erkrankungen um die Entlastung der Oberfläche von Wind-Hitze (Han Fa 汗法, ▶ **Kap. 2.3**).

Hitze (Rè 热) bezeichnet in der Chinesischen Medizin alle Formen einer Überfunktion wie Fieber, Unruhe, Rötung. Hitze-Manifestationen zeigen sich unabhängig davon, ob es sich um innere Hitze, äußere Wind-Hitze oder um Feuer (das stärker als Hitze ist) handelt. Hitze ist immer pathologisch, während der Begriff Feuer (Huo 火) einerseits pathologisches Feuer (als Leber-Feuer) und andererseits physiologisches Feuer (z. B. das des Ming Men 命门) meinen kann.

Hitze ist immer eine Yang-Fülle, d. h. ein pathogenes Zuviel und muss abgeleitet werden. Betroffen sein kann prinzipiell jedes Organ. Innere Hitze

- entsteht im Inneren,
- entwickelt sich durch Umwandlung aus äußerer Hitze in innere Hitze,
- dringt als äußere Wind-Hitze sofort ins Innere ein,
- entwickelt sich durch Umwandlung aus äußerer Wind-Kälte in innere Hitze.

Klinisch zeigt sich Hitze allgemein in Symptomen und Befunden wie:

- Hitzegefühl, Wärmeabneigung
- Rötung der Haut, rotes Gesicht
- Durst
- Fieber
- psychische Unruhe
- stark riechende Ausscheidungen
- **Puls:** schnell (Shuo) bis überflutend (Hong)
- **Zungenkörper:** rot, gelber Belag

Die Behandlungsstrategie richtet sich zunächst (▶ **Kap. 3.2**) gegen innere Hitze „ohne Form" (ohne entzündliche Lokalisation oder Verklumpung) und umfasst sowohl das Klären bzw. Kühlen von Hitze als auch eine Beseitigung durch Transformation.

Es lassen sich folgende Strategien innerhalb der Qing-Fa-Methode unterscheiden:

- Kräuter, die Hitze bei fiebrigen Erkrankungen klären (▶ **Kap. 3.2**)
- Kräuter, die Hitze klären und entgiften (▶ **Kap. 3.3**)
- Kräuter, die Hitze in Organen klären (▶ **Kap. 3.4**)
- Kräuter, die Leere-Hitze klären (▶ **Kap. 3.5**)
- Kräuter, die zugleich Hitze klären und Feuchtigkeit trocknen (▶ **Kap. 3.7**)

Dementsprechend sind die im Folgenden vorgestellten Kräuter vorwiegend von kühlender oder kalter Temperatur. Diese Kräuter können leicht das Qi von Magen und Milz schädigen, weshalb dem Schutz der Mitte durch die Beigabe entsprechender Kräuter große Beachtung zukommen sollte. Ohnehin ist die Therapiestrategie nur für kurzfristige Hitze-Klärung gedacht.

Alle kühlenden Kräuter, vor allem die intensiver wirkenden, haben eine trocknende Tendenz und können durch ihre Anwendung die struktiven Säfte und das Yin schädigen. Deshalb, und besonders bei einer bereits bestehenden Yin-Schwäche, müssen unbedingt Kräuter, die das Yin nähren (▶ **Kap. 18.8**) und die Säfteproduktion bzw. Blut tonisieren (▶ **Kap. 18.6**), hinzugefügt werden.

3.1.2 Inhaltsstoffe

Wirkeigenschaften von Inhaltsstoffen der Arzneikräuter dieser Gruppe werden häufig beschrieben als entzündungshemmend. Entzündung (lat. *inflammatio*) bedeutet eine „entflammende", Hitze auslösende Antwort des Gewebes auf einen äußeren oder innerlich ausgelösten pathogenen Reiz. Die damit verbundene erhöhte Mikrozirkulation hat die Funktion, diesen Reiz zu beseitigen oder dessen Ausbreitung zu unterbinden. Als typische Zeichen gelten u. a. Rötung, Überwärmung, Schwellung sowie Schmerz. Mikrobiologisch können an diesem Geschehen zum Beispiel Bakterien, Viren oder Pilze beteiligt sein.

Insofern sind die entzündungshemmenden Wirkungen von Inhaltsstoffen diesem Geschehen entgegen gesetzt. Traditionell werden diese Wirkungen als Hitze klärend oder ableitend (Qing Rè 清热), also die „Entflammung" eindämmend und kühlend beschrieben.

Inhaltsstoffe spiegeln oft einen wichtigen Teil der traditionellen Wirkungen der Kräuter wider. Der vorwiegend bittere Geschmack der vorzustellenden Kräuter stammt von Bitterstoffen, zu denen einige Glykoside und Alkaloide zählen.

Aufteilung der Glykoside in weitere Untergruppen:

- Hydrochinon-Glykosid Arbutin (Arctostaphylos) mit antibakterieller Wirkung
- Flavonoide, wirken u. a. entzündungshemmend, antiparasitär, antiviral, antimykotisch, antibiotisch und diuretisch (z. B. in Arctostaphylos, Arctium, Baptisia, Scrophularia, Thuja, Viola, Rumex, Humulus, Echinacea, Plantago, Cichorium)
- Saponine (z. B. in Phytolacca, Smilax) wirken u. a. bakteriostatisch, antiviral, antimykotisch, antiphlogistisch, antiulzerogen und diuretisch
- Cumarine wirken entzündungshemmend (z. B. in Rumex, Thuja, Baptisia)
- Salicylsäure (z. B. in Iris) wirkt entzündungshemmend

Alkaloide sind die zahlenmäßig größte und formenreichste Gruppe der Inhaltsstoffe. Typische Vertreter sind Atropin, Coffein, Morphin, Colchicin und Berberin, die zumeist eine starke Wirkung auf das Zentralnervensystem ausüben. Bei den hier vorgestellten Heilpflanzen (z. B. in Baptisia, Berberis, Echinacea, Fumaria, Hydrastis, Mahonia, Scrophularia) wirken sie vorwiegend antiseptisch und antimikrobiell.

Sekundär kommen auch Inhaltsstoffe zum Tragen, wie:

- **Gerbstoffe** (z. B. in Arctostaphylos, Cichorium, Humulus, Iris, Rumex, Lycopus) wirken keimhemmend auf Bakterien, Viren, Schimmelpilze und entzündungswidrig.
- **Harze** (z. B. Asclepias, Humulus, Iris, Lycopus, Thuja) wirken antiseptisch.

Zur Vermeidung von Missverständnissen sei darauf hingewiesen, dass die Wirkung einzelner Kräuter sich aus der Kombination verschiedener Inhaltsstoffe ergibt. In den seltensten Fällen ist ein einzelner Pflanzeninhaltsstoff umfassend für die Wirkung einer Arzneipflanze verantwortlich.

3.2 Kräuter, die Hitze bei fiebrigen Erkrankungen klären

Wenn äußere pathogene Faktoren (Wài Yin 外因) mit Wärmeeigenschaften tiefer auf die Ebene des Leitbahn- und Organ-Qi eindringen, kommt es zu Hitze-Fülle im Inneren. Dann ist das Zheng Qi 正气 (Aufrechtes Qi oder Resistenz-Kraft) beeinträchtigt, das Xie Qi 邪气 (Pathogener Faktor) stark, so dass die Organfunktionen (meist von Lunge, Dickdarm, Gallenblase, Magen, Milz) in Mitleidenschaft gezogen werden. Der Kampf zwischen Zheng Qi und Xie Qi führt zu hohem Fieber. Das Krankheitsbild entspricht in der Theorie der Chinesischen Medizin dem der Erkrankungen in der Qi-Schicht (Qi Fen Zheng 气分证).

Symptome und Befunde

- Fieber ohne Schüttelfrost, profuses Schwitzen, Abneigung gegen Hitze
- starker Durst, Verlangen nach kalten Getränken
- dunkelgelber Urin
- trockener Stuhl/ Obstipation
- Husten mit gelbem Sputum
- Ruhelosigkeit oder Erregungszustände (in schweren Fällen Delirium)
- **Puls:** voll (Shi), groß (Da)
- **Zungenkörper:** gerötet, gelber (trockener) Belag

Diese Symptome zeigen, dass die Hitze im Inneren zunimmt und damit die Körpersäfte angegriffen werden können.

Westliche Medizin Erkrankungen wie z. B. akute fiebrige Erkrankungen wie Bronchitis, Lungenentzündung, Rippenfellentzündung

Hinweis Die Kräuterheilkunde kann bei diesen Erkrankungen nicht alleine, sondern nur adjuvant eingesetzt werden.

Therapieprinzip

- Hitze klären.
- Hitze und Feuer beseitigen.

3.2.1 Baptisia tinctoria

Siehe ▸ **Tab. 3.1**.

▸ **Tab. 3.1** Monografie Baptisia tinctoria.

Name (lat.)	Name (dt.)	Temperatur	Geschmack	Organbezug	Tagesdosis
Baptisia tinctoria, rad.	Wilder Indigo, Wurzel	kalt	bitter, scharf	Lu, Ma, Därme	1–3 g getr. Droge Dekokt, 1–7,5 ml Tinktur
Wirkbeschreibung			**Indikationen**		
innere Hitze beseitigend			akute Infektionen mit hohem Fieber (z. B. Angina, Scharlach, Grippe), Lymphadenitis		
Wind-Hitze ableitend			Infekte, Tonsillitis, Fieber, Pharyngitis		
Hitze-Toxine ausleitend			Gangrän, Hautulzera, ulzeröse Tumore; Furunkulose		
Hitze aus Magen und Dickdarm klärend			Dysenterie (Amöbenruhr, Shigellenruhr), Typhus; Gastroenteritis Stomatitis, Aphten; Obstipation		
lokale Anwendung			Geschwüre, entzündete Brustwarzen (Salbe)		

FEL, HOF, HOL 684, MAD, MTD (1992), JÄN 240, PRW 113

! Beachte: Wegen der sehr kalten Temperatur die Anwendung auf Akutphasen beschränken; nicht geeignet zur Langzeiteinnahme.

3.2.2 Echinacea purpurea/angustifolia

Siehe ► **Abb. 3.1** und ► **Tab. 3.2.**

► **Tab. 3.2** Monografie Echinacea angustifolia.

Name (lat.)	Name (dt.)	Temperatur	Geschmack	Organbezug	Tagesdosis
Echinacea purpurea, herb./ angustifia, rad.	Purpursonnenhutkraut/Sonnenhutwurzel	kühl	scharf, bitter, etwas süß	Lu, Bl	1–3 g getr. Droge Infus/ Kurzdekokt, 1–7,5 ml Tinktur

Wirkbeschreibung	Indikationen
Hitze klärend und Toxine ausleitend	akute Infekte mit hohem Fieber: Scharlach, Diphterie, Angina, septisches Fieber, Furunkel, Abszesse Gangrän, eitrige Hauterkrankungen und -ulzera, Zahneiterungen Brandwunden; infizierte Insektenstiche oder Tierbisse
Lungen-Wind-Hitze klärend und zerstreuend, Hitze-Schleim auflösend	katarrhalische Infekte mit Fieber: Bronchitis, Sinusitis, Pleuritis allergische Rhinitis, allergische Urticaria
Feuchte-Hitze ausleitend	akute/rezidivierende Zystitis und Infektionen im Urogenitalbereich, Ekzem, Dermatitis
Qi tonisierend, Wei Qi kräftigend	Infektanfälligkeit, chronische Müdigkeit, Erschöpfung

FEL, HOF, HOL 681, MAD, MIB, MTD (1992), ROS (2009), JÄN 115, LHP 300, LTI 60, KRA (2000) 66, PRW 156, Positivmonografien Kommission E, ESCOP, WHO

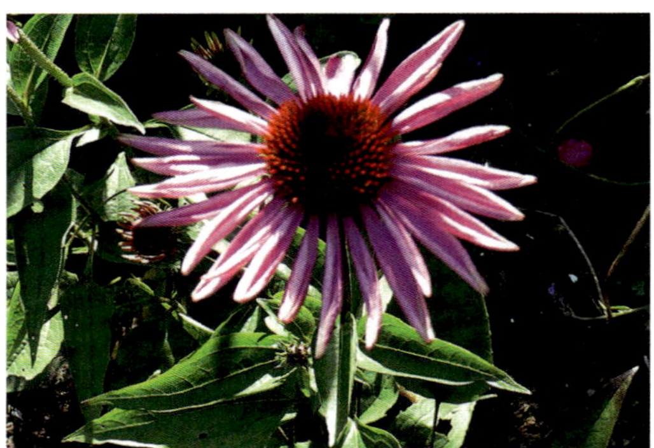

► **Abb. 3.1** Echinacea purpurea.

Dosierung In Akutphasen kann die Dosierung der Wurzel (für wenige Tage) bis auf 9 g/Tag erhöht werden.

Cave

Innere Anwendung: Vorsicht bei progredienten Systemerkrankungen (Tbc, Kollagenosen, MS, HIV, Autoimmunerkrankungen), Unfruchtbarkeit, Diabetis mellitus, Allergie (Korbblütler)

3.2.3 Asclepias tuberosa

Siehe ▸ Tab. 3.3.

▸ **Tab. 3.3** Monografie Asclepias tuberosa.

Name (lat.)	Name (dt.)	Temperatur	Geschmack	Organbezug	Tagesdosis
Asclepias tuberosa, rad.	Knollige Seidenpflanze, Wurzel	kalt	bitter, unangenehm, scharf	Lu	0,5–4 g getr. Droge für Dekokt, 1–3 ml Tinktur
Wirkbeschreibung			**Indikationen**		
Wind-Hitze klärend (diaphoretisch und fiebersenkend)			akute Atemwegsinfekte mit hohem Fieber (Pneumonie, Bronchitis)		
Lungen-Hitze und Lungen-Schleim-Hitze klärend			trockener Reizhusten, harter und schmerzhafter Husten mit erschwertem Atmen oder Husten mit Auswurf, auch mit Fieber		

HOL 198, STA 190, MAD, MTD (1992), ROS (2009), FEM 41, PRW 109

3.2.4 Weitere Kräuter, die Hitze bei fiebrigen Erkrankungen klären

Hitze-Störungen, die sich akut mit vorherrschenden Hitze-Symptomen und -befunden in der Tiefe ausbilden, können die aktiven Energien ungezügelt mobilisieren. Dadurch werden die Körpersäfte, im Weiteren auch jede Art von Körpersubstanz angegriffen und bedroht.

Zu den Kräutern, die akute Hitze kühlen und Hitze klären, gehören des Weiteren:

- Scrophularia nodosa, herb. cum rad. (▸ **Kap. 3.3.4**)
- Capsella bursa past., herb. (▸ **Kap. 12.2.1**)
- Polygonum bistorta, rhiz. (▸ **Kap. 12.2.5**)
- Melilotus off., herb. (▸ **Kap. 13.2.2**)
- Equisetum arvense, herb. (▸ **Kap. 18.8.5**)

3.3 Kräuter, die Hitze klären und entgiften

3.3.1 Grundsätzliches

Hitze muss nicht unbedingt allgemeines Fieber hervorrufen, sondern kann auch lokal und punktuell zu einem Zusammenbruch der Abwehr und zu Herden führen. Im Unterschied zur oben beschriebenen Hitze ohne Form handelt es sich um geformte Läsionen bzw. entzündliche Schwellung wie

- Wundinfektionen,
- Drüsenschwellungen,
- Eiterbeulen, eitrige Infektionen,
- Geschwüre,
- Furunkel.

Geschwüre können in der Tiefe oder an der Oberfläche des Körpers als Folge umfassender oder akuter Vergiftungen auftreten. Sie gehen typischerweise einher mit einem erheblichen subjektiven Krankheitsgefühl. Neben der Hitze-Klärung ist eine „entgiftende" bzw. Toxine ausleitende Therapie notwendig.

Auch äußerliche Behandlungen kommen primär oder ergänzend für die von der Körperoberfläche her zugänglichen Schädigungen in Betracht. Wundbehandlungen zählen zu den traditionellen Anwendungsgebieten der Kräuterheilkunde und sind zur Förderung der Wundheilung gut geeignet.

In schwereren Fällen ist nur eine adjuvante Phytotherapie zusammen mit konventioneller schulmedizinischer Behandlung empfehlenswert. Damit wird aber die Rezidivgefahr bei gleichzeitiger schnellerer Abheilung verringert.

Therapieprinzip

- Hitze beseitigen.
- Toxine klären.

3.3.2 Arctium lappa

Siehe ▶ Abb. 3.2 und ▶ Tab. 3.4.

▶ **Tab. 3.4** Monografie Arctium lappa.

Name (lat.)	Name (dt.)	Temperatur	Geschmack	Organbezug	Tagesdosis
Arctium lappa, rad.	Klette, Wurzel	kühl	süßlich, leicht bitter	Ni, Bl, Lu, Di, Le	1–12 g getr. Droge für Dekokt, 1–8 ml Tinktur
Wirkbeschreibung			**Indikationen**		
Hitze klärend, Toxine beseitigend			Psoriasis, Ekzeme, Furunkel, Skrofula, Aphthen, Hautgeschwüre, Lymphadenitis		
Oberfläche öffnend, Wind-Hitze zerstreuend			Hauterkrankungen (Urtikaria, Ekzeme, Akne, Grind, Seborrhöe) grippale Infekte mit Fieber, Halsentzündung		
Feuchtigkeitsakkumulation und Hitze beseitigend, harntreibend			Zystitis, Harngrieß, erschwerte Miktion Lymphstau Ödeme		
Feuchtigkeit über die Blase ausleitend, harntreibend			Harnwegsinfekte, Ödeme		
Wind-Kälte/-Hitze/-Feuchtigkeit ausleitend			Bi-Syndrom, rheumatoide Arthritis, Gicht		
lokale Anwendung			Akne, Furunkulose, Ekzeme, Krampfadern (Waschungen, Kompressen)		

FEL, HOF, HOL 596, MAD, MIB, MTD (1992), ROS (2009), PRW, FEM, MCH 23, Negativmonografie Kommission E

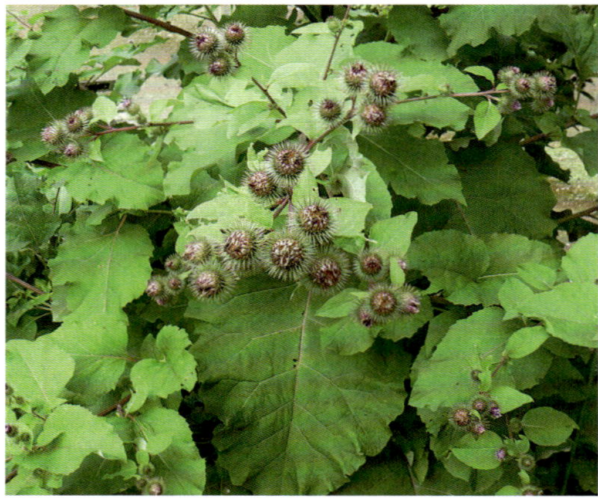

▶ **Abb. 3.2** Arctium lappa.

! Beachte: Arctium ist eine stark umstimmend (alterativ) wirkende Arznei. Deshalb ist eine vorübergehende Verstärkung bestehender Symptome oder auch die Provokation akuter entzündlicher Prozesse möglich. Behandlung eher mit niedriger Dosierung beginnend.

3.3.3 Phytolacca americana

Siehe ▸ Abb. 3.3 und ▸ Tab. 3.5.

▸ **Tab. 3.5** Monografie Phytolacca americana.

Name (lat.)	Name (dt.)	Temperatur	Geschmack	Organbezug	Tagesdosis
Phytolacca americana, rad.	Amerikanische Kermesbeere, Wurzel	kühl	scharf, bitter	Lu	0,2–1 g getr. Droge Dekokt, 0,6–1,8 ml Tinktur
Wirkbeschreibung			**Indikationen**		
Hitze klärend und Toxine beseitigend			katharrhalische Infekte (Tonsillitis, Parodontitis, Mumps, Otitis, Sinusitis); rezidivierende und chronische Infekte des Respirationstraktes Erkrankungen (Infektionen) mit geschwollenen Lymphdrüsen (Lymphadenitis, Orchitis, Prostatitis, Ovaritis, Mastitis) Hautulzera, Abszesse		
Feuchte-Hitze und Schleim ableitend			Arthritis, rheumatische Erkrankungen, Gicht		
lokale Anwendung			Brustdrüsenentzündung, Nagelbettentzündung		

MAD, MIB, MTD (1992), ROS (2009), FEM 338, PRW 239, HOF, HOL 603

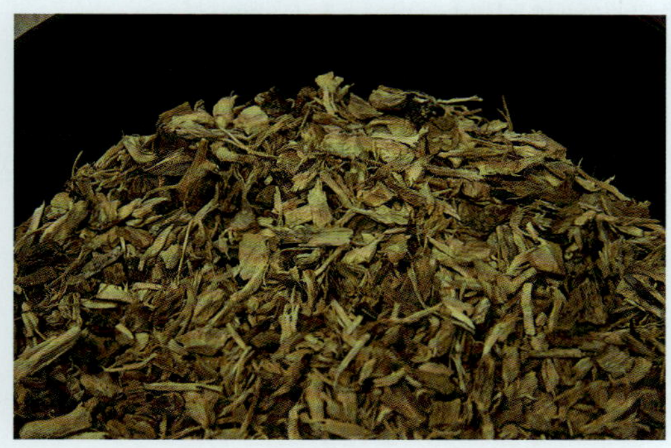

▸ **Abb. 3.3** Phytolacca americana.

N Nebenwirkungen

wirkt in hohen Dosen stark emetisch und purgativ

K Kontraindikationen

- Schwangerschaft und Stillzeit
- lymphozytäre Leukämie

3.3.4 Scrophularia nodosa

Siehe ▸ Tab. 3.6.

▸ **Tab. 3.6** Monografie Scrophularia nodosa.

Name (lat.)	Name (dt.)	Temperatur	Geschmack	Organbezug	Tagesdosis
Scrophularia nodosa, herb., rad.	Knotiger Braunwurz, Wurzel oder Kraut	kühl	bitter, etwas scharf	Lu, Le, Ni, He	getr. Kraut 1–6 g Infus; Wurzel: 3–10 g Dekokt; 1–7,5 ml Tinktur

Wirkbeschreibung	Indikationen
Blut-Hitze, Toxische Hitze, Feuchte-Hitze klärend	rote, juckende, feuchte Ausschläge (Ekzeme, Erysipel, Furunkulose, entzündete Abszesse, Pruritus vulvae) Psoriasis, Akne, Milchschorf, seborrhoisches Ekzem
Yin nährend, Leere-Hitze klärend (Wurzel)	chronische lokale Tuberkulose der Lymphdrüsen (Skrofulose), Drüsenverhärtungen, schleichende Entzündungen auszehrende Krankheitszustände, kontinuierliches leichtes Fieber, Durst, Unruhe
Schleim-Hitze, Feuchte-Hitze ausleitend	Struma, Lymphom, harnsaure Diathese (Rheuma, Gicht, Arthritis) Pilzerkrankung der Haut
lokale Anwendung	Wunden, Geschwüre, Schwellungen, Insektenstiche, Verbrennungen, schmerzhafte heiße Hämorrhoiden

PAH 93, MAD, MOH, KRÖ, ROS (2009) 232, HOL 594, PHW, HIL 270

3.3.5 Thuja occidentalis

Siehe ► Abb. 3.4 und ► Tab. 3.7.

► **Tab. 3.7** Monografie Thuja occidentalis.

Name (lat.)	Name (dt.)	Temperatur	Geschmack	Organbezug	Tagesdosis
Thuja occidentalis, fol.	Abendländischer Lebensbaum, Blätter	neutral-kühl	aromatisch, scharf, bitter	Lu, Bl, Uterus	1–6 g getr. Droge Infus, 1–3 ml Tinktur
Wirkbeschreibung			**Indikationen**		
Hitze klärend und Toxine beseitigend Schleim-Hitze ableitend			katarrhalische Infekte der oberen Atemwege mit gefärbten Sekreten (Bronchitis, Sinusitis, Laryngitis); remittierendes Fieber, chronische und rezidivierende Infekte Hauterkrankungen und -ulzera; Warzen, Kondylome, Papylome Zystitis, Prostatitis, Prostatavergrößerung mit Harntröpfeln, pathologische Ausflüsse, Gonorrhöe		
Blut bewegend und Uterus regulierend			Amenorrhöe, Menorrhagie, Leukorrhöe Hämaturie		
lokale Anwendung			Warzen (Pinselung) Gelenkschmerzen, Rheuma (Salbe)		

FEL, HOL, MAD, MIB, MTD (1992), ROS (2009), PRW 292, LPH, FEM, STA 112, Positivmonografie Kommission D (Homöopathie), wurde von Kommission E nicht behandelt

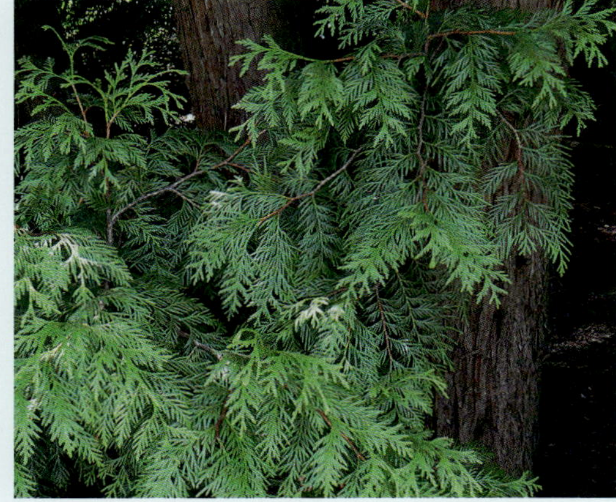

► **Abb. 3.4** Thuja occidentalis.

> **K Kontraindikationen**
> Schwangerschaft und Stillzeit, Nephritis, Kinder unter 12 Jahren

3.3.6 Smilax officinalis

Siehe ▶ Tab. 3.8.

▶ **Tab. 3.8** Monografie Smilax officinalis.

Name (lat.)	Name (dt.)	Temperatur	Geschmack	Organbezug	Tagesdosis
Smilax officinalis, rad.	Sarsaparilla, Wurzel	kühl	etwas bitter, fade	Ni, Bl, Le	1–12 g getr. Droge für Dekokt, 1–6 ml Tinktur
Wirkbeschreibung			**Indikationen**		
Hitze klärend, Toxine beseitigend			chronische Hauterkrankungen: Psoriasis, Exantheme, Ekzeme, Hautulzera, Abszesse, Lepra, Skrofulose, Gürtelrose, Geschwüre, Warzen, Wunden, Furunkel, Abszesse Syphillis, Gonorrhöe		
Wind-Feuchtigkeit/-Kälte/-Hitze ausleitend			Arthritis, Gicht, rheumatische Erkrankungen, Gelenkschmerzen		
Qi im Mittleren 3-Erwärmer regulierend und tonisierend			krampfartige Bauchbeschwerden, Blähungen, Leberleiden, Appetitlosigkeit, Rekonvaleszenz		

TAY, HOF, HOL 601, MAD, MTD (1992), ROS (2009), TDB, PRW 281, FEM 401, SCW 367, Negativmonografie Kommission E

N Nebenwirkungen

Große Dosen können zu Magenbeschwerden führen.

Wechselwirkungen

Sarsaparilla kann die Resorption einiger Medikamente und Verbindungen beeinträchtigen. Es wird berichtet, dass die Aufnahme von Digitalis-Glykosiden gesteigert wird.

3.3.7 Viola tricolor

Siehe ► Tab. 3.9.

► **Tab. 3.9** Monografie Viola tricolor.

Name (lat.)	Name (dt.)	Temperatur	Geschmack	Organbezug	Tagesdosis
Viola tricolor, herb.	Feldstiefmütterchen, Kraut	kühl	bitter, süß, sauer	Lu, Bl, He, Le	1–12 g getr. Droge für Infus, 1–8 ml Tinktur

Wirkbeschreibung	Indikationen
Oberfläche öffnend, Wind-Hitze ausleitend	Infekte der oberen Atemwege und der Augen; schmerzhafte Leitbahn-Obstruktion akute Hauterkrankungen (Ekzeme, Exantheme)
Schleim-Hitze lösend und beseitigend	Bronchitis mit zähem und schwer abzuhustendem Schleim, trockener (Reiz-) Husten, Laryngitis, Pharyngitis
Hitze klärend, Toxine beseitigend	chronische Hauterkrankungen: Akne, Milchschorf (besonders bei Kindern), nässende und trockene Ekzeme rheumatische Erkankungen, Arthritis, Gicht rezidivierende Infekte Erkrankungen mit Lymphbeteiligung
Feuchte-Hitze aus dem Unteren 3-Erwärmer ausleitend	Zystitis, Infektionen im Urogenitalbereich, Harndrang, Juckreiz im Urogenitalbereich
lokale Anwendung	seborrhoische Hauterkrankungen, Milchschorf, Windeldermatitis (Waschungen, Teilbäder und Kompressen)

HOF, HOL 608, MAD, MTD (1992), ROS (2009), PAH, PAH, SCW 168, PRW 309, LHP 309, KRA (2000) 110, Positivmonografien Kommission E, ESCOP

Äußerliche Anwendung Für Sitzbäder 2–3 EL Kraut mit 1 l kochendem Wasser übergießen, nach ca. 15 Min. abseihen und in das Badewasser geben.

3.3.8 Weitere Kräuter, die Hitze klären und entgiften

- Baptisia tinct., rad. (► **Kap. 3.2.1**)
- Echinacea spp., rad. (► **Kap. 3.2.2**)
- Rumex spp., rad. (► **Kap. 3.7.6**)
- Taraxacum off., herb. cum rad. (► **Kap. 3.7.7**)
- Galium apar., herb. (► **Kap. 7.2.3**)
- Glechoma hed., herb. (► **Kap. 14.3.7**)
- Viola odor., herb. (► **Kap. 15.2.6**)

3.4

Kräuter, die Hitze in Organen klären

Hitze-Fülle, die sich in bestimmten Organen entwickelt, zeigt sich in Symptomen und Befunden, die der charakteristischen Pathologie des jeweiligen Organs entsprechen. Zu den Kräutern, die Fülle-Hitze aus den Organen klären und beseitigen können, gehören:

- Cichorium intyb. (► **Kap. 3.7.9**): beseitigt Leber-Hitze
- Taraxacum off. (► **Kap. 3.7.7**): beseitigt Magen-Hitze und Leber-Hitze
- Rheum palm. (► **Kap. 4.2.3**): beseitigt Magen- und Darm-Hitze
- Plantago lanceolata (► **Kap. 14.3.3**): beseitigt Hitze der Lunge
- Melilotus off. (► **Kap. 13.2.2**): beseitigt Hitze im Herz
- Berberis vulg. (► **Kap. 3.7.1**): beseitigt Leber-Hitze
- Viola odorata (► **Kap. 15.2.6**): beseitigt Hitze im Herz und in der Lunge

3.5

Kräuter, die Leere-Hitze klären

Die meisten Kräuter, die innere Hitze kühlen und klären, behandeln entweder reine Fülle-Hitze-Pathologien oder allenfalls Mischbefunde, bei denen Fülle der Hauptstörfaktor ist und Leere sich als Folge anhaltender Hitze-Fülle entwickelt hat.

Leere-Hitze beruht immer auf der Schädigung oder Verminderung des Yin (struktive Energie) und der Säfte. Ursachen dafür sind:

- chronische Erkrankungen (die zunächst auch ohne auffällige Hitze-Symptomatik ablaufen können). Sie sind durch subfebrile Temperaturen oder Nachmittags-Fieber gekennzeichnet.
- fortgeschrittene Stadien febriler Erkrankungen, an deren Beginn äußere Hitze gestanden haben kann und bei denen die Hitze im Inneren das Yin auslaugt und nächtliches Fieber hervorruft
- Folgen akuter Fülle-Hitze-Erkrankungen, die zu einer Schädigung des Yin und der Körpersäfte geführt haben

Charakteristische Symptome und Befunde

- Hitzegefühl an Nachmittag und Abend
- trockener Mund mit dem Bedürfnis, in kleinen Schlucken zu trinken
- trockene Kehle nachts und Bedürfnis, nachts zu trinken
- Nachtschweiß
- Hitzegefühl an Handflächen und Fußsohlen („Fünf-Flächen-Hitze“)
- häufiges Aufwachen nachts, innere Unruhe, unbestimmte nervöse Ängstlichkeit
- anhaltende subfebrile Temperaturen
- trockener Stuhl; dunkler Urin
- **Puls:** oberflächlich (Fu), leer (Xu), schnell (Shuo)
- **Zungenkörper:** gerötet, dünn, fehlender oder wurzelloser Belag

Therapieprinzip

- Leere-Hitze beseitigen.
- Yin nähren.

Im Gegensatz zu den Fülle-Hitze beseitigenden Kräutern stehen hier vor allem Kräuter an, die eher mild wirken, nähren und die Säfteproduktion anregen (► **Kap. 18.8**). Zu denken ist auch an Blut nährende Kräuter (► **Kap. 18.6**). Wichtig ist, die Funktion des Mittleren Erwärmers nicht zu beeinträchtigen, sondern Milz kräftigende und Magen harmonisierende Kräuter in den Rezepturen mit zu berücksichtigen.

3.5.1 Humulus lupus

Siehe ▸ Abb. 3.5 und ▸ Tab. 3.10.

▸ **Tab. 3.10** Monografie Humulus lupus.

Name (lat.)	Name (dt.)	Temperatur	Geschmack	Organbezug	Tagesdosis
Humulus lupus, strob.	Hopfen, Zapfen	kalt	bitter	He, Mi, Ma, Le, Därme, Uterus	1–3 g getr. Droge für Infus, 1–6 ml Tinktur
Wirkbeschreibung			**Indikationen**		
Herz-Leere-Hitze klärend, Shen beruhigend			Schlafstörungen, Ruhelosigkeit, Erregungszustände, Hysterie, Angstzustände, Hitzewallungen im Klimakterium, Palpitationen		
Qi regulierend und bewegend			Reizdarm, Krämpfe Dysmenorrhö, ausbleibende Menstruation Enuresis nocturna		
hyperaktives Leber-Yang absenkend			Kopfschmerzen, Migräne, Reizbarkeit, Schwindel		
Magen-Qi und Qi der Därme tonisierend, Hitze kühlend			Appetitmangel, Magen-Darm-Atonie, Anorexia nervosa, Gastritis, Colitis		
Hitze beseitigend, Feuchtigkeit trocknend			Zystitis, Harnverhalten, Harnträufeln Ekzeme, Furunkel (auch als Badezusatz)		

FEL, HOF, HOL 652, MAD, MIB, MTD (1992), ROS (2009), PRW 185, LPH 163, KRA (2000) 55, Positivmonografien Kommission E, ESCOP, WHO

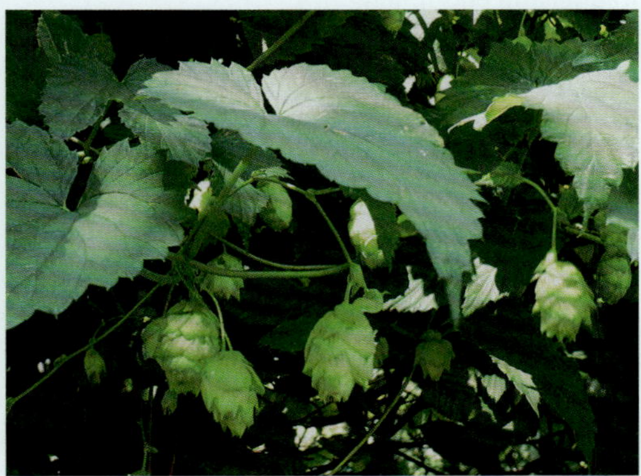

▸ **Abb. 3.5** Humulus lupus.

3.5.2 Lycopus virginicus

Siehe ► Tab. 3.11.

► **Tab. 3.11** Monografie Lycopus virginicus.

Name (lat.)	Name (dt.)	Temperatur	Geschmack	Organbezug	Tagesdosis
Lycopus virginicus, herb.	Wolfstrapp, Kraut	kühl	bitter, adstringierend	He, Lu	1–2 g getr. Droge für Infus, 1–3 ml Tinktur
Wirkbeschreibung			**Indikationen**		
Herz-Leere-Hitze klärend, Shen beruhigend			Tachykardie, innere Unruhe, Ängstlichkeit, Schlafstörungen, Hyperthyreose mit vegetativ-nervösen Beschwerden, Morbus Basedow, Struma, Hitzewallungen		
Herz- und Lungen-Qi regulierend			thorakale Beklemmung, Palpitationen, Dyspnoe, nervöser Reizhusten		
Blutungen stillend und reguliernd			Bluthusten (Tbc), Hämaturie, Hämorrhoidenblutungen		

FEL, HOF, HOL 449, MAD, MIB, MTD (1992), KOE, PAH, FEM, Positivmonografie Kommission E

Wechselwirkungen

evtl. mit Schilddrüsenhormonpräparaten

Beachte:

- **Eine Lycopus-Therapie sollte allmählich begonnen und stufenweise abgesetzt werden.**
- **Sie ist nur angezeigt bei hyperthyreoter Stoffwechsellage.**

3.5.3 Weitere Leere-Hitze klärende Kräuter

Folgende Kräuter, die ebenfalls Leere-Hitze beseitigen, wurden wegen ihrer anderen spezifischen Eigenschaften in die in Klammern angegebenen Kapitel aufgenommen:

- Anemone puls., herb. (► **Kap. 15.2.7**)
- Melissa, fol. (► **Kap. 15.2.5**)
- Viola odorata, herb./flor. (► **Kap. 15.2.6**)
- Passiflora incarn., herb. (► **Kap. 16.2.2**)
- Salvia off., fol. (► **Kap. 2.3.3**)
- siehe Kräuter des ► **Kap. 18.8**

3.6

Rezepturen

3.6.1 Bronchitis, Fieber, grippaler Infekt (Akute Wind-Hitze und Lungen-Schleim-Hitze)

Siehe ▶ Tab. 3.12.

▶ **Tab. 3.12** Rezeptur Bronchitis, Fieber, grippaler Infekt.

Kräuter	Menge	Temperatur	Geschmack	Wirkung in der Rezeptur
Asclepias tub., rad.	4 g	kalt, bitter	scharf	Hitze und Schleim-Hitze aus der Lunge beseitigend, Lungen-Qi regulierend; Wind-Hitze klärend
Plantago lanc., herb.	3 g	kühl	bitter, etwas adstringierend	Hitze und heißen Schleim aus der Lunge beseitigend; Lungen-Yin schützend und befeuchtend; Lungen-Qi regulierend
Taraxacum off., rad.	3 g	kalt	bitter	Leber-Qi regulierend, Thorax freimachend, Stuhlgang fördernd, Fieber senkend
Cichorium intyb., rad.	3 g	kühl	bitter, etwas süß	Hitze aus Lunge und Leber ableitend, Thorax befreiend, Stuhlgang fördernd
Echinacea angust., rad.	3 g	kühl	scharf, bitter, etwas süß	Wind-Hitze zerstreuend; Lungen-Schleim-Hitze beseitigend; Toxischer Hitze entgegenwirkend; Wei Qi unterstützend
Tilia cordata, flor.	2 g	kühl	scharf, süß, adstringierend	Wind-Hitze zerstreuend, Husten stillend, Shen beruhigend
Glycyrrhiza glab., rhiz.	2 g	neutral-kühl	süß	Lungen-Yin schützend und befeuchtend; Lungen-Qi regulierende und expektorierende Kräuter unterstützend; Rezeptur „verbindend"

Zubereitung und Dosierung

- Standardzubereitung Pulver-Infus/Dekokt: Dosierung: 3,6–5 g (1–1½ TL) Pulver (= Tagesdosis) auf ca. 750 ml Wasser (berechnet für eine Einnahmedauer von ca. 4 Tagen)
- oder Standardtinktur (1 : 5): Dosierung: 3 × 2,5 ml/Tag; Gesamtmenge: 23 ml Tinktur (für eine Einnahmedauer von 4 Tagen)
- Rezept im akuten Stadium etwa 3–4 Tage

Symptome und Befunde

- Druck- und Spannungsgefühl im Thorax, Verschlimmerung durch Druck
- Husten mit klebrig gelbem Sputum
- Halsschmerzen
- Hitzegefühl, rotes Gesicht
- Durst
- Obstipation
- **Puls:** schlüpfrig
- **Zungenkörper:** im vorderen Drittel gerötet, öliger oder schmutzig-gelber Zungenbelag

Mögliche Syndrom-Beteiligung

- äußere Wind-Hitze-Fülle
- innere Lungen-Schleim-Hitze

Therapieprinzip

- Hitze klären, Schleim transformieren.
- Thorax öffnen und Schleim-Hitze ableiten.
- Lungen-Qi absenken und verbreiten.

3.6.2 Akute Halsentzündung/fiebrige Tonsillitis (Wind-Hitze, Entwicklung toxischer Hitze)

Siehe ▸ Tab. 3.13.

▸ **Tab. 3.13** Rezeptur Akute Halsentzündung/fiebrige Tonsillitis.

Kräuter	Menge	Temperatur	Geschmack	Wirkung in der Rezeptur
Salvia off., fol.	12 g	warm-kühl	bitter, scharf, aromatisch, adstringierend	die übrigen Kräuter beim Beseitigen der Hitze und Toxine und beim Zerstreuen von Wind-Hitze unterstützend; Halsschmerzen lindernd
Baptisia tinct., rad.	6 g	kalt	bitter	Hitze klärend und Toxine beseitigend; Hitze kühlend
Echinacea angust., rad.	6 g	kühl	bitter, scharf, etwas süß	Wind-Hitze zerstreuend, Hitze klärend und Toxine beseitigend
Phytolacca americ., rad.	2 g	kühl	bitter, scharf	Hitze klärend und Toxine beseitigend; Schleimstagnation auflösend
Glycyrrhiza glab., rhiz.	4 g	neutral-kühl	süß	Toxine puffernd; Yin schützend

Zubereitung und Dosierung

- Standardzubereitung Pulver-Infus/Dekokt: Dosierung: 3,6–5 g (1–1½ TL) Pulver (= Tagesdosis) auf ca. 750 ml Wasser (berechnet für eine Einnahmedauer von ca. 6 Tagen)
- oder Standardtinktur (1 : 5): Dosierung: 3 × 2,5 ml/Tag; Gesamtmenge: 45 ml Tinktur, für eine Einnahmedauer von 6 Tagen

! Beachte:

- **Dies ist eine sehr stark kühlende Rezeptur, die deshalb in dieser Form nur während der Akutphase angezeigt ist.**
- **Bei Verdacht auf einen Streptokokkeninfekt mit hohem Fieber sicherheitshalber schulmedizinische Antibiotikatherapie anstreben.**

Symptome und Befunde

- Frösteln, Fieber
- akute Rachenrötung und -schwellung, Schluckbeschwerden
- Mund- und Rachentrockenheit, Durst
- gerötete, geschwollene und belegte Tonsillen
- verstopfte Nase, evtl. Husten
- Obstipation
- dunkelgelber Urin
- **Puls:** oberflächlich, schnell
- **Zungenkörper:** evtl. gerötet, dünner, gelber Belag

Mögliche Syndrom-Beteiligung

- äußere Wind-Hitze
- toxische Hitze

Therapieprinzip

- Wind zerstreuen und Hitze klären.
- Schwellungen mindern und Hals unterstützen.
- Toxinen entgegenwirken und ausleiten.

3.6.3 Ängstlichkeit, Schlafstörungen, Hitzewallungen (Disharmonie zwischen Nieren und Herz mit Leere-Hitze)

Siehe ► Tab. 3.14.

► **Tab. 3.14** Rezeptur Ängstlichkeit, Schlafstörungen, Hitzewallungen.

Kräuter	Menge	Temperatur	Geschmack	Wirkung in der Rezeptur
Humulus lup., strob.	20 g	kalt	bitter	Leere-Hitze aus dem Herzen klärend, Shen beruhigend
Leonurus card., herb.	10 g	neutral	bitter, leicht würzig-scharf, adstringierend	Herz-Qi und Shen bindend und stabilisierend
Lavandula off., flor.	20 g	etwas warm	aromatisch, bitter, leicht scharf	Shen beruhigend, hyperaktives Leber-Yang absenkend, Herz- und Leber-Qi regulierend
Lycopus virg., herb.	20 g	kühl	bitter, adstringierend	Leere-Hitze aus dem Herzen klärend, Shen beruhigend
Valeriana off., rad.	20 g	neutral	bitter, süß, aromatisch, scharf	Shen beruhigend, Yin und Blut stützend
Avena sat., semen präp.	20 g	neutral	süßlich, fade, leicht bitter	Yin nährend, Shen beruhigend
Glycyrrhiza glab., rhiz.	10 g	neutral-kühl	süß	Herz stärkend, befeuchtende und Shen beruhigende Kräuter unterstützend

Zubereitung und Dosierung

- 2 EL (ca. 7–8g) der Mischung mit 1 l kochendem Wasser übergißen, 10 Min. bedeckt ziehen lassen, abseihen und in 3 Portionen über den Tag verteilt trinken.
- Abends kann dem Tee 1 TL Melasse zugefügt werden.
- Rezept berechnet für 15 Tage.

Symptome und Befunde

- Ängstlichkeit mit Palpitationen
- Schlafstörungen
- innere Unruhe
- Hitzewallungen, v. a. nachmittags
- **Puls:** dünn (Xi), evtl. schnell (Shuo)
- **Zungenkörper:** gerötete Zungenspitze, wenig trockener Belag oder fehlender Belag

Mögliche Syndrom-Beteiligung

- Nieren und Herz kommunizieren nicht
- Herz-Yin-Leere mit Leere-Hitze
- Nieren-Yin-Schwäche und Shen-Agitation

Therapieprinzip

- Herz- und Nieren-Yin nähren.
- Leere-Hitze klären.
- Shen beruhigen.

3.7 Kräuter, die Feuchte-Hitze klären

Feuchtigkeit (Shi 湿) sinkt nach unten, ist schwer und trübe. Wenn die Feuchtigkeit über längere Zeit im Inneren blockiert ist, kann sie Hitze (Rè 热) erzeugen.

Vermischen sich Feuchtigkeit und Hitze, kann die Hitze „schwer" werden, nach unten sinken und die Ausscheidungsfunktionen der Leber und Gallenblase beeinträchtigen. Die Gallenflüssigkeit tritt aus, eine Gelbsucht entsteht. Hitze ist eine Yang-Störung. Treten Feuchtigkeit und Hitze gemeinsam auf, bekommt die Haut eine leuchtend gelbe Farbe. Ist die Hitze besonders ausgeprägt, treten gleichzeitig Fieber und bitterer Mundgeschmack auf. Die Feuchtigkeit blockiert auch die Yun-Hua-Funktion (Yùn Huà 运化) der Milz. Dadurch kommt es zu Blähungen und Völlegefühl in Ober- und Unterbauch, Appetitlosigkeit, Übelkeit.

Die Situation ist vergleichbar mit einem Feuer, in dem nasses Holz vor sich hin schwelt.

Therapieprinzip

- Hitze klären.
- Nässe ausleiten.

Bei Feuchte-Hitze-Pathologien (Shi Rè Zhèng 湿热证) ist es sinnvoll zu differenzieren, ob Hitze oder Feuchtigkeit überwiegt. Je nach Differenzialdiagnose werden in der Praxis Hitze und Feuchtigkeit eliminierende Kräuter oft kombiniert mit

- Hitze und Feuer klärenden Kräutern (► **Kap. 3.2**),
- toxische Hitze klärenden Kräutern (► **Kap. 3.5**),
- Feuchtigkeit ausleitenden Kräutern (► **Kap. 7**).

Unter Umständen kann auch die Kombination mit Feuchtigkeit transformierenden Kräutern (► **Kap. 6**) sinnvoll erscheinen. Aufgrund der bitter-kalten Energetik wirken einige Kräuter dieser Gruppe (mild) laxierend, beziehungsweise die Diurese fördernd.

Vorsicht ist geboten mit Kräutern dieser Kategorie bei energetischer Schwäche von Milz und Magen, bei Mangel an Körperflüssigkeiten und bei Yin-Mangel.

Je nach Differenzialdiagnose sollte man Kräuter zur Stärkung der Mitte und zum Transformieren von Feuchtigkeit hinzufügen oder Kräuter zur Unterstützung der Säfte bzw. Yin bewahrende Arzneien dazugeben.

Symptome

- niedriges Fieber, besonders am Nachmittag
- Appetitmangel, abdominelles Völlegefühl, auch Nahrungsunverträglichkeiten, Übelkeit, Völlegefühl im Thorax
- Durst, ohne Verlangen zu trinken
- Schweregefühl des Kopfes und der Extremitäten
- stinkende Durchfälle, bei überwiegender Hitze auch Obstipation möglich, schwierige Defäkation
- schwierige Miktion, Dysurie, spärlicher Harn, dunkler/ trüber Urin
- Hauterkrankungen (meist nässend), z. B. Furunkel, Ekzeme
- rheumatische Erkrankungen, Gicht
- Ikterus
- **Puls:** evtl. schlüpfrig (Hua), evtl. beschleunigt (Shuo) und saitenförmig (Xian)
- **Zungenkörper:** gelber, klebrig-schmieriger Zungenbelag

Westliche Medizin z. B. Entzündungen innerer Organe (z. B. Hepatitis, Cholezystitis, Colitis, Infektionen im Urogenitaltrakt), hepatobiliäre Erkrankungen, Ekzeme, Nahrungsunverträglichkeiten, Arthritis, Gicht

Therapieprinzip

- Hitze klären.
- Feuchtigkeit ausleiten.

3.7.1 Berberis vulgaris

Siehe ► Tab. 3.15.

► **Tab. 3.15** Monografie Berberis vulgaris.

Name (lat.)	Name (dt.)	Temperatur	Geschmack	Organbezug	Tagesdosis
Berberis vulgaris, cort. radicis oder rad.	Berberitze, Wurzelrinde	kühl	bitter	Le, Gb, Mi, Ma, Därme	1–4 g getr. Droge (Kaltmazerat/Infus/ Dekokt); 2–5 ml Tinktur

Wirkbeschreibung	Indikationen
Hitze klärend und Feuchtigkeit trocknend	hepatobiliäre Störungen (Ikterus, Hepatitis, Cholezystitis, Cholelithiasis); Zystitis; Nahrungsunverträglichkeiten; Obstipation, Durchfall oder Wechsel von Durchfall und Obstipation; Gastroenteritis; Hauterkrankungen; Arthritis
Wind/Hitze/Feuchtigkeit ausleitend	Arthritis, Gicht, Rheuma
Leber-Qi regulierend	Druck unter dem rechten Rippenbogen, Wechselstuhl, Dyspepsie, Appetitmangel, Übelkeit, Stimmungsschwankungen; cholerisches Temperament, grundlose Wut, Reizbarkeit
zurückgehaltene pathogene Faktoren ausleitend	rezidivierende Infekte mit Fieber; Malaria
Lungen-Hitze/Schleim-Hitze klärend	akute Bronchitis/Sinusitis mit Fieber (im Zusammenhang mit Feuchte-Hitze in Leber/Gallenblase)
Magen-Feuer kühlend	Mundgeschwüre, Zahnfleischblutungen

HOL 287, MAD, MIB, MTD (1992), ROS (2009), KOE, BIK, LAT, PWH, Negativmonografie Kommission E, Positivmonografie WHO

K Kontraindikationen

Schwangerschaft und Stillzeit (wegen der enthaltenen Alkaloide)

! Beachte: Alkaloid Berberin wird in therapeutischen Gaben bis 0,5 g gut vertragen (Kommission E). Ernstere Vergiftungen sind nicht bekannt.
(Bei Einhaltung der Dosierungsvorschriften ist eine Einnahme von mehr als 0,5 g reinen Berberins mehr als unwahrscheinlich.)

3.7.2 Berberis aquifolium

Siehe ► Abb. 3.6 und ► Tab. 3.16.

► **Tab. 3.16** Monografie Berberis aquifolium.

Name (lat.)	Name (dt.)	Temperatur	Geschmack	Organbezug	Tagesdosis
Berberis aquifolium, cort. radicis oder rad.	Mahonie, Wurzelrinde	kalt	bitter	Le, Gb, Därme	1–6 g getr. Droge (Mazerat/Dekokt); 2–5 ml Tinktur
Wirkbeschreibung			**Indikationen**		
Hitze klärend und Feuchtigkeit ausleitend			Hauterkrankungen mit roten, flüssigkeitsgefüllten Hautstellen; Krustenbildung (z. B. bei Neurodermitis), Stomatitis, Schleimhautentzündungen von Zunge, Mund und Rachen Hepatitis Nahrungsmittelallergien, Fettunverträglichkeit Diarrhöe, Enteritis, imperativer und schmerzhafter Stuhlgang syphilitische Dyskrasie und chron. degenerative Erkrankungen		
Hitze klärend und Blut kühlend			chron. wiederkehrende Hauterkrankungen: Ekzeme, Urtikaria, Akne, Psoriasis, Seborrhöe		
Leber-Qi regulierend			atonische Dyspepsie, Obstipation, Völlegefühl, Appetitverlust		
lokale Anwendung			Psoriasis, Seborrhöe (Salben mit 10 % Mahonien-Urtinktur)		

HOL, MAD, Felter, MIB, MTD (1992), LPH 214, PRW 215, JÄN 339, FEM, STA 245

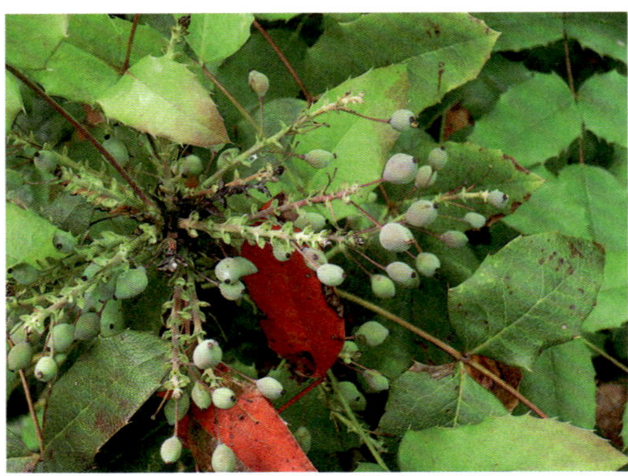

► **Abb. 3.6** Berberis aquifolium.

K Kontraindikationen

Schwangerschaft und Stillzeit (sicherheitshalber wegen der enthaltenen Alkaloide)

3.7.3 Hydrastis canadensis

Siehe ▸ Tab. 3.17.

▸ **Tab. 3.17** Monografie Hydrastis canadensis.

Name (lat.)	Name (dt.)	Temperatur	Geschmack	Organbezug	Tagesdosis
Hydrastis canadensis, rhiz.	Kanadische Gelbwurz	kühl	bitter	Le, Gb, Lu, Ma, Därme, Bl, Uterus	1–3 g getr. Droge (Dekokt); 1–6 ml Tinktur
Wirkbeschreibung			**Indikationen**		
Feuchte-Hitze beseitigend; Hitze klärend, Toxine beseitigend			subakute (eitrige, auch fiebrige) Infektionen: Colitis mit Schleim- oder Eiterauflagerungen auf dem Stuhl, Enteritis Zystitis, Prostatitis, Entzündungen im Bereich der Zervix, entzündliche Ausflüsse Cholezystitis, Cholelithiasis Hauterkrankungen (nässendes gerötetes Ekzem, Abszesse)		
Schleim-Hitze aus der Lunge ableitend			Sinusitis, Otitis; katarrhalische Zustände mit gelb-grünem Sekret		
Hitze aus Magen und Därmen beseitigend			Gastritis, ulzerative Gastroenteritis, Stomatitis; Obstipation, Diarrhöe		
Qi und Blut bewegend			Dysmenorrhöe, Myome, Zysten Plethora, Varizen Dyspepsie, Schwellung unter dem Rippenbogen, Kopfschmerzen		

HOL 553, MAD, MIB, MTD (1992), ROS (2009), PRW 188, FEM, JÄN 175, PAH 452

Hinweis Alle Pflanzenteile der Kanadischen Gelbwurzel sind giftig und daher verschreibungspflichtig.

K Kontraindikationen

Schwangerschaft und Stillzeit

! Beachte: Hydrastis ist etwa 5-mal so teuer wie Berberis.

3.7.4 Arctostaphylos uva ursi

Siehe ▸ Abb. 3.7 und ▸ Tab. 3.18.

▸ **Tab. 3.18** Monografie Arctostaphylos uva ursi.

Name (lat.)	Name (dt.)	Temperatur	Geschmack	Organbezug	Tagesdosis
Arctostaphylos uva ursi, fol.	Bärentraube, Blätter	kühl	bitter, sauer	Ni, Bl, Därme, Uterus	1–12 g getr. Droge (Kaltmezerat); 1–6 ml Tinktur
Wirkbeschreibung			**Indikationen**		
Feuchte-Hitze im Unteren Erwärmer klärend			entzündliche Erkrankungen der ableitenden Harnwege (Prostatitis, Vaginitis) Entzündungen im Bereich der Zervix, eitrig-trüber Urin, blutiger Urin Katarrhe des Nierenbeckens Reizblase		
Blutungen stoppend			Hämaturie, pathologische Uterusblutungen		

HOL 528, KAS, MAD, MIB, MTD (1992), ROS (2009), LPH 70, KRA (2000), FEM, JÄN 40, PRW 102, Positivmonografien der Kommission E, ESCOP, WHO

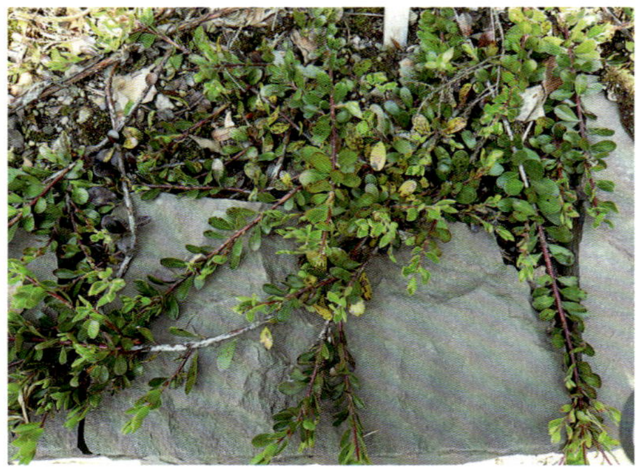

▸ **Abb. 3.7** Arctostaphylos uva ursi.

Wechselwirkungen

Der Wirkstoff Arbutin benötigt einen alkalischen Harn, deshalb ist eine pflanzenreiche Ernährung mit wenig Fleisch notwendig.

Anwendungsdauer Die Bärentraube sollte nicht über längere Zeit angewendet werden – höchstens zehn Tage und max. 5 × im Jahr –, da sonst Nierenreizungen auftreten können.

Nebenwirkungen

Übelkeit/Erbrechen bei magenempfindlichen Personen aufgrund des hohen Gerbstoffgehalts. Das Kaltmazerat ist magenverträglicher als das Kurzdekokt.

Kontraindikationen

Schwangerschaft, Stillzeit, Kinder unter 12 Jahren

3.7.5 Iris versicolor

Siehe ▶ Tab. 3.19.

▶ **Tab. 3.19** Monografie Iris versicolor.

Name (lat.)	Name (dt.)	Temperatur	Geschmack	Organbezug	Tagesdosis
Iris versicolor, rhiz.	Amerikanische Schwertlilie, Wurzelstock	kühl	bitter, scharf	Le, Gb, Ma, Därme, Uterus	1–6 g getr. Droge (Dekokt); 3–10 ml Tinktur
Wirkbeschreibung			**Indikationen**		
Schleimakkumulation, Hitze klärend, Toxine beseitigend			geschwollene (weiche) Lymphdrüsen, Kropf, Lymphadenitis Akne, Psoriasis, Ekzeme, seborrhoische Hauterscheinungen Arthritis, Gicht (jeweils mit Neigung zur Chronizität)		
Feuchte-Hitze beseitigend			Fett- und Nahrungsunverträglichkeiten, Übelkeit, Druck unter dem Rippenbogen, abdominelles Völlegefühl und Schmerzen Milz-/Leberschwellung, Ikterus, Hepatitis, Cholezystitis Obstipation, Wechselstuhl, Fettstühle		

HIL 437, FEM, COO, JÄN 482, PWH 196, FEL, HOL, MAD, MIB, ROS (2009), Negativmonografie Kommission E

Hinweis Für die beanspruchten Anwendungsgebiete liegen laut Kommission E zwar keine Belege vor, aber der Hinweis, dass keine Risiken für die Anwendung dieses Krautes bekannt sind.

3.7.6 Rumex crispus/acetosa

Siehe ▸ Abb. 3.8 und ▸ Tab. 3.20.

▸ **Tab. 3.20** Monografie Rumex crispus.

Name (lat.)	Name (dt.)	Temperatur	Geschmack	Organbezug	Tagesdosis
Rumex crispus, rad./ Rumex acetosa, herb.	Krausblättriger Ampfer, Wurzel/Sauerampfer, Kraut	kühl	etwas bitter, sauer-adstringierend	Le, Gb, Därme, (Lu, Uterus)	1–12 g getr. Droge (Dekokt); 3–6 ml Tinktur
Wirkbeschreibung			**Indikationen**		
Feuchte-Hitze beseitigend, Hitze-Toxine ausleitend			Hauterkrankungen (Ekzeme, Psoriasis), Juckreiz, Geschwüre, geschwollene Drüsen Dyskrasie, Stauungsikterus (chronische) Tonsillitis		
Leber- und Darm-Qi regulierend			Dyspepsie, Obstipation, Leber-/ Gallenleiden, epigastrisches und thorakales Völlegefühl mit Blähungen, Dysmenorrhöe		
Wind-Kälte/Hitze-Nässe ausleitend			rheumatoide Arthritis, Gicht		
Leber- und Lungen-Qi regulierend, Thorax freimachend (kleine Dosen)			nervöse Dyspnoe, laryngeale Reizung mit hartnäckigem trockenem Sommer-Husten		
Blut stützend			(Eisenmangel-) Anämie		

HOL 586, MAD, MIB, MTD (1992), ROS (2009), PWH 264, FEM 392

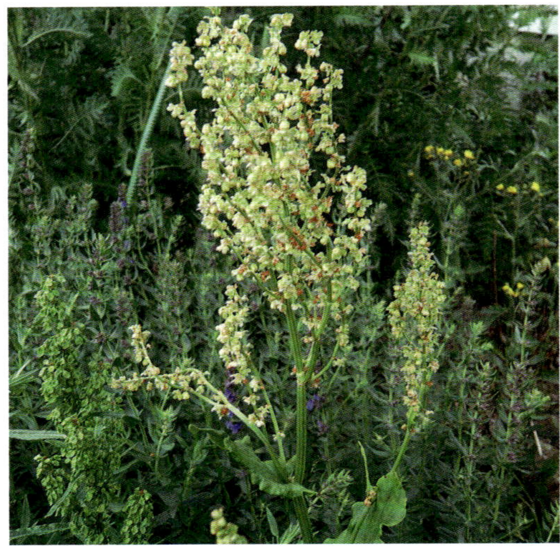

▸ **Abb. 3.8** Rumex crispus.

K Kontraindikationen

Schwangerschaft (und Stillzeit)

3.7.7 Taraxacum officinale

Siehe ► Tab. 3.21.

► **Tab. 3.21** Monografie Taraxacum officinale.

Name (lat.)	Name (dt.)	Temperatur	Geschmack	Organbezug	Tagesdosis
Taraxacum officinale, herb. cum rad.	Löwenzahn, Wurzel/ Kraut	kalt	bitter, etwas süß	Le, Gb, Därme, Ma, Mi, Ni, Bl	3–15 g getr. Wurzel (Dekokt); 4–30 g getr. Kraut (Infus); 2–15 ml Tinktur
Wirkbeschreibung			**Indikationen**		
Feuchte-Hitze ableitend und Hitze-Toxine beseitigend			Hepatitis, Leberschwellung, Cholezystitis Cholelithiasis, Ikterus, Fettunverträglichkeit, Enteritis Hauterkrankungen (Ekzeme, Akne, Furunkel, Geschwüre) rheumatoide Arthritis, Gicht, Zystitis (mit Dysurie); Toxine		
Hitze klärend und kühlend			Gastritis, Magengeschwüre, Obstipation, Fieber entzündliche Erkrankungen der Augen Kopfschmerzen, Hypertonie		
Feuchtigkeit ableitend; Wasserwege öffnend			Völlegefühl unter dem Rippenbogen, Dyspepsie thorakales Völlegefühl, Blähungen, Appetitlosigkeit prämenstruelle Brustspannungen		
Feuchtigkeit ableitend; Wasserwege öffnend			Ödeme, Oligurie, Entzündungen der ableitenden Harnwege mit schmerzhafter, schwieriger Miktion		
Qi von Milz und Magen unterstützend			Appetitmangel, Verdauungsschwäche		

HOL 146, 580, MAD, MIB, MTD (1992), ROS (2009), MAG (1994), MOH, KRA (2000), PWH 290, LPH 211, JÄN 333, PKA 447, Positivmonografien Kommission E, ESCOP, WHO

3.7.8 Fumaria officinalis

Siehe ▶ Abb. 3.9 und ▶ Tab. 3.22.

▶ **Tab. 3.22** Monografie Fumaria officinalis.

Name (lat.)	Name (dt.)	Temperatur	Geschmack	Organbezug	Tagesdosis
Fumaria offici-nalis, herb.	Erdrauch, Kraut	kühl	bitter	Le, Gb, Ma, Därme	1–10 g getr. Droge (Infus); 1–3 ml Tinktur
Wirkbeschreibung			**Indikationen**		
Feuchte-Hitze aus Leber und Gallenblase ausleitend; Feuchtigkeitsblockaden ableitend			Cholezystitis, Cholelithiasis, Ikterus, Gallenabflussstörungen, Fettunverträglichkeit, Schwellung unter dem rechten Rippenbogen, Obstipation, Wechselstuhl, Übelkeit		
Qi der Leber und der „Mitte“ regulierend			krampfartige „Bauchschmerzen“, Völlegefühl unter dem Rippenbogen, Dyspepsie, abdominelle Spannung, Flatulenz, Appetitmangel Kopfschmerzen, Stimmungsschwankungen, Reizbarkeit		
Hitze-Toxine klärend, Blut kühlend			Psoriasis, Ekzeme, Exantheme, Skrofulose		

BÜH, HOL 170, MAD, MTD (1992), PAH, WEF, LPH 117, PWH 172, Positivmonografien Kommission E, ESCOP

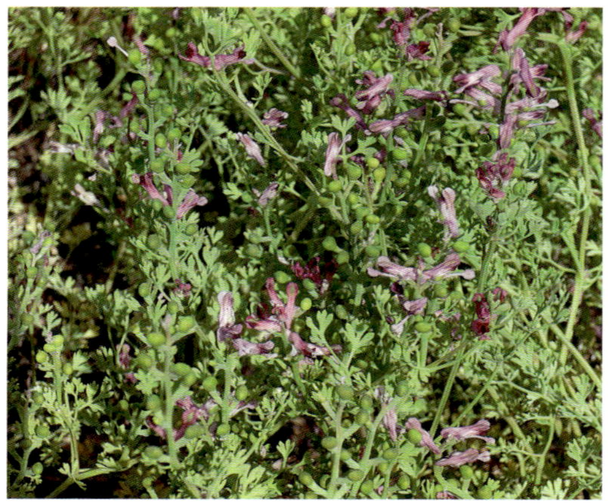

▶ **Abb. 3.9** Fumaria officinalis.

3.7.9 Cichorium intybus

Siehe ▶ Tab. 3.23.

▶ **Tab. 3.23** Monografie Cichorium intybus.

Name (lat.)	Name (dt.)	Temperatur	Geschmack	Organbezug	Tagesdosis
Cichorium intybus, rad.	Wegwarte, Wurzel; Zichorie, Wurzel	kühl	bitter, etwas süß	Le, Gb, Mi, Ma, Därme, Bl, Ni	2–6 g getr. Droge Dekokt; 2–5 ml Tinktur
Wirkbeschreibung			**Indikationen**		
Feuchte-Hitze beseitigend			Ikterus, Cholelithiasis, Hepatitis, Fieber, Übelkeit, Diarrhöe		
Hitze aus Leber, Magen und Darm klärend			Kopfschmerzen, Fieber, Obstipation, trockener Stuhl, Durst		
Leber-Qi regulierend			Völlegefühl unter dem Rippenbogen, abdominelles Völlegefühl, Dyspepsie, Appetitmangel, Stimmungsschwankungen		
Feuchtigkeitsakkumulation zerstreuend			Ödeme der unteren Körperhälfte, Übelkeit, klebriger Stuhl, Übergewicht, Hyperurikämie (Gicht, Rheuma)		

HOL 492, MAD, MOH, PAH 333, JÄN 555, Positivmonografie Kommission E

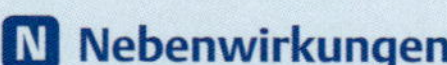

Nebenwirkungen

In seltenen Fällen können allergische Hautreaktionen auftreten.

Cave

Gallensteine

3.7.10 Weitere Feuchte-Hitze klärende Kräuter

- Agropyron rep., rhiz. (▶ **Kap. 7.2.2**)
- Galium ap., herb. (▶ **Kap. 7.2.3**)
- Orthosiphon, fol. (▶ **Kap. 7.2.7**)
- Chelidonium maj., herb. (▶ **Kap. 9.2.1**)
- Silybum marianum (Carduus marianus), fruct. (▶ **Kap. 9.2.2**)
- Peumus boldus, fol. (▶ **Kap. 9.2.14**)
- Glechoma hed., herb. (▶ **Kap. 14.3.7**)
- Plantago maj., herb. (▶ **Kap. 14.3.3**)
- Spirea ulm., flor./herb. (▶ **Kap. 5.3.4**)
- Capsella burs. past., herb. (▶ **Kap. 12.2.1**)
- Polygonum bist., rhiz. (▶ **Kap. 12.2.5**)
- Agrimonia eupat., herb. (▶ **Kap. 19.2.3**)
- Potentilla ans., herb. (▶ **Kap. 19.2.5**)
- Potentilla torm., rhiz. (▶ **Kap. 19.2.8**)
- Vaccinium myrt., fol. (▶ **Kap. 19.2.7**)

3.8 Rezepturen

3.8.1 Nahrungsunverträglichkeiten mit abdominellem Völlegefühl, Wechsel von Durchfall und Verstopfung, Übelkeit (Feuchte-Hitze in Leber und Gallenblase)

Siehe ► **Tab. 3.24.**

► **Tab. 3.24** Rezeptur Nahrungsunverträglichkeiten mit abdominellem Völlegefühl, Wechsel von Durchfall und Verstopfung, Übelkeit.

Kräuter	Menge	Temperatur	Geschmack	Wirkung in der Rezeptur
Berberis vulg., cort. rad.	12 g	kühl	bitter	Feuchte-Hitze beseitigend; Leber-Qi regulierend
Fumaria off., herb.	12 g	kühl	bitter	Feuchte-Hitze beseitigend; Nässe-Stagnation zerstreuend; Qi der Mitte regulierend
Taraxacum off., rad.	12 g	kalt	bitter, etwas süß	Feuchte-Hitze beseitigend; Hitze aus Magen/Darm und Leber beseitigend; Leber-Qi regulierend; Feuchtigkeit ausleitend; Milz- und Magen-Qi unterstützend
Silybum marianum, fruct.	6 g	warm	bitter, etwas scharf	Leber-Qi regulierend; Feuchtigkeitsstagnation zerstreuend
Artemisia abs., herb.	3 g	neutral	aromatisch, stark anhaltend bitter	Leber und Milz harmonisierend; Qi der Mitte tonisierend; Nahrungsstagnation lösend und Magen-Qi regulierend
Mentha pip., fol.	6 g	neutral-kühl	scharf, aromatisch	Qi bewegend und regulierend, Magen-Qi absenkend, so Völle- und Spannungsgefühl im Abdomen, Flatulenz, lindernd
Citrus aurant., pericarp.	3 g	warm	bitter, scharf, aromatisch	Umwandlungsfunktion der Milz tonisierend, Mitte regulierend; Feuchtigkeit trocknend und Schleim transformierend

Zubereitung und Dosierung

- Standardzubereitung Pulver-Infus/ Dekokt: Dosierung: 3,5–5 g Pulver (= Tagesdosis, entspricht 1–1½ TL Pulver) auf ca. 750 ml Wasser (berechnet für eine Einnahmedauer von ca. 12 Tagen)
- **oder** Standardtinktur (1 : 5); Dosierung: 3 × 2,5 ml/Tag; Gesamtmenge 90 ml Tinktur, für eine Einnahmedauer von ca. 12 Tagen

Symptome und Befunde

- Nahrungsunverträglichkeiten mit abdominellem Völlegefühl
- Appetitmangel, Übelkeit
- bitterer Mundgeschmack
- Müdigkeit, körperliches Schweregefühl
- Wechsel von Durchfall und Verstopfung
- **Puls:** saitenförmig (Xian), schlüpfrig (Hua)
- **Zungenkörper:** rot oder gerötete Ränder, öliger gelber Belag

Mögliche Syndrom-Beteiligung Feuchte-Hitze in Leber und Gallenblase

Therapieprinzip

- Feuchtigkeit ausleiten.
- Hitze klären.
- Leber-Qi bewegen.

4 Nach unten ableitende und den Stuhlgang regulierende Kräuter

4.1 Grundsätzliches

4.1.1 Abführen als therapeutisches Verfahren

Das therapeutische Verfahren, das im Chinesischen Xià Fa 下法 heißt, kann mit (Nach-unten-) Abführen, Purgieren übersetzt werden. Damit werden Schlacken oder aufgestaute struktive Energien, die den freien Energiefluss hemmen oder unterbrechen, über den Darm und die Harnwege nach unten abgeleitet. Das Purgieren beschränkt sich in westlicher Sicht auf den Verdauungstrakt. Die Chinesische Medizin sieht darin jedoch auch eine Entlastung der Zang Fu und des Unteren 3-Erwärmers.

Purgierende Kräuter sollen je nach Befund

- die Peristaltik und Motilität des Darms fördern und damit eine Entleerung des Darms bewirken,
- Hitze-Ansammlungen purgieren (lat. *purgare* = reinigen) und Stagnation beseitigen,
- toxische Substanzen ausscheiden,
- wärmen und Ansammlungen ableiten,
- den Darm befeuchten und Blockaden auflösen,
- übermäßige Wasseransammlungen über Stuhl und Harn austreiben.

Bei dem Nach-unten-Abführen ist die diagnostische Unterscheidung von Hitze und Kälte, Fülle und Leere, Trockenheit und Feuchtigkeit von entscheidender Bedeutung.

Die Kräuter dieser Gruppe lassen sich unterteilen in:

1. stark abführende Kräuter (Senna, Rhamnus, Rheum)
2. wärmende Kräuter, die tonisieren und Kälteansammlungen ausleiten (▸ **Kap. 18**)
3. lösende und den Darm befeuchtende Kräuter
4. Wasser austreibende, drastisch purgierende Mittel: Diese drastisch wirkenden Mittel werden hier nicht einbezogen.

Beachte:

- **Möglich ist ein gleichzeitiges Abführen und Tonisieren sowie Blutbewegen und Nach-unten-Abführen.**
- **Bei PatientInnen mit geschwächtem Zhèng Qì 正气, (= konstitutionelle Abwehrkraft), Mangelsyndromen sowie in der Schwangerschaft ist Zurückhaltung geboten oder die Anwendung des Abführens nur für kurze Dauer vertretbar.**

4.1.2 Volkskrankheit chronische Obstipation

Chronische Obstipation ist eine moderne „Volkskrankheit", bei der Frauen etwa doppelt so häufig betroffen sind wie Männer, ältere Menschen mehr als jüngere. Von chronischer Obstipation wird schulmedizinisch dann gesprochen, wenn über einen Zeitraum von mindestens 3 Monaten der Stuhlgang regelmäßig 4 Tage ausbleibt. Hinzu kommt, dass die Betroffenen wegen des harten Stuhls stark pressen müssen und das Gefühl haben, nicht vollständig entleert zu sein.

Verstopfung gehört zu den Beschwerden, deren Selbstmedikationsgrad besonders hoch ist. Etwa 35 Millionen Verpackungseinheiten an Laxantien werden jährlich in Apotheken an Endverbraucher abgegeben. Davon werden nur etwa 10% verordnet. Wirkstoffe pflanzlicher Herkunft stehen besonders hoch im Kurs, da die Konsumenten in ihnen nicht schädliche, weil „natürliche" Wirkstoffe sehen. Dazu zählen vor allem anthrachinonhaltige Präparate wie Zubereitungen mit Senna, Aloe, Faulbaum und Rhabarberwurzel, also Kräuter, die auch in dieser Gruppe zu finden sind.

Insofern ist höchste Vorsicht geboten bei der Behandlung von Obstipation, um nicht den Missbrauch von Laxantien unwissentlich zu sanktionieren. Biomedizinisch gelten 80–90% der Fälle als idiopathisch, d.h. ohne feststellbare pathologisch funktionelle oder anatomische Befunde.

Die Hauptursache für die Verstopfung liegt in der Lebensweise, insbesondere in der Ernährung:

- zu geringer Ballaststoffgehalt der Nahrung (verlängert die Passagezeit des Darminhalts).
- Stress und Reizdarmsyndrom
- willkürlich unterdrückter Stuhldrang
- Bewegungsmangel, mangelnde Zwerchfellatmung
- Abführmittelmissbrauch
- toxische Nervenschädigung durch Alkohol und Nikotin

Zu den häufigsten Komplikationen einer chronischen Verstopfung zählen Hämorrhoiden, Analfissuren, Rektumprolaps und Divertikel.

Purgativa sind keine akzeptable Alternative zur notwendigen Änderung der Ernährungs- und Lebensgewohnheiten. Hier bedarf es einer eingehenden Beratung der Patienten.

4.2

Abführende und den Stuhlgang stimulierende Kräuter (Purgativa)

Kräuter dieser Gruppe sind kühl bis kalt und bitter. Beide energetische Qualitäten haben eine nach unten gerichtete Wirkung. Sie dienen der Beseitigung von Obstipation, bedingt durch eine **Hitze-Fülle-Störung** mit pathogener Hitze und Trockenheit. Stauungshitze kann sich auch durch Leber-Qi-Stagnation entwickelt haben. In solchen Fällen verschlimmert sich die Obstipation durch emotionale Anspannung.

Symptome und Befunde

- trockener Stuhl, erschwerte, unregelmäßige oder ausbleibende Stuhlentleerung
- Aufgetriebenheit, Blähungen, abdominelle Schmerzen, durch Druck verschlimmert
- Mundtrockenheit, fauliger Mundgeruch
- Aphthen, Gesichtsröte
- Unruhe, Reizbarkeit
- wenig dunkler Urin
- **Puls:** schlüpfrig (Huá) und schnell (Shuò) oder gespannt (Xián)
- **Zungenkörper:** rot mit trockenem gelbem oder gelb-öligem Belag

Therapieprinzip

- Hitze klären und Darm durchgängig machen.
- bei starker Trockenheit: Hitze ableiten, Darm befeuchten.

Je nach Situation ist eine Kombination mit befeuchtenden und Säfte aufbauenden Kräutern (► Kap. 18.8) sowie Hitze ausleitenden Kräutern (► Kap. 3.3) sinnvoll.

Wirksamkeitsbestimmende **Inhaltsstoffe** sind Anthrachinon-Glykoside, sog. Prodrugs, die durch Darmbakterien in die eigentliche Wirkform, die Anthrone, umgewandelt werden. Sie fördern die Darmmotilität und den Feuchtigkeitsgehalt des Stuhls (vgl. KRA 2008). Zu den anthrachinon-glykolidischen Pflanzen zählen Sennesblätter, Rhabarber, Faulbaum, Kreuzdorn und Aloe. Erstmals Paracelsus empfahl Sennesblätter in Kombination mit Lauch und Wermut als Abführmittel.

Sie führen bei längerem Gebrauch zu einer dunklen Verfärbung der Dickdarmschleimhaut (Melanosis coli).

4.2.1 Senna

Siehe ▸ Tab. 4.1.

▸ **Tab. 4.1** Monografie Senna.

Name (lat.)	Name (dt.)	Temperatur	Geschmack	Organbezug	Tagesdosis
Senna, fol.	Sennesblätter	kühl	bitter, süß	Dickdarm	1–2 g getr. Droge für Mazerat; 1–2 ml Tinktur
Wirkbeschreibung			**Indikationen**		
Hitze klärend, laxierend			chronische und akute Obstipation mit trockenem Stuhl; abdominelles Spannungs- und Völlegefühl, durch Druck verschlimmert; Fieber		
Qi-Obstruktion zerstreuend, Blutungen beendend, Durchblutung der Abdominalarterien steigernd			Koliken bei Pankreatitis, Cholezystitis		
Qi in Uterus und Adnexien bewegend			chronische Amenorrhöe		

JÄN 491, SCW 125, KRA (2008), PAH 421, KAR (1995) 80f., BÜH 134, Positivmonografien Kommission E, ESCOP, WHO

! Beachte:

- **nur für den kurzfristigen Gebrauch (1 bis 2 Wochen)**
- **Da die Wirkung nach einer Latenzzeit von 10–12 Stunden nach der Einnahme eintritt, vor dem Zu-Bett-Gehen einnehmen.**
- **Zubereitungen äquivalent zu 15–30 mg Hydroxyanthracenderivate/Tag, berechnet als Sennosid B**
- **Durch wässriges Kaltmazerat lassen sich die bei anderen Zubereitungsarten oft auftretenden kolikartigen Leibschmerzen vermeiden.**
- **Die korrekte individuelle Dosis ist die geringste, die erforderlich ist, um einen weich geformten Stuhl zu erreichen (ESCOP-Monografie).**

K Kontraindikationen

Darmverschluss; akut-entzündliche Darmerkrankungen wie Appendizitis, Colitis; Darmblutungen; schwere Störungen des Wasser- und Mineralhaushaltes; Darmatonie; Kinder unter 10 Jahren; strenge Indikationsstellung in der Stillzeit; Schwangerschaft

4.2.2 Rhamnus frangula

Siehe ▶ **Abb. 4.1** und ▶ **Tab. 4.2**.

▶ **Tab. 4.2** Monografie Rhamnus frangula.

Name (lat.)	Name (dt.)	Temperatur	Geschmack	Organbezug	Tagesdosis
Rhamnus frangula, cort.	Faulbaum, Rinde	kalt	bitter, leicht adstringierend	Därme, Le, Gb, Ma	0,25–2 g getr. Droge zum Infus, 0,25–4 ml Tinktur
Wirkbeschreibung			**Indikationen**		
laxierend, Darmperistaltik anregend, Hitze klärend			akute und habituelle Obstipation, spastische Obstipation		
Qi-Stagnation entgegenwirkend (Leber, Gallenblase) Leber- und Gallenblasen-Qi regulierend			Schwellung und Schmerzen im Epigastrium/unter dem Rippenbogen; Leberschwellung Gallenfluss-Stauungen Verdauungsstörungen, Dyspepsie		

HIL 221, JÄN 147f., WIL (1959) 135, HOL 178, LPH 121, Positivmonografien Kommission E, ESCOP, WHO

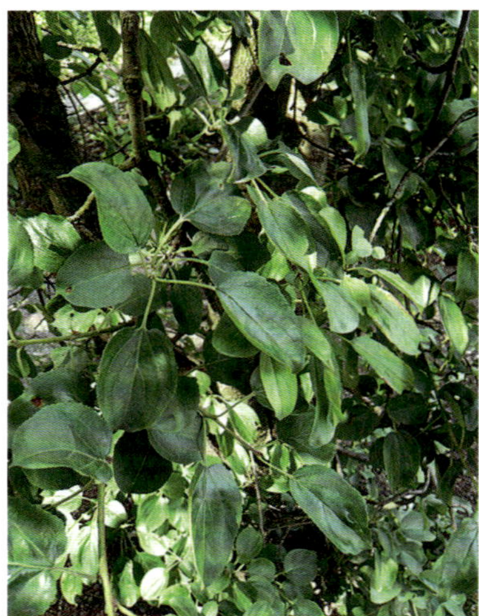

▶ **Abb. 4.1** Rhamnus frangula.

Beachte:

- **Zubereitungen äquivalent zu 20–30 mg Hydroxyanthracenderivate/Tag, berechnet als Glucofrangulin A**
- **Die korrekte individuelle Dosis ist die geringste, die erforderlich ist, um einen weich geformten Stuhl zu erreichen (ESCOP-Monografie).**

4.2.3 Rheum palmatum

Siehe ▶ Tab. 4.3.

▶ **Tab. 4.3** Monografie Rheum palmatum.

Name (lat.)	Name (dt.)	Temperatur	Geschmack	Organbezug	Tagesdosis
Rheum palmatum, rhiz.	Rhabarber, Wurzel	kühl-kalt	bitter, adstringierend, schwach würzig	Därme, Le, Gb, Mi, Ma, He	0,1–4 g getr. Droge* im Dekokt; 6–100 Tropfen Tinktur
Wirkbeschreibung			**Indikationen**		
laxierend			atonische Obstipation		
Hitze (in Magen und Dickdarm) klärend Feuchte-Hitze klärend			Diarrhöe infolge Feuchte-Hitze, Ikterus Obstipation mit trockenem Stuhl Gastritis, Magengeschwüre		
Leber- und Milz-Qi, Darm-Qi tonisierend und bewegend (geringe Dosierung) Darmschleimhaut regulierend			träge Verdauung, Appetitlosigkeit Magen- und Darmkatarrhe (in geringer Dosierung) Gastroenteritis; auch Durchfall (niedrige Dosis) Hämorrhoiden		
Blut-Hitze klärend; Blutungen (durch Hitze) beendend (äußerliche Anwendung)			akute Hauterkrankungen (mit starker Rötung !), auch mit Blutung; Hämorrhagien (durch Hitze) lokale Anwendung: Entzündungen des Mund- und Rachenraums, Fieberbläschen		

KAR 82, BÜH 133, HOL 173, WIL (1959) 394f., SCW 254f., HIL 223, JÄN 434, Positivmonografien Kommission E, ESCOP, WHO

*** Dosierung (jeweils 3 × tgl.)**

- niedrige Dosierung: 0,1–0,5 g oder 6–12 Tr.; Tinktur wirkt adstringierend und mild tonisierend (Stomachikum, Amarum und Aperitivum)
- mittlere Dosierung: 0,5–2 g oder 12–15 Tr.; Tinktur wirkt laxierend
- hohe Dosierung: 2–4 g oder 50–100 Tr.; Tinktur wirkt ausleitend und kühlend

! Beachte:

- **Zubereitungen äquivalent zu 15–50 mg Hydroxyanthracenderivate/Tag, berechnet als Rhein. Entspricht etwa 1,8 g der getrockneten Rhabarberwurzel.**
- **Die korrekte individuelle Dosis ist die geringste, die erforderlich ist, um einen weich geformten Stuhl zu erreichen (ESCOP-Monografie).**

N Nebenwirkungen

Elektrolytverlust, Obstipation, Verfärbung des Urins, Pigmenteinlagerungen im Colon, krampfartige Magen-Darm-Beschwerden

K Kontraindikationen

Schwangerschaft, Darmverschluss, entzündliche Darmerkrankungen, Kinder unter 12 Jahren

4.2.4 Natrium sulfuricum

Der Vollständigkeit halber seien hier noch die salinischen osmotisch wirkenden Abführmittel wie Glaubersalz, Natriumsulfat (Na_2SO_4) und Bittersalz, Magnesiumsulfat $MgSO_4$, erwähnt. Es handelt sich um Mineralien und keine Kräuter. Beide finden traditionell als drastisch wirkende Abführmittel Verwendung. Natriumsulfat ist auch Bestandteil der chinesischen Materia medica und wird als salzig, bitter und kalt eingestuft. Glauber- und Bittersalz wirken über osmotische Kräfte und führen zur Wasserretention im Darm.

Das Glaubersalz (Dosis: 1–3 geh. TL Glaubersalz bzw. 7–14 g in 250 ml lauwarmem Wasser) beginnt nach ca. 30–90 Minuten zu wirken. Es spült innerhalb von 6–8 Stunden den gesamten Verdauungsapparat und reinigt ihn dabei. Über den ganzen Tag sollte stündlich ein Glas sehr warmes Wasser getrunken werden.

4.3 Laxierende (lösende) und den Darm befeuchtende Kräuter

4.3.1 Grundsätzliches

Es handelt sich hier vorwiegend um ölhaltige Samen, die als Quellmittel und einhüllendes Mucilaginosum (Schleimdroge) dienen. Sie erzielen ihre Wirkung bei Obstipation vor allem durch Feuchtigkeitszufuhr bzw. Befeuchtung und helfen so, den Stuhl nach unten zu bewegen. Bei Lein- und Flohsamen kommt es physiologisch infolge der Quellung der in der Samenschale enthaltenen Schleimstoffe zu einer Vergrößerung des Darminhaltes und einer Reizung von Dehnungsrezeptoren, was den Stuhlentleerungsreflex auslöst. Nicht resorbierbare Fasern binden Wasser und erhöhen das Stuhlvolumen.

Quellmittel sind im engeren Sinne keine Abführmittel. Zu ihnen zählen: Außer Lein- und Flohsamen noch Weizenkleie, Agar-Agar und Senfkörner.

Diese Mittel können überall dort angewendet werden, wo stark abführende Kräuter kontraindiziert sind sowie in chronischen Fällen bei Mangel an Körperflüssigkeiten. Dies betrifft Blut-Mangel-Erkrankungen und Qi-Mangel, chronische Erkrankungen mit Auszehrung der Körperflüssigkeiten, häufig bei alten Menschen, sowie bei Kälte. Sie können jedoch auch mit laxierenden Kräutern kombiniert werden.

Symptome und Befunde

- trockener oder normaler Stuhl, aber erschwerte, anstrengende Stuhlentleerung
- Müdigkeit, Kurzatmigkeit, Palpitationen, Blässe
- evtl. Kältegefühl mit abdominellen Schmerzen
- **Puls:** dünn (Xì), schwach (Ruò)
- **Zungenkörper:** blass

Die hier vorgestellten Drogen können über längere Zeit eingenommen werden.

Eine Kombination mit Qi regulierenden und Yang-Qi stärkenden sowie mit Blut nährenden Kräutern ist oft sinnvoll.

Grundsätzlich können alle Arzneien dieser Gruppe durch die schlüpfrige Einhüllung der Verdauungsschleimhaut bewirken, dass die Resorption gebremst wird. Das bedeutet, dass Medikamente (und andere Stoffe) langsamer oder sogar geringer aufgenommen werden können. Dieser Effekt kann aber auch therapeutisch genutzt werden, um die Schleimhaut von Magen oder Darm gegen zu viel Magensäure, aggressive Medikamente oder Entzündungsgifte zu schützen oder um in einer Kräuterrezeptur Magen reizende Kräuter abzumildern.

4.3.2 Cannabis

Siehe ▸ Tab. 4.4.

▸ **Tab. 4.4** Monografie Cannabis.

Name (lat.)	Name (dt.)	Temperatur	Geschmack	Organbezug	Tagesdosis
Cannabis sat., sem.	Cannabis, Samen (chin. Huo Ma Ren)	neutral	süß	Mi, Ma, Di	9–15 g der Samen (vor der Zubereitung zerstoßen) als Dekokt
Wirkbeschreibung			**Indikationen**		
Säfte nährend, Darm befeuchtend			trockener Stuhl/ Obstipation, bei alten und/oder geschwächten Menschen, oder nach der Entbindung (aufgrund Blutmangel)		
Gedärme befeuchtend, Säfte erzeugend laxierend, Milz entlastend			habituelle Obstipation, trockener Stuhl durch Abführmittel geschädigtes Kolon		
Yin tonisierend, befeuchtend			trockener, unproduktiver Husten (bei älteren Menschen), zusammen mit Honig		
Darmschleimhaut befeuchtend und einhüllend			Hämorrhoiden (infolge Trockenheit und Hitze)		
lokale Anwendung			Hautentzündungen (Anwendung als Kataplasma/Breiumschlag)		

FOL 571, BEN, POR (1978) 135, JÄN 208, YAN 77

N Nebenwirkungen

- Die Resorption anderer, gleichzeitig eingenommener Arzneimittel kann verlangsamt oder behindert werden.
- bei Überdosierung: Übelkeit, Erbrechen, Diarrhöe, Gereiztheit, Chorea

4.3.3 Psyllium

Siehe ▶ Tab. 4.5.

▶ **Tab. 4.5** Monografie Psyllium.

Name (lat.)	Name (dt.)	Temperatur	Geschmack	Organbezug	Tagesdosis
Psyllium, sem. (Plantago afra, sem.)	Flohsamen	neutral	süß	Därme, Ma	10–30 g gequellt
Wirkbeschreibung			**Indikationen**		
Darm befeuchtend, Stuhl erweichend Darmschleimhaut einhüllend und beruhigend Darmperistaltik regulierend			trockener Stuhl/ milde habituelle Obstipation, temporäre Obstipation aufgrund von Krankheit oder Schwangerschaft Darmträgheit Colon irritabile (Reizdarm), Obstipation im Zusammenhang mit Zwölffingerdarmgeschwür oder Divertikulitis, Kurzdarmsyndrom, Colitis ulcerosa Analfissuren, Hämorrhoiden, nach rektalen Untersuchungen und in der Schwangerschaft unspezifische Durchfälle		
Schleim lösend und ausscheidend			Bronchitis, Husten, Drüsenschwellung Hyperlipidämie, erhöhter Blutzuckerspiegel (Diabetes mell. Typ 2), Gicht, Rheuma		

KRA (2000) 48, WIC 534, PWH 244, LPH 127, Positivmonografien Kommission E, ESCOP, WHO

Zubereitung und Dosierung

- Tagesdosis unzerkleinert oder grob zerkleinert mit wenig Wasser leicht vorquellen lassen, dann mit reichlich warmem Wasser (150 ml auf 5 g Droge) einnehmen.
- Einnahme am besten morgens nüchtern, nicht zusammen mit Milch.
- Bei insulinpflichtigen Diabetikern kann eine Reduktion der Insulindosis notwendig werden.

K Kontraindikationen

Stenosen und entzündliche Erkrankungen im Magen-Darm-Trakt, Darmverschluss, schwer einstellbarer Diabetes mellitus

Wechselwirkungen

Flohsamen sollen ½–1 Stunde vor oder nach der Einnahme von anderen Arzneimitteln eingenommen werden, da sich ansonsten die Aufnahme anderer Arzneimittel aus dem Magen-Darm-Trakt verzögern kann.

4.3.4 Linum

Siehe ▸ Abb. 4.2 und ▸ Tab. 4.6.

▸ **Tab. 4.6** Monografie Linum.

Name (lat.)	Name (dt.)	Temperatur	Geschmack	Organbezug	Tagesdosis
Linum, sem.	Leinsamen	neutral	süß	Ma, Lu, Mi, Di	20–50 g der Samen als Dekokt
Wirkbeschreibung			**Indikationen**		
Gedärme befeuchtend laxierend Hitze klärend Qi tonisierend			habituelle Obstipation, trockener Stuhl durch Abführmittel geschädigtes Kolon; Colon irritabile		
Leere-Hitze durch Yin-Mangel klärend Säfte nährend und Yin tonisierend			trockener, unproduktiver Husten (bei älteren Menschen), Krampfhusten		
Hitze in Magen und Gedärmen klärend Darm befeuchtend und einhüllend			Gastritis, Enteritis, Divertikulitis		
lokale Anwendung			lokale Hautentzündungen (Anwendung als Kataplasma/Breiumschlag) bronchiale Infekte bei Kindern (Kataplasma) Entzündungen in Mund, Rachen und Zahnfleisch (Gurgelmittel)		

JÄN 325, FEM 257, LPH 206, PWH 208, WILL 150, KRA (2000) 78, BÜH 130, Positivmonografien Kommission E, ESCOP

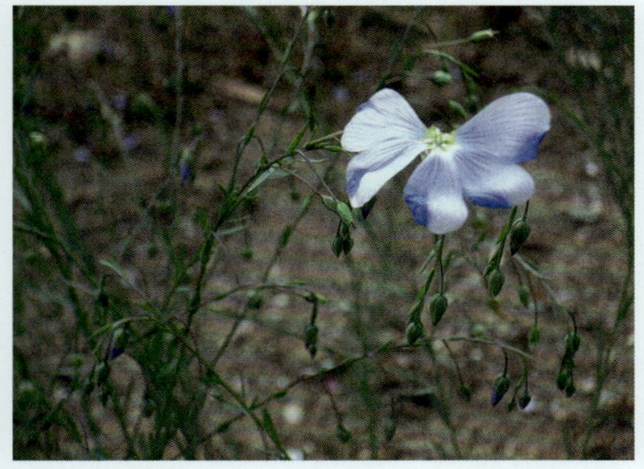

▸ **Abb. 4.2** Linum.

Dosierung

- Bei Säftemangel mit oder ohne Verstopfung, Magen-Leere-Hitze: 2–3 EL ganze Leinsamen mit ½ l Wasser 10 Min. köcheln und weitere 20 Min. quellen und abkühlen lassen. Dieses Gel über den Tag verteilt wahlweise in heißen Getränken, Suppen, warmen Speisen einnehmen. Die Verdauungswirkung wird erheblich verstärkt, wenn die Samen gut gekaut werden.
- bei Kindern von 6–12 Jahren Dosis halbieren

Äußerliche Anwendung

- Gurgeln bei Entzündungen in Mund, Rachen und am Zahnfleisch
- Kataplasma/Breiumschlag bei lokalen Hautentzündungen
- Kataplasma bei bronchialen Infekten bei Kindern

Kontraindikationen

- Darmverschluss
- Verengungen der Speiseröhre oder des Magen-Darm-Trakts
- Schluckbeschwerden und akute Entzündungen von Speiseröhre, Magen und Darm
- Arzneimittel, die die Darmtätigkeit hemmen (z. B. Mittel gegen Durchfall, wie z. B. Imodium, Loperamid oder zentralwirksame Analgetika/Opioide)

Wechselwirkungen

verlangsamte oder verminderte Aufnahme und Wirkung anderer Arzneistoffe möglich; 1 Std. Abstand zwischen Einnahme von Leinsamen und anderen Arzneimittel

Beachte:

- **bei richtiger Dosierung und empfohlener Flüssigkeitsmenge: keine Nebenwirkungen**
- **Einnahme mit unzureichender Menge an Flüssigkeit: vorzeitige Quellung, Verstopfung des Rachenraumes, der Speiseröhre (Erstickungsgefahr!) und Darmverschluss**

4.3.5 Weitere Kräuter, die nach unten ableiten

Siehe regulierende und tonisierende Kräutergruppen.

4.4

Rezepturen

4.4.1 Akute Obstipation (Leber-Qi-Stagnation)

▸ **Tab. 4.7** Rezeptur Akute Obstipation.

Kräuter	Menge	Temperatur	Geschmack	Wirkung in der Rezeptur
Rhamnus frangula, cort.	30 g	kalt	bitter, leicht adstringierend	Qi-Stagnation lösend Leber-Qi regulierend Darmperistaltik anregend
Rheum palm., rhiz.	20 g	kühl-kalt	bitter, adstringierend, schwach würzig	Hitze in Magen und Darm klärend Qi stärkend und regulierend
Foeniculum, fruct.	10 g	leicht warm	aromatisch, leicht scharf	karminativ Darm wärmend und Qi durchgängig machend
Mentha. pip., fol.	5 g	warm-kühl	scharf, aromatisch	Qi im Abdomen entspannend Qi absinken lassend und regulierend

Akute Obstipation kommt häufig auf Reisen, im Verlauf von Erkrankungen, im Zusammenhang mit Aufregungen oder Ernährungsänderungen vor (▸ **Tab. 4.7**).

Zubereitung und Dosierung

- 2 TL–1 EL mit ½ l Wasser überbrühen und 15 Min. ziehen lassen.
- 1–2 Tassen Tee bevorzugt abends trinken. Nur für einige Tage einnehmen.

Symptome und Befunde

- Obstipation mit kieselsteinähnlichem, trockenem Stuhl, Bedürfnis nach Defäkation, Darmentleerung schwierig, Appetitlosigkeit, Blähungen, Völlegefühl, Aufstoßen
- **Puls:** saitenförmig (Xián)
- **Zungenkörper:** kann normal gefärbt oder an den Rändern leicht gerötet sein

Mögliche Syndrom-Beteiligungen

- Leber-Qi-Stagnation
- Hitze in Magen und Darm
- Qi-Mangel des Darms

Therapieprinzip

- Leber-Qi regulieren.
- Qi absinken lassen.
- Stagnation im Darm beseitigen.

4.4.2 Chronische Obstipation (Leere-Hitze)

Siehe ► Tab. 4.8.

► **Tab. 4.8** Rezeptur Chronische Obstipation.

Kräuter	Menge	Temperatur	Geschmack	Wirkung in der Rezeptur
Cannabis, sem.	30 g	neutral	süß	Säfte nährend Darm befeuchtend
Rhamnus frangula, cort.	20 g	kalt	bitter, leicht adstringierend	Qi-Stagnation lösend Leber-Qi regulierend Darmperistaltik anregend
Althea off., rad.	15 g	kühl	süß, bitter	Hitze aus dem Darm klärend/Darm befeuchtend Magen-Yin nährend
Citrus aurant., pericarp.	10 g	warm	scharf, aromatisch, bitter	Qi der Mitte regulierend und nach unten leitend
Gentiana lut., rad.	10 g	kühl (neutral)	bitter	Qi in Magen und Därmen bewegend Mitte tonisierend, Leber-Qi bewegend
Carum carvi, fruct.	10 g	warm	aromatisch, etwas scharf	karminativ Darm wärmend und Qi durchgängig machend

Zubereitung und Dosierung 2 TL dieser Mischung werden mit ¼ l kaltem Wasser übergossen, 12 Std. einweichen, dann einmal kurz erhitzen (nicht kochen) und abseihen. Abends 1 Tasse Tee lauwarm trinken.

Symptome und Befunde

- trockener Stuhl
- mangelnder Darmtonus
- Tendenz zu Gastritis mit Durst und Obstipation
- **Puls:** oberflächlich (Fú) oder dünn (Xì), schnell (Shuò)
- **Zungenkörper:** kann normal gefärbt sein, aber eher trocken, auch rissig, auch trockener gelber Belag

Mögliche Syndrom-Beteiligungen

- Yin-Leere Magen und Nieren
- Trockenheit des Darms
- Leere-Hitze in Magen und Darm

Therapieprinzip

- Yin nähren.
- Darm befeuchten.
- Hitze kühlen.
- Qi des Darms bewegen.

4.4.3 Chronische habituelle Obstipation

Linum, sem.

- empfehlenswert bei Trockenheit des Darms
- 1–3 tgl. 2–4 EL in Kompott, Müsli o. Ä. verrührt einnehmen.
- Zum Langzeit- und Dauergebrauch geeignet. Wirkungseintritt frühestens nach 3 Tagen zu erwarten. Mild bis stark wirksam.
- Wenn Leinsamen zerstoßen ist, muss er kühl gelagert und innerhalb einer Woche verbraucht werden. Andernfalls wird das Leinöl ranzig.

Hausmittel

- Abends 5 Dörrzwetschgen in 1 Liter lauwarmem Wasser einweichen, am nächsten Morgen das Wasser trinken und dann die Früchte intensiv kauen.
- Vor dem Frühstück ein Glas Sauerkrautsaft trinken. Empfehlenswert bei Hitze-Obstipation.

5 Wind-Feuchtigkeit ableitende Kräuter

5.1 Grundsätzliches

5.1.1 Pathologie

Diese Kräuter werden eingesetzt, um Bi-Syndrome (Bì-Zhèng 痹证) zu behandeln.

Bi-Syndrome sind verursacht durch das gleichzeitige Eindringen von Wind, Feuchtigkeit und Kälte in die Oberfläche (Biao 表) bzw. den Raum zwischen Haut und Muskeln (Còu Li 腠理). Die eingedrungenen Pathogene bilden eine Obstruktion (Bi 痹) und blockieren den Qi- und Blutfluss in den Jing-Luo 經絡 im Bereich von Gelenken, Muskeln oder Sehnen. Die Obstruktion verursacht den Schmerz.

Dies kann geschehen, weil entweder die äußeren Pathogene (Xié Qi 邪气) sehr stark oder/und das Zhèng Qì 正气 geschwächt sind. Die schmerzhaften Blockaden werden also sowohl durch Fülle (äußere Pathogene) als auch durch Leere an konstitutioneller Abwehrkraft (Zhèng Qì) verursacht.

Anhaltende Stagnation von Wind, Feuchtigkeit und Kälte kann sekundär Hitze entwickeln. Das kann sich innerhalb weniger Tage bis hin zu mehreren Jahren vollziehen und hängt vor allem von der Konstitution ab. Bei chronischem Verlauf können auch Schleim und Blut-Stase entstehen. (VAN 17f.)

Symptome einer Bi-Erkrankung sind hauptsächlich Schmerzen oder auch Taubheitsgefühle an Gelenken, Muskeln oder Sehnen (▶Tab. 5.1).

Bei chronischem Bi kann es durch die langdauernde Unterversorgung mit Qi und Blut zur Bildung von Schleim und Blut-Stase kommen, was wiederum die Zirkulation behindert. Entsprechende Zeichen sind sehr starke Schmerzen, ausgeprägte Steifheit, knöcherne Gelenkdeformationen.

Zur Ursache von Bi-Syndromen Bi-Syndrome entsprechen häufig, aber nicht immer, den rheumatischen Erkrankungen in der westlichen Naturheilkunde.

Das Konzept der Entwicklung eines Bi-Syndroms ist natürlich zum einen im Kontext der chinesischen Medizin zu verstehen, es ist zum anderen aber auch das Produkt einer Zeit mit anderen

▶**Tab. 5.1** Einteilungen der Bi-Syndrome nach der Dominanz der beteiligten pathogenen Faktoren (VAN 23f.).

Dominierendes Pathogen	Art der Schmerzen, Symptome	Zunge	Puls
Wind (Feng Bi 風閉)	wandernd plötzlich einschießend wechselnde Qualität eher im Oberen Erwärmer	sehr dünner, oberflächlicher, weißer Belag	oberflächlich (Fu)
Feuchtigkeit (Shi Bi 濕閉)	dumpf, schwer lokal fixiert eher im Unteren Erwärmer Schwellung z. B. um/im Gelenk Taubheit	nasse Zunge; dicker, feuchter, klebriger, weißer Belag	sanft (Ru), schlüpfrig (Hua), träge (Huan)
Kälte (Han Bi 寒閉)	stark lokal fixiert Bewegungseinschränkung, Steifheit	blasse Zunge; dünner weißer Belag	straff (Jin), langsam (Chi), oberflächlich (Fu)
Hitze (Re Bi 熱閉)	warm brennend stechend gerötet	rote Zunge; gelber Belag	schnell (Shuo)

Lebensumständen, als wir sie heute haben. So ist anzunehmen, dass der Aspekt der von außen eingedrungenen Feuchtigkeit und Kälte früher sowohl in China als auch in Europa effektiv eine viel größere Rolle im Leben der Menschen gespielt hat. In der jetzigen Zeit haben wir Lebensumstände und Ernährungsgewohnheiten, die dazu führen, dass die inneren Voraussetzungen einen stärkeren Anteil bei den Entstehungsursachen dieser Erkrankungen spielen.

G. Maciocia sieht die Feuchte-Hitze als eigentliche Ursache der Bi-Syndrome an. Er schreibt, „dass es sich um innere Erkrankungen handelt, die sich aus einem Zustand latenter Hitze entwickeln, und dass äußere pathogene Faktoren höchstens Auslöser sind und keine Krankheitsursachen. [...] Man beachte, dass latente Hitze häufig eigentlich latente feuchte Hitze ist." (MAC 2010: 883/84)

Dieser Gedanke hat Parallelen zu dem Konzept der Dyskrasie in der Humoralpathologie und zur Beschreibung der harnsauren Diathese* in der westlichen Naturheilkunde als eigentliche Ursachen für die rheumatischen Erkrankungen. Die Auswirkung von Dyskrasie kann mit den Kriterien der TCM in etwa mit chronischer Feuchtigkeit und Neigung zur Bildung von Schleim beschrieben werden, die Auswirkung von harnsaurer Diathese mit chronischer Feuchtigkeit und Neigung zu Hitze. Dafür spricht, dass viele der in der westlichen Kräutermedizin gegen Rheuma eingesetzten Kräuter nach TCM-Kriterien auch Feuchtigkeit und Hitze ausleiten.

5.1.2 Therapieprinzip

Die wichtigsten Strategien in der Behandlung von Bi-Syndromen sind:

1. die Pathogene ableiten
2. die Jing Luo durchgängig machen, um die Obstruktion durch Pathogene und die Stagnation von Blut und Qi zu beheben
3. die zugrunde liegende konstitutionelle Voraussetzung behandeln (Mangelzustände mit entsprechenden Tonika behandeln, ▶ **Kap. 18**)

* „Diathese" bezeichnet die Neigung des Körpers zu einer bestimmten Krankheit oder einem bestimmten Symptom; „harnsauer" bezieht sich auf eine Störung des Purinstoffwechsels, bei der einerseits eine vermehrte Produktion und andererseits eine reduzierte Ausscheidungskapazität für Harnsäure besteht.

Ableiten der Pathogene

Die Wind-Feuchtigkeit ableitenden Arzneien behandeln die Fülle in der Oberfläche, indem sie dort Muskeln, Sehnen, Gefäße, Gelenke von Pathogenen befreien. Grundsätzlich liegen bei einem Bi-Syndrom drei Pathogene vor: Wind, Feuchtigkeit und Kälte. Im Laufe der Zeit kann Hitze, Schleim und Blut-Stase hinzukommen.

Die Rezeptur für eine Bi-Erkrankung muss möglichst genau die Zusammensetzung der Pathogene widerspiegeln, d. h. z. B., dass bei Dominanz des Faktors Kälte im Rezept die Kälte ableitenden Kräuter überwiegen sollten bzw. anteilig entsprechend hoch gegeben werden.

Zusätzlich zu den Kräutern dieser Gruppe kann es notwendig sein, Arzneien anderer Gruppen mit in eine Rezeptur zu geben.

Bei starker **Kälte** werden Kräuter, die das Innere wärmen (▶ **Kap. 8**), bei starker **Feuchtigkeit** diuretische Kräuter (▶ **Kap. 7**) hinzugefügt. Je mehr die Pathogene noch in der **Oberfläche** sind, die Erkrankung also noch nicht lange besteht und die Schmerzen eher oberflächlich sind (und keine strukturellen Veränderungen an Knorpel oder Knochen zu vermuten sind), ist es angezeigt, Oberfläche befreiende Arzneien (▶ **Kap. 2**) mit ins Rezept zu geben; diese diaphoretischen Kräuter decken auch am ehesten den pathogenen Faktor **Wind** ab.

P Der pathogene Faktor Wind

Der Aspekt des äußeren pathogenen Faktors „Wind" (Feng 风) im Zusammenhang der Bi-Syndrome mit der Beschreibung als eine Art Transportmittel für das Eindringen von Kälte und Feuchtigkeit und den Eigenschaften des wandernden, plötzlich auftretenden Schmerzes hat in unserem westlichen Denken kein Äquivalent; auch gibt es in der westlichen Pflanzenheilkunde keine Heilpflanzen, die für diese Art „Wind-Symptome" der TCM beschrieben werden.

Es scheint überlegenswert, Erscheinungen des inneren und äußeren Windes wie Jucken, schneller Wechsel und plötzliches Auftreten von Beschwerden, Muskelkrämpfe und Zittern, Parästhesien, profuses Schwitzen allgemein mit neurovegetativer Regulationsstörung zu beschreiben.

▼

▼
Aufgrund der Übereinstimmung in westlicher wie chinesischer Erfahrungsheilkunde bezüglich der Behandlung von Erkältungskrankheiten (Wind-Kälte/-Hitze) und Rheuma (Wind-Feuchtigkeit plus Kälte, Hitze) mit Diaphoretika, scheinen uns die Oberfläche befreienden, schweißfördernden Kräuter (▶ **Kap. 2**) diejenigen Kräuter zu sein, die den Aspekt des äußeren Windes am ehesten widerspiegeln.

Wenn die blockierenden Pathogene Wind, Kälte und Feuchtigkeit nicht rechtzeitig ausgeleitet werden, kann sich aus der Obstruktion **Hitze** entwickeln, vor allem wenn vorher schon latent Hitze im Organismus ist. Zu beachten ist, dass die ursprünglich vorhandenen Pathogene Wind, Feuchtigkeit und oft auch die Kälte noch vorhanden sind, wenn sich im Krankheitsverlauf eine Hitze-Symptomatik zeigt. Dann verfehlt eine rein kühlende Medikation die Heilung. Bei starker Hitze kann es notwendig sein, Hitze klärende Kräuter (▶ **Kap. 3**) hinzuzufügen. Die Erfahrung zeigt, dass es sinnvoll ist, Hitze ableitende Kräuter mit in Bi-Rezepturen zu geben, auch wenn es sich nur um Wind, Feuchtigkeit und Kälte handelt, um der Entwicklung von Hitze vorzubeugen (▶ **Kap. 5.4.1**).

Ausgeprägt chronische Bi-Erkrankungen mit **Blut-Stase** und **Schleim** sind schwer zu kurieren, da zusätzlich zu den primären und sekundären Pathogenen grundsätzlich eine starke Schwäche, meist von Qi, Blut, Leber- und Nieren-Yin, vorliegt. Nichtsdestotrotz kann effizient gelindert und das Fortschreiten einer Erkrankung gebremst werden. In Betracht kommen

- bei Blut-Stase: Aesculus, Ruta, Arnica (▶ **Kap. 13**)
- bei Schleim:
  - Sarsaparilla, Thuja (▶ **Kap. 3.3**)
  - Primula (▶ **Kap. 14.3**), Angelica arch. (▶ **Kap. 14.2**)
  - Acorus calamus (▶ **Kap. 6.2.1**)
  - Cynara, Cnicus benedictus (▶ **Kap. 9.2**)

Durchgängigmachen der Jing Luo

Bi-Syndrome können nur erfolgreich behandelt werden, wenn die Haupt- und Netzleitbahnen (Jing Luo 經絡) wieder durchgängig gemacht, das Blut belebt, der Qi-Fluss gefördert werden, westlich gesprochen Stoffwechsel und Durchblutung im schmerzhaften Gebiet (oft auch im gesamten System) angeregt werden. Ist der Qi-Fluss in Bewegung und die Dynamik des Blutes gut, dann kann auch die Obstruktion von pathogenen Faktoren zerstreut werden.

Darum sind lokal angewendete bewegende und ableitende Methoden wie Moxibustion, ABC-Pflaster, andere lokale Wärmeanwendungen, Massagen, Akupunktur, Kneipp'sche Anwendungen usw. traditionell ein wichtiger Bestandteil jeder Therapie bei Rheuma.

Behandlung der konstitutionellen Mangelzustände

Je chronischer die Erkrankung, desto mehr gilt, dass die Voraussetzung zur Genesung von einer schmerzhaften Blockade (Bì 痹) die Gesundheit und Kraft von Zheng Qi, Blut und Säften ist. Darum müssen oft sowohl Yang oder Qi stärkende als auch Yin, Blut oder Säfte nährende Kräuter gegeben werden, nicht zuletzt um die potenziell Säfte schädigende Wirkung der meist recht trocknenden Wind-Feuchtigkeit-Kräuter zu kompensieren.

Blut nähren bei Wind

„Das Xue löst Pathogene aus den Leitbahnen und aus dem Inneren." (vgl. GRE 2004: 25) Wird die gestörte Blut-Zirkulation behoben, verschwindet ein Wind-Befund von selbst, heißt es in den klassischen Texten. „Viele chinesische Ärzte betonen nämlich, dass innere Qi-Schwäche und innerer Blut-Mangel die Wurzel des Bi-Syndroms darstellen." (MAC 2010: 883)

Nieren-Yang wärmen bei Kälte

Bei Dominanz von Kälte muss oft das körpereigene Yang, vor allem das Nieren-Yang tonisiert und gewärmt werden (MAC 2010: 883).

Milz stärken bei Feuchtigkeit

Bei Dominanz von Feuchtigkeit muss das Qi, oft auch das Yang der Milz gestärkt werden (MAC 2010: 883).

5.1.3 Inhaltsstoffe

Die Wind-Feuchtigkeit ableitenden Kräuter sind Antirheumatika im Sinne der westlichen Pflanzenheilkunde. Unter diesen gibt es verschiedene Wirkgruppen, die im Folgenden nach energetischen

Wirkungen im Sinne der TCM vorgestellt werden. Die Möglichkeit eines solchen Vergleichs über zwei theoretische Systeme hinweg ist natürlich begrenzt, erscheint uns aber wichtig, um unsere Kriterien bei der Zuordnung der Kräuter transparent zu machen.

Fülle in der Oberfläche – Diaphoretika

Schweißtreibende Kräuter werden traditionell sowohl in der westlichen Naturheilkunde wie in der Chinesischen Medizin bei Erkältungskrankheiten, Fieber, Hauterkrankungen und Rheuma erfolgreich eingesetzt. Die westliche Naturheilkunde begründet die diaphoretische Behandlung bei den rheumatischen Erkrankungen mit einer Anregung des Stoffwechsels zur verstärkten Entgiftung. In der TCM sagt man: „Pathogene aus der Oberfläche zerstreuen."

Von den Inhaltstoffen spielen hier die Salicinderivate eine interessante Rolle, die in einigen wichtigen Kräutern gegen Rheuma reich enthalten sind (Salix, Spirea ulmaria, Populus, Betula). Sie werden im Körper zu Salicylsäure abgebaut, diese hat einen entzündungshemmenden Effekt, was meist der Kühlung von Hitze entspricht. Außerdem beschreibt die westliche Naturheilkunde, dass die Salicylsäure die Diaphorese anregt und die Durchblutung der Peripherie erhöht, dort also die Kapillare öffnet und wärmt, und so hilft, Wärme nach außen abzugeben, sodass im Körperinnern die Temperatur bei Fieber herabgesetzt wird. Das entspricht in der chinesischen Medizin der Wirkung „die Oberfläche von Wind-Hitze befreien".

Feuchtigkeit, Schleim und Hitze – Antidyskratika

Die Antidyskratika bzw. die „blutreinigenden" Kräuter werden in der westlichen Tradition gegeben, um alle Ausscheidungs- und Entgiftungsvorgänge zu aktivieren und so langfristig eine bessere Funktion des gesamten Stoffwechsels zu erreichen. Dyskrasie bezeichnete in der Humoralpathologie eine Verschiebung in der harmonischen Zusammensetzung der Körperflüssigkeiten, heute meint man damit eher eine „Verunreinigung" der Säfte als Milieu des Stoffwechsels, also eine Überlastung mit Abfallprodukten.

Hiermit wird also die Ebene der konstitutionellen Situation behandelt, nicht die Ebene der von außen eingedrungenen Pathogene. Die mangelhafte Aktivität des Stoffwechsels entspricht einem Mangel an Qi. Die resultierende chronische Überlastung mit „Schlacken" entspricht entweder chronischer, trüber Feuchtigkeit mit Neigung zur Entstehung von Schleim und Hitze oder nicht ausgeschiedenen pathogenen Faktoren.

Die Antidyskratika müssen über lange Zeit im Wechsel angewendet werden, um diese Pathogene zu vermindern (Dulcamara, Guajacum, Urtica fol., Betula, Sarsaparilla, Taraxacum).

Kälte – Durchblutung fördernde Mittel

Die durchblutungsfördernden Arzneien werden gegeben, um den Nährstrom und Abtransport im betroffenen Bereich zu verstärken. Hier gibt es Drogen mit ätherischen Ölen wie Juniperus und Zanthoxylum (beide ▶ **Kap. 8.2**) und Pflanzen mit kapillarwirksamen Flavonoiden (Spirea, Betula, ▶ **Kap. 5.3**, Arnica, flor., ▶ **Kap. 13.2.5**) Die Kräuter erwärmen, bewegen und machen die Netzleitbahnen durchgängig.

Feuchtigkeit – Diuretika

Die harntreibenden Kräuter sollen die Körperflüssigkeiten quantitativ entlasten, also in der chinesischen Terminologie Feuchtigkeit ableiten. Inhaltsstoffe, die die Diurese verstärken, sind Saponine (Betula, Dulcamara, Equisetum), bestimmte Mineralien wie z. B. Kieselsäure (Urtica, Spirea, Equisetum). Diese Heilpflanzen, vermehren sowohl die Menge der Urinausscheidung als auch (im Gegensatz zu Kaffee, schwarzem Tee und schulmedizinischen Diuretika) die Abgabe von harnpflichtigen Stoffen über den Urin (▶ **Kap. 7.1**). Diese Wirkungen sind besonders effektiv, wenn die Kräuter kurmäßig angewendet werden.

Die Kräuter wirken trocknend, bei der Anwendung ist also zu beachten, dass Blut und Säfte geschädigt werden können.

Hitze – Antiphlogistika und Antiurämika

Entzündungshemmende Kräuter leiten im chinesischen Sinn meistens Hitze ab. Hierzu gehören Salix, Spirea ulmaria, Populus, Betula, die viel Salicylsäure enthalten, die entzündungshemmend wirkt (Hitze kühlt), Schmerz lindert (durchgängig macht) und die Durchblutung der peripheren Gefäße (Energiezirkulation in der Oberfläche) verstärkt.

Die Antiurämica verstärken die Ausscheidung von Harnsäure über den Urin und helfen auch bereits bestehende Kristallisationen abzubauen. Die Konsequenzen einer Überbelastung des Metabolismus mit Harnsäure sind Mangelversorgung der Gewebe mit nährenden Flüssigkeiten (Säftemangel) und Neigung zu Entzündungen (Hitze) mit kristallisierten Ablagerungen, vor allem an „Engstellen" wie Gelenken (Stagnation, Feuchte-Hitze, heißer Schleim). Die harnsäurelösenden Kräuter klären also Hitze und Feuchte-Hitze und zerteilen Schleim (Birke, Weide, Brennnessel, Mädesüßkraut). Sie sind aber meist trocknend, der Aspekt der Austrocknung muss also bei Bedarf mit befeuchtenden Kräutern behandelt werden.

Entzündung gleich Hitze?

Lokale Hitze (Re 热) bedeutet eine übersteigerte Dynamik (Überaktivität) von Xue 血. Die lokal gesteigerte Mikrozirkulation ist schulmedizinisch ein wichtiger Aspekt von „Entzündung". Dies trifft auf akute Entzündungen mit Hitzegefühl, Rötung, Schwellung und Schmerz meist zu, nicht unbedingt auf chronische.

Es gibt aber nicht selten Fälle von schmerzhaftem Bi, bei denen nach TCM-Kriterien nicht Hitze, sondern Kälte vorliegt und die den Einsatz Kälte vertreibender Arzneien verlangen, auch wenn die Patienten mit einer schulmedizinischen Diagnose von Entzündung kommen!

Die Diagnose muss unbedingt nach TCM-Kriterien anhand der genauen Symptome, Puls und Zunge vorgenommen werden.

Feuchtigkeit, Hitze, Leber- und Nieren-Yin-Leere – Kieselsäuredrogen

In der konstitutionellen Behandlung von chronisch-rheumatischen Erkrankungen spielen in der westlichen Naturheilkunde die Kieselsäuredrogen allgemein eine sehr wichtige Rolle, da Kieselsäure sowohl die Diurese verstärkt als auch die Ausscheidung harnpflichtiger Substanzen fördert, entzündungshemmend wirkt und bindegewebige Körpersubstanzen (Knorpel, Sehnen, Knochen) kräftigt. Sie leiten also energetisch Feuchtigkeit aus, kühlen Hitze und stärken Knochen und Sehnen. Dafür müssen die Kräuter als Dekokt zubereitet und über mindestens drei Monate gegeben werden, sie wirken langfristig und mild (Symphytum, Equisetum, ► **Kap. 18.8**).

5.2 Wind-Feuchtigkeit und Kälte ableitende Kräuter

5.2.1 Grundsätzliches

Diese Kräuter behandeln schmerzhafte Blockaden (Bi 閉) durch Wind, Kälte und Feuchtigkeit, die durch Kälte verschlimmert, durch Wärmeanwendung gebessert werden. Dafür muss das Yang erwärmt, Kälte ausgeleitet, Feuchtigkeit umgewandelt werden, um den typischen rheumatoiden Schmerz zu stillen.

P Praxistipp

Vorsicht mit der Interpretation der Modalität „Wärme bessert“! Wärmeanwendung verbessert häufig Schmerzen, weil sie grundsätzlich Stagnation bewegt – dies ist aber kein ausreichender Hinweis auf den pathogenen Faktor Kälte! Ist Wärme aber eindeutig unangenehm, ist dies allerdings ein deutlicher Hinweis auf den pathogenen Faktor Hitze.

Einige der wichtigsten Kräuter gegen Wind-Feuchtigkeit-Kälte-Bi sind in anderen Gruppen vorgestellt und deshalb hier nur tabellarisch aufgeführt (► Tab. 5.2).

► **Tab. 5.2** Kräuter gegen Wind-Feuchtigkeit-Kälte-Bi.

Heilpflanze	Wirkung bei Bi-Syndromen	Kap.
Juniperus, fruct.	Wind, Feuchtigkeit und Kälte ableitend Milz- und Nieren-Yang wärmend, tonisierend Feuchtigkeit transformierend	► 8.2.6
Angelica arch., rad.	Wind, Feuchtigkeit, Kälte zerstreuend Oberfläche befreiend Milz-Qi tonisierend, Milz-Yang wärmend, Yun Hua tonisierend	► 14.2.1
Cinnamomum cassia, ramuli	Wind, Kälte der Oberfläche zerstreuend Yang Qi verbreitend, bes. Tai-Yang-Leitbahnen wärmend und durchgängig machend Qi-Xue-Fluss dynamisierend	► 2.2.2
Zanthoxylum, cort.	Qi und Blut in den Leitbahnen wärmend und bewegend, so Kälte zerstreuend Schleim beseitigend und Kälte ableitend Qi der Mitte anregend, wärmend und Kälte zerstreuend	► 8.2.9

5.2.2 Urtica urens

Siehe ▶ Tab. 5.3.

▶ **Tab. 5.3** Monografie Urtica urens.

Name (lat.)	Name (dt.)	Temperatur	Geschmack	Organbezug	Tagesdosis
Urtica urens, fol.	Brennnessel, Blätter	neutral	fad, leicht salzig, süß, zusammen-ziehend	Mi, Lu, Ni, Bl	1–20 g getr. Droge als Dekokt, 2–30 ml Tinktur
Wirkbeschreibung			**Indikationen**		
Feuchtigkeit ausleitend, diuretisch			Flüssigkeitsretention, Ödeme		
Wind-Feuchtigkeits-Bi ableitend			rheumatische Gelenkerkrankungen, harnsaure Diathese, Schwellung, Entzündung		
Schleim ableitend, trocknend, zerteilend: Lunge Magen-Darm			alle chronischen Schleimhautkatarrhe mit Verschleimung der Atemwege, Übelkeit, Durchfall, schleimige Auflage-rungen auf dem Stuhl, Colitis		
Blut und Säfte nährend			Anämie, schwache Quantität oder Qualität der Mutter-milch, Haarausfall, chron. Bi-Syndrome, Hautkrankheiten und Allergien bei Blutleere		
adstringierend, blutstillend			Blut im Stuhl oder Urin, Durchfall, Metrorrhagie Nachtschweiße		
Feuchte-Hitze, Schleim im Unteren Erwärmer aus-leitend (s. auch Brennnesselwurzel, ▶ **Kap. 7.2.6**)			Entzündungen, Grieß und Steine der Harnwege, Prostata-entzündung, -schwellung		

KRÖ, FIS (1990), MAD, ROS (2010), Positivmonografie Kommission E

Anmerkungen

- Sowohl die Blätter als auch die Samen der Brennnessel nähren den Yin-Anteil des Blutes, indem sie Substanz zur Verfügung stellen. Die Blätter sind trocknender als die Samen, Letztere sind süßer und befeuchten – sie sind geeignet bei Xue- und Yin-Mangel (▶ **Kap. 18**).
- Die Brennnessel nährt einerseits das Blut und leitet andererseits Wind-Feuchtigkeit ab. Sie vereint also bezüglich der Bi-Syndrome einen wichtigen stärkenden mit einem wichtigen ableitenden Aspekt in sich. So ist verständlich, dass sie in der konstitutionellen Langzeitbehandlung bei Rheuma einen wichtigen Platz hat.

5.2.3 Solanum dulcamara

Siehe ▸ **Abb. 5.1** und ▸ **Tab. 5.4**.

▸ **Tab. 5.4** Monografie Solanum dulcamara.

Name (lat.)	Name (dt.)	Temperatur	Geschmack	Organbezug	Tagesdosis
Solanum dulcamara, stip.	Bittersüßer Nachtschatten (Schößlinge)	warm	bitter, süß	Bl, Ni, Lu, Mi	1–3 g getr. Droge als Dekokt, 1–5 ml Tinktur

Wirkbeschreibung	Indikationen
alte trübe Feuchtigkeit ableitend, diuretisch, leicht abführend	Dyskrasie mit Rheuma, Gicht, Ekzemen
Wind-Feuchtigkeit und Kälte bei Bi-Syndromen ableitend	Rheuma bei harnsaurer Diathese, Gelenkergüsse, Neuralgien
Oberfläche von Wind, Feuchtigkeit und Hitze befreiend	juckende, entzündliche, chronische Ekzeme wie Psoriasis
chronischen Schleim der Lunge ableitend	chronische Atemwegskatarrhe, Keuchhusten

WEI 327, KAR 130, KRÖ 81, Positivmonografie Kommission E

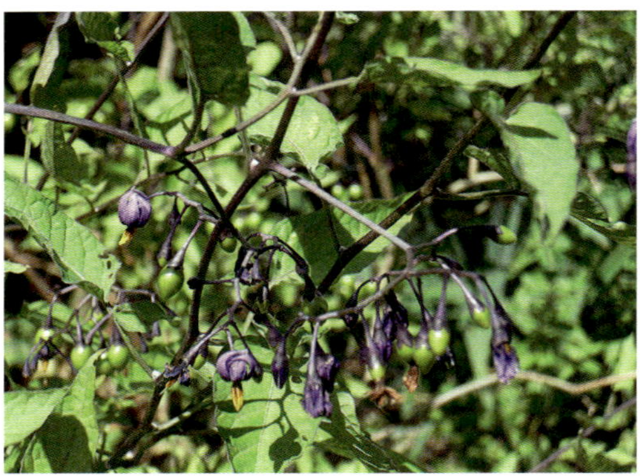

▸ **Abb. 5.1** Solanum dulcamara.

! Beachte: Bei Einhaltung der Tagesdosis von 1–3 g wird die Grenze der oralen Aufnahme von max. 20 mg Steroidalkaloidglykosiden nicht überschritten. Höhere Dosen sind toxisch.
Dosierung vorsichtig beginnen, da eine starke Stoffwechselanregung und Entgiftung in Gang gesetzt wird.

K Kontraindikationen
Schwangerschaft und Stillzeit

5.2.4 Weitere Kräuter, die Wind-Feuchtigkeit und Kälte ableiten

- Curcuma longa, rhiz. (▸ **Kap. 13.2.11**)
- Capsicum, fruct. (▸ **Kap. 8.2.1**)

5.3

Wind-Feuchtigkeit und Hitze ableitende Kräuter

5.3.1 Salix alba/nigra

Siehe ▸ Abb. 5.2 und ▸ Tab. 5.5.

▸ **Tab. 5.5** Monografie Salix alba.

Name (lat.)	Name (dt.)	Temperatur	Geschmack	Organbezug	Tagesdosis
Salix alba, cort.	Weide, Rinde	kühl	adstringierend, bitter	Ma, Di, Bl, Ni	1–3 g getr. Droge als Dekokt, 1–3 ml Tinktur
Wirkbeschreibung			**Indikationen**		
bei Bi-Erkrankungen: Wind, Hitze und Feuchtigkeit ableitend; Oberfläche befreiend, leicht diaphoretisch			Rheuma mit Schmerzen, Entzündung, harnsaure Diathese, Neuralgien, Kopfschmerz		
fiebersenkend, Oberfläche befreiend, Wind-Hitze zerstreuend			Infekte, Wechselfieber, bes. mit Kopfschmerzen		
Feuchte-Hitze in Blase und Magen-Darm kühlend und trocknend			Harnwegsinfekte, urogenitale Ausflüsse Magen-Darm-Entzündungen mit Durchfall		
Leere-Hitze kühlend			sexuelle Übererregbarkeit, Unruhe, schlechter Schlaf bei Neurasthenie		

MAD, KRÖ, FIS (1989), Positivmonografie Kommission E

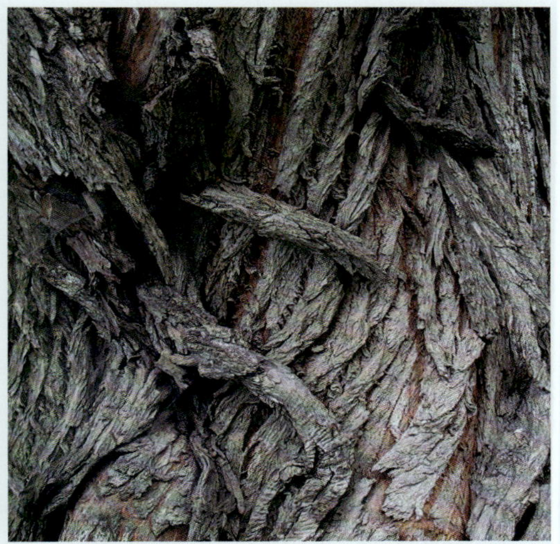

▸ **Abb. 5.2** Salix alba.

5.3.2 Betula pendula

Siehe ▶ Tab. 5.6.

▶ **Tab. 5.6** Monografie Betula pendula.

Name (lat.)	Name (dt.)	Temperatur	Geschmack	Organbezug	Tagesdosis
Betula pendula, fol.	Birke, Blätter	kühl	leicht bitter, zusammenziehend, scharf	Le, Bl, Ni	1–3 g getr. Droge als Dekokt, kurzfristig auch mehr (9 g); 1–3 ml Tinktur

Wirkbeschreibung	Indikationen
Oberfläche befreiend, Feuchtigkeit ausleitend, Hitze kühlend:	
bei Bi-Syndromen mit Wind, Feuchtigkeit, Hitze	Rheuma bei harnsaurer Diathese, Flüssigkeitsretention, Entzündung
bei Hautkrankheiten	Ekzeme, Flechten mit mangelnder Entgiftung
Feuchte-Hitze in der Blase kühlend	Harnwegsentzündungen, Grieß und Steine

MAD, KRÖ, FIS (1989), Positivmonografie Kommission E

5.3.3 Harpagophytum procumbens

Siehe ▶ Tab. 5.7.

▶ **Tab. 5.7** Monografie Harpagophytum procumbens.

Name (lat.)	Name (dt.)	Temperatur	Geschmack	Organbezug	Tagesdosis
Harpagophytum procumbens, rad.	Teufelskralle, Wurzel	kalt	bitter	Mi, Ma, Le	0,5–3 g getr. Droge als Dekokt; 2–6 ml Tinktur

Wirkbeschreibung	Indikationen
bei Bi-Syndromen Hitze kühlend, Wind und Feuchtigkeit ableitend	Rheuma mit Schmerzen, Entzündung, Steifheit
Milz-Qi tonisierend und Verdauungsfunktionen stärkend	Appetitlosigkeit, Oberbauchbeschwerden, Blähungen, Gallenbeschwerden, erhöhter Cholesterinspiegel

WEI 330, MTD (1992) 230, WAG 330, Positivmonografie Kommission E

Bemerkungen

- Als Milz-Qi-Tonikum Tagesdosis auf 0,5–1 g reduzieren, höhere Dosen können das Milz-Yang schwächen.
- Die wildwachsende Teufelskralle ist mittlerweile stark bedroht. Um den Bestand zu erhalten, ist ein schonender Umgang mit den Wildbeständen sowie die Kultur der Pflanze dringend nötig.

5.3.4 Spirea/Filipendula ulmaria

Siehe ▶ Abb. 5.3 und ▶ Tab. 5.8.

▶ **Tab. 5.8** Monografie Spirea ulmaria.

Name (lat.)	Name (dt.)	Temperatur	Geschmack	Organbezug	Tagesdosis
Spirea/Filipendula ulmaria, flor., herb.	Mädesüß, Blüten	kühl	leicht aromatisch, leicht bitter	Bl, Ma, Mi, Ni	1–5 g getr. Droge Infus, 2–6 ml Tinktur
Wirkbeschreibung			**Indikationen**		
bei Bi-Syndromen Wind und Feuchtigkeit aus der Oberfläche ableitend, diaphoretisch, Hitze klärend, diuretisch			akutes und chronisches Gelenk-, Weichteilrheuma mit Schmerzen, Entzündung, Schwellung, harnsaure Diathese		
bei Hautkrankheiten Hitze klärend, Wind und Feuchtigkeit ableitend			juckende, entzündliche Hautausschläge, bes. bei harnsaurer Diathese		
bei Erkrankungen der Oberfläche mit Wind-Hitze, diaphoretisch, fiebersenkend, zur Haut hin ableitend (zum Verstärken des Hautausschlags)			bei Beginn eines Infekts, z. B. Kinderkrankheiten, Infekt oder Grippe mit mangelhaftem Hautausschlag, (Gelenk-) Schmerzen		
Feuchte-Hitze der Blase ausleitend, diuretisch			Entzündungen der Harnwege, Zystitis		
Feuchte-Hitze von Magen und Darm			Gastritis, Ulcus, Durchfall (auch für Kinder)		

FUN 101, 119, 122, MAD, ROS (2006), Positivmonografie Kommission E

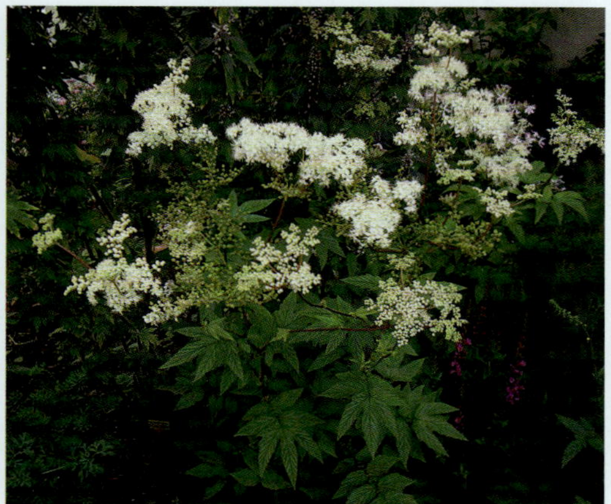

▶ **Abb. 5.3** Spirea/Filipendula ulmaria.

5.3.5 Populus tremula (nigra, alba)

Siehe ▸ Abb. 5.4 und ▸ Tab. 5.9.

▸ **Tab. 5.9** Monografie Populus tremula.

Name (lat.)	Name (dt.)	Temperatur	Geschmack	Organbezug	Tagesdosis
Populus tremula, gemmae	Pappel, Knospen	kühl	bitter, leicht scharf	Bl, Ma	1–5 g getr. Droge Infus; 2–6 ml Tinktur
Wirkbeschreibung			**Indikationen**		
Wind-Feuchtigkeit und Hitze bei Bi-Syndromen ableitend, Oberfläche entlastend, diuretisch			Rheuma mit Entzündung, Schwellung, Gicht, harnsaure Diathese		
Feuchte-Hitze in Blase, Magen-Darm ableitend			chron. Blasenentzündung, Prostatahypertrophie, Enuresis, besonders bei alten Menschen Magen-Darm-Entzündung mit Durchfall		
Hitze in der Oberfläche ableitend			lokale Anwendung: Pappelsalbe, die als kühlende Verbandsalbe bei entzündeten Hämorrhoidalknoten, rheumatischen Gelenken und zur Wundheilungsförderung genutzt werden kann		

MAD, FIS (1989), KAR, Positivmonografie Kommission E

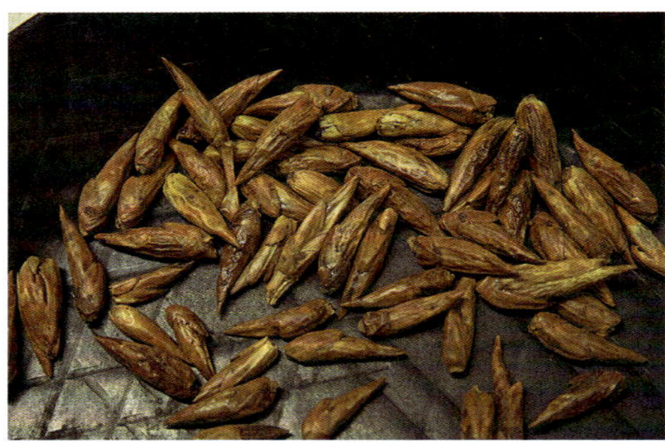

▸ **Abb. 5.4** Populus tremula.

5.3.6 Guajacum officinale

Siehe ▸ **Tab. 5.10**

▸ **Tab. 5.10** Monografie Guajacum officinale.

Name (lat.)	Name (dt.)	Temperatur	Geschmack	Organbezug	Tagesdosis
Guajacum officinale, lignum	Guajakum, Pockholz	kalt	bitter	Lu, Ma, Bl	2–6 ml Tinktur; 1–5 g getr. Droge Dekokt
Wirkbeschreibung			**Indikationen**		
Hitze klärend, Wind und Feuchtigkeit vertreibend			Dyskrasie mit Rheuma, Gicht, entzündete, überwärmte, geschwollene, steife Gelenke, Gelenkgeschwulste, Fieber oder Hitzegefühle chron. Hautkrankheiten bei alter Dyskrasie		
Schleim-Hitze in der Lunge transformierend, klärend und kühlend, expektorant			Lungenkrankheiten mit viel eitrigem, faulig riechendem Auswurf		

MAD, KAR, KOE (1987)

5.3.7 Weitere Kräuter, die Wind-Feuchtigkeit und Hitze ableiten

- Sambucus nigra, flor. (▸ **Kap. 2.3.1**)
- Sarsaparilla, rad. (▸ **Kap. 3.3.6**): besonders chron. Feuchtigkeit und Hitze ableitend
- Taraxacum, herb. cum rad. (▸ **Kap. 3.7.7**): Hitze und Feuchtigkeit ableitend
- Rosa canina, Pulver als Nahrungsergänzungsmittel (▸ **Kap. 18.6.6**)

5.4

Rezepturen

5.4.1 Gelenkschmerzen mit Schwellungs-, Schwere-, Taubheitsgefühl (Bi-Syndrom mit Wind, Feuchtigkeit und Kälte)

Siehe ▶ Tab. 5.11.

▶ **Tab. 5.11** Rezeptur Gelenkschmerzen mit Schwellungs-, Schwere-, Taubheitsgefühl.

Kräuter	Menge	Temperatur	Geschmack	Wirkung in der Rezeptur
Juniperus, fruct. cont.	55 g	warm	aromatisch, leicht scharf	Feuchtigkeit und feuchte Kälte ableitend, Milz- und Nieren-Yang wärmend, Durchblutung fördernd
Cinnamomum cassia, ram.	45 g	warm	scharf, aromatisch, süß	Oberfläche von Wind, Kälte befreiend, Durchblutung fördernd
Angelica arch., rad.	35 g	warm	bitter, aromatisch, scharf	Wind-Feuchtigkeit und Kälte vertreibend; Yun-Hua der Milz tonisierend; Qi Xue bewegend
Urtica, fol.	35 g	neutral	fad, leicht salzig, süß, zusammenziehend	Feuchtigkeit ableitend und trocknend; Blut nährend
Spirea, flor.	25 g	kühl	zusammenziehend, aromatisch	Oberfläche von Wind-Feuchtigkeit, Hitzeentwicklung vorbeugend
Betula, fol.	25 g	kühl	leicht bitter, zusammenziehend, scharf	Feuchtigkeit ausleitend; Oberfläche befreiend; Hitze-Entwicklung vorbeugend

Mischung 1: Urtica, Betula; 60 g
Mischung 2: Juniperus, fruct. cont.; Cinnamomum cassia, ram.; Angelica arch., rad.; Spirea, flor.; 160 g

Zubereitung Rezeptur für ca. 20 Tage, 11 g/Tag: 3 g aus Mischung 1 20 Min. köcheln, danach 8 g aus Mischung 2 hinzugeben, Deckel sofort schließen, noch 1 Min. köcheln lassen und weitere 20 Min. ziehen lassen.

Symptome und Befunde

- Gelenkschmerzen fixiert, dumpf mit Schwellungs-, Schwere-, Taubheitsgefühl
- Verschlimmerung morgens, bei feucht-kaltem Wetter
- Verbesserung durch mäßige Bewegung und Wärme
- Anlaufschmerz
- **Puls:** schlüpfrig (Hua), evtl. oberflächlich (Fu), langsam (Chi)
- **Zungenkörper:** blass, weißer, dicker, feuchter Belag

Syndrome Wind-, Feuchtigkeit-, Kälte-Bi, Dominanz von Feuchtigkeit

Westliche Befunde z. B. Arthrose, Arthritis

Therapieprinzip

- Wind, Feuchtigkeit und Kälte ableiten.
- Qi- und Blut-Zirkulation fördernd, Netzleitbahnen durchgängig machen.
- Milz- (und Nieren-) Yang tonisieren.
- Hitze-Entwicklung vorbeugen.

Kommentar Dies ist ein Grundrezept, das modifiziert werden muss. Die Pathogene sind noch teilweise in der Oberfläche. Es handelt sich um Wind, Feuchtigkeit und Kälte, trotzdem wird einer Entwicklung von Hitze vorgebeugt, was aus der Erfahrung heraus sinnvoll ist (Spirea, Betula).

Milz- und Nieren-Yang werden durch Juniperus, Cinnamomum, Angelica arch. tonisiert und gewärmt.

5.4.2 Akute Verschlimmerung chronisch-entzündlicher Gelenkschmerzen (chronisches Gelenk-Bi-Syndrom, akuter Schub)

Siehe ▸ Tab. 5.12.

▸ **Tab. 5.12** Rezeptur Akute Verschlimmerung chronisch-entzündlicher Gelenkschmerzen.

Kräuter	Menge	Temperatur	Geschmack	Wirkung in der Rezeptur
Salix, cort.	50 g	kühl	bitter, adstringierend	Hitze, Wind-Hitze ableitend; Feuchtigkeit trocknend; Oberfläche befreiend;
Spirea, flor.	25 g	kühl	zusammenziehend, leicht bitter, aromatisch	Oberfläche von Wind-Feuchtigkeit, Hitze befreiend
Harpagophytum, rad.	50 g	kalt	bitter	Hitze kühlend, Wind-Feuchtigkeit ableitend
Juniperus, fruct., cont.	50 g	warm	aromatisch, leicht scharf	Feuchtigkeit und Feuchte-Kälte ableitend, Milz- und Nieren-Yang wärmend
Zanthoxylum, cort.	45 g	warm-heiß	scharf, aromatisch, bitter	Qi und Blut in Leitbahnen wärmend, bewegend; Feuchtigkeit, Kälte ableitend; Milz-Magen wärmend
Sarsaparilla, rad.	35 g	kühl	leicht bitter	alte Feuchtigkeit, Schleim, Wind-Feuchtigkeit, Hitze ableitend
Arctium lappa, rad.	30 g	leicht kühl	leicht bitter, zusammenziehend	Wind-Hitze, pathogene Resthitze und alte Feuchtigkeit ableitend; Oberfläche befreiend
Urtica, fol.	30 g	neutral	fad, leicht salzig, süß, zusammenziehend	Feuchtigkeit ableitend und trocknend; Blut nährend
Glycyrrhiza, rad.	15 g	neutral-kühl	süß	anfallende Toxine und Salix abpuffernd; Rezept harmonisierend

Mischung 1: Salix, cort.; Harpagophytum, rad.; Sarsaparilla, rad.; Arctium lappa, rad.; Urtica, fol.; Glycyrrhiza, rad.; 210 g
Mischung 2: Spirea, flor.; Juniperus, fruct., cont.; Zanthoxylum, cort.; 120 g

Zubereitung Rezeptur für ca. 30 Tage, 11 g/Tag: 8 g aus Mischung 1 20 Min. köcheln, danach 3 g aus Mischung 2 hinzugeben, Deckel sofort schließen, noch 1 Min. köcheln lassen und weitere 20 Min. ziehen lassen.

Symptome und Befunde

- lange bestehende Gelenkschmerzen, v. a. an den Knien
- Verschlimmerung bei feucht-kaltem Wetter
- akute Verschlimmerung mit Hitzegefühl an Gelenken, Schwellung und verstärktem Schmerz
- **Puls:** schnell (Shuo), schlüpfrig (Hua)
- **Zungenkörper:** livide, rote Punkte; klebriger Belag

Syndrome

- Wind-, Feuchtigkeit-, Hitze- und Kälte-Bi
- akuter Schub mit Dominanz von Hitze
- Schwäche des Milz-Qi, Feuchtigkeit
- Schwäche von Milz- und Nieren-Yang

Westliche Befunde Schub einer chronisch entzündlichen Gelenkerkrankung

Therapieprinzip

- Hitze klären, Schleim transformieren.
- Netzleitbahnen durchgängig machen, Qi und Blut bewegen.
- Milz entlasten, Feuchtigkeit ableiten.

! Beachte: In der Latenzphase müssen ableitende Arzneien heraus- und Tonika ins Rezept hineingenommen werden.

6 Feuchtigkeit umwandelnde und trocknende Kräuter

6.1 Grundsätzliches

Feuchtigkeit (Shi 濕) ist ein sehr häufig vorkommender pathogener Faktor. Hervorgerufen wird Feuchtigkeit vor allem durch eine Qi-Schwäche der Milz (innere Feuchtigkeit) oder durch die Umwandlung von außen eingedrungener Feuchtigkeit (Aufenthalt in feuchter Umgebung, Durchnässung) in innere Feuchtigkeit. Gestört wird damit der Wassermetabolismus, an dem Milz, Lunge, Niere, Blase und 3-Erwärmer beteiligt sind. In jedem Fall sind die Milz-Funktionen der Umwandlung und des Transportes (Yùn Huà 运化) beeinträchtigt, was zu Ansammlung, Stagnation und Trübheit der Flüssigkeiten führt.

Geschädigt wird die Milz besonders durch nicht zuträgliche Essgewohnheiten, zu viele Süßigkeiten, Zuckerwaren, Rohkost, kühlende Getränke, Alkoholabusus, lange anhaltende Sorgen – alles Faktoren, die das Qi der Milz verstopfen und zur Bildung von trüber Feuchtigkeit führen (MAG 2010: 788f.)

Feuchtigkeit ist ein Yin-Pathogen, ist schwer und träge, hat einen absinkenden (herunterziehenden), verlangsamenden Einfluss und ruft Stagnation hervor.

Symptome und Befunde

- Völlegefühl in Epigastrium und Abdomen
- Abgeschlagenheit, Erschöpfung
- Schweregefühl in Extremitäten und Kopf
- dumpfe Schmerzen in Gelenken und Kopf
- Zähigkeit des Gedankenflusses („Mattscheibe")
- Übelkeit, Aufstoßen
- Nebenhöhlenprobleme
- trübe Körperabsonderungen
- Geschmacks- oder Appetitverlust
- breiiger oder klebriger Stuhl oder Diarrhöe
- Schwellungen besonders in den unteren Gelenken, Ödeme
- klebriger Schleim im Mund, fader Mundgeschmack
- **Puls:** schlüpfrig
- **Zungenkörper:** Belag feucht-schmierig

Feuchtigkeit bringt oft einen zähen und chronischen Krankheitsverlauf mit sich und ist in der Folge auch mit verantwortlich für viele Erkrankungen der Haut, des Verdauungstraktes, der Harnwege, des Menstruationszyklus sowie für Erschöpfung.

Die Kräuter dieser Arzneigruppe sind vorwiegend warm, aromatisch, scharf, bitter, trocknend und mild süß.

Sie helfen, Feuchtigkeit zu beseitigen und den Energiefluss wiederherzustellen. Sie zeigen meist eine Wirkung auf Milz, Lunge und Dickdarm. Da Feuchtigkeit zu Stagnation führt, ist es sinnvoll, Feuchtigkeit umwandelnde Kräuter mit Qi bewegenden Kräutern aus ▸ **Kap. 9.2** zu kombinieren.

Auch wenn die Feuchtigkeit ätiologisch mit Milz-Nieren-Yang-Mangel einhergeht, so stellt die Feuchtigkeit doch eine Fülle dar. Deshalb muss gleichzeitig Feuchtigkeit beseitigt und Yang Qi gestärkt werden. Hier stehen warme Kräuter im Vordergrund. Sie helfen, das Klare aufsteigen zu lassen und das trübe Yin nach unten abzuführen.

„Wenn das Nieren-Yang leer ist und sein Qi das Wasser nicht mehr transformieren kann, wird das Wasser pathogen, indem es überläuft und Ödeme verursacht oder stagniert und Nässe entstehen lässt. Es entstehen Symptome wie Miktionsstörungen, Ödeme und Taubheit im unteren Abdomen. Wenn das Milz-Yang leer ist, können ähnliche Probleme entstehen." (BEN 1996: 214) Solche Probleme sind:

- Retention pathogener Körpersäfte mit Nieren-Yang-Mangel
- Yin-Ödeme (Shui 水), die durch Milz- und Nieren-Yang-Mangel entstehen
- feuchtes „Bein-Qi" (Schwellung der Beine durch Feuchte-Kälte, die den Qi- und Blut-Fluss in den Leitbahnen unterbricht)

Die Therapie besteht darin,

- das Yang zu wärmen,
- die Miktion zu fördern,
- den Qi-Fluss zu fördern,
- so Feuchtigkeit zu transformieren und abfließen zu lassen.

Bei Anzeichen von Feuchte-Hitze werden die Kräuter kombiniert mit Kräutern aus ▶Kap. 7.2, die sich teilweise in ihrer Wirkung mit den hier vorgestellten überlappen können.

6.1.1 Energetische Eigenschaften

Allgemein haben aromatische Kräuter die Fähigkeit, trübe Feuchtigkeit zu trocknen, Qi-Blockaden zu lösen und die Milz wiederzubeleben.

„Als aromatisch (Xiang 香) wird in China manchmal der Geschmack, manchmal die Funktion bezeichnet. Das Aromatische hilft der Milz beim Transport. Aroma ist mit starkem Duft verbunden. Aromatische Öle aktivieren die Zirkulation, bewegen Leber-Qi […]. Aromatisches nährt nicht, hat mehr Qì 氣 als Wèi 味. Aromatische Kräuter wecken die Milz und befreien Herz-Shen, beseitigen Nässe und Schleim, lösen auch durch Schleim hervorgerufene Stagnation (Fang Xiang Hua Yào 芳香化藥). Dafür geeignete aromatische Kräuter sind vom Temperaturverhalten warm bis neutral." (MAS 187)

Der bittere Geschmack trocknet Feuchtigkeit und ist – in Verbindung mit einem warmen Temperaturverhalten – für die Behandlung von Verdauungsschwäche und Appetitverlust geeignet. Alle Kräuter der Gruppe lassen sich zu den „Amara aromatica", den so in der europäischen Heilkräuter-Tradition bezeichneten Bittermitteln mit ätherischen Ölen, zählen.

Der scharfe Geschmack, den diese Kräuter ebenfalls aufweisen, bewegt und dynamisiert. Yin-Pathogene wie Feuchtigkeit und Schleim müssen bewegt werden, um erfolgreich behandelt zu werden. Kräuter mit scharfem Geschmack zerstreuen Feuchtigkeitsansammlungen und helfen, sie umzuwandeln. „Scharf-bitter-warme Arzneien trocknen unmittelbar Feuchtigkeit und eignen sich besonders für Wasser- oder Feuchtigkeits-Ansammlungen im mittleren 3-Erwärmer." (YAN 98)

6.1.2 Inhaltsstoffe

Hier sind in erster Linie die ätherischen Öle zu nennen, die alle Kräuter dieser Gruppe enthalten und für den aromatischen Geschmack verantwortlich sind. Sie wirken hyperämisierend und durchgängig machend, bewegend, entstauend und trocknend. Darüber hinaus wirken sie je nach Heilpflanze auch harntreibend oder steigern die Gallensekretion.

Alle Kräuter weisen Bitterstoffe in unterschiedlicher Zusammensetzung auf, einige auch Stärke und Zucker, was im Licht der Chinesischen Medizin auf eine trocknende wie auch tonisierende Wirkung hinweist.

6.2 Kräuter

6.2.1 Acorus calamus

Siehe ▸ Abb. 6.1 und ▸ Tab. 6.1.

▸ **Tab. 6.1** Monografie Acorus calamus.

Name (lat.)	Name (dt.)	Temperatur	Geschmack	Organbezug	Tagesdosis
Acorus calamus, rhiz.	Kalmus, Wurzel	warm	aromatisch/ würzig, scharf, bitter, leicht süß	Mi, Ma, He, (Le, Lu)	mittlere Tagesdosis: 1–5 g Infus, Dekokt Droge; 1–8 ml Tinktur
Wirkbeschreibung			**Indikationen**		
Milz (und Magen) stärkend, wärmend, so Transport und Umwandlung (Yùn Huà) unterstützend, das klare Yang emporhebend			Appetit- und Verdauungsschwäche verbessernd: Hypoacidität, Gastritis Dyspepsie, weiche Stühle; Anämie Verdauungsschwäche bei Milch und Käse allgemeine und chronische Schwäche im Alter skrophulöse und rachitische Kinder Organsenkungen		
Feuchtigkeit ableitend, (kalten) Schleim zerteilend (Milz, Magen, Lunge, Kopf)			weiche Stühle, träge Verdauung „verstopfte Leber und Milz“, dumpfer Kopf Schleim der Bronchien, Nase, Nebenhöhlen Lipome, Lymphknotenschwellung		
Herz-Schleim transformierend, Geist (Shen) beruhigend, trübe Energien ausleitend			Konzentrationsschwäche, Gedächtnisschwäche, Geistesträgheit, Dumpfheit, Verdrießlichkeit orthostatischer Schwindel		
lokale Anwendung: Qi und Blut bewegend, Wunden entgiftend			schwammiges Zahnfleisch (> Pulver) Zahnschmerzen, Heiserkeit Zahnungsschmerzen bei Kleinkindern Hautgeschwüre, alte Knochenulzera, Abszesse, Stiche, Bisse (> Auflage)		
Jing stärkend			allgemeine und chronische Schwäche (Asthenie junger Frauen) Knochenerkrankungen		

ROS (2009) 5f., MAG (1994), BÜH 156, KRA (2000) 62, KRA (2008 b), WILL 238ff., JÄN 265f., PAH 177, Positivmonografie Kommission E

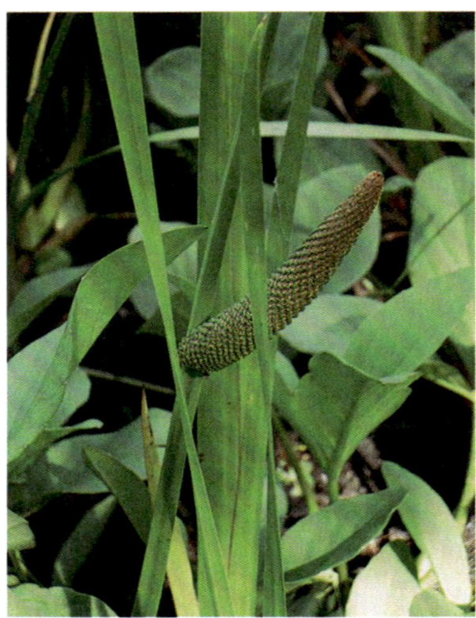

▶ **Abb. 6.1** Acorus calamus.

K Kontraindikationen
Schwangerschaft, Stillzeit

! Beachte: Überdosis kann Durchfall, Erbrechen, Entzündungen innerer Organe auslösen
Europäische Arzneibücher legen Grenzwerte für den Gehalt von β-Asaron in der Droge bzw. in Lebensmitteln wegen eines Verdachts auf kanzerogene Wirkung fest. Bisher konnten beim Menschen keine von Kalmus ausgehenden kanzerogenen Effekte beobachtet werden. Im Gegensatz zur indischen enthält die europäische und nordamerikanische Droge nur 15 % β-Asaron im ätherischen Öl und gilt daher als nicht bedenklich. Von einem Dauergebrauch sollte jedoch abgeraten werden.

6.2.2 Elettaria cardamomum

Siehe ▶ Tab. 6.2.

▶ **Tab. 6.2** Monografie Elettaria cardamomum.

Name (lat.)	Name (dt.)	Temperatur	Geschmack	Organbezug	Tagesdosis
Elettaria cardamomum fruct.	Kardamom	warm	aromatisch-würzig, etwas scharf, leicht süß und bitter	Ma, Mi, Därme	1–6 g Infus; Tinktur: 1–6 ml
Wirkbeschreibung			**Indikationen**		
Qi der Mitte wärmend, bewegend und tonisierend, Umwandlung und Ausleitung von Feuchtigkeit fördernd			Übelkeit, Erbrechen, saurer Reflux, Sodbrennen, epigastrische Schmerzen/Distension Gastritis/Gastroenteritis, Dyspepsie, Helicobacter pylori Diarrhöe mit Verdauungsschwäche und Kälte		
Magen- und Darm-Qi bewegend und wärmend			Nahrungsmittelstagnation Blähungen, Völlegefühl, Schmerzen		
das klare Yang emporhebend			Schwindel, Konzentrationsmangel, geistige Trägheit		

PAH 389, LPH 183, JÄN 274, HOL 252, Positivmonografien Kommission E, WHO

6.2.3 Citrus aurantium amara

Siehe ▶ Abb. 6.2 und ▶ Tab. 6.3.

▶ **Tab. 6.3** Monografie Citrus aurantium.

Name (lat.)	Name (dt.)	Temperatur	Geschmack	Organbezug	Tagesdosis
Citrus aurantium amara, pericarp.	Pomeranze, Schale	warm	scharf, aromatisch, bitter	Mi, Ma, Le, Lu, Därme	1–6 g getr. Droge, Infus 1,5–3 ml Tinktur
Wirkbeschreibung			**Indikationen**		
Qi des Mittleren 3-Erwärmers (Mi, Ma, Le) regulierend und bewegend Umwandlungs- und Transportfunktion der Milz weckend			Magenschmerz, Abdominalschmerz, abdominelle Spasmen, Dyspepsie Übelkeit, Erbrechen, Rülpsen, Schluckauf Ansammlungen, Analprolaps Gleichgültigkeit		
Nahrungsretention auflösend Verdauung „schwerer" Kräuter und Speisen fördernd			Nahrungsretention Appetitlosigkeit, Verdauungsschwäche Blähung, Flatulenz, dyspeptische Beschwerden Anorexie, Magersucht Verstopfung		
Feuchtigkeit trocknend Schleim-Kälte auflösend			Tumor, wässriger Schleim Husten mit Schleim, Völlegefühl im Thorax		

JÄN 419, SCW 187, BÜH 157, ROS (2009) 68, PAH 406, Positivmonografie Kommission E

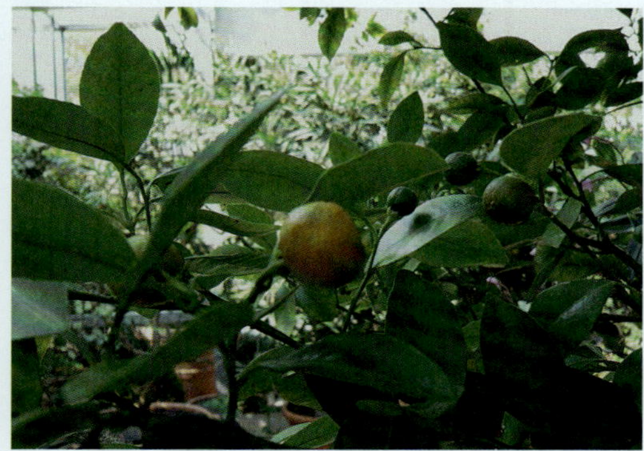

▶ **Abb. 6.2** Citrus aurantium.

N Nebenwirkungen

bei hellhäutigen Personen Fotosensibilisierung möglich

6.2.4 Levisticum officinale

Siehe ► Tab. 6.4.

► **Tab. 6.4** Monografie Levisticum officinale.

Name (lat.)	Name (dt.)	Temperatur	Geschmack	Organbezug	Tagesdosis
Levisticum officinale, rad.	Liebstöckel, Wurzel	warm	süß, scharf-aromatisch, etwas bitter	Mi, Ma, Le, Därme, Ni, Bl, Uterus	1–6 g getr. Droge, Infus 1–4 ml Tinktur
Wirkbeschreibung			**Indikationen**		
Ansammlung von Feuchtigkeit-Kälte auflösend und ausleitend, das Yang-Qi wärmend			Wasseransammlung (spez. von Taille abwärts), Miktionsstörungen chronische Harnwegsinfekte, Harnverhalten, spärliche Miktion, häufiger Harndrang, Bettnässen, Albuminurie, Eiweiss im Urin, Zystitis weißer Ausfluss, Leukorrhöe		
Qi regulierend, bewegend und Yang-Qi stärkend			Dysmenorrhöe; PMS, verlangsamte Geburt, ret. Plazenta, Nachgeburt austreibend Melancholie, Hysterie, Müdigkeit, Abgeschlagenheit Erschöpfung, sexuelle Schwäche, Impotenz, Frigidität		
Feuchtigkeit und Schleim transformierend und Inneres wärmend			abdominelle und epigastrische Schmerzen und Spannungsgefühl, Verdauungsstörungen, Flatulenz, breiige Stühle, Appetitmangel, Dyspepsie, Übelkeit; Koliken Verschleimungen der Atmungs- und Verdauungsorgane		
Wind-Kälte eliminierend			Erkältung, Bronchitis, Atemwegskatarrh		
Wundheilung fördernd lokale Anwendung			Hauterkrankungen wie Furunkel, Akne, Wunden		

HIL 2, 20; SCW 223, MON 262, BÜH 255, HVI 310, JÄN 328, KOE (1990)

N Nebenwirkungen

kann bei allergisch reagierenden Menschen Schwindelgefühle auslösen (selten)

K Kontraindikationen

- Schwangerschaft
- Nierenerkrankungen: Reizwirkung auf die Nieren

6.2.5 Weitere Kräuter, die Feuchtigkeit umwandeln und trocknen

- Juniperus, fruct. (► **Kap. 8.2.6**)
- Petroselinum crisp., rad. (► **Kap. 7.2.9**)
- Apium grav. sem. (► **Kap. 18.4.3**)
- Apium grav. rad. (► **Kap. 7.2.10**)

6.3 Rezepturen

6.3.1 Dumpfe Kopfschmerzen und Konzentrationsmangel (Trübe Feuchtigkeit in Lunge und Milz blockiert den Kopf)

Siehe ▶ Tab. 6.5.

▶ **Tab. 6.5** Rezeptur Dumpfe Kopfschmerzen und Konzentrationsmangel.

Kräuter	Menge	Temperatur	Geschmack	Wirkung in der Rezeptur
Acorus calamus, rhiz.	25 g	warm	aromatisch/würzig, scharf, bitter, leicht süß	Mitte tonisierend, wärmend, klares Yang emporhebend, Feuchtigkeit ableitend
Levisticum off., rad.	15 g	warm	süß, bitter, scharf-aromatisch	Feuchtigkeit-Kälte auflösend und ausleitend, Qi regulierend, bewegend und tonisierend, Inneres wärmend
Angelica arch., rad.	15 g	warm	aromatisch, bitter, scharf	Milz-, Magen-Qi stärkend und wärmend, kalten Schleim der Lunge ableitend, Darm-Qi regulierend
Elettaria cardamomum, fruct.	10 g	warm	aromatisch-würzig, etwas scharf, leicht süß und bitter	Qi der Mitte wärmend, bewegend und tonisierend, Umwandlung und Ausleitung von Feuchtigkeit fördernd, klares Yang emporhebend, Magen- und Darm-Qi bewegend
Gentiana lut., rad.	10 g	kühl (-neutral)	bitter	Qi in Magen und Därmen bewegend, Mitte tonisierend, Leber-Qi bewegend
Citrus aurant., pericarp.	10 g	warm	scharf, aromatisch, bitter	Feuchtigkeit und Schleim auflösend und trocknend, Qi bewegend
Zea mais, stip.	5 g	neutral	süß	Feuchtigkeit zerstreuend und ausleitend, Nässe-Hitze eliminierend
Zingiberis viride (frischer Ingwer)	2 Scheiben pro Infus	heiß	scharf, aromatisch	Schleim umwandelnd, Milz und Magen wärmend und bewegend

Zubereitung

- Menge der Rezeptur für eine Woche berechnet.
- Tagesdosis (12 g der Mischung) mit ¾ l Wasser kochend heiß überbrühen, zugedeckt 10 Min. ziehen lassen. Danach abseihen und in einer Thermoskanne warm halten. In drei Portionen etwa ½ Std. vor den drei Hauptmahlzeiten trinken. Eine Woche lang.
- alternativ: Tinktur 3 × 2,5 ml täglich, jeweils ½ Std. vor den drei Hauptmahlzeiten.

Symptome und Befunde

- dumpfe Kopfschmerzen
- Benommenheit und Schweregefühl, morgens stärker
- Engegefühl im Thorax
- abdominelles Unwohlsein
- Appetitmangel oder wechselnder Appetit
- Übelkeit
- Konzentrationsmangel
- Schleim in Rachen und Nebenhöhlen
- breiiger Stuhl
- leichte Ödeme

- **Puls:** schlüpfrig (Huá), saitenförmig (Xián), schwach (Ruò; bes. rechte mittlere Position)
- **Zungenkörper:** Belag weiß, klebrig-ölig, Zungenkörper verdickt

Syndrom Schleim-Feuchtigkeit in Milz und Lunge mit Ansammlung von Feuchtigkeit-Schleim

Therapieprinzip

- Feuchtigkeit trocknen und abfließen lassen.
- Schleim transformieren.
- Trübes nach unten ableiten, Klares emporheben.
- Qi regulieren, Lungen-Qi stärken.
- Mitte harmonisieren und Milz-Qi stärken.

7 Den Harnfluss fördernde und Feuchtigkeit ausleitende Kräuter

7.1 Grundsätzliches

Bei der Behandlung von Feuchtigkeit werden in der Chinesischen Medizin drei Strategien unterschieden (vgl. NWI 101):

1. Huà Shi 化濕 = umwandeln = Feuchtigkeit aus dem Oberen Erwärmer (Lunge) eliminieren, z. B. Acorus cal. (▸ **Kap. 6.2.1**); Angelica arch. (▸ **Kap. 14.2.1**), Myrica (▸ **Kap. 8.2.7**)
2. Zào Shi 燥濕 = trocknen = (kalte) Feuchtigkeit aus dem Mittleren Erwärmer (Milz und Magen) eliminieren, z. B. Elettaria, Citrus (▸ **Kap. 6.2.3**); Coriandrum (▸ **Kap. 10.2.5**), Alpinia (▸ **Kap. 8.2.5**)
3. Lì Shi 利濕 = fließen lassen = aus dem Unteren Erwärmer (Blase) ableiten; z. B. Levisticum (▸ **Kap. 6.2.4**); Apium, Agropyron, Urtica (▸ **Kap. 7.2.6**); Juniperus (▸ **Kap. 8.2.6**); Taraxacum (▸ **Kap. 3.7.7**)

Der Vollständigkeit halber sei noch die in ▸ **Kap. 5** vorgestellte Strategie „Wind-Feuchtigkeit auflösen und ableiten" genannt.

Der Schwerpunkt dieser Gruppe liegt auf dem „Fließen-Lassen". Feuchtigkeit ausleitende Kräuter fördern die Urinproduktion bzw. Miktion, damit der Körper sich überschüssiger Feuchtigkeit entledigen kann und diese abfließt. Insofern finden sich in dieser Gruppe vor allem harntreibende Kräuter, die geeignet sind

- Ödeme (Fú Zhong 浮腫) auszuleiten und den Flüssigkeitsmetabolismus zu fördern,
- Feuchtigkeitsakkumulation zu zerstreuen und die Wasserwege zu öffnen,
- Obstruktion der Wasserwege zu beheben und die Urinausscheidung zu erhöhen.

7.1.1 Physiologie und Pathophysiologie

Der Wassermetabolismus steht in engem Zusammenhang mit der Funktion von Lunge, Milz und Nieren. Die Lunge als obere Quelle des Wassers verbreitet das Qi und regiert über die Wasserwege. Die Milz transformiert und transportiert die Flüssigkeiten. Die Niere ist die untere Quelle des Wassers und regiert den gesamten Flüssigkeitshaushalt im Körper. Sie gibt Qi an die Blase weiter, deren Hauptfunktion die Transformation und Ausscheidung von Flüssigkeiten ist. Der 3-Erwärmer verbindet die Wasserwege (Shui Dào 水道) und verteilt einerseits die Flüssigkeiten, andererseits das Yuan Qi 营气.

„Wenn das Qi im Dreifachen-Erwärmer blockiert ist, hat der Wassermetabolismus keine Kraft; wenn die Blase nicht richtig funktioniert und sich die Miktion schwierig gestaltet, ist der Dreifache-Erwärmer durch den Rückfluss betroffen." (BEN 1996: 187)

7.1.2 Diuretika vs. Aquaretika

Substanzen, die eine vermehrte Harnausscheidung bewirken, werden allgemein als Diuretika bezeichnet. Die Steigerung der ausgeschiedenen Wassermenge, des Nach-unten-fließen-Lassens, kann auf zwei Arten realisiert werden:

1. Erhöhung der Wasserausscheidung, die mit einer unphysiologischen Elektrolytausscheidung einhergeht. Zu dieser Gruppe gehören alle synthetischen Diuretika. Ihr langfristiger Einsatz bei der Behandlung von Stauungsödemen, Hypertonie und Herzinsuffizienz ist wegen des Einflusses auf Elektrolythaushalt und Stoffwechsel nicht unkritisch, ihr Vorteil liegt in der schnellen Entstauung in Notfallsituationen (z. B. Lungenödem, hochgradige Herzschwäche).

▶ **Tab. 7.1** Kräutervergleich.

Kräuter	Temperatur	Geschmack	Wirkort	Wirkschwerpunkt
Solidago virgaurea, herb.	kühl	bitter, sauer-adstringierend, etwas scharf	Ni, Bl, Lu, Därme	Infektionen des Urogenitaltraktes, Dysurie (Lin-Syndrom), Ödeme
Agropyron repens, rhiz.	kühl	fade, etwas süß	Ni, Bl, Le, Mi	Infektionen im Urogenitaltrakt, Miktionsstörungen, rheumatische Erkrankungen
Galium aparine, herb.	kühl	etwas bitter, sauer	Bl, Le, Gb, Lu	Infektionen im Urogenitaltrakt, Ikterus, Miktionsstörungen
Zea mays, stigmata	neutral-kühl	süß, fade	Ni, Bl, Le, Gb	Infektionen im Urogenitaltrakt, Ikterus, Dysurie (Lin-Syndrom)
Parietaria off., herb.	neutral-kühl	bitter, scharf	Ni, Bl	Harnwegsinfekte, Ödeme, schwierige Miktion
Urtica dioica, rad.	neutral	fade, adstringierend	Bl, Ni	benigne Prostatahyperplasie, Ödeme
Orthosiphon, fol.	neutral	aromatisch, etwas bitter, etwas salzig	Ni, Le	Harnwegsinfekte, Gallensteine, Ödeme
Phaseolus, fruct. sine semine (pericarp.)	neutral	süßlich, fade, leicht bitter, leicht salzig, leicht adstringierend	Ni, Bl	Ödeme, Blasen- und Niereninfektionen
Petroselinum crispum, rad.	etwas warm	aromatisch, süß, etwas scharf	Ni, Bl, Mi, Ma, Le, Därme, Uterus	Erkrankungen der ableitenden Harnwege, rheumatische Erkrankungen
Apium graveolens, rad.	warm	scharf, aromatisch, etwas bitter	Ni, Bl, Lu, Mi, Ma, Uterus	eingeschränkte Diurese, Ödeme, Erschöpfungszustände
Scilla maritima, bulb.	warm	scharf, etwas bitter, etwas süß	He, Lu, Ni, Bl, Le, Uterus	Ödeme, Herzinsuffizienz (milde), Niereninsuffizienz (milde), Husten mit viel Schleim

2. Förderung der Wasserausscheidung, ohne dass es zu einer Elektrolytverschiebung kommt. Diese Wirkung wird erreicht durch pflanzliche Aquaretika, die in dieser Gruppe vorgestellt werden. Man führt ihre Wirkung auf eine gesteigerte glomuläre Filtration in der Niere, verstärkte Nierendurchblutung und eine gesteigerte Osmose zurück. Die Ausschwemmung erfolgt lediglich durch Entfernung überschüssiger Flüssigkeit, die in der „Mineralstoffbilanz" neutral ist. Natrium, Kalium und Magnesium bleiben dem Körper erhalten. Die meisten pflanzlichen Aquaretika sind für Langzeittherapien geeignet, also auch bei Patienten mit leichtem oder mittelschwerem Bluthochdruck, Herzschwäche Grad I bis II, Stauungsödemen, Übergewicht und Venenschwäche.

Pflanzliche Aquaretika steigern in der Regel den Harnfluss auf etwa das Doppelte der Ausgangsmenge, und damit weniger als synthetische Diuretika.

7.1.3 Strategien zur Behandlung von Ödemen

Ödeme

Bei Ödemen handelt es sich generell um eine Akkumulation von physiologischer Feuchtigkeit. Durch Störung des Wassermetabolismus sammelt sich Wasser unter der Haut und in den Muskeln (im Gegensatz zu pathologischer Feuchtigkeit und Schleim). Im Chinesischen wird dies als „Wasser-Schwellung" (Shui Zhong 水腫) bezeichnet.

Zu ihrer Behandlung heißt es: Ödeme oberhalb der Taille sollen durch Diaphorese behandelt werden, Ödeme unterhalb der Taille durch Fördern des Harnflusses (vgl. FOL 1673).

Yang-Ödeme: Öffnen der Poren, Schwitzen erzeugen und Öffnen der Wasserwege

TCM-Pathologie

- Das Qi der Lunge verbreitet sich nicht (Wind-Wasser-Syndrom/Feng Shui Zheng).
- Feuchtigkeit bedrängt das Qi der Milz.
- Feuchte-Hitze blockiert die Wasserwege und dringt in Gesichts- und Fußregion ein.

Symptome Meist akut auftretend, leichte Dellenbildung (auf Druck hin wahrnehmbar), Schwellungen der Gelenke, Gedunsenheit (Gesichts- und Kopfregion), Schweregefühl in den Gliedern (beim Aufstehen nur mit Mühe zu bewegen), Völlegefühl in der Abdominalregion. Die Zunge ist gedunsen.

Behandlungsstrategien Beim Wind-Wasser-Syndrom muss das Qi der Lunge verbreitet werden (Xuan Fei), das Äußere durch Schwitzen entlastet und das Wasser ausgeschieden werden (Li Shi). Die entsprechenden Kräuter werden in den ▸**Kap. 2**, **3** und **5** vorgestellt (z.B. Tilia cordata, Sambucus nigra, Arctium lappa, Salix).

Wenn Feuchtigkeit das Qi der Milz bedrängt, muss die Yun-Hua-Funktion angeregt, die Feuchtigkeit getrocknet (Zao Shi) und das pathologische Wasser beseitigt werden (Hua Shi).

Bei Ödemen aufgrund von Feuchter Hitze benötigt man neben bitteren (aber auch faden) Diuretika zusätzlich Kräuter, die Feuchte-Hitze ableiten und Schwellungen zerstreuen mit kühlendem Temperaturverhalten (▸**Kap. 3.7**).

Yin-Ödeme: Yang-Qi stärken und Harnfluss fördern

TCM-Pathologie

- chronische Ödeme, die auf einem Mangel-Zustand beruhen
- meist bedingt durch Milz- und Nieren-Mangel, aber auch Lungen-Qi-Mangel

Symptome Gesichtsödeme, Ödeme in den Extremitäten mit nachhaltigen Dellen auf Druck bis hin zu Ödemen am ganzen Körper, ausgeprägt in der Taillengegend und den unteren Extremitäten, Kälteaversion, kalte Extremitäten, Schwächegefühl

Behandlungs-Strategien

- Milz und Magen tonisieren
- Feuchtigkeit transformieren und Wasserwege öffnen
- Yang-Qi stärken und wärmen

Yin-Ödeme werden behandelt, indem die Wurzel (Ben 本) behandelt wird. Bei Ödemen aufgrund von Nieren-Yang Mangel oder Kälte müssen wärmende Diuretika durch entsprechende Kräuter ergänzt werden (▸**Kap. 8** und ▸**Kap. 18.4**).

Entstehen die Ödeme aufgrund einer länger bestehenden Schwäche der Milz, sei es aufgrund von Qi-Mangel, Diätfehlern oder exogener pathogener Feuchtigkeit, sind Diuretika mit neutralem Temperaturverhalten und fadem Geschmack mit trocknenden (▸**Kap. 6**) und Qi stärkenden Kräutern (▸**Kap. 18.2**, gegebenenfalls auch ▸**Kap. 14.2**) zu verbinden.

In der westlichen Naturheilkunde werden Ödeme, die mit Palpitationen (diese sind zuweilen nicht so prominent) einhergehen, mit herzglycosidhaltigen Kräutern therapiert. Entsprechend können Diuretika mit Kräutern wie Convallaria (▸**Kap. 18.2**), Adonis (▸**Kap. 9**), Scilla (▸**Kap. 7**), Oleander, Strophantus (**Cave**!) oder Digitalis (**Cave**!) kombiniert werden.

Die Kräuter dieser Gruppe können unterstützend und mit Umsicht zur Behandlung von Nierenödemen (bei Nierenerkrankungen im westlichen [**Cave**!] Sinne) mit verordnet werden. Nierenödeme im westlichen Sinn erscheinen meist als Yang-Ödeme.

Qi-Ödeme

TCM-Pathologie Ödeme, die durch Leber-Qi-Stagnation und einer dadurch bedingten Beeinträchtigung des Wassermetabolismus entstehen.

Symptome Schwellungen an den Extremitäten, Schwellungsgefühl im Epigastrium, Schwellungen der Augenregion, begleitet von den üblichen Symptomen der Leber-Qi-Stagnation

Behandlungs-Strategien

- Leber-Qi bewegen und Qi-Stagnation lösen
- Obstruktion der Wasserwege beheben und Harnausscheidung erhöhen

Bei Ödembildung aufgrund von Stagnation und Stase müssen die Diuretika mit bewegenden Kräutern der ▸**Kap. 9** (Qi) und ▸**Kap. 13** (Blut) kombiniert werden.

Dysurie (Lin-Syndrome – Lin Zheng 淋證)

Die tägliche Harnproduktion ist abhängig von Flüssigkeitszufuhr, Transpirationsmenge, Ernährung usw. und schwankt zwischen durchschnittlich 1–1,5 l pro 24 Stunden. Abweichungen lassen sich ablesen an der Harnmenge und Miktionsfrequenz sowie an Miktionsbeschwerden wie Brennen, Stechen oder einschnürenden Empfindungen beim Wasserlassen.

In der TCM bedeutet Lin Zheng „schmerzhaftes erschwertes Wasserlassen“ und teilt sich in zwei Untergruppen:

- behinderte Miktion (verringerte Harnmenge mit oder ohne Schmerzen)
- blockierte Miktion (Störung des Harnflusses mit oder ohne geringe Schmerzen)
- blutiger oder getrübter Urin

TCM-Pathologie In der Praxis zeigt sich bei Patienten häufig ein Feuchtigkeit-Hitze-Zustand, der durch von außen eindringende Feuchte-Hitze oder durch Feuchtigkeit entstehen kann, die sich im Inneren in Hitze umwandelt. Die Vermischung von Hitze und Feuchtigkeit macht die Hitze „schwer“ und zieht nach unten, was ihre Klärung erschwert.

Symptome bei Feuchte-Hitze in der Blase

- häufige drängende Miktion
- Miktion schwierig, brennend, auch unterbrochener Harnfluss
- Harn dunkelgelb, trüb, auch rötlich, riechend, geringe Mengen
- evtl. Fieber oder subfibrile Temperaturen, evtl. Durst
- Puls: schlüpfrig (Hua), schnell (Shuo)

Zungenkörper dicker, gelber, klebriger Belag, evtl. rote Punkte im hinteren Drittel

Therapieprinzip

- Feuchtigkeit ausleiten.
- Hitze klären.
- Schmerz beenden.
- Wasserwege im Unteren Erwärmer öffnen.

Bei chronischen Harnwegsinfekten sind Heilkräuter sehr wirkungsvoll.

„Alleinige Gabe von pflanzlichen Drogen bei:

- asymptomatischer Bakteriurie
- kurzfristigem Blasenkatarrh
- Honeymoon-Zystitis
- chronischen, bakteriell verursachten Zuständen nach Pyelonephritis, Urethritis, Zystitis
- zur Nachbehandlung, Rezidivprophylaxe.

Adjuvant (bis zu einem Monat nach Absetzen der Antibiotika) bei:

- symptomatischen Harnwegsinfektionen
- Problemkeimen
- Keimzahlen > 106/ml.“ (KRA 2008c)

Reizblase

Miktionsprobleme einschließlich Harninkontinenz haben im Verlauf ihres Lebens 20–30 % aller Frauen, beschränken sich jedoch nicht auf diese. Statistiken zeigen an, dass rund fünf Millionen Männer und Frauen in Deutschland an Blasenbeschwerden leiden. Aus Sicht der westlichen Medizin handelt es sich um eine funktionelle Störung. Der Blasenmuskel meldet fälschlicherweise ein starkes Harndrangsignal, obwohl die Blase nur sehr wenig gefüllt ist. Die Reizblase führt oft zu einer dramatischen Einschränkung der Lebensqualität: Der überfallartige Harndrang schränkt den Aktionsradius erheblich ein.

Häufige Symptome

- häufiger Harndrang, ohne dass die Blase bereits gefüllt ist
- vermindertes oder erschwertes Halten des Harns
- Harndrang bei seelischer Belastung und Stress
- Harndrang bei kalten Füßen
- beim Wasserlassen nur kleine Harnmengen
- krampfartige, ziehende oder dumpfe Schmerzen im Unterleib mit Harndrang
- Gefühl der Geschwollenheit im Unterleib
- Brennen beim Wasserlassen, rezidivierende Zystitiden
- kein Gefühl der Linderung nach dem Wasserlassen

Eine Verschlechterung der Beschwerden tritt bei äußerer Kälte und feuchter Witterung ein, ein Zeichen dafür, dass die zur Kontrolle der Ausscheidungsfunktion notwendige Yang-Energie geschwächt ist. Dadurch kann sich immer wieder äußere Kälte festsetzen (Tai Yang) und zu Blockaden führen, die sich oft in Folge der entwickelnden Hitze als akute Zystitiden mit Brennen beim Wasserlassen und ins Rötliche gefärbtem Urin zeigen.

Bei älteren Patienten zeigt sich die Reizblase mehr als Harninkontinenz. Über das Yang wärmende Kräuter hinaus sind hier adstringierende Kräuter notwendig, die die Funktion der Blase kräftigen helfen.

7.1.4 Wirkeigenschaften der pflanzlichen Diuretika (Aquaretika)

- steigern den Harnfluss,
- schwemmen Bakterien aus,
- wirken krampflösend und schmerzlindernd,
- tonisieren den Blasenmuskel.

7.1.5 Energetik der Kräuter

Vorwiegend sind die Kräuter dieser Kategorie von neutraler oder kühler Temperatur.

Der fade Geschmack (z. B. Zea, Agropyron) filtert die Feuchtigkeit und wirkt trocknend.

Süße Aspekte (z. B. Zea, Agropyron, Phaseolus) tragen dazu bei, die Reizung der Schleimhäute zu mildern, etwa bei Entzündungen im Urogenitaltrakt.

Bittere Aspekte (z. B. Galium, Parietaria) leiten Feuchtigkeit und Feuchte-Hitze nach unten.

Der salzige Geschmack (Orthosiphon, Phaseolus) hilft, Verhärtungen zu erweichen und zu befeuchten sowie Schleimretention zu lösen.

7.1.6 Inhaltsstoffe

Aus der Perspektive der Pflanzeninhaltsstoffe ergibt sich die Wirkung der Arzneikräuter dieser Kategorie durch folgende Wirkstoffe:

- Saponine (Solidago, Zea) beeinflussen osmotische Vorgänge und über eine direkte Reizung – ähnlich wie bei ätherischen Ölen – des Nierenepithels wirken sie diuretisch.
- Cumarine (Petroselinum, Solidago) hingegen wirken insbesondere lymphabflussfördernd, ödemprotektiv, spasmolytisch und entzündungshemmend.
- Ätherische Öle (Agropyron, Orthosiphon, Petroselinum, Solidago, Zea) wirken diuretisch, sie verfügen außerdem über spasmolytische, antiphlogistische und antibiotische Eigenschaften. Auch Juniperus und Petersilienkraut können dazu gezählt werden.
- Flavonoide (Solidago, Petroselinum, Orthosiphon, Scilla, Zea) haben ein sehr breites Spektrum pharmakologischer Wirkungen. Unter anderem wirken sie aquaretisch und werden rasch metabolisiert und renal eliminiert. Sie sind entzündungshemmend und wirken Ödembildung entgegen. In erster Linie sind Flavonoide am Zellstoffwechsel beteiligt und wirken gefäßerweiternd und kapillarabdichtend.
  Weitere flavonoidhaltige Aquaretika sind: Betula, fol.; Equisetum, herb.; Urtica, herb., Ononidis, rad., Taraxacum, rad. herb.
- Glykoside Arbutin und Methylarbutin (Uva ursi) wirken desinfizierend.

7.2 Kräuter

7.2.1 Solidago virgaurea

Siehe ► Abb. 7.1 und ► Tab. 7.2.

► **Tab. 7.2** Monografie Solidago virgaurea.

Name (lat.)	Name (dt.)	Temperatur	Geschmack	Organbezug	Tagesdosis
Solidago virgaurea, herb.	Goldrute, Kraut	kühl	bitter, sauer-adstringierend, etwas scharf	Ni, Bl, Lu, Därme	1–12 g getr. Droge (Infus oder Dekokt); 20–90 Tr. Tinktur
Wirkbeschreibung			**Indikationen**		
Diurese fördernd, Feuchtigkeitsakkumulation zerstreuend			Ödeme, geschwollene Augendeckel, entzündliche Erkrankungen der ableitenden Harnwege		
Qi der Blase regulierend und Obstruktion der Wasserwege beseitigend			schwierige Miktion, Harnstau, Dysurie, Enuresis, Harnsteine, Nierengrieß, Prostatahypertrophie		
Feuchte-Hitze ausleitend			Infektionen des Urogenitaltraktes mit Schmerzen und Brennen beim Urinieren, häufigem Harndrang und Inkontinenz Entzündungen im Gastrointestinaltrakt (schleimige Durchfälle) rheumatische Erkrankungen, Gicht, Hyperurikämie		
Schleim und Feuchtigkeit klärend			Rhinitis, verstopfte Nebenhöhlen, chron. wässriges Nasensekret Zystitis mit Schleimabsonderung, Leukorrhöe harnsaure Diathese		

HOL 140, MAD, ROS (2009), WEF, LEX, PAH 141, KRA (2000) 53, PRW 283, SCH, Positivmonografien Kommission E, ESCOP

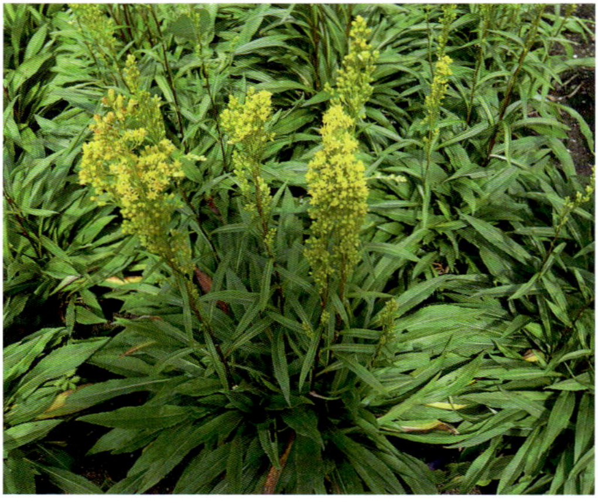

► **Abb. 7.1** Solidago virgaurea.

7.2.2 Agropyron repens

Siehe ► Tab. 7.3.

► **Tab. 7.3** Monografie Agropyron repens.

Name (lat.)	Name (dt.)	Temperatur	Geschmack	Organbezug	Tagesdosis
Agropyron repens, rhiz. (Rhiz. Graminis)	Quecke, Wurzel	kühl	fade, etwas süß	Ni, Bl, Le, Mi	1–12 g getr. Droge (Dekokt); 20–120 Tr. Tinktur
Wirkbeschreibung			**Indikationen**		
Feuchte-Hitze klärend, Diurese fördernd			Infektionen im Urogenitaltrakt, Harnsteine, Gallensteine rheumatische Erkrankungen; Gicht Hauterkrankungen Lymphadenitis Schwächezustände benigne Prostatahyperplasie Bronchialkatarrh Ödeme		
Blasen-Qi regulierend; Obstruktion der Wasserwege beseitigend			Miktionsstörungen wie schwierige Miktion, imperativer Harndrang, unterbrochene Miktion, Dysurie, ständiger Harndrang		
Yin schützend			Brennen und Schmerzen beim Wasserlassen; entzündliche Reizung der Schleimhäute mildernd Wundheilungsstörungen		

JÄN 426, PRW 89, MAD, MTD (1992), ROS (2009), WEF, Positivmonografien Kommission E, ESCOP

Allgemeine Bemerkung Auch unter dem Namen Rhizoma Graminis geläufig.

7.2.3 Galium aparine

Siehe ▶ Tab. 7.4.

▶ **Tab. 7.4** Monografie Galium aparine.

Name (lat.)	Name (dt.)	Temperatur	Geschmack	Organbezug	Tagesdosis
Galium aparine, herb.	Klettenlabkraut	kühl	etwas bitter, sauer	Bl, Le, Gb, Lu (Haut)	1–5 g getr. Droge (Dekokt); 10–90 Tropfen Tinktur
Wirkbeschreibung			**Indikationen**		
Feuchte-Hitze und Toxische Hitze klärend			Infektionen im Urogenitaltrakt Harnsteine, Harngrieß Ikterus, Hepatitis, Übelkeit, Druck unter dem rechten Rippenbogen Hauterkrankungen, Drüseneiterungen Erkrankungen mit Lymphbeteiligung Gonorrhöe		
Qi der Blase regulierend, Obstruktion der Wasserwege beseitigend			Miktionsstörungen wie Brennen und Schmerzen beim Wasserlassen, Harnverhalt, Ödeme, Nierensteine		
lokale Anwendung			Hauterkrankungen, Drüsenschwellungen, Krebsgeschwüre, Tumore, Sonnenbrand, Wunden		

HOL, MAD, ROS (2009), LON, MTD (1992), LEX, HOM

Allgemeine Bemerkung In der Volksmedizin bei Krebsleiden, Zungentumoren, Geschwüren und zur Entgiftung.

Wahrscheinlich seit dem Neolithikum zur Käsezubereitung verwendet.

Das frische Kraut und die daraus zubereitete Urtinktur wirken stärker oder tiefgreifender.

7.2.4 Zea mays

Siehe ► Abb. 7.2 und ► Tab. 7.5.

► **Tab. 7.5** Monografie Zea mays.

Name (lat.)	Name (dt.)	Temperatur	Geschmack	Organbezug	Tagesdosis
Zea mays, stigmata	Maisbart/Mais-griffel	neutral-kühl	süß, fad	Ni, Bl, Le, Gb	1–8 g getr. Droge (Dekokt); 1–6 ml Tinktur
Wirkbeschreibung			**Indikationen**		
Feuchte-Hitze aus Blase, Leber und Gallenblase klärend und ableitend			Infektionen im Urogenitaltrakt mit Schmerzen und Brennen beim Urinieren, Harntröpfeln; schleimige Ausflüsse; Harnsteine Übelkeit, Ikterus, Gallensteine, Cholezystitis, Hepatitis, Druck und Schmerzen unter dem Rippenbogen Hyperurikämie Hypertonie		
Qi der Blase regulierend und Obstruktion der Wasserwege beseitigend, Diurese fördernd			Ödeme, schwierige Miktion, Harnverhalt, Dysurie, Nephritis, Hypertonie Brennen und Schmerzen beim Wasserlassen; entzündliche Reizung der Schleimhäute mildernd		

HOL 536, PAH 459, STA 298, MAD, ROS (2009), MTD (1992), WHO, CHE

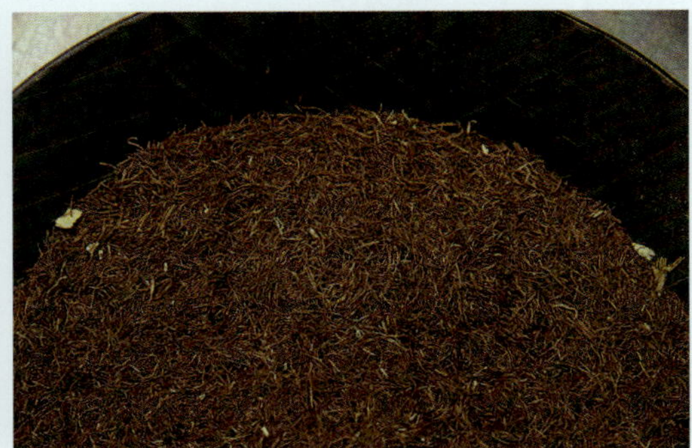

► **Abb. 7.2** Zea mays.

7.2.5 Parietaria officinalis

Siehe ▸ Tab. 7.6.

▸ **Tab. 7.6** Monografie Parietaria officinalis.

Name (lat.)	Name (dt.)	Temperatur	Geschmack	Organbezug	Tagesdosis
Parietaria officinalis, herb.	Glaskraut	neutral-kühl	bitter, scharf	Ni, Bl	1–3 g getr. Droge (Infus); 10–40 Tr. Tinktur
Wirkbeschreibung			**Indikationen**		
Feuchtigkeit und Feuchte-Hitze klärend, diuretisch			Ödeme, Harnwegsinfekte; Harngrieß, Harnsteine		
Qi der Blase regulierend, Obstruktion der Wasserwege beseitigend, befeuchtend			schwierige Miktion, Brennen und Schmerzen beim Urinieren, Harnverhalt		

BÜH, HOL, MAD, MTD (1992), HUM, LEX

7.2.6 Urtica dioica

Siehe ▸ Tab. 7.7.

▸ **Tab. 7.7** Monografie Urtica dioica.

Name (lat.)	Name (dt.)	Temperatur	Geschmack	Organbezug	Tagesdosis
Urtica dioica, rad.	Brennnessel, Wurzel	neutral	fad, adstringierend	Bl, Ni	1–6 g getr. Droge (Dekokt); 1–4 ml Tinktur
Wirkbeschreibung			**Indikationen**		
Wasserwege öffnend, Feuchtigkeits- (Schleim-) Obstruktion zerstreuend			benigne Prostatahyperplasie (Grad I+II) mit Miktionsbeschwerden wie häufiger Harndrang, unvollständige Harnentleerung, Harnverhalt, Restharnbildung Ödeme, Prostatitis, Rheuma, Gicht		

HOM, KAS, MIB, PAH, ROS (2009), LEX, SCH, HUM, Positivmonografien Kommission E, ESCOP, WHO

7.2.7 Orthosiphon stamineus

Siehe ▶ Tab. 7.8.

▶ **Tab. 7.8** Monografie Orthosiphon stamineus.

Name (lat.)	Name (dt.)	Temperatur	Geschmack	Organbezug	Tagesdosis
Orthosiphon stamineus, fol.	Indischer Nierentee, Blätter; Katzenbart, Blätter	neutral	aromatisch, etwas bitter	Ni, Le	6–10 g getr. Droge (Dekokt); 1–5 ml TInktur
Wirkbeschreibung			**Indikationen**		
Feuchtigkeit- und Feuchte-Hitze klärend			Harnwegsinfekte, Harngrieß, Harnsteine, Hämaturie, Albuminurie; Gallensteine; Rheuma, Gicht		
Wasserwege freimachend			Ödeme, leichte Spasmen		

MAD, KOE, WEF, BÜH 254, LPH 237, Positivmonografie Kommission E, ESCOP

Allgemeine Bemerkung In der modernen Phytotherapie zur Durchspülungstherapie bei entzündlichen Erkrankungen der ableitenden Harnwege.

7.2.8 Phaseolus nanus

Siehe ▶ Tab. 7.9.

▶ **Tab. 7.9** Monografie Phaseolus nanus.

Name (lat.)	Name (dt.)	Temperatur	Geschmack	Organbezug	Tagesdosis
Phaseolus nanus, pericarp.	Gartenbohnen, Schalen	neutral	süßlich, fade, leicht bitter, leicht salzig, leicht adstringierend	Ni, Bl	5–20 g Dekokt
Wirkbeschreibung			**Indikationen**		
Stagnationen lösend, erweichend, Feuchtigkeit ausleitend, harntreibend			Ödeme kardiale Ödeme Steine Blasen- und Niereninfektionen Gicht Herzerkrankungen und Hypertonie (begleitend) Schwangerschaftsödeme		
Blutzuckerspiegel regulierend			Diabetes mellitus		

MON 330, ITA 430, GES 397, JÄN 68, PAH 90, SCW 140, TAZ, Positivmonografie Kommission E

7.2.9 Petroselinum crispum

Siehe ▸ Tab. 7.10.

▸ **Tab. 7.10** Monografie Petroselinum crispum.

Name (lat.)	Name (dt.)	Temperatur	Geschmack	Organbezug	Tagesdosis
Petroselinum crispum, rad.	Petersilienwurzel	etwas warm	aromatisch, süß, etwas scharf	Ni, Bl, Mi, Ma, Le, Därme, Uterus	1–6 g getr. Droge (Dekokt); 2–5 ml Tinktur
Wirkbeschreibung			**Indikationen**		
Feuchtigkeitsakkumulation zerstreuend, Wasserwege öffnend, diuretisch			Ödeme, Erkrankungen der ableitenden Harnwege, Harngrieß, Dysurie, Harnverhalt; rheumatische Erkrankungen, Gicht		
Qi der Mitte regulierend, Leber-Qi bewegend			Verdauungsstörungen mit abdomineller Völle, Blähungen, Druck unter dem rechten Rippenbogen, Übelkeit		
Leber-Yin und -Xue nährend			Blutmangelsymptome wie allgemeine Blässe, brüchige Nägel, Haarausfall, Amenorrhöe		
Uterus regulierend			Amenorrhöe, Dysmenorrhöe		

HOL, MAD, ROS (2009), MTD (1992), WEF, LEX, MON, Positivmonografie Kommission E

Cave

Schwangerschaft und Stillzeit; Petroselinum kann den Milchfluss verringern und steht im Verdacht abortiv zu wirken (bislang keine Beweise).

N Nebenwirkungen

selten allergische Haut-/Schleimhautreaktionen; fototoxische Reaktionen möglich

K Kontraindikationen

Schwangerschaft, entzündliche Nierenerkrankungen

7.2.10 Apium graveolens

Siehe ► Tab. 7.11.

► **Tab. 7.11** Monografie Apium graveolens.

Name (lat.)	Name (dt.)	Temperatur	Geschmack	Organbezug	Tagesdosis
Apium graveolens, rad.	Sellerie, Wurzel	warm	scharf, aromatisch, etwas bitter	Ni, Bl, Lu, Mi, Ma, Uterus	1–3 g getr. Droge; Dekokt 15–60 Tr. Tinktur
Wirkbeschreibung			**Indikationen**		
Feuchtigkeitsakkumulation und Schleim beseitigend			eingeschränkte Diurese, Ödeme, Harngrieß, Nephrolithiasis; Lungenkatarrh; Rheuma, Gicht, Arthritis		
Nieren-Qi und -Yang unterstützend, wärmend			Impotenz, Frigidität; Erschöpfungszustände; Ödeme, schwierige Miktion		
Qi des Uterus bewegend			Amenorrhöe, verspätete Menstruation		
Qi der Mitte regulierend, Feuchtigkeit transformierend			Blähungen, Übelkeit, abdominelle Völle, Nahrungsstagnation		

HUM, MAD, MTD (1992), ROS (2009), LEX, Negativmonografie Kommission E

Hinweis Apium kann größere Mengen fototoxischer Furanocumarine enthalten.

7.2.11 Scilla maritima

Siehe ▸ Tab. 7.12.

▸ **Tab. 7.12** Monografie Scilla maritima.

Name (lat.)	Name (dt.)	Temperatur	Geschmack	Organbezug	Tagesdosis
Scilla maritima, bulb.	Meerzwiebel	warm	scharf, etwas bitter, etwas süß	He, Lu, Ni, Bl, Le, Uterus	0,1–0,5 g getrocknete pulverisierte Droge zum Infus; 15 Tr. Tinktur (als Fertigarzneimittel verschreibungspflichtig)
Wirkbeschreibung			**Indikationen**		
Feuchtigkeitsakkumulation (überfließendes Wasser) zerstreuend und ausleitend; Wasserwege öffnend			Ödeme, Bein- und Knöchelödeme; Keuchen, Zyanose, Brustenge, Palpitationen; Aszites, Anasarka; Harnverhalt		
Herz- und Nieren-Qi /-Yang tonisierend			Herzinsuffizienz (milde) , Niereninsuffizienz (milde), Herzhypertrophie, Herzklappenfehler, Angina pectoris, Palpitationen, Kurzatmigkeit, Ödeme infolge Herz-Schwäche		
zähen Schleim in der Lunge lösend, purgierend			Asthma, Husten mit viel Schleim, chronische Bronchitis, Reizhusten, schwierige Expektoration mit zähem Schleim		
Leber-Qi bewegend			Feuchtigkeitsakkumulation infolge Leber-Qi Stagnation; abdominelle Völle; Dysmenorrhöe, Amenorrhöe		

HIL, HOL, MAD, WEF, HUM, LEX, Positivmonografie Kommission E

N Nebenwirkungen

Übelkeit, Erbrechen, Magenbeschwerden, Durchfälle, unregelmäßiger Puls

K Kontraindikationen

Schwangerschaft, Kaliummangel, gleichzeitige Einnahme von Medikamenten mit Digitalisglykosiden

Wechselwirkungen

Wirkungs- und Nebenwirkungsverstärkung bei gleichzeitiger Gabe von Chinidin, Saluretika, Kalzium, Laxantien und bei Langzeittherapie mit Glukocortikoiden

! Beachte: Dieses Kraut sollte nur von Therapeuten verwendet werden, die Erfahrung im Umgang mit Herzglykosiden haben!

7.2.12 Weitere Kräuter, die den Harnfluss fördern und Feuchtigkeit ausleiten

- Equisetum, herb. (▸ **Kap. 18.8.5**)
- Taraxacum off. (▸ **Kap. 3.7.7**)
- Urtica, fol. (▸ **Kap. 5.2.2**)
- Juniperus, fruct. (▸ **Kap. 8.2.6**)
- Betula pend., fol. (▸ **Kap. 5.3.2**)
- Cytisus scop., herb. cum flor. (▸ **Kap. 18.2.8**)
- Spirea/Filipendula ulm., herb. (▸ **Kap. 5.3.4**)
- siehe auch ▸ **Kap. 6**

7.3
Rezepturen

7.3.1 Zystitis (Feuchte-Hitze in der Blase)

Siehe ► Tab. 7.13

► **Tab. 7.13** Rezeptur Zystitis.

Kräuter	Menge	Temperatur	Geschmack	Wirkung in der Rezeptur
Echinacea ang., rad.	25 g	kühl	bitter, scharf, etwas süß	Feuchte-Hitze aus der Blase beseitigend; Hitze-Toxine beseitigend
Arctostaphylos, fol.	25 g	kühl	bitter, sauer	Feuchte-Hitze von der Blase beseitigend; zusammen mit Echinacea antimikrobiell wirksam
Agropyron rep., rhiz.	25 g	kühl	etwas süß, fad	Feuchte-Hitze beseitigend; diuretisch; reguliert das Qi der Blase und schützt das Yin, wirkt so Dysurie entgegen
Zea, stig.	25 g	neutral-kühl	süß, fad	Feuchte-Hitze diuretisch beseitigend; Qi der Blase regulierend und Yin schützend, so Dysurie entgegenwirkend
Althea off., rad.	ca. 100 g separat	kühl	süß, bitter	Yin bewahrend, gereizte Schleimhäute mildernd; Hitze klärend; sekundär auch Feuchte-Hitze von der Blase ableitend

Zubereitung und Dosierung

- Althea separat als Kaltmazerat/ Dekokt; 10 g/ Tag auf etwa 750 ml Wasser
- restliche Rezeptur: Standardzubereitung Pulver-Infus/Dekokt: Dosierung: 4,5–9 g Pulver auf ca. 750 ml Wasser (= Tagesdosis); berechnet für eine Einnahmedauer von etwa 10 Tagen
- oder: restliche Rezeptur als: Standardtinktur (1 : 5); 3 × 2,5–4 ml/ Tag; Gesamtmenge 120 ml Tinktur, für eine Einnahmedauer von 10 Tagen

Cave

- **Arctostaphylos enthält Hydrochinon und sollte von daher nur in Akutphasen eingenommen werden; max. 4–6 Wochen/ Jahr.**
- **Arctostaphylos entfaltet seine volle antimikrobielle Wirkung nur in einem basischen Milieu, deshalb auf basischen Urin achten!**

Symptome und Befunde

- Schmerzen und Brennen beim Wasserlassen
- häufiger Harndrang
- evtl. schwierige, unterbrochene Miktion
- dunkler, trüber, evtl. blutiger Urin
- **Puls:** schnell (Shuo), schlüpfrig (Hua)
- **Zungenkörper:** rot; dicker gelber Belag im hinteren Drittel

Syndrome

- Feuchtigkeit und Hitze in der Blase
- Stagnation des Qi im Unteren Erwärmer

Westlicher Befund Zystitis

Therapieprinzip

- Hitze klären, Feuchtigkeit ableiten.
- Qi im unteren Erwärmer regulieren.

7.3.2 Prostatahypertrophie (Feuchtigkeit und Kälte im Unteren Erwärmer)

Siehe ▶ Tab. 7.14.

▶ **Tab. 7.14** Rezeptur Prostatahypertrophie.

Kräuter	Menge	Temperatur	Geschmack	Wirkung in der Rezeptur
Urtica ur., rad.	40 g	neutral	fad, adstringierend	Wasserwege öffnend, Feuchtigkeitsobstruktion zerstreuend, diuretisch, spezifische Arznei für die Prostata
Sabal serr., fruct., cont.	40 g	neutral	süß, etwas sauer	Qi- und Yang der Nieren supplementierend; spezifische Arznei für die Prostata
Cinnamomum ceylon., cort.	40 g	warm-heiß	süß, scharf, aromatisch	Nieren-Yang wärmend, Kälte aus dem Unteren 3-Erwärmer vertreibend; Qi- und Xue dynamisierend
Juniperus, fruct., cont.	40 g	warm	aromatisch, etwas scharf, etwas sauer	hilft das Nieren-Yang zu wärmen; unterstützt die Yun-Hua-Funktion, wandelt Nässe um
Agropyron repens, rhiz	35 g	kühl	fad, süß	Blasen-Qi regulierend; Obstruktion der Wasserwege beseitigend, diuretisch
Galium apar., herb.	25 g	kühl	etwas bitter, sauer	Qi der Blase regulierend; Nässeobstruktion der Wasserwege beseitigend

Mischung 1: Urtica ur., rad.; Sabal, fruct.; Agropyron, rhiz.; Galium, herb.; 140 g
Mischung 2: Juniperus, fruct. cont.; Cinnamomum ceylon., cort.; 80 g

Zubereitung und Dosierung Rezeptur für ca. 20 Tage, 11 g/Tag: 7g aus Mischung 1 20 Min. köcheln, danach 4 g aus Mischung 2 hinzugeben, Deckel sofort schließen, noch 1 Min. köcheln lassen und weitere 20 Min. ziehen lassen.

Symptome und Befunde

- trüber Urin, gelegentlich wie Wolken oder Watte im Urin
- schwierige, verzögerte Miktion, schwacher Harnstrahl
- Druckgefühl im Unterbauch
- Schwäche, Kältegefühl und Schmerz im unteren Rücken
- **Puls:** schlüpfrig (Hua), langsam (Chang)
- **Zungenkörper:** Belag klebrig und weiß

Syndrome

- Feuchtigkeitsstagnation und Kälte im Unteren Erwärmer
- sekundäre Hitze durch Stagnation
- Schwäche des Nieren-Yang

Westlicher Befund benigne Prostatavergrößerung

Therapieprinzip

- Feuchtigkeit ableiten.
- Kälte vertreiben.
- Wasserwege öffnen.

8 Das Innere wärmende Kräuter

8.1 Grundsätzliches

8.1.1 Pathologie

„Wärme. um Kälte zu vertreiben“ (DGK, Kap. 74)

Kälte kann drei Ursachen haben:

1. Kälte, die von Außen eindringt (Fülle-Kälte)
2. Kälte, die durch Yang-Mangel im Inneren entsteht (Leere-Kälte)
3. Kälte, die über Speisen und Getränke mit kalter Natur ins Innere eintritt

Fülle-Kälte, die in die Oberfläche eingedrungen ist, wird über die Öffnung der Oberfläche mit warmen diaphoretischen Kräutern (► **Kap. 2**) ausgeleitet und zerstreut, um die Leitbahnen zu wärmen.

In die Tiefe, ins Innere kann Kälte dann eindringen, wenn die äußere Kälte derart intensiv ist, dass sie durch die Haut, das subkutane Gewebe und über die Leitbahnen in die inneren Organe vordringt. Die eingedrungene Kälte hindert das Yang daran, sich zu entfalten, blockiert den Qi-Fluss und die Blut-Zirkulation.

Kälte kann auch in Form kalter Speisen oder Getränke unmittelbar in den Magen eintreten, sich im Mittleren Erwärmer ansammeln und Magen-Darm-Grippe oder Enteritis auslösen. Dann verwendet man Kräuter, die die Mitte wärmen und Kälte zerstreuen. Ebenso können Kräuter aus ► **Kap. 14.2**, die Schleim-Kälte wärmen und transformieren, angewendet werden.

Leere-Kälte kann sich im Inneren sekundär durch eine schwache Konstitution entwickeln. Gewöhnlich ist das mit einem Yang-Mangel von Nieren, Milz oder Herz verbunden. In dem Fall kommen auch Yang tonisierende Kräuter (► **Kap. 18.2**) zur Anwendung.

Der Unterschied zwischen dem Wärmen des Inneren und der Tonisierung des Yang besteht darin, dass die Kräuter im ersten Fall auf Beseitigung der Kälte und ihrer Manifestationen gerichtet sind. Im zweiten Fall geht es um die Stärkung der dynamischen Prozesse.

Innere Kälte kann sich äußern als

- Schmerzen (lokal, fixiert) in Abdomen oder Epigastrium
- Erbrechen und/ oder Diarrhöe
- kalte Extremitäten
- Ausscheidung von reichlich klarem Urin
- meist blasse, auch livide Zunge mit weißlichem Belag
- Puls ist eher tief, eher langsam und schwach; bei sehr starken Schmerzen evtl. auch straff

8.1.2 Therapieprinzip

Die Kräuter dieser Gruppe sind scharf-aromatisch und warm bis heiß. Sie wärmen das Innere und vertreiben und zerstreuen Kälte, bringen das zusammenbrechende Yang wieder hervor, wärmen die Leitbahnen, beleben die Blut-Zirkulation, wärmen die inneren Organe und lindern Schmerzen.

Falls Kälte-Erkrankungen durch äußere Pathogene verursacht oder mitverursacht wurden, kombiniert man Kräuter zum Wärmen des Inneren mit Kräutern zum Befreien der Oberfläche.

Sollte zusätzlich zur inneren Kälte auch eine Ansammlung von Feuchtigkeit bestehen, so verwendet man zusätzlich aromatische Kräuter, die Nässe umwandeln helfen.

Je nach Situation müssen evtl. weitere tonisierende Kräuter für Herz, Milz oder Nieren zusammen mit Kräutern zum Wärmen des Inneren verschrieben werden, da diese für die Aufrechterhaltung der Funktionen aller inneren Organe von größter Wichtigkeit sind.

Kontraindiziert sind die Kräuter dieser Gruppe bei Fülle-Hitze-Zuständen, bei Yin- und Blut-Mangel mit Leere-Hitze. Vorsicht ist auch bei Blutungen und in der Schwangerschaft geboten.

8.1.3 Energetische Eigenschaften

Die Kräuter der Gruppe sind in der Regel heiß und scharf und in der Lage, rasch Kälte zu zerstreuen und Wärme im Inneren zu verbreiten. Sie können deshalb bei Syndromen mit innerer Fülle-Kälte eingesetzt werden. Sie finden darüber hinaus auch Verwendung zur Stimulierung des Yangs der inneren Organe und der Beschleunigung ihrer Funktionen, um sowohl innere Fülle- als auch Leere-Kälte zu beseitigen. Auf jeden Fall erhöhen sie die Dynamik der Zirkulation und wirken belebend und wärmend, so dass sich die Körpertemperatur und die Pulsfrequenz erhöhen können.

8.1.4 Inhaltsstoffe

Verantwortlich für die Wärmeentwicklung sind unterschiedliche Bestandteile ätherischer Öle und Scharfstoffe. In der Vorstellung Galens – ähnlich bei den alten Chinesen – sind die Verdauungsorgane Teil eines „Kochprozesses“ (griech. *pepsis*, lat. *coctio*), der der inneren Wärme bedarf. Die Scharfstoffe fördern genau diese „Herd-Wärme“ besonders dann, wenn sie durch Kälte darniederliegt oder beeinträchtigt und verlangsamt wird.

Die Bitterstoffe, die in einigen Kräutern ebenfalls in mehr oder weniger geringen Mengen enthalten sind, haben hierbei nur eine geringe Bedeutung, unterstützen die verdauungsfördernde Wirkung jedoch.

Den Scharfstoffen kommt auch eine antibakterielle, fungizide und entzündungshemmende Funktion zu, die sich positiv auf den Respirations- und den Magen-Darm-Trakt auswirkt.

8.2

Kräuter

8.2.1 Capsicum annuum

Siehe ▶ Abb. 8.1 und ▶ Tab. 8.1.

▶ **Tab. 8.1** Monografie Capsicum annuum.

Name (lat.)	Name (dt.)	Temperatur	Geschmack	Organbezug	Tagesdosis
Capsicum annuum, fruct.	Chili, Schoten	heiß	scharf	Mi, Ma, Darm, Lu, He, Ni	0,06–2,5 ml Tinktur (1–30 Tr.), siehe unten
Wirkbeschreibung			**Indikationen**		
Wind-Kälte eliminierend (auch äußerliche Anwendung)			Erkältung, Fieber, rheumatische Erkrankung (Arthrose, Arthritis) Wind-Kälte-Schmerzen im LWS-Bereich Wind-Kälte der Lunge: Heiserkeit, Halsschmerzen		
Inneres/Li erwärmend			Verdauungsschwäche, Magenschmerz, Darmschmerz Übelkeit, Erbrechen, Kälte-Diarrhöe		
Blut bewegend			periphere Blutzirkulationsschwäche, periphere neuropathische Schmerzen, Postzoster-Neuralgie, schmerzhafter Muskelhartspann in Schulter und WS-Bereich		
Herz-Qi und -Blut bewegend, Poren des Herzens öffnend			Arteriosklerose-Prophylaxe, Schlaganfall Kreislaufschwäche, Seekrankheit, Ohnmacht Depression, Hemmungen durch übermäßige Anpassung, Unsicherheit		
lokale Anwendung			Schmerzen und Verspannungen, Verstauchungen (Pflaster, Salbe, Lotion), Wunden (Pulver)		

JÄN 92, KRA 106, ROS (2006) 337 ff., CUL 42, MCI 135, Positivmonografien Kommission E, ESCOP

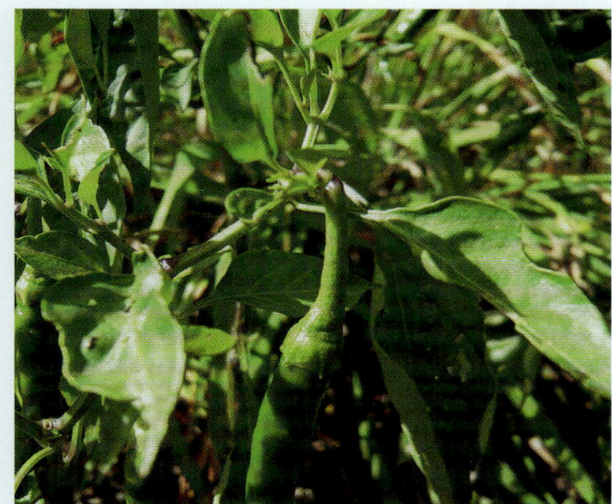

▶ **Abb. 8.1** Capsicum annuum.

Dosierung

- Tinktur: 3–10 Tr. (allmählich steigern von 3 auf 10 Tr.) 3 × tgl. mit Wasser 1 Stunde vor oder nach den Mahlzeiten einnehmen
- Infus: 1 Msp. mit 250 ml Wasser aufgießen, 5 Min. ziehen lassen, über den Tag verteilt trinken

N Nebenwirkungen

- Hohe Dosen können bei längerer Anwendung durch Beeinflussung der Thermorezeptoren zu lebensgefährlicher Hypothermie führen, weiterhin zu akuter Gastritis, Nierenentzündung.
- Bei innerer Anwendung kann die Steigerung der Magen-Darmperistaltik zu Durchfällen, Darm- und Gallensteinkoliken führen.

▼

▼

- Zubereitungen mit Capsicum reizen auch in geringen Mengen Haut und Schleimhäute und können schmerzhaftes Brennen hervorrufen.

K Kontraindikationen

Schwangerschaft

8.2.2 Zingiber officinale (getrocknet)

Siehe ►Tab. 8.2.

►**Tab. 8.2** Monografie Zingiber officinalis.

Name (lat.)	Name (dt.)	Temperatur	Geschmack	Organbezug	Tagesdosis
Zingiber officinale, rhiz. (getrocknet)	Ingwer, Wurzel (getr.) (chin. *Gan Jiang*)	heiß	scharf	He, Lu, Mi, Ma, Ni	pulverisiert 1–2 g oder getrocknet: 0,5–3 g zum Infus; 1–4 ml Tinktur

Wirkbeschreibung	Indikationen
aktive Yang-Energien zurückkehren lassend, geschwächtes Yang rettend	Entkräftung bei Yang-Kollaps mit innerer Kälte, kalten Extremitäten, fahles Gesicht
Leere-Kälte in Milz und Magen wärmend, Magen-Qi tonisierend, Feuchtigkeit umwandelnd	Übelkeit, Erbrechen, Schwangerschaftsübelkeit, Durchfall, Appetitmangel, Dyspepsie, Schmerzen und Kältegefühl in Leibesmitte und Bauch, Frieren, Zurückweichen des Qi mit kalten Extremitäten
Leere-Kälte der Lunge wärmend und Schleim umwandelnd	Katarrhe der Atemwege, Husten mit innerem Kältegefühl, viel dünnflüssiger und weißschaumiger Schleim
Wind, Kälte, Feuchtigkeit bei Bi-Syndrom wärmend und zerstreuend (auch äußerlich als Paste mit Honig)	Rheumatismus, Arthritis, Gelenkschmerzen
Toxizität von Speisen abpuffernd	leichte Lebensmittelvergiftung (u. a. Fisch, Krabben)

MAD, POR (1978), LPH 168, ROS (2009), SIN, KRA (2000) 57, Positivmonografien Kommission E, ESCOP, WHO

Dosierung Die Tagesdosis der getrockneten Droge beträgt gemäß chinesischer Materia medica 3–10 g.

Hinweis Siehe auch Zingiber-Profil in ►Kap. 2.2.1.

8.2.3 Cinnamomum verum (Ceylon-Zimt)

Siehe ▸ Tab. 8.3.

▸ **Tab. 8.3** Monografie Cinnamomum verum.

Name (lat.)	Name (dt.)	Temperatur	Geschmack	Organbezug	Tagesdosis
Cinnamomum verum, cort.	Zimt, Rinde (chines. *Rou Gui)*	heiß	scharf, süß	Ni, Mi, He, Le	2–5 g getr. Droge zum Infus, 1–4 ml Tinktur

Wirkbeschreibung	Indikationen
Nieren-Yang tonisierend (auch Milz-Yang stützend)	Frieren, kalte Extremitäten, Impotenz, Harnträufeln, Diarrhöe, Appetitverlust, breiiger Stuhl Yang-Leere-Ödem, Schwäche in Lumbalbereich und Knie
Kälte zerstreuend, das Innere wärmend, Schmerzen stillend	Schmerzen in Bauch, Lenden, Leibesmitte, Diarrhöe, Husten oder Keuchen, Durstlosigkeit, Schweißlosigkeit, allgemeine Erschöpfung, besonders nach langer Krankheit
Qi- und Blut-Zirkulation in den Leitbahnen fördernd und Leitbahnen erwärmend	Kälte-Schmerzen, bes. in Abdomen und unterem Rücken, unregelmäßige Menstruation und Dysmenorrhöe

MAD, POR (1978), LPH 355, JUN 154,GRE (2004) 249, Positivmonografien Kommission E, WHO

Anmerkung Der Ceylon-Zimt besitzt gegenüber dem chinesischen Zimt so gut wie keine Cumarine.

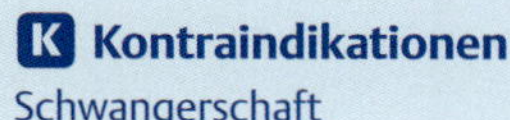

Kontraindikationen

Schwangerschaft

8.2.4 Armoracia rusticana (Cochlearia armoracia)

Siehe ▸ Abb. 8.2 und ▸ Tab. 8.4.

▸ **Tab. 8.4** Monografie Armoracia rusticana.

Name (lat.)	Name (dt.)	Temperatur	Geschmack	Organbezug	Tagesdosis
Armoracia rusticana, rad.	Meerrettich, Wurzel	heiß	brennend scharf	Ni, Lu, Ma, Mi, Därme, Bl	5–18 g frische, geriebene Wurzel Tinktur: 1–5 ml tgl.

Wirkbeschreibung	Indikationen
Inneres wärmend, Yang tonisierend, Mitte aktivierend	Kältegefühl, Erschöpfung, Müdigkeit, Bauchschmerzen und -krämpfe, Verdauungsschwäche, Kälte-Diarrhöe, Kälte-Obstipation
Wind-Kälte zerstreuend	Erkältung, Katarrhe der Luftwege, Bronchitis mit weißem Schleim, Halsschmerzen
Wind-Kälte/Hitze-Nässe ausleitend	Rheuma, Gicht, Ischiagie
Feuchte-Kälte aus der Blase ausleitend	Infekte der ableitenden Harnwege, Zystitis, Leukorrhöe
lokale Anwendung	Muskelschmerzen, Neuralgie, Ischialgie, Kopfschmerzen

MAD, LPH 222, HOL 325, JÄN 356, PWH 103, PAH 228, Positivmonografie Kommission E

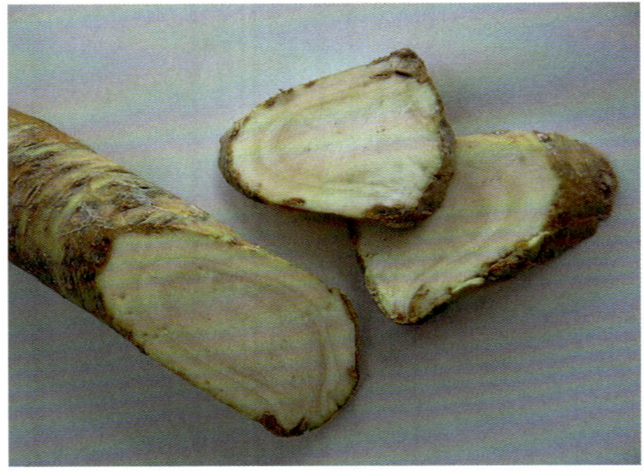

▸ **Abb. 8.2** Armoracia rusticana.

K Kontraindikationen

Magen- oder Darmgeschwüre, Entzündungen von Darm oder Niere, Kinder unter vier Jahren

8.2.5 Alpinia officinalis

Siehe ▶ Tab. 8.5.

▶ **Tab. 8.5** Monografie Alpinia officinalis.

Name (lat.)	Name (dt.)	Temperatur	Geschmack	Organbezug	Tagesdosis
Alpinia officinalis, rhiz. (Galanga off., rhiz.)	Galgant, Wurzel	heiß	scharf-brennend, würzig-aromatisch	Mi, Ma, He, Lu, Le, Gb	1–3 g getr. Droge; 1,5–4 ml Tinktur
Wirkbeschreibung			**Indikationen**		
Inneres erwärmend Mitte wärmend, Magen-Qi regulierend und Kälte zerstreuend			Kälte-Schmerzen; Verdauungsschwäche mit Kälte-Empfinden niedrige Körpertemperatur, kalte Extremitäten; Myalgien		
Blut bewegend			Angina pectoris niedrige Körpertemperatur, kalte Extremitäten		
Qi von Milz/Magen tonisierend, wärmend und regulierend Leber-Gallenblasen-Qi bewegend und regulierend			Magenschmerzen, dyspeptische Beschwerden, Übelkeit und Schluckauf, Erbrechen klarer Flüssigkeiten, Blähungen schwerfällige Verdauung krampfartige Oberbauchschmerzen (Roemheld-Syndrom) Gallenkoliken, leichte, auch akute Appetitmangel Lethargie, depressive Verstimmung akute/chronische Diarrhöe, mit Schwächezuständen und Kälteempfinden		
Schleim-Kälte auflösend			rezidivierende Erkältungen, Sinusitis, chronische Verschleimung der Bronchien rheumatische Beschwerden, welche durch Kälte verstärkt werden Darmcandidose		

MAD, PAH 376, BÜH 159, 395, 452; JÄN 167, Positivmonografie Kommission E

8.2.6 Juniperus

Siehe ▸ Abb. 8.3 und ▸ Tab. 8.6.

▸ **Tab. 8.6** Monografie Juniperus.

Name (lat.)	Name (dt.)	Temperatur	Geschmack	Organbezug	Tagesdosis
Juniperus, fruct.	Wacholder, Beeren	warm	süß, aromatisch-scharf, leicht bitter	Mi, Ma, Ni, He, Darm, Lu, Le, Uterus	1–5 g getr. Droge, 3–6 ml Tinktur (siehe unten)
Wirkbeschreibung			**Indikationen**		
Wind-Feuchtigkeit-Kälte ausleitend Feuchtigkeit auflösend, transformierend Harnfluss fördernd			Flüssigkeitsansammlung, Ödem, verminderte Miktion, Mykose chronisches Rheuma, Gicht, Neuralgien, Gelenk- und Muskelschmerz Lungenschleim, Asthma bronchiale, Phlegmatismus Ekzem		
Qi von Milz, Magen und Herz tonisierend Inneres/Li wärmend Wei Qi aktivierend			Appetitlosigkeit, Müdigkeit, Erschöpfung Diarrhöe, Dyspepsie, Flatulenz, chronische Gastroenteritis, Maldigestion, Malabsorptionsstörung Bradykardie, psychische Trägheit Abwehrschwäche, Immunschwäche, Infektanfälligkeit		
Nieren-Qi und Nieren-Yang tonisierend und wärmend			Harninkontinenz, häufiges und/oder spärliches Urinieren, Reizblase Rückenschmerzen, kalter Rücken, Kältegefühl, Kälteabneigung, kalte Extremitäten Ödeme, Aszites Erschöpfung, Depression, Antriebslosigkeit, Willensschwäche		
Feuchtigkeit aus der Blase ausleitend			chronische Katarrhe und Infekte des Urogenitalsystems, Enuresis, Grieß und Steine, Koliken, Nierenbeckenentzündung, Albuminurie		
Qi im Unterleib regulierend und bewegend Uterus-Kontraktion stärkend und entkrampfend			Feuchte-Kälte-Ausfluss, Spasmen durch Kälte, Amenorrhöe, Dysmenorrhöe mit Frösteln, verspätete oder spärliche Menstruation Uteruskontraktion stärkend und entkrampfend Prostataprobleme, Zurückhaltung der Hoden		

PAH 327, ROS (2006) 537, KRA (2000) 118, PWH 198, JÄN 548, MAD, BÜH 257, WIL 489, HOL 213, LPH 336, Positivmonografien Kommission E, ESCOP

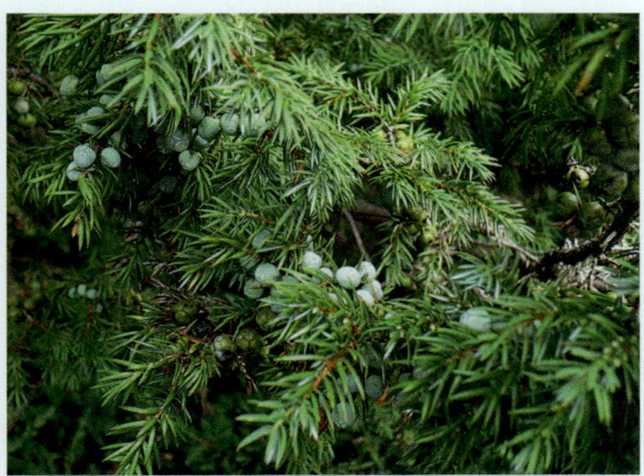

► **Abb. 8.3** Juniperus.

Zubereitung und Dosierung

- bis zu 15–20 gequetschte Beeren in 250 ml Wasser 20 Min. köcheln, tgl. 3 Tassen
- Beeren können auch gekaut werden (Kneipp-Kur)

N Nebenwirkungen

- bei langanhaltender Anwendung oder bei Überdosierung können Nierenschäden auftreten (Nierenschmerzen, Harndrang, Veilchengeruch des Harns, Herztätigkeit und Atmung werden beschleunigt)
- Wirkungen auf die Haut/Schleimhaut: bei äußerlicher Einwirkung kann es zu einer Entzündung der Haut mit Blasenbildung kommen (irritative Kontaktdermatitis)

K Kontraindikationen

- Schwangerschaft (wegen Anregung der Kontraktion der Gebärmutter)
- akute Nierenentzündung, Glomerulonephritis

8.2.7 Myrica

Siehe ▶ Tab. 8.7.

▶ **Tab. 8.7** Monografie Myrica.

Name (lat.)	Name (dt.)	Temperatur	Geschmack	Organbezug	Tagesdosis
Myrica, cort. radicis	Wachsmyrte	warm	sauer/adstringierend, scharf, bitter	Ma, Le, Lu, He, Därme	2–6 g getr. Droge, 2–6 ml Tinktur (siehe unten)
Wirkbeschreibung			**Indikationen**		
Qi und Blut wärmend und bewegend			niedrige Körpertemperatur, kalte Extremitäten Myalgie oder Rheumatismus infolge Kälte		
Lungen-Schleim ableitend			wiederkehrende Grippe, wiederkehrende Sinusitis chronische Verschleimung der Bronchien		
Milz- und Magen-Qi wärmend, stärkend und bewegend			schwacher Appetit, schwache Verdauung mit Kältegefühl chronische Gastritis		
Leber- und Gallenblasen-Qi wärmend, tonisierend und bewegend			Verdauungsschwäche Lethargie, Depression Cholezystitis mit Schweregefühl und Kälte		
Darm wärmend und adstringierend			akute oder chronische katarrhalische Diarrhöe mit Schwäche und Kältegefühl schleimige Enteritis		
Ausfluss adstringierend und Blutung mindernd (auch äußerliche Anwendung)			schwer heilbare Geschwüre Ausfluss, Menorrhagie Halsentzündung		

CUL 139, ROS (2009) 164, FEL, STA 326f., HIL II 87

Dosierung Kleine Dosen (2–5 Tr.) stimulieren das vegetative System und unterstützen den Verdauungsprozess und die Blutbildung. Höhere Dosen (5–20 Tr.) regen den Magen an. (vgl. FEL)

8.2.8 Piper nigrum

Siehe ► Tab. 8.8.

► **Tab. 8.8** Monografie Piper nigrum.

Name (lat.)	Name (dt.)	Temperatur	Geschmack	Organbezug	Tagesdosis
Piper nigr., fruct.	Schwarzer Pfeffer	heiß	scharf, leicht süß	Mi, Ma, He, Ni	0,1–2 g getr. Droge, 0,5–2,5 ml Tinktur
Wirkbeschreibung			**Indikationen**		
Inneres wärmend, Kälte zerstreuend			Kältegefühl, Blutzirkulationsschwäche, Erkältung		
Mitte erwärmend, Magen stärkend, Qi absenkend			Magenschmerz, Nahrungsretention, Verdauungsblockaden mit Kältegefühl, Blähungen, Verdauungsschwäche Erbrechen, Diarrhöe		
klares Yang emporhebend			Schwindel, Konzentrationsmangel, geistige Abwesenheit, Schleimbelastung		
Nieren-Yang wärmend			Rückenschmerzen, Libidomangel, Impotenz, Erschöpfung, Ödeme		
Oberfläche von Wind-Kälte befreiend			Erkältung, Kopfschmerzen, Kältegefühl		
lokale Anwendung			Neuralgien		

JÄN 410, HOL 328, HIL 167

8.2.9 Zanthoxylum

Siehe ▶ **Abb. 8.4** und ▶ **Tab. 8.9**.

▶ **Tab. 8.9** Monografie Zanthoxylum.

Name (lat.)	Name (dt.)	Temperatur	Geschmack	Organbezug	Tagesdosis
Zanthoxylum, cort.	Eschenblättrige Gelbholzrinde	scharf, aromatisch, bitter	heiß	Lu, Mi, Ma, He, Därme	1–6 g getr. Droge, 0,5–3 ml Tinktur
Wirkbeschreibung			**Indikationen**		
Qi und Blut in den Leitbahnen wärmend und bewegend, so Kälte zerstreuend			mangelhafte periphere Zirkulation, kardiale Schwäche, chronische Müdigkeit, mangelnder Arterientonus kalte Hände und Füße kältebedingte Rückenschmerzen, die in die Beine ausstrahlen, Gliederschmerzen Myalgie, Muskelrheumatismus Unterleibsverkühlung (Menstruationsblut schwarz und dick) venöse Stasen, Lähmungen, Taubheitsgefühle		
Qi der Mitte anregend, wärmend und Kälte zerstreuend			Durchfall ohne Geruch, Morgendurchfall, gedunsenes Abdomen Darmkoliken, Flatulenz Kopfschmerzen müdes Herz		
Schleim beseitigend und Kälte ableitend			Rheuma, Fettleibigkeit mit Ödemen chronische Hautprobleme mit pupurfarbenen Läsionen		

CUL 221, ROS (2006) 845 ff., HOL 333 ff., STA 128, FEM 458, COO

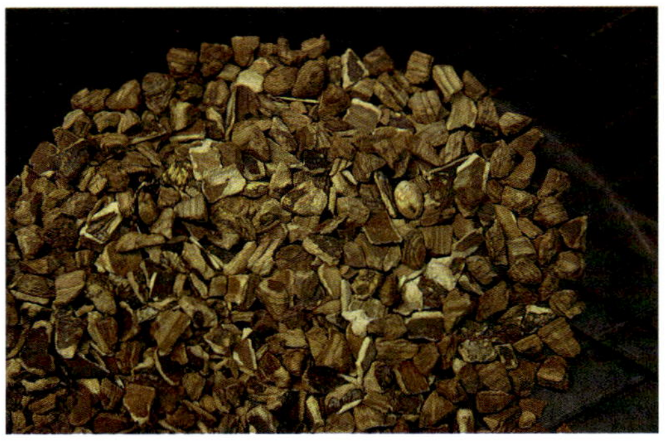

▶ **Abb. 8.4** Zanthoxylum.

8.2.10 Weitere Kräuter, die das Innere erwärmen

- siehe Yang-Tonika (▶ **Kap. 18**)
- Elettaria cardamomum, fruct. (▶ **Kap. 6.2.2**)
- Allium sativum, bulb. (▶ **Kap. 11.2.1**)
- Thymus vulg., herb. (▶ **Kap. 14.2.2**)
- Foeniculum vulg., fruct. (▶ **Kap. 14.2.3**)
- Levisticum off., rad. (▶ **Kap. 6.2.4**)
- Myristica fragans, sem.
- Sinapis alba, sem.
- Syzygium arom., fruct.

K Kontraindikationen

Leere-Hitze; Yin-Mangel; akute Entzündungen; Schwangerschaft

8.3

Rezepturen

8.3.1 Chronischer Durchfall mit Erschöpfung (Milz- und Magen-Leere-Kälte)

Siehe ► Tab. 8.10

► **Tab. 8.10** Rezeptur Chronischer Durchfall mit Erschöpfung.

Kräuter	Menge	Temperatur	Geschmack	Wirkung in der Rezeptur
Myrica, cort. rad. pulv.	30 g/ml	warm	sauer/adstringierend, scharf, bitter	Milz- und Magen-Qi wärmend, stärkend und bewegend Leber- und Gallenblasen-Qi wärmend, tonisierend und bewegend
Zingiber off., rhiz. pulv.	15 g/ml	heiß	scharf, aromatisch	Milz und Magen wärmend, stärkend und regulierend Feuchtigkeit und Schleim transformierend Magen-Qi absenkend
Syzygium arom. (Caryophyllus), fruct. pulv.	2,5 g/ml	warm	scharf	Inneres erwärmend, so Kältegefühl beseitigend und Verdauungsprozess fördernd, Nieren-Yang tonisierend
Capsicum annuum, fruct. pulv.	2,5 g/ml	heiß	scharf	Inneres erwärmend, so Verdauungsschwäche, Magenschmerz, Übelkeit, Kälte-Diarrhöe behebend

Dosierung

- 3 × täglich 1 Msp. voll in die Speisen mischen.
- oder: 20 Tr. einer Tinktur etwa 1 Stunde vor den Hauptmahlzeiten in einem ½ Glas warmen Wasser einnehmen.

Symptome und Befunde

- chronischer Durchfall mit Erschöpfung
- Kälte-Empfindungen im Bauch
- Darmkoliken, Flatulenz
- Appetitmangel
- Müdigkeit, Kraftlosigkeit
- **Puls:** langsam (Chí), schwach (Ruò), tief (Chén)
- **Zungenkörper:** blass, geschwollen mit Zahneindrücken; Belag weiß, feucht

Syndrome Milz- und Magen-Leere-Kälte

Therapieprinzip

- Milz-Yang wärmen und stärken.
- Feuchtigkeit beseitigen.
- Diarrhöe beenden.

Begleitende Ernährung

- vorwiegend warme Breie und Suppen sowie warme Getränke
- kalte und rohe Nahrungsmittel unbedingt vermeiden

8.3.2 Chronische Verschleimung und Gelenkschmerzen mit Kälteempfinden (Nieren-Yang-Mangel und Kälte-Feuchtigkeit)

Siehe ► **Tab. 8.11**.

► **Tab. 8.11** Rezeptur Chronische Verschleimung und Gelenkschmerzen mit Kälteempfinden.

Kräuter	Menge	Temperatur	Geschmack	Wirkung in der Rezeptur
Zanthoxylum, cort.	24 g	heiß	scharf, aromatisch, bitter	Zirkulation steigernd, so kalte Hände und Füße wärmend, Rückenschmerzen lindernd Qi der Mitte anregend, wärmend und Kälte zerstreuend
Juniperus, fruct.	24 g	warm	süß, würzig-scharf, leicht bitter	Inneres wärmend Feuchtigkeit auflösend, transformierend, so Neuralgien, Gelenk- und Muskelschmerz lindernd Qi von Milz, Magen und Herz tonisierend
Myrica, cort. rad.	24 g	warm	sauer/adstringierend, scharf, bitter	Lungen-Schleim ableitend, so chronische Verschleimung der Bronchien ausleitend Leber-Qi bewegend
Angelica arch., rad.	16 g	warm	scharf, aromatisch, bitter	Lungen-Kälte-Schleim ausleitend Milz stärkend und wärmend, so Feuchtigkeit und Schleim transformierend
Cinnamomum verum, cort.	6 g	heiß	scharf, süß	Kälte zerstreuend, das Innere wärmend, Schmerzen stillend Blut-Zirkulation in den Leitbahnen fördernd Kälte-Feuchtigkeit ausleitend
Glycyrrhiza glab., rhiz.	8 g	neutral-kühl	süß	Milz und Magen tonisierend, Qi vermehrend Rezeptur harmonisierend

Zubereitung und Dosierung

- Wacholderbeeren separat abpacken lassen. Alle anderen Kräuter als Mischung.
- 2 EL der Mischung in ¾ l kaltem Wasser einmal aufkochen, dann 2 TL angestoßene Wacholderbeeren zufügen und weitere 5 Min. simmern lassen, abseihen, in einer Thermoskanne warm halten und in drei Portionen über den Tag verteilt schluckweise trinken, vorzugsweise vor den Hauptmahlzeiten.

Symptome und Befunde

- kalter Rücken, kalte Extremitäten
- mangelhafte periphere Durchblutung
- Verdauungsschwäche
- chronische Verschleimung der Bronchien
- Gelenk- und Muskelschmerzen

Syndrome

- chronisches Mangel-Bi-Syndrom
- Nieren- und Milz-Yang-Schwäche
- Kälte-Schleim stagniert in den Lungen

Therapieprinzip

- Nieren-Yang wärmen und Milz-Qi kräftigen.
- Schleim und Feuchtigkeit trocknen und transformieren.
- Blockaden in den Leitbahnen beseitigen.
- Qi stärken und Blut nähren.

Rezepturen

Stomachikum (aus der westlichen Kräuterheilkunde)

Galanga, rhiz.
Gentiana, rad.
Calamus, rhiz
Coriandrum, fruct.
Aurantium immat., fruct.
Zingiber, rhiz. aa 10
fein gemahlene Kräuter
Tagesdosis: 1 TL auf 0,5 l Wasser zum Infus, in 3 Portionen vor den Mahlzeiten

9 Qi regulierende Kräuter

9.1 Grundsätzliches

Die Kräuter dieser Gruppe stellen den normalen Qi-Fluss wieder her, zerstreuen Zusammenballungen und Stauungen und geben dem Qi wieder die richtige Richtung.

Die Pathologie der Qi-Stagnation (Qì Zhì 气滞) resultiert an wichtigster Stelle aus Dysfunktionen des Leberfunktionskreises, zu dessen Aufgaben es gehört, den freien Fluss des Qi zu gewährleisten, außerdem aus Dysfunktionen von Mitte, also Magen und Milz, und der Lunge.

In der Ätiologie der Qi-Stagnation sind oftmals anamnestisch emotionale Probleme und Fehler in der Lebensweise, wie stressiger Lebensalltag, sitzende Tätigkeiten und Ernährungsfehler zu finden.

An dieser Stelle sei zu erwähnen, dass sich emotionale Belastungen, Stress, unterdrückte Gefühle als Leber-Qi-Stagnation manifestieren und umgedreht Leber-Qi-Stagnation sich in unharmonischen Gefühlen äußert, man könnte also von psychosomatisch wie auch von somatopsychologisch sprechen (► **Kap. 15**, ► **Kap. 16**).

Qi-Stagnation oder Qi-Stau steht in wechselseitiger Abhängigkeit zu allen Stau-Situationen im Menschen. So kann z.B. durch länger anhaltende Qi-Stagnation Blut-Stase (Xuè Yu 血瘀) entstehen. Umgekehrt wird ein Trauma, das Blut-Stase verursacht, Qi-Stagnation erzeugen. (Stagnationen: Qi, Blut, Feuchtigkeit, Schleim, Feuer, Nahrung)

Auch allgemeiner Qi-Mangel (Qì Xu 气虚) kann die Ursache für Qi-Stagnation sein, da dem Qi in diesem Fall die Kraft zur Dynamik fehlt. Bei Blut-Mangel, vor allem bei Leber-Blut-Mangel (Gan Xuè Xu 肝血虚), führt die Beziehung von Qi (Yang) und Blut (Yin) dazu, dass durch mangelndes Blut das Qi nicht genug Substanz zu fließen hat und stagniert.

Grundsätzliche Symptome von Leber-Qi-Stau sind:

- Spannungsgefühle in den Hypochondrien
- Stimmungswechsel und Depression
- Menstruationsstörungen
- **Puls:** saitenförmig, besonders an der linken Seite
- **Zungenkörper:** oft aufgerollte Zungenränder

Weitere Symptome: Seufzen, Melancholie, Angespanntheit, Reizbarkeit, „Pflaumkerngefühl" im Hals, Völlegefühl unter dem Rippenbogen, Spannungsgefühl im Thorax, Dysmenorrhöe, unregelmäßiger Zyklus, prämenstruelle Beschwerden wie Spannungen in der Brust und psychische Reizbarkeit.

Zur klinischen Manifestation von Qi-Stau gehören: funktionelle Oberbauchbeschwerden, Verdauungsstörungen, Gastritis, chronische Schmerzen, Kopfschmerzen, Bauchschmerzen, depressive Verstimmungen, Interkostalneuralgie, Pleuritis, Asthma, PMS, Mastitis, Schilddrüsenerkrankungen.

Die eingezwängte, blockierte Leber-Energie belastet die absteigenden Energien von Lunge und Magen, so dass sich dort Stausymptomatiken bzw. gegenläufiges Qi entwickeln können.

Bei Blockaden des Lungen-Qi zeigen sich Atemstörungen, Husten und Enge oder Druckgefühle in der Brust (► **Kap. 14.4**).

Wenn das gestaute Leber-Qi Magen und Milz angreift, zeigen sich Symptome wie:

- Aufstoßen, Sodbrennen (Leber greift den Magen an)
- Völlegefühle, Spannungs- und Druckgefühle in Abdomen, Epigastrium
- Depression, Rastlosigkeit, Reizbarkeit, Kopfschmerzen
- Appetitstörungen, Übelkeit, Diarrhöe oder Obstipation oder im Wechsel, Flatulenz
- Müdigkeit (Leber greift die Milz an)
- **Puls:** oftmals links saitenförmig (Xiang) und rechts schwach (Ruo)
- **Zungenkörper:** oftmals eher blasse Zunge, evtl. mit geröteten Rändern

Da das Qi (Yáng 阳) Blut und Säfte (Yin 阴) bewegt, wird eine Störung der Dynamik des Qi über kurz oder lang den gesamten Flüssigkeitshaushalt und den Blutfluss in Mitleidenschaft ziehen.

Je nach Ausprägung und Stärke der „Einschnürung bzw. Blockade des warmen Yang Qi können sich graduell Hitze-Symptome als Folge der Einschnürung zunächst lokal zeigen" (FOL 996), in deren Fortentwicklung auch systemische Hitze-Pathologien.

Die Kräuter dieser Gruppe sind vorwiegend aromatisch, scharf und bitter, die Temperatur warm oder neutral oder kühl. Der scharfe Geschmack dynamisiert zusammen mit dem warmen Charakter die Qi-Bewegung. Der aromatische Geschmack bewegt Feuchtigkeit und Schleim, wirkt regulierend auf Leber, Milz und Magen, während bittere Kräuter eine nach unten gerichtete Wirkung besitzen und je nach Temperaturverhalten Galle treibend (im Sinne der Humoralpathologie), Magen stärkend oder abführend wirken.

Längere Einnahme der Kräuter dieser Gruppe kann das Qi angreifen, soweit sie scharf-aromatisch sind und so das Qi zerstreuen können.

Zu den Inhaltsstoffen, die Qi bewegen, gehören

- Alkaloide (Chelidonium maj., Boldo)
- Flavonoide (Cheiranthus)
- ätherische Öle (Carum carvi, Citrus spp., Mentha spp., Matricaria chamomilla)
- Bitterstoffe (Boldo, Cnicus benedictus, Cynara)
- Glykoside (Adonis, Cheiranthus)

Therapeutisch sind diese Kräuter in der Lage, gestaute Energie zu bewegen, Anspannungen zu lösen, zu besänftigen sowie Verkrampfungen zu lösen und die Energie in Fluss zu bringen. Man könnte auch sagen, sie gewährleisten den Übergang von einer Wandlungsphase zur nächsten und kommen damit bei vielen Wandlungsphasen-Störungen zum Einsatz.

In der Windrosendarstellung der Wandlungsphasen steht die Mitte, also Magen und Milz, im Zentrum des Rades, stellt die Achse des Rades dar (► Abb. 9.1). Alle Flussstörungen belasten die Achse. So erklären sich die häufig auftretenden Verdauungssymptome bei Behinderungen des Qi-Flusses.

Je nach Pathogenese werden Qi regulierende Kräuter mit anderen Kräutern kombiniert.

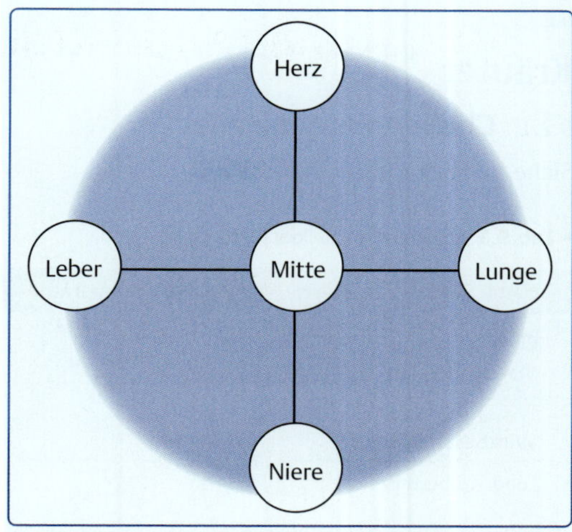

► **Abb. 9.1** Windrosendarstellung der Wandlungsphasen.

Wenn z. B. Qi-Stagnation zur Entwicklung von Hitze im Magen führt und es so zur Entstehung von Obstipation kommt, dann gibt man zu den Qi regulierenden Kräutern auch Kräuter zum Eliminieren von Hitze und abführende Kräuter.

Häufig werden in anderen Rezepten Qi bewegende Kräuter ergänzt, um die Beteiligung von Qi-Stau/Leber-Qi-Stagnation zu behandeln, z. B. bei

- Wind-Hitze oder Wind-Kälte-Affektionen, die das Lungen Qi einschnüren (z. B. Petasitis, Mentha pip.)
- Feuchtigkeitsstagnation der Mitte mit Schleim (z. B. Carum carvi, Cynara, Cnicus benedictus, Citrus aur.)
- Blut-Stasen im Uterus (z. B. Vitex agnus castus, Caulophyllum, Mentha pul.)
- Feuchte-Hitze-Stagnation (z. B. Peumus boldus, Chelidonium maj.)
- Kälte-Stagnationen (z. B. Rosmarin, Chelidonium maj.)

9.2

Kräuter

9.2.1 Chelidonium majalis

Siehe ▸ Abb. 9.2 und ▸ Tab. 9.1.

▸ **Tab. 9.1** Monografie Chelidonium majalis.

Name (lat.)	Name (dt.)	Temperatur	Geschmack	Organbezug	Tagesdosis
Chelidonium majalis, herb.	Schöllkraut	warm	bitter, scharf	Le, Gb, He, Lu	0,1–0,4 g getr. Droge als Infus, 5–25 Tr. Tinktur

Wirkbeschreibung	Indikationen
Leber-Qi bewegend	Schmerzen unter dem Rippenbogen, die in die Schulter strahlen, Nackenverspannung Kopfschmerzen, Migräne (bei Gallenproblemen) Verdauungsstörungen, Obstipation, Appetitmangel, helle/fettige Stühle, Krämpfe im Verdauungstrakt, Übelkeit Cholezystitis, Cholelithiasis depressive Verstimmung, Antriebsarmut blass-trüber Urin, dunkler oder heller Urin prämenstruelles Syndrom
Leber-Blut bewegend	Schmerzen starke Schmerzen unter dem Rippenbogen Pfortaderstau, Hämorrhoiden, Leberzirrhose, Hepatosplenomegalie Amenorrhöe Augenerkrankungen aller Art, Nachtblindheit, Augenentzündungen, Sehstörungen, Katarakt
Herz-, Lungen-, Darm-, Mitte-Qi bewegend und regulierend	Palpitationen, Kurzatmigkeit, pectanginöse Beschwerden Keuchen, spastischer Husten, Asthma, Bronchitis Flatulenz, Darmkoliken, Geruchsverlust, Bauchschmerzen, Magenschmerzen, Diarrhöe
Stagnation von Körperflüssigkeiten bewegend und Toxine ausleitend; diuretisch, Tumore hemmend	Ikterus (Yin- und Yang-Ikterus jeweils im Rezept) Ödeme, seröse Ergüsse, Anasarka, harnsaure Diathese Steinleiden, Geschwüre Ulzera, Ekzeme, Urtikaria, Tumore/Knoten in Haut, Magen; Lipome; Warzen, Darmpolypen; Pest
Leber-Leitbahn erwärmend	Schmerzen in Scrotum, Hoden, Unterbauch
äußerlich bewegend	lokale Anwendung: Warzen (am besten frischer Milchsaft), Hornhaut, Hühneraugen, Tumore, Sommersprossen, Fisteln, Flechten

MON 126f., GAR 78f., MAD 916f., HUM 159, LEX, SCH 869f., HOL 391f., HOM 148f., SCJ 70, TIB 330, Positivmonografien Kommission E, ESCOP, WHO

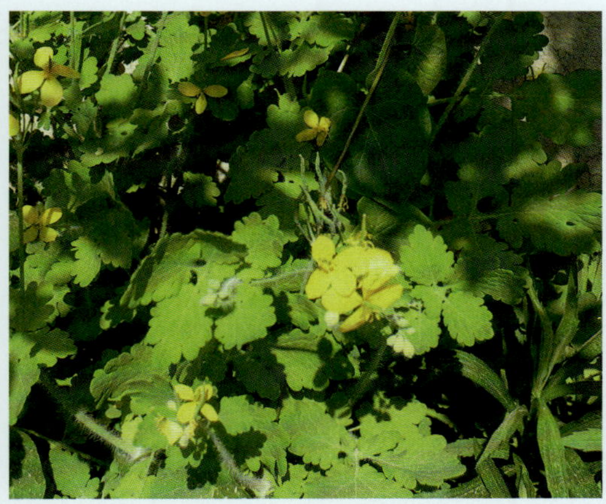

▸ **Abb. 9.2** Chelidonium majalis.

Anmerkung 2008 widerrief das BfArM die Zulassung von Chelidonium-Präparaten, bei denen die Tagesdosis von 2,5mg Gesamtalkaloide (darunter Chelidonin) überschritten wurde. Weder die WHO-Monografie noch andere Länder folgten dieser restriktiven Begrenzung.

Hinsichtlich des bedenklichen Alkaloids Cheledonin ist eine Tageshöchstdosis von 26 Tr. Tinktur vertretbar.

! Beachte: stark wirksame Pflanze, nicht bei Kindern unter 12, nicht bei Schwangeren (alkaloidhaltig, gehört zu den Mohngewächsen)

Allgemeine Bemerkungen „Das" Qi bewegende Kraut: bei Langzeitgabe stark wärmende Wirkung, wirkt primär kühlend durch seine Galle purgierenden Eigenschaften (Purgieren von Hitze-Toxinen); volksmedizinisch magischer Schutz vor Angriffen, reproduzierbar z. B. bei „Verfolgungswahn" (hier in der Funktion als Shen 神 (Geist) regulierendes Kraut)

9.2.2 Silybum marianum (Carduus marianus)

Siehe ▸ Abb. 9.3 und ▸ Tab. 9.2.

▸ **Tab. 9.2** Monografie Silybum marianum.

<table>
<tr><th>Name (lat.)</th><th>Name (dt.)</th><th>Temperatur</th><th>Geschmack</th><th>Organbezug</th><th>Tagesdosis</th></tr>
<tr><td>Silybum marianum, fruct./ Carduus marianus, fruct.</td><td>Mariendistel, Samen</td><td>neutral-warm</td><td>fade, leicht scharf, bitter</td><td>Le, Gb, Mi,</td><td>1–5 g getr. Droge als Infus, 10–60–300 Tr. Tinktur; auch als Fertigarzneimittel</td></tr>
<tr><th colspan="3">Wirkbeschreibung</th><th colspan="3">Indikationen</th></tr>
<tr><td colspan="3">Leber-Qi bewegend</td><td colspan="3">Bauchkoliken, Gallenkoliken, Krämpfe aller Art, Meteorismus, Schmerzen im Oberbauch
depressive Verstimmung
Kopfschmerz</td></tr>
<tr><td colspan="3">Leber-Blut bewegend</td><td colspan="3">schmerzhafte Bauchschwellungen, Blutungen, Seitenstechen; Hepato-, Splenomegalie
Obstipation
Dysmenorrhöe, Amenorrhöe</td></tr>
<tr><td colspan="3">Leber -Yin stärkend, vor Hitze schützend, Leber entgiftend (Antitoxin), Leber tonisierend</td><td colspan="3">toxische Hepatitis, Leberzirrhose, Fettleber, Knollenblätterpilzvergiftung, Alkoholkater, Gewerbegifte</td></tr>
<tr><td colspan="3">Feuchte-Hitze aus Leber und Gallenblase ausleitend</td><td colspan="3">Ikterus, Cholelithiasis, Cholangitis (Cholezystitis)</td></tr>
<tr><td colspan="3">Kälte-Feuchtigkeit der Mitte ausleitend/ trocknend</td><td colspan="3">dyspeptische Beschwerden, Aszites, Yin-Ikterus, Übelkeit, Pankreaserkrankungen, unspezifische Magenschmerzen, Feuchtigkeitskopfschmerz</td></tr>
</table>

SCH 856f., LON 188f., LEX, MON 108f., HOM 138f., GAR 70f., HOL 398f., WAG 314f., Positivmonografien Kommission E, ESCOP, WHO

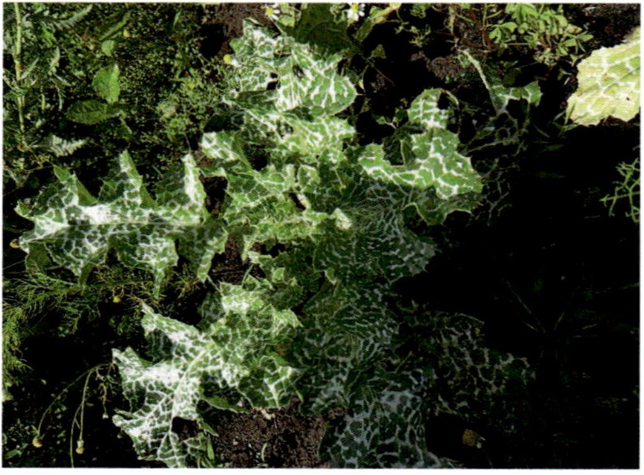

▸ **Abb. 9.3** Silybum marianum.

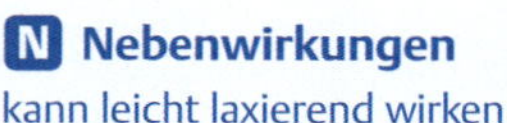

N Nebenwirkungen
kann leicht laxierend wirken

Allgemeine Bemerkungen wichtigstes Lebermittel der westlichen Naturheilkunde, besonders zur Entgiftung und als Antitoxin; selten als Teedroge verwendet, da wichtige (antitoxische) Inhaltsstoffe schlecht wasserlöslich sind.

Besser im Tee zu verwenden ist das Kraut der Mariendistel (Carduus marianus, herb.). Es ist bitterer, wärmer, weniger spezifisch die Leberzelle (Yin) gegen Toxine unterstützend, aber stärker Leber-Qi und Blut bewegend. Auch zusätzlich zur Silybum-Fertigarznei und Tropfen anzuwenden.

9.2.3 Vitex agnus castus

Siehe ► Abb. 9.4a und b und ► Tab. 9.3.

► **Tab. 9.3** Monografie Vitex agnus castus.

Name (lat.)	Name (dt.)	Temperatur	Geschmack	Organbezug	Tagesdosis
Vitex agnus castus, fruct.	Mönchs-pfeffer, Keuschlamm	warm	aromatisch-scharf, leicht adstringierend	Le, Ni, Uterus	10–45–90 Tr. Tinktur, Fertig-präparate
Wirkbeschreibung			**Indikationen**		
Leber-Qi bewegend; Qi und Blut im Uterus regulierend			unregelmäßiger Zyklus, langer Zyklus, PMS mit Reizbarkeit, Dysmenorrhöe (Spasmen, Krämpfe); Leukorrhöe, exzessive Laktation/ Milchbildungsstörungen, Amenorrhöe Mastopathien im Präklimakterium, Endometriose Hormondysregulation, Gestagenmangel Verdauungsstörungen, abdominelle und epigastrische Schmerzen; Blähungen Kopfschmerzen/Migräne		
Feuchtigkeit transformierend, Flüssigkeitsstagnation bewegend, ausleitend			Ödeme, Flüssigkeitsretention, Genitalschwellungen Leukorrhöe, Gonorrhöe entzündliche Prostataschwellung		

HUM 140, SCH 807f., MON 496f., LEX, FBR 574f., UJH 253f., HOM 19f., ZIZ 206f., GAR 36f., TSF 366f., RÄT (1995) 199f., Positivmonografien Kommission E, ESCOP, WHO

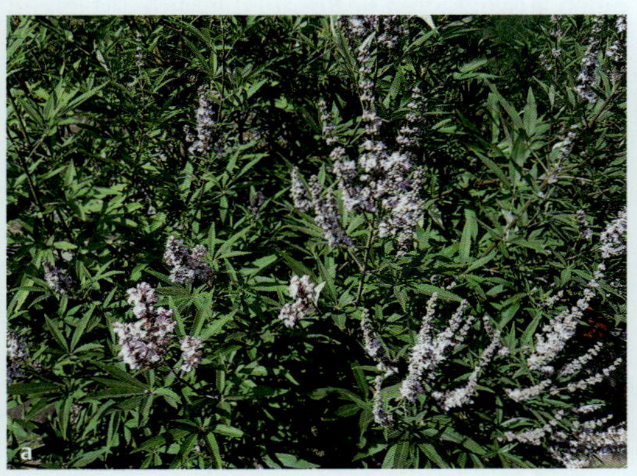

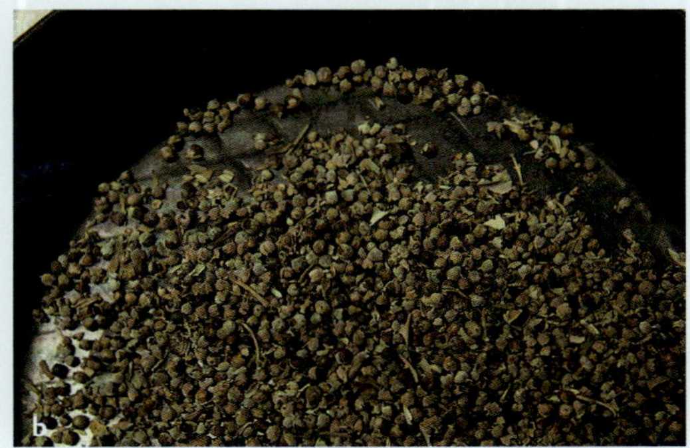

► **Abb. 9.4** Vitex agnus castus.
a Pflanze mit Blüten.
b Früchte.

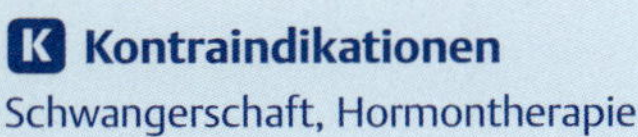

K Kontraindikationen
Schwangerschaft, Hormontherapie

Allgemeine Bemerkungen wichtiges Gynäkologikum; bei hoher Dosis anaphrodisierend, sonst aphrodisierend

9.2.4 Carum carvi

Siehe ▶ Abb. 9.5 und ▶ Tab. 9.4.

▶ **Tab. 9.4** Monografie Carum carvi.

Name (lat.)	Name (dt.)	Temperatur	Geschmack	Organbezug	Tagesdosis
Carum carvi, fruct.	Kümmel	warm	aromatisch, etwas scharf	Mi, Ma, Därme, Le	1,5–6 g getr. Droge; Tinktur 10–30–90 Tr.
Wirkbeschreibung			**Indikationen**		
Milz- und Magen-Qi erwärmend und stärkend, Feuchtigkeit trocknend			Blähungen, Flatulenz, Magenschwäche, Appetitlosigkeit, Enteritis, Diarrhöe, Schluckauf, Aufstoßen, Ikterus, Übelkeit		
Qi bewegend und Stagnationen lösend, die Mitte von Leber-Angriffen befreiend			Magenkrämpfe, Darmkoliken, Darmgrimmen, Roemheld-Syndrom, Meteorismus, Gebärmutterkrämpfe		
Yang stärkend und erwärmend: Milz, Niere, Herz			unverdaute Nahrungsreste im Stuhl, Unbekömmlichkeit kalter Getränke, Obstipation, Palpitationen, nervöse Herz-Magen-Beschwerden, Amenorrhöe (Kälte im Uterus)		
Lungen-Qi bewegend und stützend, so Schleim ableitend			Husten, Bronchitis, Dyspnoe, Keuchen, Bronchialasthma		

HUM 155, SCH 858, AYU 205f., LEX, MAD 848f., MTD 234f., MON 116f., LFA 272, TIB 329, Positivmonografien Kommission E, ESCOP

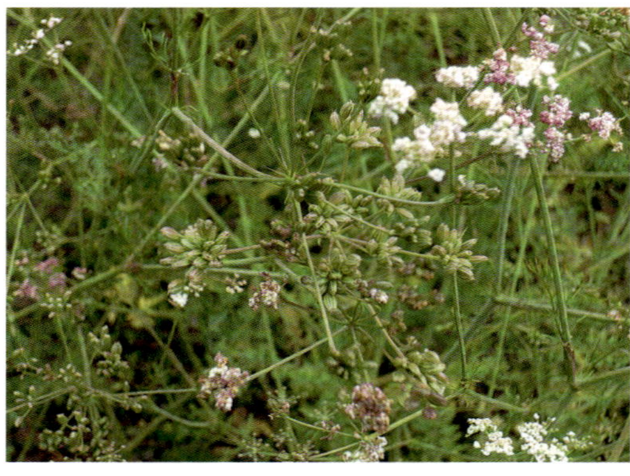

▶ **Abb. 9.5** Carum carvi.

Allgemeine Bemerkungen Die Wirkung hat einen ausgeprägten Bezug auf die Mitte (Milz und Magen).

9.2.5 Mentha piperita

Siehe ► Tab. 9.5.

► **Tab. 9.5** Monografie Mentha piperita.

Name (lat.)	Name (dt.)	Temperatur	Geschmack	Organbezug	Tagesdosis
Mentha piperita, fol.	Pfefferminze, Blätter	warm	scharf, aromatisch	Ma, Le, Mi, Lu	1–5–12 g getr. Droge für Infus, 10–30–120 Tr. Tinktur
Wirkbeschreibung			**Indikationen**		
Qi bewegend und regulierend, Magen-Qi absenkend			Völle und Spannungsgefühl im Abdomen; Flatulenz; abdominelle und intestinale Krämpfe und Koliken; Druck unter dem Rippenbogen Dysmenorrhöe, PMS (durch Leber-Qi-Stase) Übelkeit; Erbrechen, Reflux, Aufstoßen Kopfschmerzen; Schwindel, vermindertes Sehvermögen bei übermäßiger Laktation; zum Abstillen		
Wind-Hitze klärend; Oberfläche befreiend			Erkältungssymptome; spezifisch bei Wundheitsgefühl im Rachen		
entgiftend und bewegend			lokale Anwendung: als Einreibung und in Fußbad zur Entgiftung		

HUM 187, MON 288f., SCH 975f., GAR 140f., LEX, UJH 431f., TIB 354, TSF 379, MAD 1872, FBR 365, LBF 64, Positivmonografien Kommission E, ESCOP, WHO

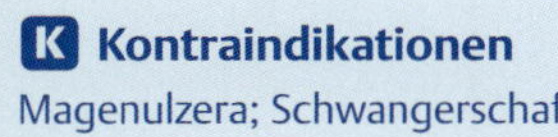

Allgemeine Bemerkungen Je nach Herkunft können leichte Unterschiede in Geschmack, Stärke der ätherischen Öle, Wirkung und Temperaturverhalten vorkommen.

9.2.6 **Mentha pulegium**

Siehe ▶ Tab. 9.6.

▶ **Tab. 9.6** Monografie Mentha pulegium.

Name (lat.)	Name (dt.)	Temperatur	Geschmack	Organbezug	Tagesdosis
Mentha pulegium, herb.	Poleiminze	warm	aromatisch	Le, Ni, Mi, Lu	1–4 g getr. Droge für Infus, 10–30–60 Tr. Tinktur (Cave!)
Wirkbeschreibung			**Indikationen**		
Leber-Qi und Leber-Blut bewegend			verspätete Menstruation, Dysmenorrhöe, auch mit Rückenschmerzen Menstruationskrämpfe, PMS, Amenorrhöe, schwierige/verzögerte Geburt Verdauungsstörungen mit Schmerzen, Krämpfen, Koliken, Flatulenz Leberverhärtung, Milz- und Lebertumore		
kalten Schleim und Feuchtigkeit transformierend			Schnupfen, Ohnmacht, zugezogener Kopf Schlafsucht, Stirnkopfschmerz Yin-Ikterus, Verdauungsstörungen		
Wind-Kälte in der Oberfläche klärend			Erkältungssymptome, Zeichen eines grippalen Infektes, Fieber, Myalgien		

HUM 201, SCH 1027f., UJH 432, LON 268f., LEX, MAD 1880, MTD 265f., KOS 176

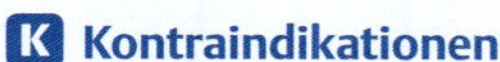

Kontraindikationen

Schwangerschaft, Epilepsie (das ätherische Öl ist toxisch, abortiv)

9.2.7 Verbena officinalis

Siehe ► Abb. 9.6 und ► Tab. 9.7.

► **Tab. 9.7** Monografie Verbena officinalis.

Name (lat.)	Name (dt.)	Temperatur	Geschmack	Organbezug	Tagesdosis
Verbena officinalis, herb.	Eisenkraut	neutral	bitter, adstringierend, (scharf)	Le, Lu, Mi, Ni, He	1–4 g getr. Droge für Infus, 10–30–90 Tr. Tinktur
Wirkbeschreibung			**Indikationen**		
Qi und Xue bewegend, Stagnation lösend			nervöse Anspannung, Stress, Kopfschmerzen; depressive Verstimmung Darmkoliken, abdominelle Krämpfe, Verdauungsstörungen; Schmerzen unter dem Rippenbogen, Blähbauch, Ikterus Brustenge mit obstruktiven Atembeschwerden schmerzhafte Menstruation, unregelmäßiger Zyklus; Laktationsprobleme, Myome Tinnitus; Schwindel; Schlafstörungen schwache Augen		
toxische Hitze und Bluthitze klärend			Hämaturie, blutende Wunden, schlecht heilende Wunden, Hämorrhagien, Malaria Furunkel, Halsschmerzen, Tonsillitis		
Shao Yang harmonisierend			Fieberfrost, Malaria, Wechselfieber		
Wind-Hitze klärend; Oberfläche befreiend			Erkältungs- und Grippe-Symptome mit Fieber, Unruhe, Husten Masern, Keuchhusten, Konjunktivitis		
Shen beruhigend			Schlaflosigkeit, Reizbarkeit, Fanatismus; Müdigkeit, Agitiertheit, Melancholie psychische Erschöpfung, vegetative Erschöpfung		
diuretisch, steintreibend			Zystitis, Aszites, Schwellungen, Steine		

HUM 219, SCH 1090, MON 484, POR (1978) 353, UJH 582, GAR 217, SPA 107, LEX, HOL 179f., HOM 518f., RÄT (1995) 154f., FBR 564f., HEF 388, FOS 211

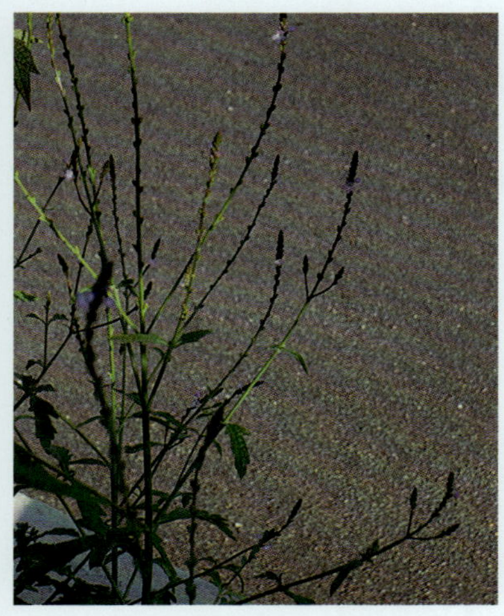

► **Abb. 9.6** Verbena officinalis.

K Kontraindikationen

Schwangerschaft (Geburt beschleunigend)

Allgemeine Bemerkungen gute Wirkung auf Hun 魂 (Wanderseele) und Shen 神 (Geist); altes ägyptisches und keltisches Wundheilmittel

9.2.8 Matricaria recutita (Matricaria chamomilla)

Siehe ▶ Abb. 9.7 und ▶ Tab. 9.8.

▶ **Tab. 9.8** Monografie Matricaria recutita (Matricaria chamomilla).

Name (lat.)	Name (dt.)	Temperatur	Geschmack	Organbezug	Tagesdosis
Matricaria recutita, flor./ Chamomilla	Echte Feldkamille, Blüten	neutral (der Kurz-Infus ist eher etwas warm, der Infus über 10 Min. eher etwas kühlend)	leicht bitter, leicht aromatisch	Mi, Ma, Le, Di, Lu	0,5–10–24 g getr. Droge für Infus, 10–30–75–120 Tr. Tinktur

Wirkbeschreibung	Indikationen
Leber-Qi regulierend, Stagnation lösend	Verdauungsblockade, abdominelle Schmerzen, Flatulenz, Koliken Magenschleimhautreizung/-entzündung, ulzerative Colitis, Appetitmangel, epigastrisches Völlegefühl, Übelkeit, Sodbrennen Launenhaftigkeit, nervöse Anspannung, Reizbarkeit, auch mit Kopfschmerzen PMS, Dysmenorrhöe
hyperaktives Leber-Yang und inneren Wind absenkend	Kopfschmerzen, Drehschwindel, Tinnitus, Migräne; Zittern, Zuckungen; Krämpfe, Absencen (eher bei Kindern); Gesichtsneuralgien; Jähzorn
Lungen-Qi regulierend und heißen Schleim aus der Lunge ausleitend	trockener, nervöser Husten, Keuchen/Asthma starker Husten, mit gelbem/eitrigem Sputum Bronchitis, Pleuritis, allergische Rhinitis
Wind-Hitze ausleitend	Erkältung, grippaler Infekt, mit Husten, Fieber; Infekte der oberen Atemwege; intermittierende und remittierende Fieber, Halsschmerzen
Feuchte-Hitze ausleitend	Diarrhöe mit imperativem Stuhldrang; Enteritis Hauterkrankungen/Ekzeme; Ulzera, infizierte Wunden Zystitis
kühlend	lokale Anwendung: Mund- und Rachenspülung bei Entzündungen

SCH 867f., GAR 136, HUM 158, MON 280f., LON 223f., LEX, UJH 308f., FBR 354f.; LBF 74, LAF 178, Positivmonografien Kommission E, ESCOP, WHO

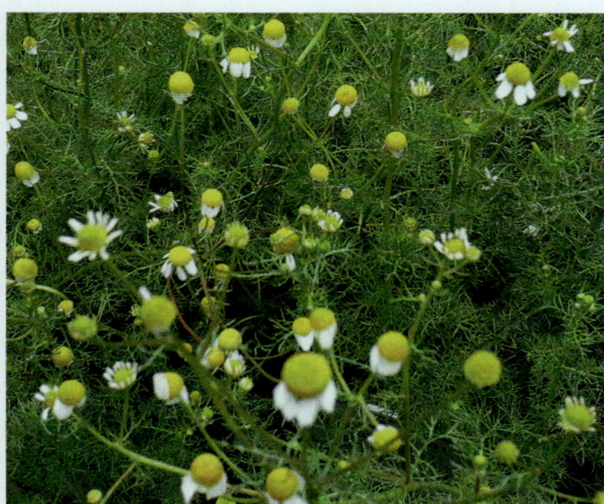

► **Abb. 9.7** Matricaria recutita (Matricaria chamomilla).

K Kontraindikationen

Allergien gegen Korbblütler

! Beachte: keine lange Einnahmedauer

9.2.9 Calendula officinalis

Siehe ▸ Abb. 9.8 und ▸ Tab. 9.9.

▸ **Tab. 9.9** Monografie Calendula officinalis.

Name (lat.)	Name (dt.)	Temperatur	Geschmack	Organbezug	Tagesdosis
Calendula officinalis, flor.	Ringelblume, Blüten	warm	bitter, scharf	Ma, Le, He	0,5–12 g getr. Droge für Infus, 10–45–75 Tr. Tinktur
Wirkbeschreibung			**Indikationen**		
Feuchtigkeit bewegend, Toxische Hitze und Rest Pathogene ausleitend,			Erkrankungen mit Lymphbeteiligung: Lymphadenitis, Hauterkrankungen, Scrophulose; traditionell bei Pest und Pocken		
Leber-Qi bewegend			Verdauungsstörungen, mit Schmerzen unter dem Rippenbogen; Obstipation; Ikterus unregelmäßiger Zyklus		
Herz-Qi stärkend			Palpitationen, Schwäche, Hypotonie		
Magen regulierend			Magengeschwüre, Gastritis, Blutungen im Verdauungstrakt		
Blut bewegend			Menstruationsbeschwerden (Dysmenorrhöe); Tumore der weiblichen Reproduktionsorgane; Endometriose; venöse Stauungen; Hämorrhoiden		
diaphoretisch			Infektionskrankheiten, Pest, Windpocken, Pocken, Masern, Scharlach		

HUM 153, SCH 851f., MON 98, LON 222, UJH 297, LEX, HOM 122, HOL 616f., ZIZ 235, WIL 397f., Positivmonografien Kommission E, ESCOP, WHO

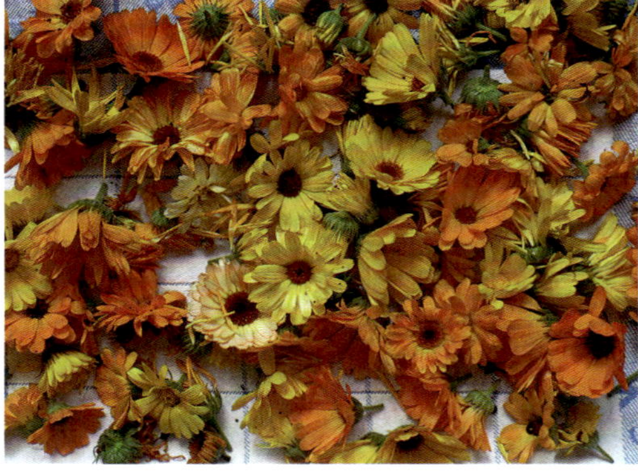

▸ **Abb. 9.8** Calendula officinalis.

K Kontraindikationen
Schwangerschaft

Allgemeine Bemerkungen gutes Lymphaticum; gut geeignet für den äußerlichen Gebrauch

9.2.10 Cynara scolymus

Siehe ▶ Abb. 9.9 und ▶ Tab. 9.10.

▶ **Tab. 9.10** Monografie Cynara scolymus.

Name (lat.)	Name (dt.)	Temperatur	Geschmack	Organbezug	Tagesdosis
Cynara scolymus, herb.	Artischocke, Blätter	neutral	bitter, süß, leicht salzig	Le, Gb, Mi	1–5 g getr. Droge für Infus, 10–45–120 Tr. Tinktur, Trockenextrakt 5 : 1 bis 2 g; auch als Fertigpräparate
Wirkbeschreibung			**Indikationen**		
Qi bewegend			träge Verdauung mit Schmerzen, Appetitmangel, Dyspepsie, Übelkeit, Schmerzen in den Flanken chronische Leber-Galle Störungen		
unsichtbaren Schleim transformierend, diuretisch			Gicht, Rheuma, Arthritis; Hyperlipidämie (= unsichtbarer Schleim), Hyperurikämie, Arteriosklerose, Steinleiden Aszites, Ödeme, Plethora, stinkender Harn		
Leber tonisierend, Toxinen entgegenwirkend			Schwächezustände, Neigung zu Infekten, Blässe, Schwindel, Chronisches Müdigkeitssyndrom; chronische Vergiftungen		

UJH 338f., MON 164, RSF 246, GAR 88, HOL 434f., WIC 173f., ITA 212, RÄT (1095) 102, Positivmonografien Kommission E, ESCOP, WHO

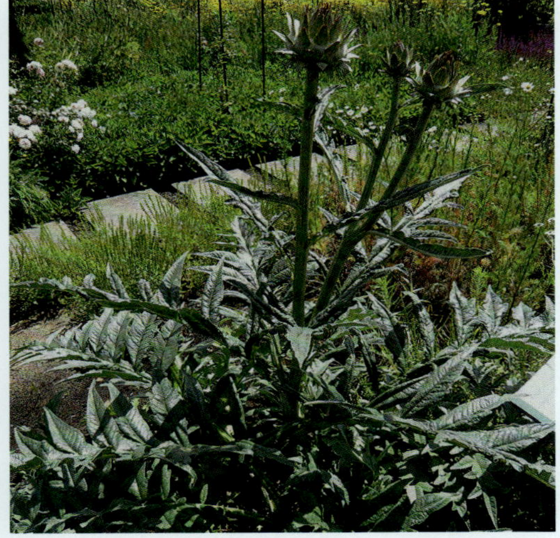

▶ **Abb. 9.9** Cynara scolymus.

K Kontraindikationen
Allergie, Verschluss der Gallenwege

Allgemeine Bemerkungen gutes Wechselmittel für Carduus marianum/ Silybum marianum

9.2.11 Rosmarinus officinalis

Siehe ► Tab. 9.11.

► **Tab. 9.11** Monografie Rosmarinus officinalis.

Name (lat.)	Name (dt.)	Temperatur	Geschmack	Organbezug	Tagesdosis
Rosmarinus officinalis, fol.	Rosmarin, Blätter	warm	aromatisch, bitter, scharf	Le, He, Mi, Därme	1–4 g getr. Droge für Infus, 10–20–80 Tr. Tinktur; oel.aeth. 2–4–12 Tr.

Wirkbeschreibung	Indikationen
Herz-Qi und -Yang tonisierend und bewegend	Herzschwäche mit eingeschränkter Zirkulation, arterielle Durchblutungsstörung Erschöpfung, Hypotonie, depressive Verstimmung, Melancholie
Milz und Leber-Qi tonisierend und bewegend	Appetitmangel, Anorexia, träge Verdauung, Nahrungsstagnation, Stimmungsschwankungen, Nahrungsunverträglichkeiten (Fett, Alkohol) Schlafsucht, Schwindel, Gedächtnisschwäche
Qi der Därme regulierend	nervöse Verdauungsbeschwerden, Reizdarm, Flatulenz
Obstruktionen von Schleim und Feuchtigkeit beseitigend	Apoplex, Paralyse, Nervenschmerzen, Parkinson, Katarrhe

HUM 206, MON 386f., SCH 1042f., LON 282f., KÖL 252f., UJH 507f., LEX, FBR 479f., Positivmonografien Kommission E, ESCOP, WHO

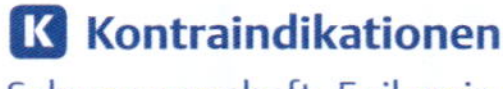

K Kontraindikationen

Schwangerschaft, Epilepsie

9.2.12 Adonis vernalis

Siehe ▶Tab. 9.12.

▶**Tab. 9.12** Monografie Adonis vernalis.

Name (lat.)	Name (dt.)	Temperatur	Geschmack	Organbezug	Tagesdosis
Adonis vernalis, herb.	Adonisröschen	neutral	bitter, leicht scharf	He	1 TL Droge zum Kaltmazerat; Tinktur, Urtinktur, 10–15–60 Tr.
Wirkbeschreibung			**Indikationen**		
Herz-Qi und Blut bewegend und stärkend			Herzinsuffizienz, Cor pulmonale, Hypotonus pektanginöse Beschwerden Dyspnoe, Myokarditis, Perikarditis, Fettherz		
Herz-Feuer beruhigend, inneren Wind sedierend			Hyperthyreose, Thyreotoxikose, Morbus Basedow Arrhythmien, vegetative Dyskardien Epilepsie, Krämpfe		
diuretisch			Herzödeme, Aszites Prostataschwellung		

FBR 37f., MON 26f., LEX, WAG 190, GAR 34, SPA 16, KÖL 40, HOL 537, MAD 406f., REK 194

Allgemeine Bemerkung wurde in alten Büchern oft mit Helleborus verwechselt

! Beachte: Adonis enthält Herzglykoside.

9.2.13 Petasites officinalis

Siehe ► Tab. 9.13.

► **Tab. 9.13** Monografie Petasites officinalis.

Name (lat.)	Name (dt.)	Temperatur	Geschmack	Organbezug	Tagesdosis
Petasites officinalis, fol., rad.	Pestwurz	warm	etwas bitter, etwas scharf	Lu, Le, Ni, Bl	Petadolex® oder Petasitidis fol., rad. 6 TL, Tinktur, Urtinktur (herb.), 10–30–90 Tr.
Wirkbeschreibung			**Indikationen**		
die Oberfläche öffnend, Wind-Kälte aus dem Tai Yang ausleitend			allergische Rhinitis Kopfschmerzen Heiserkeit, Infekte, Erkältungen		
Lungen-Qi zirkulierend, Kälte-Schleim aus der Lunge ausleitend			Atemnot, Asthma obstruktive Bronchitis Erkältung schlägt auf die Bronchien		
Leber-Qi bewegend			Migräne, Migräneprophylaxe Dysmenorrhöe, PMS; Bauchkrämpfe Leber greift den Magen an		

HUM 195, SCH 1011f., LEX, FBR 409f.; MON 324f., MAD 2084f., LON 467f.

Cave

Originaldroge enthält Pyrrolizidin-Alkaloide (PA), die als kanzerogen betrachtet werden. Alternative: Petadolex® (frei von PA)

9.2.14 Peumus boldus

Siehe ▶ Tab. 9.14.

▶ **Tab. 9.14** Monografie Peumus boldus.

Name (lat.)	Name (dt.)	Temperatur	Geschmack	Organbezug	Tagesdosis
Peumus boldus, fol. (Boldo)	Boldo, Blätter	kühl	bitter, leicht scharf-aromatisch, leicht adstringierend	Le, Ga, Mi, Ma	2–6 g getr. Droge für Infus; 10–60–120 Tr. Tinktur
Wirkbeschreibung			**Indikationen**		
Leber-Qi bewegend			Krämpfe und Koliken in Oberbauch und Hypochondrien, Gallenkoliken Nervösität, Erregungszustände		
Feuchte-Hitze aus Galle und Leber ausleitend			Ikterus, Hepatitis, Gallensteine, Gallenabflussstörungen, Cholezystitis		
Feuchtigkeit und Schleim ausleitend			Blasenkatharrh, Zystitis, Gonorrhöe überhöhte Harnsäure und leicht erhöhter Harnstoff		

LEX, REK 192, MAD 725f., UJH 291, MTD 190, RÄT (1998), WAG 278, FBR 413, TSF 269, Positivmonografien Kommission E, ESCOP

Allgemeine Bemerkung wichtigstes mesoamerikanisches Leberkraut

9.2.15 Cnicus benedictus

Siehe ▶ Abb. 9.10 und ▶ Tab. 9.15.

▶ **Tab. 9.15** Monografie Cnicus benedictus.

Name (lat.)	Name (dt.)	Temperatur	Geschmack	Organbezug	Tagesdosis
Cnicus benedictus, herb.	Kardobenediktenkraut, Benediktenkraut	neutral	sehr bitter, scharf, adstringierend	Mi, Ma, Lu, Le, He	1–5 g getr. Droge, 10–45–120 Tr. Tinktur
Wirkbeschreibung			**Indikationen**		
Qi regulierend und stärkend			Appetitmangel, epigastrisches/ abdominelles Völlegefühl, Verdauungsstörungen, Diarrhöe, Blähungen, Koliken, Übelkeit Anorexie, „lahme Glieder“ Wechsel zwischen Diarrhöe und Obstipation		
Schleim und Feuchtigkeit ausleitend			Verdauungsblockaden, Borborygmen Ödeme, Arthritis, Gicht; Husten mit Schleim, Arteriosklerose (unsichtbarer Schleim) Kopfschmerzen Epilepsie (Leber-Wind und Schleim)		
Toxische Hitze klärend; Fieber senkend			schwere Infektionskrankheiten, Fieber, Quartanfieber, Palpitationen Geschwüre Pest, venerische Erkrankungen Pleuritis, Peripneumonie		

SCH 855f., LON 186f., MAD 824f., UJH 300, KÖL 67f., MON 140f., HOL 394f., GAR 83, TSF 330f., WIC 142f., Positivmonografie Kommission E

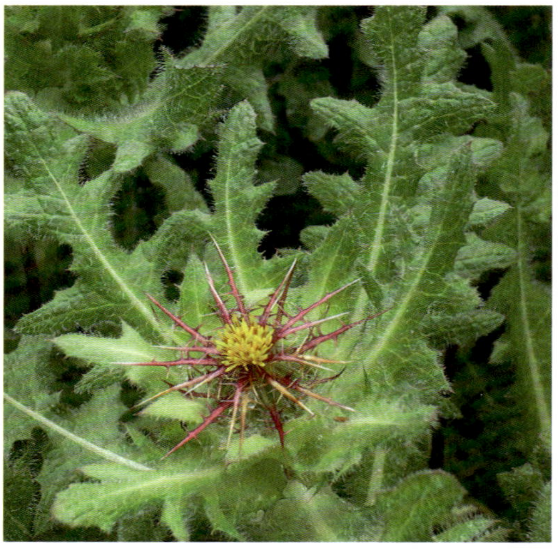

▶ **Abb. 9.10** Cnicus benedictus.

Allgemeine Bemerkung wichtig für Wind-Schleim und unsichtbaren Schleim

9.2.16 Viburnum opulus

Siehe ▶ Tab. 9.16.

▶ **Tab. 9.16** Monografie Viburnum opulus.

Name (lat.)	Name (dt.)	Temperatur	Geschmack	Organbezug	Tagesdosis
Viburnum opulus/ prunifolium, cort.	Schneeball-baum, Rinde	neutral	leicht bitter, leicht sauer	Le, Uterus	1–4 g getr. Droge für Dekokt, 0,5–5–10 ml Tinktur
Wirkbeschreibung			**Indikationen**		
Qi und Xue regulierend			Dysmenorrhöe mit Sterilität drohende Fehlgeburt, Schmerzen nach der Entbindung, Schwangerschaftserbrechen Dysmenorrhöe mit nervöser Anspannung, Hysterie Krämpfe, Koliken, Asthma, Husten		

HOL 583f., HOM 519, WIC 643, SPA 107, SCJ 155f., MAD 2807f., LEX, ROS

Allgemeine Bemerkungen

- gutes Gynäkologikum
- Wegen der blutbewegenden Eigenschaften in der Schwangerschaft vorsichtig dosieren.

9.2.17 Caulophyllum thalictroides

Siehe ▸ Tab. 9.17.

▸ **Tab. 9.17** Monografie Caulophyllum thalictroides.

Name (lat.)	Name (dt.)	Temperatur	Geschmack	Organbezug	Tagesdosis
Caulophyllum thalictroides, rad.	Blauer Hahnenfuß/ Frauenwurz, Wurzel	neutral	scharf, bitter	Ni, Le, Uterus	0,1–3 g getr. Droge für Dekokt, 0,5–3–6 ml Tinktur

Wirkbeschreibung	Indikationen
Qi und Blut-Stagnation im Uterus regulierend	verspätete Menstruation, Dysmenorrhöe prämenstruelle Krämpfe im Unterbauch Amenorrhöe
Qi regulierend und bewegend	Stimmungsschwankungen, Myalgien, Übelkeit, Flatulenz, Verdauungsschwäche
Feuchtigkeitsstagnation zerstreuend; diuretisch	Ödeme, Ausfluss, trüber Urin Arthritis, rheumatische Erkrankungen Rheumatismus der Finger- und Zehengelenke

LEX, MAD 863f., MTD 267f., HOL 251f., SPA 33, UJH 305, FBR 141f.

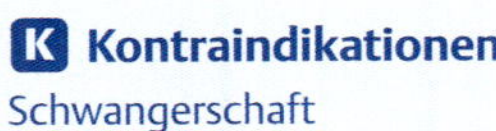

K Kontraindikationen
Schwangerschaft

! Beachte: Droge ist leicht toxisch: Sie enthält vasoaktive Glykoside und Chinolizidin- und Isochinolinalkaloide.

Hinweis Frauenwurzel ist Bestandteil einer pflanzlichen Zubereitung, die von etwa zwei Dritteln aller Hebammen in den USA zur Vorbereitung der Geburt verwendet wird.

9.2.18 Cheiranthus cheiri

Siehe ► **Tab. 9.18.**

► **Tab. 9.18** Monografie Cheiranthus cheiri.

Name (lat.)	Name (dt.)	Temperatur	Geschmack	Organbezug	Tagesdosis
Cheiranthus cheiri, herb.	Goldlack	warm	scharf, bitter	Le, Ni, He	Tinktur/Urtinktur 10–30–60 Tr.; 2–3 g getr. Droge zum Infus 3 × tgl.
Wirkbeschreibung			**Indikationen**		
Leber-Qi bewegend, cholagog			Spasmen, Krämpfe im Oberbauch schmerzhafte Menstruation unspezifische Augenleiden allgemein bei Leberleiden		
Blut bewegend, emenagog			Amenorrhöe, Dysmenorrhöe Milzschwellungen, Fettleber		

MAD 912f., UJH 310, FBR 153, KOS 96, SCH 914, SPA 35, LEX

Cave

Die Pflanze enthält herzwirksame Steroidglykoside und Cardenolide (darunter Cheirotoxin mit einer ähnlichen Wirkung wie Digitalisderivate).

N Nebenwirkungen

in höherer Dosierung purgativ

K Kontraindikationen

Schwangerschaft

Allgemeine Bemerkungen Im Fertigpräparat Cheiranthol® enthalten

9.2.19 Weitere ausgewählte Kräuter, die Qi bewegen

- Fumaria off., herb. (► **Kap. 3.7.8**)
- Elettaria cardamomum, fruct.; Levisticum off., rad.; Citrus aurantium amara, pericarp. (► **Kap. 6.2**)
- Cinnamomum ceyl., cort.; Galanga (Alpinia) off., rhiz. (► **Kap. 8.2**)
- Centaurium, herb.; Coriandrum, fruct.; Citrus reticulata, pericarp.; Artemisia absinthium, herb. (► **Kap. 10.2**)
- Leonurus card., herb.; Arnica, herb./flor.; Curcuma spp., rhiz. (► **Kap. 13.2**)
- Foeniculum, fruct.; Pimpinella anisum, sem.; Origanum maj., herb. (► **Kap. 14.2**)
- Ammi vis., fruct.; Lobelia infl., herb. (► **Kap. 14.4**)
- Hypericum, herb.; Melissa off., herb. (► **Kap. 15.2**)
- Lavandula, flor.; Tribulus terr., fruct. (► **Kap. 16.2**)
- Satureja hort., herb. (► **Kap. 18.4.2**)
- Millefolium, herb.; Agrimonia, herb. (► **Kap. 19.2**)

9.3

Rezepturen

Historisches Rezept

100 ml Cheiranthol® (Klein) enth.:

- Cheiranth. cheiri., herb., extr., fluid. (DAB) 40 ml
- Silyb. Marianae, fruct. extr., fluid. 35 ml (entspr. 122,5 mg Silymarin-Komplex)
- Card. benedict., herb. extr., fluid. (DAB) 5 ml
- Millefolium, herb., extr., fluid. (DAB) 9,5 ml
- Hypericum, herb., extr., fluid. 10ml (entspr. 2 mg Gesamthypericin)

Indikationen

- Stauungsleber, Leberschutz
- akute und chronische Hepatitiden
- Hepatosen (Alkohol, Medikamente)
- Leberzirrhose, Fettleber

Die Rezeptur bewegt Leber-Qi und Blut, weitet die Mitte, trocknet.

9.3.1 Menstruationsstörungen (Leber-Qi-Stagnation)

Siehe ► Tab. 9.19.

► **Tab. 9.19** Rezeptur Menstruationsstörungen.

Kräuter	Menge	Temperatur	Geschmack	Wirkung in der Rezeptur
Vitex agnus castus, fruct.	40 ml	warm	aromatisch-scharf, leicht adstringierend	bewegt Leber-Qi, starker Bezug zum Uterus
Cimicifuga rad., rhiz.	25 ml	kühl	scharf, leicht bitter, leicht süß	reguliert Qi, stärkt Yin
Achillea mill., herb. cum flor.	25 ml	neutral	scharf, aromatisch, bitter, adstr.	bewegt Qi im Uterus, adstringiert, stärkt Qi
Glycyrrhiza glab., rhiz.	10 ml	neutral-kühl	süß	stärkt Qi, harmonisiert die Rp.

Dosierung 3–4 × 30 Tr. tgl.

Symptome und Befunde

- prämenstruelle Spannungsgefühle in der Brust, unregelmäßiger Zyklus
- **Puls:** saitenförmig
- **Zungenkörper:** normal, evtl. aufgerollte Zungenränder

Syndrome Leber-Qi-Stagnation

Therapieprinzip

- Leber-Qi besänftigen.
- Stagnation beseitigen.
- Qi regulieren.

9.3.2 Depressionen (Leber-Qi-Stagnation)

Siehe ► Tab. 9.20.

► **Tab. 9.20** Rezeptur Depressionen.

Kräuter	Menge	Temperatur	Geschmack	Wirkung in der Rezeptur
Verbena off., herb	40 ml	neutral	bitter, adstringierend, (scharf)	bewegt Qi und Blut, guter Hun-/Shen-Bezug, Melancholie
Hypericum perf. herb.	40 ml	warm	leicht bitter, süß, adstringierend	sedativ, bewegt Qi, Depressionen
Vitex agnus castus, fruct.	20 ml	warm	aromatisch-scharf, leicht adstringierend	bewegt Qi, hormonelle Wirkung

Dosierung 3–4 × 30 Tr. tgl.

Symptome und Befunde

- Depression, Reizbarkeit, Stimmungswechsel, Melancholie
- **Puls:** saitenförmig (Xiang)
- **Zungenkörper:** evtl. normal oder an den Rändern leicht gerötet

Syndrome Leber-Qi-Stagnation

Therapieprinzip

- Leber-Qi beruhigen.
- Qi bewegen.
- Stagnation beseitigen.

9.3.3 Spannungsgefühle in den Hypochondrien (Leber-Qi-Stagnation)

Siehe ▶ Tab. 9.21.

▶ **Tab. 9.21** Rezeptur Spannungsgefühle in den Hypochondrien.

Kräuter	Menge	Temperatur	Geschmack	Wirkung in der Rezeptur
Chelidonium maj., herb.	30 ml	warm	bitter, leicht scharf	„Leber-Qi-Beweger", besonders rechts
Peumus boldus, fol. (Boldo)	40 ml	kühl	bitter, leicht scharf-aromatisch, leicht adstringierend	bewegt Qi, leitet Feuchtigkeit und Hitze aus der Leber aus
Centaurium, herb.	20 ml	neutral-kühl	bitter !, adstringierend	verhindert Leber-Angriffe auf die Mitte, bewegt Leber-Qi, gute Wirkung auf der linken Seite
Anisum, fruct., (Pimpinella anisum)	10 ml	warm	süß, scharf	harmonisiert die Rp., bewegt Qi, behandelt Feuchtigkeit und Schleim.

Dosierung 3–4 × 30 Tr. tgl.

Anmerkung Sollten sich die Dehnungsgefühle besonders links manifestieren: die Dosis von Centaurium erhöhen oder Ceanotus americanus ergänzen.

Symptome und Befunde

- Spannungsgefühle in den Hypochondrien
- Völlegefühl unter dem Rippenbogen
- **Puls:** saitenförmig
- **Zungenkörper:** aufgerollte Zungenränder, leicht gerötet

Syndrome Leber-Qi-Stagnation

Therapieprinzip

- Leber-Qi bewegen.
- Stagnation beseitigen.

9.3.4 Blähungen (Leber greift die Milz an)

Siehe ▶ Tab. 9.22.

▶ **Tab. 9.22** Rezeptur Blähungen.

Kräuter	Menge	Temperatur	Geschmack	Wirkung in der Rezeptur
Carum carvi, fruct.	30 ml	warm	aromatisch, etwas scharf	bewegt Qi der Mitte, wärmt
Artemisia absinthium, herb.	25 ml	neutral	bitter, aromatisch, (scharf)	harmonisiert Le und Mi, stärkt die Mitte, bewegt Leber-Qi
Mentha pip., fol.	20 ml	warm	scharf, aromatisch	bewegt Qi in Le, Ma und Mi
Peumus boldus, fol. (Boldo)	20 ml	kühl	bitter, leicht scharf-aromatisch, leicht adstringierend	bewegt Qi, leitet Feuchtigkeit und Hitze aus der Leber aus
Achillea mill., herb. cum flor.	5 ml	neutral	scharf, aromatisch, bitter, adstr.	harmonisiert die Rp., bewegt, adstringiert und stärkt Qi

Dosierung 3–4 × 30 Tr. tgl.

Symptome und Befunde

- Flatulenz, Blähungen, epigastrische Spannungsgefühle, Völlegefühle, Appetitstörungen
- **Puls:** saitenförmig, oft rechts schwach
- **Zungenkörper:** evtl. blass mit geröteten Rändern und dünnem weißem Belag

Syndrome Qi-Stagnation, die Leber greift die Milz an

Therapieprinzip

- Qi bewegen.
- Qi harmonisieren.
- Die Mitte stärken.

9.3.5 Sodbrennen, Aufstoßen (rebellierendes Magen-Qi)

Siehe ▶ Tab. 9.23.

▶ **Tab. 9.23** Rezeptur Sodbrennen, Aufstoßen.

Kräuter	Menge	Temperatur	Geschmack	Wirkung in der Rezeptur
Centaurium, herb.	20 ml	neutral-kühl	bitter, adstringierend	reguliert Magen-Qi, harmonisiert Magen und Leber
Artemisia absinthium, herb.	20 ml	neutral	bitter, aromatisch (scharf)	harmonisiert Leber und Milz, stärkt die Mitte, bewegt Leber-Qi
Mentha pip., fol.	20 ml	warm	scharf, aromatisch	bewegt Qi in Leber, Magen und Milz
Fumaria off., herb.	20 ml	kühl	bitter	Qi der Mitte regulierend, Magen-Qi absenkend
Zingiber off. rez., rhiz. (Tinktur von frischem Ingwer)	20 ml	warm	scharf, aromatisch	harmonisiert Rp., senkt Magen-Qi

Dosierung 3–4 × 30 Tr. tgl.

Symptome und Befunde

- Sodbrennen, Aufstoßen, Magenschmerzen, Appetitstörung
- **Puls:** saitenförmig
- **Zungenkörper:** normal, evtl. blass mit geröteten Rändern

Syndrome rebellierendes Magen-Qi, die Leber greift den Magen an

Therapieprinzip

- Qi regulieren.
- Leber und Magen harmonisieren.

10 Verdauungsvorgang und Assimilierungsfunktion unterstützende Kräuter

10.1 Grundsätzliches

In der chinesischen Materia medica heißt diese Gruppe „Arzneimittel, die Retention von Nahrung auflösen“ (Xiao Shí Yào 消食药). Die wenigen Kräuter bzw. Substanzen dieser Gruppe sollen kurzfristig Fehlfunktionen korrigieren, die ihre Ursachen in Blockaden oder Überlastungen der Mitte haben. Sie sind dann mit Kräutern zu kombinieren, die etwa das Qi von Milz und Magen stärken, Hitze kühlen, Feuchtigkeit oder Qi-Blockaden beseitigen helfen.

Die westliche Heilkräuter-Tradition hält dafür die Gruppe der „Amara“ (lat. *amarus* = bitter) bereit, deren Wirkbereich aber über die Beseitigung von aktueller Nahrungsretention hinausgeht. Bitterkräuter unterstützen den Verdauungsvorgang und damit die Assimilierungsfunktion der Mitte oder regen sie an. Kräuter dieser Gruppe liegen als „Digestiva“ zwischen den tonisierenden und regulierenden Kräutern. Sie sind in einer längerfristigen Behandlung gut einsetzbar.

10.1.1 Physiologie des Verdauungsprozesses

Die Milz (Pí 脾) extrahiert das Nahrungs-Qi (Gu Qì 穀氣) aus der aufgenommenen festen und flüssigen Nahrung und bildet so die Grundlage für die Bildung von Qi und Blut. Der Milz kommt zusammen mit dem Magen (Wei 胃) eine zentrale Stellung innerhalb der Physiologie und Pathologie zu. Beide Funktionskreise stellen ein Yin-Yang-Paar innerhalb der Wandlungsphase Erde dar. Der Magen ist der Ursprung der Flüssigkeiten und Säfte im Körper, während die Milz sie umwandelt (Hua 化) und transportiert (Yun 運).

So wie Brei in einem Topf gärt und reift, so gären (Fu 腐) und reifen (Shu 熟) die als ungeschiedenes Gemisch aufgenommenen Nahrungsmittel und Getränke im Magen. In einem Fermentationsprozess werden die klaren (Qing 清) von den unklaren (Zhuo 濁) Bestandteilen getrennt.

Das Klare steigt nach oben zu Lunge und Herz, das Unklare sinkt nach unten in den „weißen“ und „roten“ Darm. Für beide dynamische Vorgänge benötigen Milz und Magen gleichermaßen genügend Energie. Speisen, die bereits von sich aus über eine dynamische Natur verfügen und so der aktiven Entfaltung des Milz- und Magen-Qi dienen, unterstützen den Prozess.

„Aus den Lebensmitteln entsteht die vorzügliche Lebensenergie (Jing 精). Dieses Jing verteilt sich in den vier Meeren des Körpers und ernährt den ganzen Organismus.“ (SCC 36)

10.1.2 West-östliche Übereinstimmungen und Unterschiede

In der westlichen Heilkräuter-Tradition stehen, im Unterschied zur Chinesischen Arzneimittellehre, die bitteren Kräuter zur Tonisierung und Regulierung des Verdauungsprozesses an erster Stelle.

In der europäischen Tradition galt das Bittere als Signatur der Galle und entsprach dem Mars, der im Körper die Gallenblase regiert. Diese westliche Betrachtung bereichert das Verständnis für die Rolle der Gallenblasen-Funktion im Verdauungsprozess innerhalb der Chinesischen Medizin. Die Gallenblase speichert als Außerordentliches Hohlorgan Jing (Essenz 精) und nimmt damit eine Zwischenstellung zwischen Zang und Fu ein.

Der Gallensaft ist bitter. Der bittere Geschmack entspricht der Wandlungsphase Feuer, die im Hervorbringungs-Zyklus (Sheng) aus dem Holz hervorgeht. Der bittere Gallensaft mildert das Saure des Verdauungsbreis und erlaubt die Wandlungen der Feinstteile (Jing Wei) aus der Nahrung.

Jede Gärung beginnt mit dem Sauren (Yin im Holz) und stellt die erste Phase der Assimilation dar. Fehlt das Bittere (Gallensaft), dann bleibt der Speisebrei zu sauer. Ist genügend Bitteres in der Verdauung, dann kann die extrahierte Energie – im Sinne des Hervorbringungs-Zyklus (Sheng) der Fünf Wandlungsphasen – von Bitter zu Süß (Erde) und zu Scharf (Metall) gewandelt werden.

Überbordet das Saure in den Wandlungen jedoch, dann bewirkt es Magensäureüberschuss (Funktionskreis Magen), Pruritus der Haut (Funktionskreis Leber – Wind!), manchmal sogar Sinusitis, Darmreizungen u. a. m.

An dieser Stelle ist der Begriff „Übersäuerung" aus der westlichen Naturheilkunde zu nennen. Darunter ist eine Ansammlung von Stoffwechselrückständen zu verstehen, bei denen es sich um Stoffwechselendprodukte handelt, die im Bindegewebe und im Zellzwischenraum zwischengelagert werden, weil die Ausscheidungsmechanismen über Darm, Leber, Nieren, Haut und Lunge überfordert sind. So lange wirken sie im Körper ähnlich wie Säuren, „übersäuern" den Organismus und werden für viele Zivilisationskrankheiten mitverantwortlich gemacht.

Da der Milz-Funktion der Transport der extrahierten Feinstteile und die Kontrolle des „Fleisches" und Bindegewebes obliegen, kann die interstitielle Flüssigkeit als Transportweg mit in die Beschreibung der Milz-Funktion einbezogen werden. Je nach „Pegelstand" und Viskosität bleiben dann Rückstände, die nicht transportiert werden, liegen und lagern sich ab.

10.1.3 Das Verdauungs-Feuer

Für Galen von Pergamon (3. Jh. n. Chr.) bestand der Verdauungsprozess aus „vier Kochungen" im Magen (griech. *pepsis*, lat. *coctio* = kochen). Darunter verstand er die Umwandlung und Assimilierung einer Substanz im Körper mit Hilfe der eingeborenen Wärme eines Organs. Störungen bezeichnete er als *dispepsía* (Fehlverdauung oder Fehlkochung).

Auch die TCM sieht die Notwendigkeit eines Verdauungsfeuers, das weder zu hoch lodern, noch zu schwach brennen darf und im Wesentlichen vom Nieren-Yang stammt. Je nach Konstitution brennt das Verdauungsfeuer bei einigen heißer und bei anderen weniger heiß. Ebenso hängt der Metabolismus von der jeweiligen Jahreszeit ab.

Paracelsus beschreibt den Verdauungsprozess als alchimistisches Labor. Ein gestörtes biologisch-chemisches Gleichgewicht kann Krankheiten hervorrufen, durch Zuführung von chemischen Substanzen aber ausgeglichen werden: „Alle Ding' sind Gift und nichts ohn' Gift; allein die Dosis macht, das ein Ding kein Gift ist" (Paracelsus, 1589). „Nahrung war für ihn potentiell toxisch, da sie immer etwas Unvollkommenes (Materie) enthält, das von der Essenz (Geist), die wir zum Leben brauchen, abgespaltet werden muss." (RIP 2005). Schließlich geht es darum, Gift vom Guten zu scheiden und als Stoffwechselschlacken auszuscheiden. Die Chinesische Medizin bezeichnet diesen Vorgang als Trennung des Trüben vom Klaren.

10.1.4 Inhaltsstoffe

Die Naturwissenschaft bezeichnet Digestion oder Verdauung als den Aufschluss der Nahrung im Verdauungstrakt mit Hilfe von Verdauungsenzymen. Dabei entstehen durch chemische Spaltung aus hochmolekularen Kohlenhydraten, Fetten und Eiweißen niedermolekulare Verbindungen, die zum Teil in Energie umgewandelt bzw. ansonsten bei der Produktion von neuer Körpersubstanz eingesetzt werden, indem der Organismus sie nach einem chemischen Umbau in die verschiedensten Zellstrukturen einbaut. In diesem Prozess kommt den Bitterstoffen eine zentrale Bedeutung zu, weil sie die enzymatische Aktivität in der gesamten Magen-Darm-Passage verbessern. Diese Stoffe sind keine chemisch einheitliche Gruppe. Es handelt sich um sekundäre Pflanzenstoffe, die bitter schmecken. Chemisch betrachtet finden sich Bitterstoffe oft unter den Stoffgruppen Terpene, Glykoside, Alkaloide, Steroide und andere Bittersäuren.

Der bittere Geschmack ist allgemein eine Signatur für Pflanzen, die auf die „innere Alchimie" günstig wirken. Deshalb sind Bitterdrogen seit jeher als „Tonika generale" Bestandteile von Lebenselixieren. Daneben werden sie auch als Aperitif (vor der Mahlzeit) oder Digestif (als Verdauungsmittel nach der Mahlzeit) angewendet. Bitterstoffe optimieren den gesamten Verdauungsprozess, sie

- vermehren den Speichelfluss,
- regen die Magensaftproduktion an,
- lindern so Völlegefühl nach dem Essen,
- beschleunigen den Sättigungsreiz,
- fördern die Sekretion der Bauchspeicheldrüse sowie den Gallenfluss,
- bewirken so eine zügige Verdauung (raschere Magenentleerung),
- sorgen für eine gute Nahrungsverwertung,

- steigern die Eisenaufnahme im Dünndarm (bei Anämie),
- fördern die Fettverdauung,
- beschleunigen die Darmpassage und vermindern Fäulnisprozesse im Darm,
- wirken blähungswidrig,
- vermehren Erythrozyten und Leukozyten (bei regelmäßiger Einnahme kleiner Mengen),
- regen Herztätigkeit und Blutkreislauf an.

Unter den unten dargestellten Kräutern sind je zwei Vertreter der
- Korbblütler (Artemisia abs. und Artemisia vulg.),
- Doldenblütler (Coriandrum, Ferula) und
- Enziangewächse (Gentiana, Centaurium).

Bei den Korbblütlern kommen ätherische Öle oft nur in kleinen Mengen vor. Typisch sind dagegen die Terpenlactone bzw. „Sesquiterpene", die Bitterstoffe.

Ebenfalls wichtig sind die Flavonoide, die vor allem eine positive Wirkung auf Kapillar- und Zellmembrane besitzen.

Die wichtigsten Heilpflanzen der Doldenblütler wirken vor allem als Carminativa auf den Darm (Kümmel, Fenchel, Anis, Koriander) und haben oft zusätzlich eine Lungenwirkung. In der westlichen Heilkunde hieß es dazu, „ins Stocken Geratenes" (Saturn) wird durch das Merkur-Prinzip (Doldenblütler) in Gang gebracht. Die Hauptwirkstoffe dieser Pflanzenfamilie sind die ätherischen Öle, die sich vor allem in den Samen, aber auch in Sekretgängen der Wurzeln, Blätter und Stängel befinden. Daneben besitzen Doldenblütler Terpene und Furanocumarine, die entzündungshemmend, abschwellend und durchblutungsfördernd wirken und auch in Rautengewächsen wie Zitruspflanzen (darunter Zitrone, Limette, Grapefruit, Bitterorange u.a.) vorkommen. Zu beachten ist, dass viele Doldenblütler und Rautengewächse fotosensibilisierend und allergieauslösend wirken können.

Zu den Enziangewächsen zählen Gentiana und Centaurium, die sich vor allem durch ihre Bitterstoffe auszeichnen.

Traditionelle Amara-Gruppen

Die energetische Ausrichtung der Kräuter dieser Gruppe ist weitgehend vergleichbar mit der in der westlichen Heilkräutertradition üblichen Unterteilung der Amara, der Bitterstoffdrogen:

- **Amara tonica** (Amara pura oder Amara simplex, Stomachika, Aperitiva) als reine Bitterstoffdroge:
  - sinnvollerweise als „Aperitif" vor dem Essen einzunehmen
  - stark die Mitte tonisierend
  - Beispiele:
    - Tausendgüldenkraut (Centaurium, herb.)
    - Artischockenblätter (Cynara, fol.)
    - Chinarinde (Cinchona, cort.)
    - Enzianwurzel (Gentiana, rad.)
    - Wermutkraut (Absinthium, herb.)
- **Amara aromatica** (Drogen mit ätherischen Ölen):
  - Zubereitung durch Aufguss, Einnahme sinnvollerweise nach dem Essen
  - stärker erweckend als tonisierend auf die Verdauungsorgane einwirkend
  - Beispiele:
    - Koriandersamen/-blätter (Coriandrum sativum, fruct./fol.)
    - Pomeranzenschalen (Pericarpium aurantii, nur in Kombination mit anderen Arzneimitteln)
    - Kalmuswurzel (Calamus, rhiz.; Achtung: nur Arzneibuchware verwenden)
    - Angelikawurzel (Angelica, rad.)
    - Benediktenkraut (Cnicus benedictus, herb.)
    - Schafgarbenkraut und -blüten (Millefolium, herb. et flor.)
- **Amara acria** (Scharfstoffdrogen):
  - toniserend und dynamisierend auf die Verdauungsorgane einwirkend
  - Beispiele:
    - Galgantwurzelstock (Galganga, rhiz.)
    - Ingwerwurzelstock (Zingiber, rhiz.)
    - Stinkasant (Ferula asafoetida)

- **Amara adstringentia** (mit Gerbstoffen):
  Beispiele:
  - Chinarinde (wirkt zusammenziehend und regt so die Schleimhäute an; durch das Zusammenziehen und Wiederausdehnen werden Stoffwechselendprodukte aus Zellen sowie Giftstoffe und anhaftende Bakterien und Pilze leichter abtransportiert.)
  - Bitterkleeblätter (Menyanthes, fol.)
  - Kondurangorinde (Condurango, cort.)
- **Amara mucilaginosa** (enthalten zusätzlich Schleimstoffe):
  Beispiele:
  - Isländisch Moos (Cetraria island./Lichen islandicus)
  - Calumbawurzel (Jateorhiza palmata, rhiz.)

10.2 Kräuter

10.2.1 Gentiana lutea

Siehe ▶ Tab. 10.1.

▶ **Tab. 10.1** Monografie Gentiana lutea.

Name (lat.)	Name (dt.)	Temperatur	Geschmack	Organbezug	Tagesdosis
Gentiana lutea, rad.	Gelber Enzian, Wurzel	kühl (-neutral)	bitter	Mi, Ma, Le, Gb	1–4 g der getr. Wurzel, Tinktur 10–90 Tr.
Wirkbeschreibung			**Indikationen**		
Milz-, Magen- und Dünndarm-Qi tonisierend, Blutproduktion unterstützend			Appetitschwäche, Verdauungsschwäche, Dyspepsie, Oberbauchbeschwerden, Malabsorptions-Syndrom, Völlegefühl und Blähungen, Gewichtsverlust, Erschöpfung, Anämie, postfebrile Erschöpfung, stark schwankender Blutzuckerspiegel		
rebellierendes Magen-Qi beruhigend			Übelkeit, Erbrechen (auch Schwangerschaftserbrechen)		
Feuchte-Hitze ausleitend			Magen-Darm-Entzündungen und Infektionen, Nahrungsmittelallergien, Nahrungsmittelunverträglichkeit		
Leber-Qi bewegend			Spannungsgefühle im Epigastrium, Ikterus, Nahrungsmittelunverträglichkeit, spastische Blähungen		

ROS (2009), JÄN 133, MON 222, PAH 122, Positivmonografien Kommission E, ESCOP, WHO

10.2.2 Artemisia absinthium

Siehe ► Abb. 10.1 und ► Tab. 10.2.

► **Tab. 10.2** Monografie Artemisia absinthium.

Name (lat.)	Name (dt.)	Temperatur	Geschmack	Organbezug	Tagesdosis
Artemisia absinthium, herb.	Wermut	neutral (warm bis kühl)	aromatisch, stark anhaltend bitter	Ma, Mi, Le, Ga, Lu, Di, Ni	0,5–4 g getr. Droge 10–90 Tr. Tinktur
Wirkbeschreibung			**Indikationen**		
Milz- und Magen-Qi stärkend			Appetitlosigkeit, dyspeptische Beschwerden, Verdauungsschwäche, Achylie, Magenatonie, Anämie, Cholezystitis, Magenkrämpfe, Blähungen, subazide Gastritis		
Leber-Qi bewegend, Gallenfluss regulierend			Dyskinesien der Gallenwege, nervösbedingte Erschöpfung, prämenstruelle Reizbarkeit und Melancholie, Nahrungsmittel- und Medikamentenunverträglichkeit, abdominales Völlegefühl, Unverträglichkeit fetter Speisen		
Feuchte-Hitze und Hitze ableitend verborgene pathogene Faktoren ausleitend			wiederkehrendes mildes Fieber, langwierige Fieber, Infektanfälligkeit, postgrippale Schwächezustände		
Uterus regulierend			unregelmäßige Menstruation, besonders in Verbindung mit nervösen Spannungen, verzögerte Menstruation		
Parasiten ausleitend			Fadenwürmer- oder Rundwurmbefall		

JÄN 568, KRA (2000) 119, GES 258, SCW 362, ROS (2009) 30, MCI 128, Positivmonografien Kommission E, ESCOP

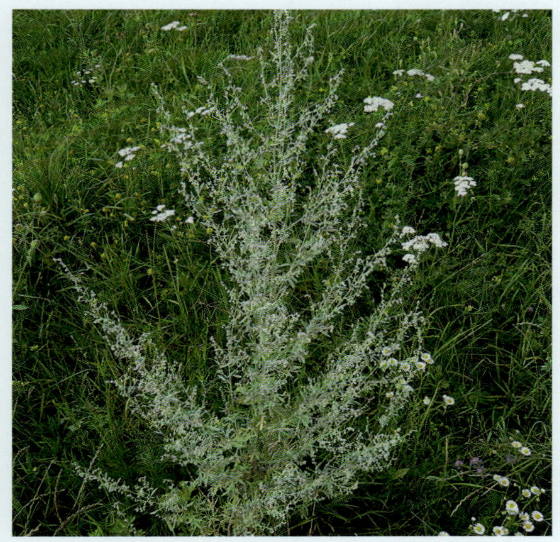

► **Abb. 10.1** Artemisia absinthium.

Einnahme

- Bei Appetitlosigkeit empfiehlt sich die Einnahme eine halbe Stunde vor jeder Mahlzeit, bei Verdauungsbeschwerden durch Gallenfunktionsstörungen sollte der warme Tee nach den Mahlzeiten getrunken werden.
- Nicht länger als 3–4 Wochen einnehmen.

K Kontraindikationen

Schwangerschaft und Stillzeit, Übersäuerung des Magens

10.2.3 Centaurium

Siehe ▸ **Abb. 10.2** und ▸ **Tab. 10.3**.

▸ **Tab. 10.3** Monografie Centaurium.

Name (lat.)	Name (dt.)	Temperatur	Geschmack	Organbezug	Tagesdosis
Centaurium, herb.	Tausendgül-denkraut	neutral-kühl	kräftig bitter, adstringierend	Ma, Mi, Le, Gb, Darm	0,5–6 g getr. Droge, 2–4 ml Tinktur
Wirkbeschreibung			**Indikationen**		
Magen-Hitze klärend, Feuchtigkeit trocknend			Entzündungen im Gastrointestinaltrakt, Nahrungsmittel-unverträglichkeiten/-allergien		
Milz- und Magen-Qi tonisierend			Appetitmangel, Verdauungsschwäche, dyspeptische Beschwerden, Malabsorbtionssyndrome, Gewichtsverlust, Achylie, Erschöpfung, Altersmagen, Blähungen		
Leber- und Darm-Qi bewegend			Spannungsgefühle im Epigastrium, Übelkeit, Anorexia nervosa, Nervosität mit Erschöpfung, Krampfzustände von Magen und Darm		
Feuchte-Hitze ausleitend			Ikterus, Durchfallerkrankungen, Leberschwellung, Cholelithiasis, Pankreatitis, Leberzirrhose		
Hitze ableitend			Fieber, intermittierende Fieber, chronische Hautleiden wie Exantheme, Lichen		

JÄN 527, BÜH 154, MON 124, PAH 314, ROS (2006), Positivmonografien Kommission E, ESCOP

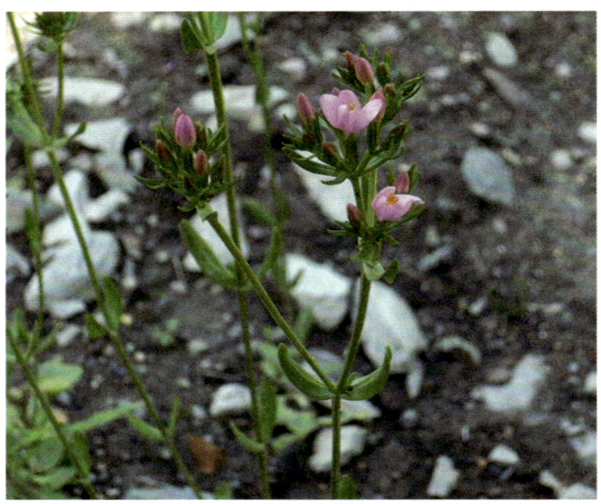

▸ **Abb. 10.2** Centaurium.

K Kontraindikationen

Magen- und Darmgeschwüre

10.2.4 Artemisia vulgaris

Siehe ► Tab. 10.4.

► **Tab. 10.4** Monografie Artemisia vulgaris.

Name (lat.)	Name (dt.)	Temperatur	Geschmack	Organbezug	Tagesdosis
Artemisia vulgaris, herb. (rad.)	Beifuß, Kraut (Wurzel)	neutral-warm	bitter, aromatisch	Le, Ga, Mi, Uterus, Ma, Ni, Bl	1–10 g getr. Kraut zum Infus; Dekokt/Mazerat: 4,5 g getr. Wurzel; Tinktur 1,5–7,5 ml
Wirkbeschreibung			**Indikationen**		
Leber-Qi bewegend; Leber und Milz harmonisierend			Übelkeit mit Kopfschmerzen (auch zyklusbedingt), Koliken, Blähungen, Flatulenz, Sodbrennen, Fettverdauungsstörungen, Appetitlosigkeit, Gastritis, Neurasthenie		
Qi und Blut im Uterus bewegend, Uterus wärmend und tonisierend			PMS, Amenorrhöe, Dysmenorrhöe, Hypermenorrhöe, Genitalblutungen, „die tote Frucht austreibend"		
Feuchtigkeit ausleitend und harntreibend			Ödeme, Aszites, Ödeme, Dysurie, Fluor vaginalis, Mykosen, Zystitis		
Parasiten eliminierend			Würmer		

MON 64, PKA 95, PWH 107, HOL 315, PAH 72, BÜH 155, Nullmonografie Kommission E (Wirkung nicht belegt)

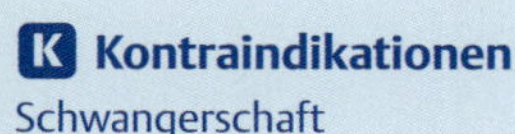

Kontraindikationen

Schwangerschaft

10.2.5 Coriandrum sativum

Siehe ▸ Abb. 10.3 und ▸ Tab. 10.5.

▸ **Tab. 10.5** Monografie Coriandrum sativum.

Name (lat.)	Name (dt.)	Temperatur	Geschmack	Organbezug	Tagesdosis
Coriandrum sativum, fruct.	Koriander, Samen	warm	scharf, würzig-aromatisch, leicht bitter	Bl, Ma, Le	1–5 g getr. Droge, Tinktur 30–90 Tropfen
Wirkbeschreibung			**Indikationen**		
Magen-Qi tonisierend und regulierend			Übelkeit, Aufstoßen, Magenschmerz durch Kälte, Blähungen, abdominelles Völlegefühl, Appetitlosigkeit		
Nässe-Hitze/-Kälte aus der Blase ausleitend; Wasserwege öffnend			Harnwegsinfekte, Harntraktschwäche, Zystitis		
Wind-Kälte eliminierend			leichte Erkältung		
Leber-Qi regulierend und bewegend			depressive Verstimmung		

PAH 393, JÄN, SCW, MON, BÜH 183, Positivmonografie Kommission E

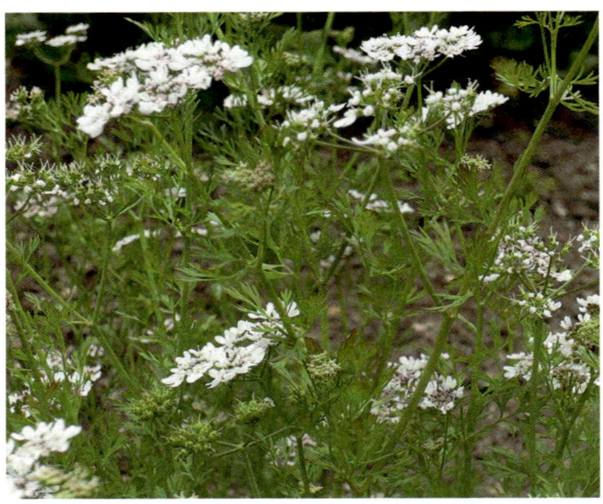

▸ **Abb. 10.3** Coriandrum sativum.

Zubereitung Korianderfrüchte vor Gebrauch zerstoßen.

10.2.6 Ferula asafoetida

Siehe ▶ Tab. 10.6.

▶ **Tab. 10.6** Monografie Ferula asafoetida.

Name (lat.)	Name (dt.)	Temperatur	Geschmack	Organbezug	Tagesdosis
Ferula asafoetida	Stinkasant, Gummiharz	heiß	scharf, bitter, stechend knoblauchartig	Le, Mi, Ma	0,1–1 g getr. Droge (Einzeldosis als Pulver); Tinktur 10–30 Tr.

Wirkbeschreibung	Indikationen
Milz- und Magen-Qi tonisierend und regulierend	Verdauungsschwäche, Appetitlosigkeit, Blähungen, Reizdarm, Blähkolik, Dyspepsie
Leber regulierend Nahrungsretention auflösend	Magenbeschwerden mit Blähungen und nervöse Reizbarkeit, hysterische Attacken mit Blähungen und Ausdehnung des Bauches
Shen harmonisierend, Sinne klärend	Schlafstörungen, vegetative Dystonie, Nervosität; Hysterie (Globus hystericus); nervöse Erregungszustände, Cor nervosum
Kälte-Schleim auflösend	trüber Kopf, Candida albicans, Bronchitis (tiefer, würgender Husten), nervöser Husten

SCW, PAH 431, JÄN 51, COO, FEM 38, HHB 710

10.2.7 Citrus reticulata

Siehe ▸ Abb. 10.4 und ▸ Tab. 10.7.

▸ **Tab. 10.7** Monografie Citrus reticulata.

Name (lat.)	Name (dt.)	Temperatur	Geschmack	Organbezug	Tagesdosis
Citrus reticulata Pericarpium	Mandarine, Schale (chines. *Chen Pi* 陈皮)	warm	scharf, bitter, aromatisch	Mi, Lu	3–6 g für Infus, 2–3 ml Tinktur
Wirkbeschreibung			**Indikationen**		
Qi regulierend			Spannungsgefühl in Abdomen und Epigastrium, Trommelbauch		
Qi absenkend und Erbrechen beendend			Übelkeit, Erbrechen, Klumpengefühl im Magen, Aufstoßen, Verdauungsstillstand		
Milz-Qi kräftigend, Nahrungsretention auflösend			Nahrungsretention, Schwäche, Müdigkeit, saures Aufstoßen, Appetitlosigkeit, Verdauungsträgheit		
Feuchtigkeit trocknend, Schleim umwandelnd			Schleimblockaden in Thorax und Mitte: Husten mit viel Auswurf, Druck und Spannungsgefühle in Brust und Zwerchfell, dicker schmieriger Zungenbelag durch Feuchtigkeitsretention in der Mitte		

POR (1978), BEN 332, LPH 256, PWH 137

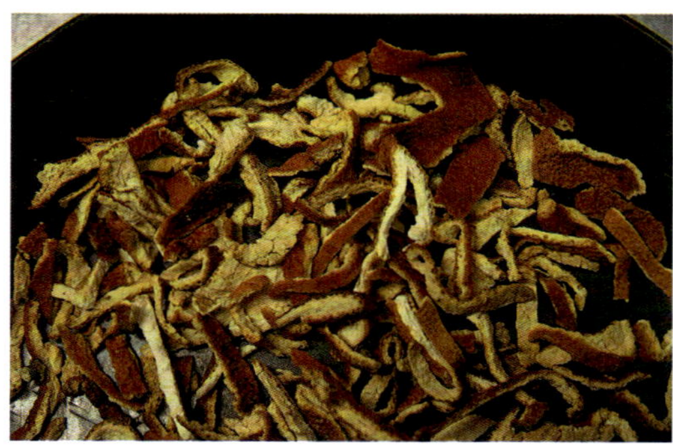

▸ **Abb. 10.4** Citrus reticulata.

10.2.8 Marsdenia condurango

Siehe ▶ Tab. 10.8.

▶ **Tab. 10.8** Monografie Marsdenia cundurango.

Name (lat.)	Name (dt.)	Temperatur	Geschmack	Organbezug	Tagesdosis
Marsdenia condurango, cort.	Condurango, Rinde	neutral bis kühl	bitter	Ma, Därme	2–4 g getr. Droge für Dekokt, 2–5 ml Tinktur
Wirkbeschreibung			**Indikationen**		
Magen-Qi stärkend und regulierend			Appetitlosigkeit, Atonie des Magens, Brechreiz, Speichel- und Magensaftmangel, Speisenaufnahmefähigkeit, Erschöpfung bei schwerer Erkrankung		
Darm-Qi regulierend und harmonisierend			spastische Zustände im Magen-Darm-Bereich, Übererregbarkeit der Darm-Motilität		

KRA (2000), LPH 105, Positivmonografie Kommission E

10.2.9 Menyanthes trifoliata

Siehe ▶ **Abb. 10.5** und ▶ **Tab. 10.9**.

▶ **Tab. 10.9** Monografie Menyanthes trifoliata.

Name (lat.)	Name (dt.)	Temperatur	Geschmack	Organbezug	Tagesdosis
Menyanthes trifoliata, fol.	Bitterklee	kühl bis kalt	sehr bitter	Le, Ga, Ma	1,5–3 g getr. Droge für Infus, 0,5–2,5 ml Tinktur
Wirkbeschreibung			**Indikationen**		
Leber-Feuer klärend, emporsteigendes Leber-Yang absenkend			Kopfschmerzen, Migräne, gerötete Augen, Trigeminus-neuralgie, Oberbauchbeschwerden, Sodbrennen, Verstopfung		
Magen-Qi anregend, Gallenfluss fördernd (in geringen Dosen)			Appetitlosigkeit, dyspeptische Beschwerden, chronische Magenleiden, besonders Anorexie, Achylie und Atonie des Magens		
Feuchte-Hitze ausleitend			rheumatische Beschwerden, Arthritis Colitis, Morbus Crohn, Ikterus Skorbut, Hautausschläge, Ekzeme		

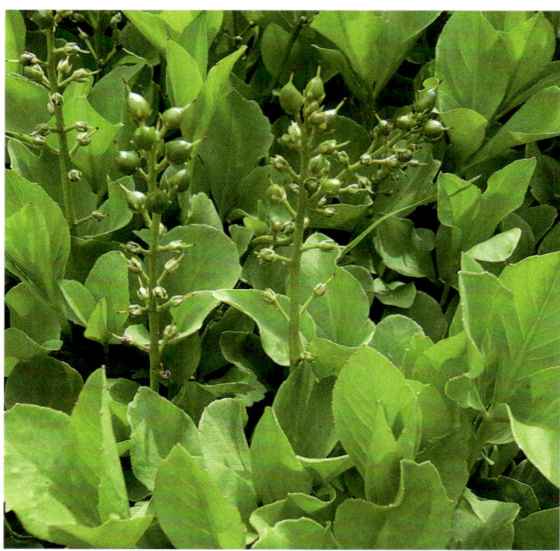

▶ **Abb. 10.5** Menyanthes trifoliata.

N Nebenwirkungen

kann in sehr hoher Dosis zu Durchfall, Übelkeit und Erbrechen führen

10.2.10 Weitere Kräuter, die die Verdauungsfunktion unterstützen

- Cynara, fol.; Carum carvi, fruct. (▶ **Kap. 9.2**)
- Pimpinella anisum, fruct.; Foeniculum vulg., fruct. (▶ **Kap. 14.2.5**)
- Crataegus ox., fruct. (▶ **Kap. 18.2.7**)
- Agrimonia eup., herb. (▶ **Kap. 19.2.3**)
- Cnicus benedictus, herb. (▶ **Kap. 9.2.15**)
- Acorus calamus, rhiz. (▶ **Kap. 6.2.1**)
- des Weiteren Arzneien wie Okoubaka (Antidot bei Nahrungsmittelvergiftung), Myristica fragans, fruct.; Carica Papaya (Enzyme); Rettichsamen/Raphanus, sem.; getrocknete Gerstenkeimlinge (Hordeum germ., fruct.), Verdauungsschnaps, Pancreatin-Enzyme und Pepsin-Wein

10.3

Rezepturen

10.3.1 Träge Verdauung mit Übelkeit, Müdigkeit und Schleim (Milz-Qi-Leere mit Feuchtigkeitsretention)

Siehe ► Tab. 10.10.

► **Tab. 10.10** Rezeptur Träge Verdauung mit Übelkeit, Müdigkeit und Schleim.

Kräuter	Tagesmenge	Temperatur	Geschmack	Wirkung in der Rezeptur
Gentiana lut., rad.	3 g	neutral-kühl	bitter	Milz-, Magen- und Dünndarm-Qi tonisierend, Magen- und Dünndarm-Hitze ableitend
Artemisia abs., herb.	2 g	warm-kühl	aromatisch, stark anhaltend bitter	Milz- und Magen-Qi stärkend, Leber-Qi bewegend, Gallenfluss regulierend, Nahrungsmittelunverträglichkeit entgegenwirkend
Acorus cal., rhiz.	3 g	warm	aromatisch, scharf, bitter, leicht süß	Feuchtigkeit ableitend, (kalten) Schleim zerteilend, Yun-Hua-Funktion unterstützend, klares Yang emporhebend
Coriandrum sat., fruct.	1 g	warm	scharf, aromatisch, leicht bitter	Leber-Qi regulierend und bewegend, Stimmung hebend, Magen-Qi tonisierend und regulierend, so Aufstoßen behebend
Pericarpium aurantii	1 g	warm	scharf, bitter, aromatisch	Qi regulierend, Feuchtigkeit trocknend, Schleim umwandelnd
Mentha pip., fol.	0,5 g	warm-kühl	scharf, aromatisch	Magen-Qi absenkend und Magen-Qi beruhigend und absenkend, Milz und Magen regulierend, Blähungen entgegenwirkend, Stagnation lösend
Glycyrrhiza glab., rhiz.	1 g	neutral-kühl	süß	Milz und Magen tonisierend, Qi vermehrend, Wirkung anderer Kräuter abpuffernd und Geschmack mildernd

Zubereitung und Dosierung Tagesdosis 8 g der Mischung für Infus mit ¾ Liter kochendem Wasser. 10 Min. bedeckt ziehen lassen, abseihen und in einer Thermoskanne warm halten. Den Tee in 3 Portionen über den Tag verteilt trinken, vorzugsweise schluckweise vor den Mahlzeiten. Einnahmedauer: 3 Wochen.

Symptome und Befunde

- Appetitmangel oder Wechsel von Appetitlosigkeit und Heißhungerattacken, Übelkeit, Aufstoßen, Völlegefühl und Blähungen, ungeformter Stuhl, Unverträglichkeit fetter Speisen, leicht übergewichtig, Verschleimung der Nebenhöhlen, leichte Erschöpfung, Konzentrationsmangel, Müdigkeit, Schwerfälligkeit
- **Puls:** schwach (Ruo), schlüpfrig (Hua)
- **Zungenkörper:** verdickt, blass, Zahneindrücke, feucht, dünner, leicht schmieriger, weißlicher Belag

Syndrome

- Feuchtigkeitsretention in der Milz
- Milz-Qi-Mangel mit Qi-Stagnation der Mitte

Therapieprinzip

- Milz-Qi stärken und Feuchtigkeit umwandeln.
- Milz und Magen harmoniseren.
- Klares Yang heben, trübes absenken.
- Qi bewegen.

10.3.2 Traditionelle Rezeptur: Blähungen und Völlegefühl (Unausgewogenheit von Leber und Milz)

Siehe ► Tab. 10.11.

► **Tab. 10.11** Traditionelle Rezeptur: Blähungen und Völlegefühl.

Kräuter	Menge	Temperatur	Geschmack	Wirkung in der Rezeptur
Carum carvi, fruct., zerstoßen	20 g	warm	aromatisch, etwas scharf	Qi bewegend und Stagnationen lösend, die Mitte von Leber-Angriffen befreiend
Anisum fruct., zerstoßen	10 g	warm	süß, scharf	Qi der Mitte regulierend, Magen und Milz wärmend
Foeniculum, fruct.., zerstoßen	10 g	leicht warm	aromatisch, leicht scharf	Qi der Mitte regulierend; Milz und Magen wärmend, tonisierend; Kälte ableitend
Coriandrum sat., fruct., zerstoßen	10 g	warm	scharf, aromatisch, leicht bitter	Leber-Qi regulierend und bewegend, Magen-Qi tonisierend und regulierend

PAH 394

Zubereitung und Dosierung 2 TL dieser Mischung mit ¼ Liter kochendem Wasser übergießen, zugedeckt 10 Min. ausziehen, danach abseihen. Bei Bedarf eine Tasse Tee gut warm trinken.

Symptome und Befunde

- Appetitmangel, weiche Stühle, Völlegefühl im Epigastrium, Bauchdecke nicht gespannt, leichte Magenschmerzen, die sich durch Kälte verschlimmern, Aufstoßen, Blähungen, Müdigkeit, kalte Extremitäten
- **Puls:** schwach (Ruo)
- **Zungenkörper:** verdickt, blass, Zahneindrücke, feucht

Syndrom Milz- und Magen-Qi-Mangel mit Kälte

Therapieprinzip

- Mitte und Leber harmonisieren.
- Auf- und Absteigen des Qi normalisieren.
- Trübes Qi und Feuchtigkeit ableiten.

An dieser Stelle sei auf ein traditionelles Fertigpräparat hingewiesen, das sehr gut in die hier vorgestellte Kräuter-Gruppe der Digestiva passt:

Carminativum-Hetterich®, alkoholischer Auszug (1 : 3,26–3,40) aus

- Kamillenblüten
- Pfefferminzblättern
- Fenchel
- Kümmel
- Pomeranzenschalen

(Kann auch länger eingenommen werden)

Traditionelle Hausmittel zur Förderung der Verdauung 1 Messerspitze Carum carvi, Anisum und Foeniculum als Pulvermischung mit etwas Wasser vor jeder Mahlzeit einnehmen.

11 Kräuter zur Beseitigung von Parasiten

11.1 Grundsätzliches

Antiparasitische Arzneimittel waren in vergangenen Zeiten sehr wichtig. Wegen ihrer Überlegenheit in Bezug auf Toxizität und Wirksamkeit und damit der Sicherheit finden heute eher moderne schulmedizinische Arzneien Verwendung. Der Vollständigkeit halber führen wir diese Gruppe hier auf.

Kräuter, die hier angewendet werden können, dienen in erster Linie dazu, die Endoparasiten abzutöten, zu eliminieren, daher sind sie in der Regel relativ toxisch. Unterstützend sind hier oft Abführmittel zu verordnen (z.B. Frangula). An zweiter Stelle zielen sie darauf ab, das Milieu für die Parasiten unattraktiv zu machen (Sanierung des Terrains, der Darmflora), was praktisch einer Behandlung von Milz, Magen und Dickdarm entspricht.

Früher wie heute sind als Parasiten hauptsächlich Wurmarten und andere makroskopisch sichtbare Lebewesen zu verstehen. Es handelt sich hier um einen klar definierbaren Tatbestand im somatischen Bereich, meist im Verdauungstrakt. Als einfaches Diagnostikum stehen uns Stuhlproben und Laboruntersuchungen zur Verfügung, um über die Parasiten oder deren Eier Auskunft zu erhalten.

In früheren Zeiten hielt man sich eher an allgemeine Symptome wie Schmerzen um die Nabelgegend, Erbrechen, Appetitlosigkeit, Gewichtsabnahme trotz enormer Nahrungsmengen, blasse oder zyanotische Erscheinung, aufgetriebener Bauch, starke oder schwache Pulse im Wechsel, abgeschälte, wie rohe Zunge und/oder dicker Zungenbelag.

Madenwürmer (Oxyuren) verursachen besonders nächtliches Afterjucken. Symptome wie Appetit auf ungewöhnliche Nahrung, Schwellungen und Schwäche können Hinweise auf Hakenwürmer sein. Das Gesicht erscheint dann bleich und fahl. Bandwürmer bzw. Teile davon sind meist einfach im Stuhl zu sehen. Zuweilen zeigen sich Punkte auf der Mundschleimhaut. Askariden neigen dazu, den Körper zu penetrieren und können später über die Lunge ausgeschieden werden.

Als Ursachen kommen mangelnde Hygiene, verseuchte Nahrungsmittel und kontaminierte Umwelt in Betracht. Milz und Magenschwäche, Feuchte-Hitze- und Schleim-Befunde, aber auch Kälte erleichtern den Parasiten das Einnisten.

In erster Linie ist als traditionelles Wurmmittel, dessen antiparasitäre Wirksamkeit auch naturwissenschaftlichen Nachprüfungen Stand hält, der Knoblauch zu nennen. Verantwortlich dafür ist als Inhaltsstoff Allicin. „Früher galt Knoblauch (in China – d. Verf.) als Wurmmittel, insbesondere gegen Haken-, Spul- oder Madenwürmer. Heute kann man den Begriff „Parasiten“ (Chóng 虫) auch in einem breiteren Sinne auffassen und neben Würmern auch parasitäre Mikroorganismen wie Amöben, Pilze oder Bakterien mit einschließen. Die moderne pharmakologische Forschung hat signifikant inhibierende Wirkungen auf eine Vielzahl pathogener Keime nachgewiesen.“ (KAL 339)

Abschließend einige Wurmzeichen aus der galenischen Tradition: übler oder saurer Mundgeruch, lienterische (Milz) Durchfälle (hier: grauer, kuhfladenartiger Stuhl), unregelmäßiger Puls, Nasenjucken, Blähungen, Heißhunger, angespannter Leib mit murmelnden Geräuschen, Blässe des Gesichts, blutunterlaufende Augen, schlaffer Körper, trockener Husten oder Erstickungsgefühle.

Zur galenischen Therapie gehören: Meidung von Nahrungsmitteln, die leicht faulen (zu viel Milch, Käse und süße Früchte, zu viel Trunkenheit, unzureichend Gekochtes, Übersättigung), Säuglingen sollte man nicht zu früh Fleisch geben.

Entsprechende Behandlung: Schleim ableiten, faulige Materie purgieren und Würmer abtöten. Gegebenenfalls sind bittere oder („bei langen und runden Würmern“) süße Klistiere zu geben.

Zu den galenischen Wurmmitteln gehören: Allium sativum, Artemisia absinthium, Artemisia abrotanum, Arnica montana, Aristolochia clematitis, Solanum dulcamara, Galeopsis, Portulaca, Myrrha.

Wichtigstes antiparasitäres Arzneimittel vom Nahen bis Fernen Osten ist die Betelnuss (Areca catechu – Semen Arecae), die in Europa in der Tiermedizin verwendet wird.

11.2

Kräuter

11.2.1 Allium sativum

Siehe ▸ Tab. 11.1.

▸ **Tab. 11.1** Monografie Allium sativum.

Name (lat.)	Name (dt.)	Temperatur	Geschmack	Organbezug	Tagesdosis
Allium sativum, rhiz./bulb.	Knoblauch, Zehe	heiß	scharf, leicht süß, leicht salzig	Ma, Di, Mi, Lu, He, Le	1–3 Zehen roh; 0,5–2 ml Tinktur; Fertigarzneimittel
Wirkbeschreibung			**Indikationen**		
Parasiten und Würmer abtötend und ausleitend			Pilzbefall; sämtliche Darmparasiten; Würmer; Insektenbisse Nahrungsmittelvergiftung virale, bakterielle Infekte		
Qi regulierend; das Innere erwärmend; Feuchtigkeit und Schleim transformierend; Nahrungsstagnation lösend			abdominelle Schmerzen, Flatulenz, Verdauungsstörungen, Rülpsen; Schmerzen unter dem Rippenbogen Dysbiose des Darms; Kandida Hyperlipidämie; Arteriosklerose chronischer Husten		
bewegend, entgiftend			Eiterungen (Anfangsstadium), Schwellungen, Tumore, Ulzerationen, Pest, Epidemien, Ruhr Amenorrhöe, Miktionsstörungen		

HUM 141, MAF 183, MON 36f., SCH 811, UJH 267f., POR (1978) 495, LEX, MAD 465f., AYU 122, Positivmonografien Kommission E, ESCOP, WHO

Cave

Hitze-Befunde und große Leere

K Kontraindikationen

Hitze-Blutungen

Allgemeine Bemerkung Würmer bei Kindern: Knoblauchklistiere mit Milch (Aschner); Fertigarzneimittel sind weniger geeignet zur Behandlung von Parasiten.

11.2.2 Artemisia abrotanum

Siehe ▶ Abb. 11.1 und ▶ Tab. 11.2.

▶ **Tab. 11.2** Monografie Artemisia abrotanum.

Name (lat.)	Name (dt.)	Temperatur	Geschmack	Organbezug	Tagesdosis
Artemisia abrotanum, herb.	Eberraute	recht warm	bitter	Ma, Di, Mi, Lu, Le	2–8 g getr. Droge; 10–30–90 Tr. Tinktur
Wirkbeschreibung			**Indikationen**		
Parasiten und Würmer abtötend und ausleitend			Spul- und Madenwürmer Spinnenbisse, Darmschmarotzer (Antitoxin)		
Feuchte-Kälte bewegend und ausleitend, die Mitte und die Lunge stärkend und wärmend			Rheuma, Gicht Stuhl mit Schleimauflagerungen, Völlegefühle, Aufstoßen Mesenterial-TBC, Aszites, Lymphstau Marasmus, Abmagerung besonders der Beine, Schwäche, Blässe, kindliche Entwicklungsstörung Pleuritis exsudativa		
Blut bewegend			Amenorrhöe, Bauchkrämpfe, Brustgeschwülste		

HUM 136, UJH 246, LEX, MAD 357f.

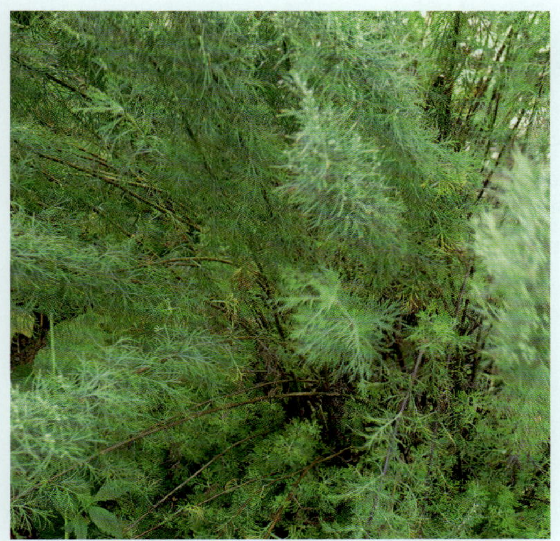

▶ **Abb. 11.1** Artemisia abrotanum.

Kontraindikationen
Schwangerschaft

Allgemeine Bemerkung Meldekraut für das Bauchfell

11.2.3 Weitere Kräuter mit antiparasitären Eigenschaften

- Berberis: Hautleishmaniose, Giardia, Protozoen
- Cinchona: Malaria
- Artemisia absinthium: Malaria, Würmer
- Chrysanthemum parthenium, Tanacetum parthenium: Würmer
- Camphora: Parasiten, Würmer
- Inula helenium: Parasiten, Pilze
- Hydrastis canad.: Lambliasis
- Acorus calamus: Intestinalparasiten
- Sanguinaria canad.: (besonders äußerlich) Parasiten, Krätze
- Piper nigrum: Parasiten im Verdauungstrakt
- Zanthoxylum: allgemein Parasiten, gegen Band- und Spulwürmer, Candida
- Lavandula: (besonders äußerlich) Parasiten, Läuse, Milben, Würmer
- Sarsaparilla: Leptospirosen, Treponemata (Syphilis), Lepra, Pilze
- Ferula asafoetida: Würmer

11.3 Rezepturen

11.3.1 Oxyuren, mäßiger Befall

- 3 Knoblauchzehen zerkleinern und tgl. nüchtern einnehmen.
- Allium sat., bulb. 6–12g heißer Aufguss mit 0,5l Wasser abgekühlt zum Klistier

11.3.2 Hakenwürmer, mäßiger Befall

3 Knoblauchzehen zerkleinern und tgl. nüchtern einnehmen.

! Hinweis zu den Rezepturen: Die ersten 3 und die letzte Rezeptur sind gedacht für akuten Wurmbefall und für eine Höchsteinnahmedauer von 2 Wochen. Die Rezeptur 11.3.4 kann und sollte mindestens 4 Wochen eingenommen und danach modifiziert werden.

11.3.3 Wurmbefall

allgemein

Knoblauch in Milch: Man gibt 3 frische, geraspelte oder gequetschte Knoblauchzehen in 1 Tasse Milch. Die Knoblauchzehen müssen für 12 Stunden in der Milch ziehen. Von dieser Knoblauchmilch trinkt man jeden Morgen eine Tasse auf nüchternen Magen.

chronisch

0,5–1 l Möhrensaft tgl. bis zu 1 Monat lang

11.3.4 Rezidivierender Befall mit Oxyuren

Siehe ► **Tab. 11.3.**

► **Tab. 11.3** Rezeptur Rezidivierender Befall mit Oxyuren.

Kräuter	Menge	Temperatur	Geschmack	Wirkung in der Rezeptur
Artemisia absinthium, herb.	30 ml	neutral	bitter, aromatisch, (scharf)	Mitte stärkend, bewegend, Würmer vertreibend
Abrotanum, herb.	30 ml	warm	aromatisch, bitter, starker Geruch	Feuchtigkeit bewegend, erwärmend, Würmer abtötend
Berberis, cort., rad.	20 ml	kühl	bitter	Feuchte-Hitze ausleitend, Leber stärkend, Protozoen abtötend
Taraxacum off., rad.	15 ml	kalt	bitter, etwas süß	Feuchte-Hitze ausleitend, Würmer abtötend (Anthelminthikum)
Commiphora myrrha	5 ml	warm	bitter, würzig	Blut bewegend, chronische Schleim- und Feuchtigkeitsbefunde, Schmerzen, desinfizierend

Dosierung 4× tgl. 30 Tr.

Symptome und Befunde

- Wurmbestandteile im Stuhl, Afterjucken
- **Puls:** etwas schwach
- **Zungenkörper:** gedunsen

Therapieprinzip

- Würmer sanft eliminieren.
- Feuchtigkeit drainieren.
- Latente Hitze kühlen.

Modifikation bei fehlender Feuchte-Hitze: Berberis gegen Artemisia vulgaris austauschen.

Rezepturen

Askariden (historisches Rezept nach Kröber)

Chamomilla, flor.	20 g
Tanacetum, flor. (Rainfarn)	20 g
Absinthium, herb.	20 g
Cina, flor. (Zitwerblüten)	20 g

morgens und abends je 1 EL im Aufguss

Cave

Artemisia cina (Wurmsamen) ist eines der ältesten Wurmmittel, aber reich an Nebenwirkungen (z. B. Geruchs- und Geschmacksstörungen, Augenflimmern, Gelbsehen, bei Überdosierung Tod).

„Wurmsamen ist trockener und warmer Complexion, darum er wider die böse faule Feuchtigkeit im Leib/daraus Würmer wachsen/ sehr wohl dienet. Ganz oder gestoßen Eingenommen tötet er die Würm im Leib." (LON 342)

Cave

Etwas weniger toxisch ist der Inhaltsstoff Thujon von Tanacetum (Rainfarn) = Chrysanthemum vulgare, einem tradtionellen Anthelminthikum.

11.4 Rezepturen aus der Volksmedizin

Volksmedizin

- Bandwürmer: Wurmfarnwurzeln (Dryopteris filix-mas, Aspidium filix-mas): Man gibt 10 g getrocknete und pulverisierte Wurmfarnwurzeln in 1 Tasse Wasser, gut umrühren und direkt trinken. 4 Stunden später nimmt man ein Abführmittel.
- allgemeine Wurmkur: reichlicher Verzehr von Zwiebeln (Allium cepa)

Anekdote aus der Volksmedizin

Bei Bandwurmbefall nackt auf eine Schüssel mit warmer Milch setzen. Würmer treffen sich zur „Milchparty".

12 Kräuter, die Blutungen stillen

12.1 Grundsätzliches

Hämostyptika werden eingesetzt, um Blutverlusten (und Säfteverlusten) und damit einer Schwächung, entgegenzutreten. Es handelt sich um eine symptomatische Therapie, die die Manifestation (Biao 表) einer Erkrankung behandelt. Die Grunderkrankung oder Wurzel (Ben 本) für die Blutung muss entsprechend einer genauen Diagnose behandelt werden.

12.1.1 Pathologie

Die Kräuter dieser Gruppe werden verwendet, wenn Blut aus den Blutgefäßen austritt. Unterschieden wird nach Maciocia (MAC 2010: 1122):

Bluthusten (Hämoptyse)

- Wind-Trockenheit-Hitze
- Lungen-Yin-Mangel mit Leere-Hitze
- Leber-Wind dringt in die Lunge ein
- geschwächtes Milz- und Lungen-Qi hält das Blut nicht

Melaena (Teerstuhl)

- Feuchte-Hitze im Darm
- Qi- und Blut-Stagnation
- Magen- und Milz-Qi-Schwäche

Hämaturie (Blut im Urin)

- Blasen-Hitze
- Herz-Hitze
- Nieren-Yin-Mangel mit Leere-Hitze
- geschwächte Milz kontrolliert das Blut nicht
- mangelnde Festigkeit des Nieren-Qi
- Qi- und Blut-Stagnation

subkutane Blutungen

- Blut-Hitze
- Yin-Mangel mit Leere-Hitze
- geschwächtes Qi hält das Blut nicht

Zahnfleischbluten

- Magen-Hitze
- Magen-Yin-Mangel mit Leere-Hitze
- Magen- und Milz-Schwäche

Nasenbluten

- Magen-Hitze
- Lungen-Hitze
- Milz-Qi-Mangel
- Leber-Hitze
- Nieren-Yin-Mangel

Sowohl die westliche Naturheilkunde als auch die Chinesische Medizin legen Wert darauf, Blutungen nicht symptomatisch zu unterdrücken, um keine Folgekrankheiten zu provozieren oder Ausscheidungsmechanismen (z. B. Hitze) zu unterbinden.

Je nach Ätiologie unterscheiden wir folgende Pathologien:

Blutungen durch Hitze

Übermäßige Hitze dynamisiert das Blut, macht es ungestüm und ruft hellrote oder dunkelrote Blutungen hervor. Hitze kann das Blut aus den Gefäßen sowohl nach oben (Nasenbluten, Bluterbrechen, Bluthusten) als auch nach unten (Hypermenorrhöe, Melaena, Urogenitalblutungen) als auch ins Gewebe austreiben.

Zu wählen sind kühlende Hämostyptika, die in der Rezeptur z. B. durch folgende Hitze klärende Kräuter ergänzt werden:

- Blut-Hitze
  z. B. Polygonum bistorta (▸ **Kap. 12.2.5**), Rumex crispus (▸ **Kap. 3.7.6**)
- Lungen-Hitze
  z. B. Baptisia tinct., Asclepias tuberosa (▸ **Kap. 3.2**)
- Wind-Hitze
  z. B. Salvia off. (▸ **Kap. 2.3.3**)
- Leber-Hitze
  z. B. Cichorium, Berberis spp. (▸ **Kap. 3.7**)
- Herz-Hitze
  z. B. Viola odorata (▸ **Kap. 15.2.6**), Asperula odorata (▸ **Kap. 13.2.6**)
- Magen-Hitze
  z. B. Cetraria islandica/ Lichen islandicus (▸ **Kap. 18.8.8**), Baptisia tinct. (▸ **Kap. 3.2.1**)
- Dickdarm-Hitze
  z. B. Rheum (▸ **Kap. 4.2.3**)
- Blasen-Hitze
  z. B. Arctostaphylos uva ursi (▸ **Kap. 3.7.4**)

- Hitze im Uterus
  z. B. Hydrastis canadensis (▶ **Kap. 3.7.3**)

Klassische klinische Beispiele für Hitze-Blutungen sind Blutungen durch Virusinfekte, chronische Lebererkrankungen, Pneumonie, Entzündungen im Urogenitaltrakt und Tumorblutungen. Historisch sind auch zu nennen Blutungen bei Sepsis, Diphtherie, Syphilis, hämorrhagischem Fieber, Pocken und Noxen wie Arsen und Phosphor.

Blutungen durch Stagnation

Blut-Stase behindert den Blutfluss in den Gefäßen und treibt oder drückt das neu nachfließende Blut aus den Gefäßen. Die Blutungen sind eher dunkel, klumpig und schmerzhaft. Meist handelt es sich um Blutungen in Uterus, Darm, Blase oder unter der Haut.

Bei Blutungen, die mit Blut-Stasen auftreten, sollten Hämostyptika mit bewegenden Kräutern kombiniert werden, z. B. mit

- Asperula odorata, Aesculus hipp., Arnica mon. (▶ **Kap. 13.2**)
- Carduus/Silybum mar., Viburnum (▶ **Kap. 9.2.2**)
- Senna, Rheum (▶ **Kap. 4.2**)
- Artemisia vulg. (▶ **Kap. 10.2.4**)

Klassische klinische Beispiele für Blutungen mit Blut-Stase sind: Hämorrhoidalblutungen, Bronchialkarzinome, Leberzirrhose, Nephrolithiasis, Milz- und Lebertumore, theoretisch auch Lungenembolien, Oesophagusvarizen.

Blutungen durch Qi-Mangel

Das Qi hat die Aufgabe, das Blut in den Gefäßen zu halten und reguliert die Permeabilität der Kapillaren. Wenn das Qi, insbesondere das der Milz, aber auch das der Niere, schwach ist, kann es das Blut nicht in den Gefäßen halten, es kommt zu Leere-Blutungen. Solche Blutungen gehen einher mit entsprechenden Zeichen und Befunden von Qi-Leere und verlaufen meist als Tröpfelblutungen, Sickerblutungen, kontinuierlich, aber spärlich mit frischer und hellroter Farbe. Diese chronischen Blutverluste können zu einer weiteren Schwächung führen.

In einem Qi (und Blut) stärkenden Rezept können Hämostyptika wie Geum urbanum oder Capsella bursa pastoris ergänzt werden, z. B. mit

- Agrimonia eupatoria, Achillea millefolium (▶ **Kap. 19.2**)
- Centella/Hydrocotyle asiatica, Crataegus (▶ **Kap. 18.2**), Chinarinde

Auch hier einige klassische klinische Beispiele: Neoplasmen des roten oder weißen Blutes, Thrombopenie, aber auch Skorbut (Vitamin-C-Mangel), Vitamin B_{12} oder K^+-Mangel oder Na^+-Mangel; Intoxikationen durch Colchicin oder Arsen (chronisch).

Blutungen durch Yin-Leere

Blut ist ein Teil des Yin und somit von einer Schwäche des Yin mit betroffen. Yin-Leere kann einerseits zu Leere-Hitze führen, die das Blut dann ähnlich wie Fülle-Hitze ungestüm werden lässt und es aus den Gefäßen treibt, andererseits ist Yin auch eine Form von Qi, das bei Yin-Leere das Blut nicht halten kann.

Leere-Hitze-Blutungen sind eher spärlich (Substanzmangel), die Farbe des Blutes ist meist frisch-rot oder dunkelrot. Auftreten können solche Blutungen als Nasenbluten, Bluthusten, Petechien, Uterusblutungen oder Blut in Stuhl oder Harn.

Bei Yin-Leere-Blutungen werden Blutung stillende Kräuter ergänzt durch Kräuter wie Symphytum, Lichen isl., Cimicifuga rac. (▶ **Kap. 18.8**), Cichorium, Lycopus (▶ **Kap. 3.5.2**).

Klinische Beispiele sind Tumorblutungen, Thrombopenie.

Blutungen durch Kälte, Yang-Mangel

Entstehen die Blutungen aufgrund von Kälte oder Yang-Mangel (blasses, wässeriges Blut) muss neben der symptomatischen Blutstillung das Milz-Yang gestärkt oder das Innere erwärmt werden. Exzessive Blutverluste können auch hier die Ursache sein. Wichtige ergänzende Kräuter sind Zingiber, Myrica oder Cinnamomum.

Klassische klinische Beispiele: Lymphome, Nephritis, Toxine, Infekte und chronische Vergiftungen.

Gerbstoffdrogen Von den Inhaltsstoffen der in dieser Gruppe vorgestellten Kräuter stehen vor allem die Gerbstoffe im Vordergrund. Sie werden eingehend in ▶ **Kap. 19** (Adstringentia) beschrieben. Dort sind auch weitere wichtige Kräuter zur Blutstillung beschrieben, z. B.:

- Potentilla tormentilla
- Agrimonia eupatoria
- Achillea millefolium
- Alchemilla vulgaris
- Potentilla anserina
- Rubus idaeus
- Rubus fruticosus

Allgemein gilt es, Vorsicht walten zu lassen bei Drogen mit sehr hohem Gerbstoffgehalt, da sie die Magenschleimhaut reizen können. Hier kann die Kombination mit Schleimdrogen wie Althaea oder aber Chamomilla vorbeugen.

Einige Kräuter, die ebenfalls bei unterschiedlichen Formen von Blutungen eingesetzt werden können, befinden sich in anderen Gruppen, vor allem in der Gruppe der Hitze klärenden (▸ **Kap. 3**) und bewegenden (▸ **Kap. 9**, ▸ **Kap. 13**) Kräuter. Ist Leere die Ursache, werden Kräuter eingesetzt, die Qi- oder Yin-Leere-Zustände beheben (▸ **Kap. 18**).

12.2 Kräuter

12.2.1 Capsella bursa pastoris

Siehe ▸ **Tab. 12.1**.

▸ **Tab. 12.1** Monografie Capsella bursa pastoris.

Name (lat.)	Name (dt.)	Temperatur	Geschmack	Organbezug	Tagesdosis
Capsella bursa pastoris, herb.	Hirtentäschel, Kraut	kühl	süß, sauer, adstringierend, etwas scharf	Mi, Le, Ma, Bl, Uterus	1–5 g getr. Droge für Dekokt, 0,5–8 ml Tinktur

Wirkbeschreibung	Indikationen
Blutungen reduzierend, Blut kühlend und bewegend	abnormale Uterusblutungen, Hypermenorrhöe Blutungen im Verdauungstrakt; Blut im Stuhl; blutende Hämorrhoiden Urogenitalblutungen, Blut im Urin Nasenbluten
Feuchte-Hitze ausleitend	rote Ruhr, blutiger Durchfall Nephritis, Zystitis (Hypertonie; beruhigt die Schilddrüse)
adstringierend	alle Arten von Blutungen Diarrhöe, Wunden, Leukorrhöe

ITA 140, MON 94f., SCH 847f., MTD 252f., POR (1978) 377, LEX, MAD 745f., SPA 32, TSS 320f., Positivmonografie Kommission E

Allgemeine Bemerkungen universelles Hämostyptikum, kann auch rein symptomatisch eingesetzt werden

12.2.2 Hamamelis virginica/virginiana

Siehe ▶ Abb. 12.1 und ▶ Tab. 12.2.

▶ **Tab. 12.2** Monografie Hamamelis virginica.

Name (lat.)	Name (dt.)	Temperatur	Geschmack	Organbezug	Tagesdosis
Hamamelis virginica/ virginiana, cort./fol.	Hamamelis, Rinde/Blätter	neutral-kühl	sauer, adstringierend, leicht bitter	Mi, Di, Uterus	1–6 g getr. Droge für Dekokt, 0,5–6–12 ml Tinktur
Wirkbeschreibung			**Indikationen**		
adstringierend (äußerliche u. innerliche Anwendung)			Varikosis, Hämorrhoiden Durchfall mit Schleim/ Blut Organvorfälle		
Blut stillend			blutende Hämorrhoiden, Wunden, Verletzungen Myomblutung, Endometriose, Hypermenorrhöe Nasenbluten		
Blut bewegend			Varizen; Thrombophlebitis, Hämatome, Ulcus cruris Dysmenorrhöe Hämorrhoiden, Zerrungen, Muskelschmerzen		

SCJ 108, MON 228f., UJH 383, MTD 323f., REK 105, LEX, MAD 1503f., HOL 760, HOM 248f.; TSS 439f., Positivmonografien Kommission E, ESCOP, WHO

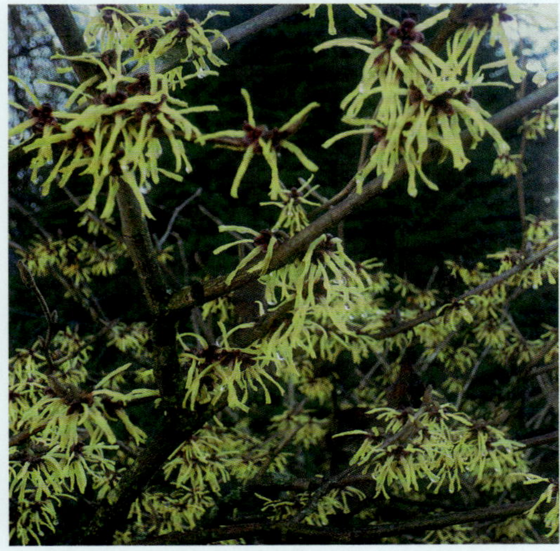

▶ **Abb. 12.1** Hamamelis virginica.

Allgemeine Bemerkungen

- gut für Blut-Stase-Blutungen; Meldekraut für den After: z. B. bei Analfissuren, Analfisteln, Hämorrhoidalbeschwerden
- auch als Fertigpräparat in Form von Wässern, Zäpfchen, Salben erhältlich

12.2.3 Geum urbanum

Siehe ▸ Abb. 12.2 und ▸ Tab. 12.3.

▸ **Tab. 12.3** Monografie Geum urbanum.

Name (lat.)	Name (dt.)	Temperatur	Geschmack	Organbezug	Tagesdosis
Geum urbanum, rad.	Echte Nelkenwurz, Wurzel	warm	bitter-aromatisch-würzig, wohlriechend, adstringierend	Mi, Ma, Le	1–5 g getr. Droge für Dekokt; 10–30–60 Tr. Tinktur, Urtinktur
Wirkbeschreibung			**Indikationen**		
Qi der Mitte stärkend			innere und äußere Blutungen Appetitlosigkeit, Diarrhöe, Atonie der Verdauungsorgane Rekonvaleszenz schlecht heilende Wunden/Narben		
Leber-Qi bewegend			Koliken schmerzlindernd bei Dysmenorrhöe, schwache Menstruation, Muskelschmerzen		
adstringierend, Blut stillend			Blutungen, Nachtschweiß, Hitzewallungen Harninkontinenz, Blasenschwäche Fluor, Wunden		
zerteilend und kühlend			lokale Anwendung: in Form von Bädern und Spülungen bei Schleimhaut- und Zahnfleischentzündungen, Hauterkrankungen und Hämorrhoiden		
Schleim ausleitend			Verschleimung der Atemwege: chronisch und akut Apoplex, Epilepsie, Lähmungen		

HUM 150, SCH 861, UJH 375f., LEX, MAD 1449f., KÖL 226, LON 289f.; FBR 280, DIN 131

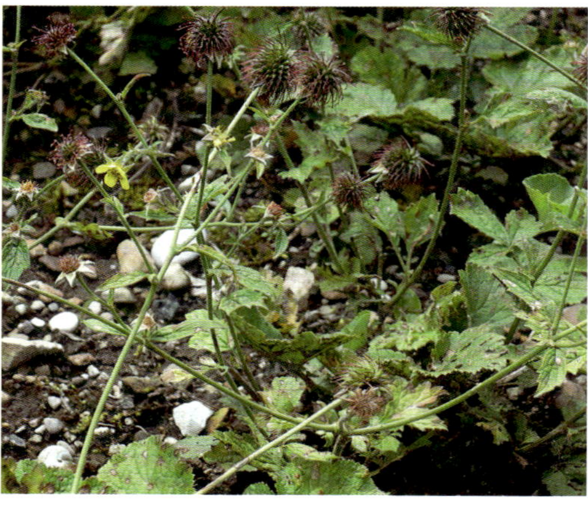

▸ **Abb. 12.2** Geum urbanum.

Allgemeine Bemerkung altes humoralpathologisches Stärkungsmittel: „kräftigt Hirn, Nerven und Fleisch und bringt Freud“

12.2.4 Quercus

Siehe ▸ Tab. 12.4.

▸ **Tab. 12.4** Monografie Quercus.

Name (lat.)	Name (dt.)	Temperatur	Geschmack	Organbezug	Tagesdosis
Quercus, cort.	Eiche, Rinde	kühl	adstringierend, bitter	Mi, Di, Dü, Ni	1–5 g getr. Droge für Dekokt; 0,5–4 ml Tinktur
Wirkbeschreibung			**Indikationen**		
adstringierend, Blutungen und Ausfluss beendend, Milz-Qi hebend			chronische Diarrhöe, Enteritis Blutungen aus Nase, Mund, Lunge, Darm, Urogenitaltrakt Ausfluss, Inkontinenz, Hypermenorrhöe		
adstringierend/ heilungsfördernd			lokale Anwendung: Ulzera, Ekzeme, Zahnschmerzen, Entzündungen, rissige, trockene Haut		
Hitze klärend, Feuchtigkeit trocknend			remittierendes Fieber; Nachtschweiß; Schweißfüße, blutige Diarrhöe		

HUM 202, SCH 1030f., UJH 493f., LEX, HOL 822f., Positivmonografie Kommission E

12.2.5 Polygonum bistorta

Siehe ▶ Abb. 12.3 und ▶ Tab. 12.5.

▶ **Tab. 12.5** Monografie Polygonum bistorta.

Name (lat.)	Name (dt.)	Temperatur	Geschmack	Organbezug	Tagesdosis
Polygonum bistorta, rhiz.	Wiesenknöterich, Wurzel	kalt	sauer, adstringierend, leicht bitter	He, Bl, Uterus, Därme, Lu, Le	3–6 g getr. Droge für Dekokt; 1–9 ml Tinktur

Wirkbeschreibung	Indikationen
Blutungen stillend, adstringierend	Nasenbluten, Blutungen aus dem Mund, Hypermenorrhöe pathologische Uterusblutungen, Hämorrhoidalblutungen, Kapillarblutungen, Venenblutungen, Blutungen bei Hauterkrankungen lokale Anwendung: blutende Wunden
Hitze kühlend	akute Fieber Blutungen im Rahmen entzündlicher Erkrankungen Stomatitis, Laryngitis lokale Anwendung: Wunden, Ulcera, Tierbisse
Feuchte-Hitze klärend; Toxine klärend	Durchfall, Darmentzündungen mit Blut-/Schleimbeimengungen; Ruhr infizierte Wunden, Insektenbisse, Karzinome, Eiterbeulen
Blut-Hitze kühlend	Pocken, Aussatz, Pest, Blattern, „bösartige Fieber", hämorrhagische Fieber

HUM 151, SCH 843, UJH 480, LEX, KÖL 179, LON 244f.; KOS 144, MTD 330, POR (1978) 203

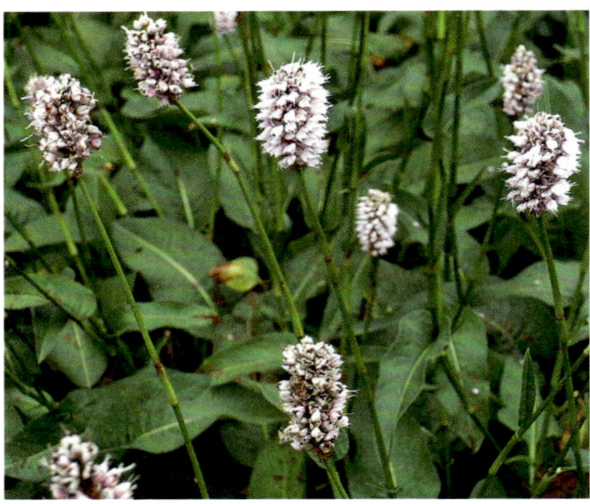

▶ **Abb. 12.3** Polygonum bistorta.

Beachte: recht hoher Gerbstoffgehalt

12.2.6 Sanguisorba officinalis

Siehe ► Tab. 12.6.

► **Tab. 12.6** Monografie Sanguisorba officinalis.

Name (lat.)	Name (dt.)	Temperatur	Geschmack	Organbezug	Tagesdosis
Sanguisorba, officinalis, herb./rad.	Wiesenknopf, Kraut/Wurzel	neutral-kühl	sauer, bitter, adstringierend	Di, Le	1–9 g getr. Droge für Dekokt 0,5–9 ml Tinktur
Wirkbeschreibung			**Indikationen**		
Blutungen stillend, adstringierend, Blut kühlend			Urogenitalblutungen; Hypermenorrhöe blutende Hämorrhoiden, blutige Diarrhöe, blutiger Stuhl Verbrennungen, Verbrühungen chronische Dickdarmentzündung		
adstringierend			lokale Anwendung: Mundschleimhautentzündung (Gurgelwasser) Hämorrhoiden, Wunden		

LEX, POR (1978) 361, KOS 332 und 200

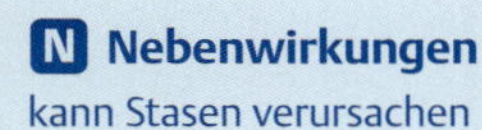

kann Stasen verursachen

Allgemeine Bemerkungen

- Sanguinaria: lat. *sanguis* = Blut, lat. *sorbere* = aufsaugen
- Antitoxin für Quecksilber, Schwefel

12.2.7 Geranium maculatum

Siehe ▸ **Tab. 12.7.**

▸ **Tab. 12.7** Monografie Geranium maculatum.

Name (lat.)	Name (dt.)	Temperatur	Geschmack	Organbezug	Tagesdosis
Geranium maculatum, rad.	Gefleckter Storchenschnabel, Wurzel	neutral	sauer, etwas bitter	Ma, Uterus, Därme	3–6 g getr. Droge für Dekokt, 0,5–6–12 ml Tinktur
Wirkbeschreibung			**Indikationen**		
adstringierend, Blutungen und Ausfluss beendend			Hämorrhagien (jeder Art); Leukorrhöe, Inkontinenz; Hämorrhoiden; Enteritis, Diarrhöe; Melaena, Magengeschwüre Menorrhagie, Metrorrhagie Nierenblutungen		
adstringierend			lokale Anwendung: Leukorrhöe (Spülung) Hämorrhoiden (Sitzbad) Entzündungen, Blutungen in Mund, Zahnfleisch, Rachen (Gurgeln)		

LEX, HOL 820f., UJH 374

12.2.8 Rubia spp.

An dieser Stelle sei auf die seit Jahrhunderten verwendeten Rötegewächse verwiesen, die mittlerweile in Europa verboten sind, da sie im Verdacht stehen, kanzerogen zu wirken.

- Rubia tinctorum (Europa): wichtiges Mittel für Steinleiden (!), Harnstörungen, Blutungen, Hämatome
- Rubia cordifolia (China): Blut kühlend, Blut bewegend, Blutungen stillend
- Rubia cordifolia (Indien): Blutungen, Hautkrankheiten, Verschlackungen
- Rubia spp.(Naher und Mittlerer Osten): Blutungen; zum Teppichfärben verwendet

12.2.9 Weitere Kräuter mit hämostyptischen Eigenschaften

Siehe ▸ **Kap. 19** Adstringentia.

12.3

Rezepturen

12.3.1 Blutende Hämorrhoiden (Leber-Blut-Stase)

Siehe ▸ Tab. 12.8.

▸ **Tab. 12.8** Rezeptur Blutende Hämorrhoiden.

Kräuter	Menge	Temperatur	Geschmack	Wirkung in der Rezeptur
Hamamelis virg., cort./fol.	25 ml	neutral-kühl	sauer, adstringierend, leicht bitter	Blut bewegend, Blut stillend, adstringierend
Polygonum bist., rhiz.	20 ml	kalt	sauer, adstringierend, leicht bitter	kühlend, Blut stillend
Capsella burs., past. herb.	20 ml	kühl	süß, sauer, adstringierend	Blutungen stillend
Melilotus off., herb.	15 ml	kühl	leicht bitter, etwas süß, salzig, aromatisch-scharf	Blut bewegend, kühlend
Aesculus hipp., sem.	10 ml	neutral-warm	bitter, sauer, süß	bewegend, adstringierend, die Mitte stützend
Silybum marianum, fruct.	10 ml	warm	bitter, scharf	Qi bewegend, die Leber stützend

Dosierung 3–4 × tgl. 30 Tr.

Symptome und Befunde

- stark blutende Hämorrhoiden etwa Haselnuss groß; stechende Schmerzen, Juckreiz, Bauchschmerzen, aufgetriebener Bauch, Durst auf kühle Getränke, Unruhe, zuweilen Obstipation, Stimmungsschwankungen; (konstitutionelle Leber-Qi-Stagnation mit Hitze)
- **Puls:** schnell (Shuo), saitenförmig (Xian)
- **Zungenkörper:** rot zyanotisch, gestaute Unterzungenvenen

Syndrome

- Leber-Blut-Stase
- chronische Leber-Qi-Stagnation mit Hitze-Entwicklung

Therapieprinzip

- Blut-Stase bewegen, Blutungen beenden.
- Leber-Qi bewegen, Schmerz beenden.
- Hitze klären.

Modifikation Bei starker Hitze oder Obstipation Rheum, rhiz. separat ergänzen (10–50 Tr.).

Rezepturen

Zäpfchen zur lokalen Anwendung

Rp.

Hamamelis, extr.	0,3
Rusci, extr.	0,3
Cacao, ol.	ad 2,0

m.f. supp. (Anweisung an den Apotheker zur Herstellung eines Zäpfchens)

Cave

Wenn keine Blut-Stase vorliegt, kann das Rezept die Blutungen verstärken.

12.3.2 Darmblutungen (Qi-Mangel-Blutungen)

Siehe ► **Tab. 12.9.**

► **Tab. 12.9** Rezeptur Darmblutungen.

Kräuter	Menge	Temperatur	Geschmack	Wirkung in der Rezeptur
Angelica arch., rad.	20 ml	warm	bitter, scharf, aromatisch	stärkt das Qi, erwärmt, transformiert Nässe und Schleim
Geum urbanum, rad.	20 ml	warm	bitter-aromatisch-würzig, wohlriechend, adstringierend	stärkt die Mitte, Blut stillend
Agrimonia eupat., herb.	15 ml	neutral	zusammenziehend, leicht bitter	adstringierend, bewegt Qi, stützt die Mitte
Hamamelis virg., cort./fol.	15 ml	neutral-kühl	sauer, adstringierend, leicht bitter	Blut bewegend, Blut stillend, adstringierend
Capsella burs., past. herb.	10 ml	kühl	süß, sauer, adstringierend	Blutungen stillend
Potentilla torment., rhiz. (Potentilla erecta)	10 ml	neutral-kühl	zusammenziehend, leicht bitter	kühlt Entzündung des Darmes mit Blut im Stuhl, Colitis
Urtica, fol.	10 ml	neutral	fad, leicht salzig, süß, zusammenziehend	trocknend, diuretisch, Blut stillend, Blut nährend

Dosierung 3–4 × tgl. 30–40 Tr.

Symptome und Befunde

- chronische Darmblutungen mit wenig Blutverlust, Neigung zu Diarrhöe, blass-fahle Gesichtsfarbe, weicher, gedunsener Bauch, Müdigkeit
- **Puls:** schwach (Ruo)
- **Zungenkörper:** blass, dünner weißer Zungenbelag

Syndrom Milz-Qi-Mangel

Therapieprinzip

- Milz-Qi stärken, um das Blut zu kontrollieren.
- Mitte stützen, Blutungen beenden.

Historische Rezepturen

Blutungsneigung: Rezept nach Junge (MAD 1456)

Nelkenwurz 20 g
Blutwurz 20 g
Hirtentäschelkraut 20 g
2 TL/2 Glas Wasser im Aufguss

Tee für Hemmung der Menstruation, Meno- und Metrorrhagie Nr. 2: Tee-Rezept Nr. 103 (LIN 165)

Rp.
Calendula flor. 20,0
Capsella burs. past. herb.
Mentha pip. fol. aa 40,0
m. f. spec.
D.S.
1 EL auf 1 Tasse als Abkochung. 1–2 Tassen täglich schluckweise. (Anmerkung: Die durch die Rezeptur dargestellte Diagnose lautet: Qi- und Blut-Stase mit beginnender Feuchte-Hitze im Uterus.)

13 Blut bewegende Arzneimittel

13.1 Grundsätzliches

Der zweite Teil der Blut (Xue 血) regulierenden Arzneien, die Blut bewegenden Kräuter (neben den Hämostyptika), werden verwendet, um Blut-Stasen aufzulösen, behinderten Blutfluss zu verbessern, die Blutzirkulation, die Durchblutung anzuregen.

Die Blutbewegung ist von mehreren Aspekten abhängig:

- der lytischen/„thrombenlösenden" Aktivität des Xue (Blut) selbst bzw. dessen inhärenter Wärme
  (Die Chinesische Medizin sieht Xue 血 als Energieform, als individualspezifische Energie, bewegte Stofflichkeit, also nicht nur als rote Flüssigkeit. Xue als solches ist also warm und fließend. Die Qualität des Xue hat Einfluss auf seine Fließeigenschaften z. B. Trockenheit, Temperatur.)
- der Leistung des Herzens und der Lunge als Antrieb von Blut und Qi
- der Leistung der Leber als Regulator der Gefäße (der freie Fluss des Qi)
- dem Zustand der Gefäße

Die Pathologie der Blut-Stase entwickelt sich aus folgenden Faktoren:

- chronische (Leber-) Qi-Stagnation infolge emotionaler Entgleisungen (unterdrückte Wut, Depression, Grübeln), aber auch z. B. sitzender Lebensweise
- Einwirkung pathogener Hitze (oft auch mit Ying- und Xue-Mangel oder fiebrigen Erkrankungen verbunden). Übermäßige Hitze trocknet das Blut und eingedicktes Blut kann schlechter fließen.
- Kälte hemmt die Dynamik, zieht zusammen, löscht die inhärente Wärme des Bluts
- Störungen (Ansammlungen) im Flüssigkeitshaushalt und Schleimstagnation (▶ **Kap. 14**)
- Qi-Schwäche: Qi ist der eigentliche Motor der Blutbewegung; „das Qi bewegt das Blut"
- lokale Stagnationen: Traumata/Verletzungen, also auch Operationsnarben in bestimmten Körperregionen
- andere Einwirkungen wie emotionale Traumata, Verletzungen, Gifte, Medikamente, Infektionen, häufiges und langes Stehen
- Wind-Invasionen des Äußeren (Wind-Kälte, Wind-Feuchte bei labilem Wei Qi) mit Symptomen wie Nackenschmerzen, Gliederschmerzen und Gelenkschmerzen

Leber- und Herzfunktionskreis (und Gefäße) sind besonders involviert.

Zu den wichtigsten Symptomen der Blut-Stase zählen:

- Schmerzen, ortsfeste Schmerzen
- zyanotisch livide Verfärbungen, (auch der Zunge)
- Hämatome, Schwellungen
- Menstruationsstörungen, dunkles klumpiges Menstruationsblut
- **Puls:** kann saitenförmig, aber auch rau oder haftend sein
- **Zungenkörper:** livid zyanotisch verfärbt, oft mit dunklen Flecken, die Unterzungenvenen sind gestaut

Zu den westlich klinisch definierten Erkrankungen zählen:

- Thrombosen, Infarkte, Angina pectoris und andere kardiovaskuläre Erkrankungen
- Dysmenorrhöe, Endometriose, Varikosis
- heftige (lanzinierende) Schmerzen
- Traumata
- Tumorerkrankungen (oft in Kombination mit Schleimbefunden)

Weitere Zeichen der Blut-Stase sind z. B.

- Verschlechterung gegen Abend, Druckdolenz
- Myogelosen, Blutungen, Obstipation, Hämorrhoiden, Leber- und Milz-Tumore, starke Abdominalschmerzen, Unterbauchschmerzen, Magenschmerzen
- Paralysen, Sensibilitätsstörungen, Taubheitsgefühl bzw. Parästhesien der Extremitäten
- Ulzera, schlecht heilende Wunden und Hauterkrankungen
- abdominelle Massen

Differenzialdiagnose der Menstruation bei Blut-Stase:

- Schmerzen (nicht in Wellen wie bei Qi-Stagnation) dauerhaft, lokal fixiert, sehr stark bis vernichtend
- nachlassend, wenn die größte Menge Blut geflossen ist
- sehr starke Blutungen mit großem Blutverlust
- recht große Blutklumpen (ab 1 cm Durchmesser)
- Unterzungenvenen werden im Laufe des Zyklus bzw. in der 2. Hälfte dicker, blauer.

Betrachtet man die häufigsten Todesursachen in der westlichen Welt (Herzerkrankungen, Neoplasmen, Unfälle), so wird ersichtlich, dass die Blut-Stase ein großes Problem darstellt.

Mehr noch als in der TCM steht in der westlichen Naturheilkunde die Durchblutung und ihre Fehlfunktion im Mittelpunkt pathologischer Betrachtungen. Behandlungsmethoden wie Kneipp-Güsse und Felke-Therapien rechtfertigen ihre Wirkung durch eine Verbesserung der Durchblutung. Die Spagyrische Therapierichtung z. B. setzt das Blut und seine Bewegung ins Zentrum der Therapie und sieht in ihr die Hauptursache aller Krankheiten (ZIM 1952).

Die Blut-Zirkulation kann unterschiedlich stark beeinträchtigt sein:

- Blut fließt langsamer, als es sollte, die Mikrozirkulation ist beeinträchtigt
- Blut-Stase kann lokal oder systemisch sein
- Blut-Stase kann durch die Einwirkung von Schleim, Hitze oder Kälte zur Verklumpung führen
- aus der Verklumpung des Blutes können feste Massen entstehen

Blut-Stase und Schleimanhäufungen unterstützen einander im negativen Sinne (▶ **Kap. 14**). Schleim und Blut-Stase sind die wichtigsten Kategorien um Krebs, pathologische Neubildungen zu beschreiben.

Blut benötigt eine gewisse Wärme und freie Kanäle, um ungestört fließen zu können. Die Arzneimittel dieser Gruppe sind deshalb oft warm, scharf bewegend und bitter absenkend. Sie bewegen Blut (und oft Qi), beseitigen und brechen Stasen, öffnen Gefäße, steigern die Mikrozirkulation, wirken durchblutungsfördernd, regulieren die Menstruation (im westlichen Sinne auch als Emmenagoga zur Ableitung auf die Menstruation), sind wundheilend, zerstreuen Schwellungen (und Ödeme) und sind schmerzstillend (Analgetika).

Cave

Die Kräuter dieser Gruppe sind in der Schwangerschaft kontraindiziert bzw. mit äußerster Umsicht anzuwenden, ferner bei Hypermenorrhöe, Therapie mit Antikoagulanzien (z. B. Heparin).

Die Blut bewegenden Kräuter lassen sich grob nach Stärke und Wirkort unterscheiden.

Die Stärke der Kräuter reicht von Blut beleben, bewegen von Stagnation bis zum Aufbrechen von Blockaden.

Zu den eher aufbrechenden Arzneien zählen Weihrauch, Myrrhe und Blutegel und etwas schwächer Ruta graveolens. Die Stärke lässt sich auch über die Dosis im Rezept steuern.

- Bevorzugt im Oberen Erwärmer wirken Arnika, Ginkgo biloba, Salvia milt., Ammi visnaga (▶ **Kap. 14.4.3**), Convallaria oder Crataegus (▶ **Kap. 18.2**).
- Bevorzugt im Mittleren Erwärmer wirken Aesculus hippocastanum, Curcuma spp., Chelidonium (▶ **Kap. 9.2.1**), Silybum/Carduus marianus (▶ **Kap. 9.2.2**).
- Bevorzugt im Unteren Erwärmer wirken Ruscus aculeatus, Ruta graveolens, Agnus castus (▶ **Kap. 9.2.3**), Rheum (▶ **Kap. 4.2.3**).

Wegen des direkten Abhängigkeitsverhältnisses zwischen Qi und Xue sind diese Kräuter häufig mit Qi bewegenden Kräutern (▶ **Kap. 9**) zu kombinieren.

Bei Mangel und gestörtem Wassermetabolismus werden diese Kräuter mit Kräutern der Gruppen Diuretika (▶ **Kap. 7**), Feuchtigkeit umwandelnde und trocknende Kräuter (▶ **Kap. 6**) und Tonika (▶ **Kap. 18**) kombiniert. Im Zusammenhang mit Schleimbefunden werden diese Kräuter mit Kräutern aus ▶ **Kap. 14** kombiniert (z. B. Hypercholesterinämie).

Bei bestehenden Hitze-Befunden ist auf flankierende Kühlung (▶ **Kap. 3**) zu achten, ohne die dynamisierende Wirkung „einzufrieren“.

Blut bewegende Arzneien werden als Ergänzungen in anderen Rezepturen verwendet: z. B. bei der Behandlung von

- Feuchtigkeitsstagnationen/ Feuchte-Hitze-Stagnationen im Sinne lymphatischer Erkrankungen oder Hauterkrankungen: Melilotus, Ruscus
- Schleim-Stagnationen: Ruta graveolens, Asperula odorata
- Shen-Störungen: Leonurus cardiaca, Ruta graveolens, Crocus sativus, Asperula odorata
- Bi-Syndromen: Olibanum (Weihrauch), Curcuma longa, Myrrha, Blutegel, Arnika, Aesculus

An dieser Stelle sei auf andere Blut bewegende Therapien wie den Mikroaderlass aus China, den großzügigen Aderlass der Humoralpathologen, die Blutegeltherapie und die weitverbreitete Aspirintherapie zum „Blutverdünnen" verwiesen.

Zu den Blut bewegenden Inhaltsstoffen gehören:

- Cumarine: Melilotus off.
- Heparin: Hirudo med.
- Flavonoide, Rutin: Arnica mont., Leonurus card., Ruta grav.
- Saponine: Aesculus hipp., Ruscus acu.
- Glykoside: Leonurus card.
- ätherische Öle: Curcuma spp.

13.2 Kräuter

13.2.1 Aesculus hippocastanum

Siehe ▸ Tab. 13.1.

▸ **Tab. 13.1** Monografie Aesculus hippocastanum.

Name (lat.)	Name (dt.)	Temperatur	Geschmack	Organbezug	Tagesdosis
Aesculus hippocastanum, sem., fol.	Rosskastanie, Samen	neutral-warm	bitter, sauer, süß	Le, Mitte, Unterer Erwärmer	0,3–3 g getr. Droge (fol.) für Dekokt; 10–30–120 Tr. Tinktur (sem.)
Wirkbeschreibung			**Indikationen**		
Blut bewegend			venöse Stauungen (Varikosis, Hämorrhoiden; Thrombose; schwere Beine, Pfortaderstauungen) Dysmenorrhöe, Menstruationsstörungen posttraumatische Schwellungen rheumatische Erkrankungen, LWS-Beschwerden		
die Mitte stärkend, unterstützt die Milz beim Halten des Blutes und Heben des Qi			Venenschwäche, Bindegewebsschwäche, Hernien, Ödeme, Mastdarmvorfall, Diarrhöe Gastritis		
adstringierend			Blutungen, abnormale Uterusblutungen; Diarrhöe, Enteritis, Leukorrhöe		
Leber-Qi bewegend, Stagnation von Flüssigkeiten bewegend			Obstipation, Wasserretention, Ödeme; Schmerzen unter dem Rippenbogen, Krämpfe, Wadenkrämpfe; Zuckungen		

MON 28f., POR (1978) 327, MAD 418f., GAR 35f., LEX, MTD 325f., HOL 741f., HOM 12f., Positivmonografien Kommission E, ESCOP, WHO

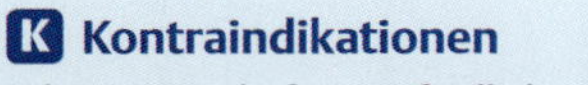

Kontraindikationen
Schwangerschaft, empfindlicher Magen

Allgemeine Bemerkung entstaut die Lendenwirbelsäule

13.2.2 Melilotus officinalis

Siehe ▶ Tab. 13.2.

▶ **Tab. 13.2** Monografie Melilotus officinalis.

Name (lat.)	Name (dt.)	Temperatur	Geschmack	Organbezug	Tagesdosis
Melilotus officinalis, herb.	Steinklee, Kraut	kühl	leicht bitter, etwas süß, salzig, aromatisch-scharf	He, Le, Ma	1–4 g getr. Droge Infus, 10–45–120 Tr. Tinktur
Wirkbeschreibung			**Indikationen**		
Blut bewegend			chronisch venöse Insuffizienz, Schmerzen und Schweregefühl in den Beinen, Thrombophlebitis, Stauungsödeme nächtliche Wadenkrämpfe, Hämorrhoiden,		
Herz-Hitze kühlend			Hitzewallungen, Herzstolpern, Schlafstörungen Hypertonie, heiße Extremitäten Unruhe, Nervösität		
Leber-Hitze, Leber-Qi bewegend, Schmerzen lindernd			Hypertonus, Nervosität, Gallenschmerzen Kopfschmerzen, Migräne, Wutanfälle Augenschmerzen, Kopfplethora		
Schleim und Feuchtigkeit bewegend			Lymphstau, Lymphödeme, Lymphangitis, Stauungsödeme geschwollene Gliedmaßen		
Geschwüre und Schwellungen erweichend und zerteilend			Drüsenschwellungen, Tumore, Milchknoten		
Magen-Feuer kühlend			Gastritis, Magenschmerzen		

HUM 186, SCH 973, LON 250f., LEX, MON 284f., MTD 183f., GAR 137, HOM 330f., MAD 1862f., TIB 350, Positivmonografien Kommission E, ESCOP

N Nebenwirkungen

kann bei Überdosierung Kopfschmerzen und Übelkeit erzeugen (Cumarin)

K Kontraindikationen

Schwangerschaft

Allgemeine Bemerkungen äußerlich wirkungsvoll bei Varikosis, Traumata und Geschwüren

13.2.3 Ruta graveolens

Siehe ▶ Abb. 13.1 und ▶ Tab. 13.3.

▶ **Tab. 13.3** Monografie Ruta graveolens.

Name (lat.)	Name (dt.)	Temperatur	Geschmack	Organbezug	Tagesdosis
Ruta graveolens, herb.	Weinraute, Kraut	warm	bitter, aromatisch scharf	Le, Ni, He, Mi, Lu, Uterus	1–3 g getr. Droge Infus oder Dekokt, 10–15–90 Tr. Tinktur

Wirkbeschreibung	Indikationen
Blut bewegend, Leber-Blut bewegend, Qi bewegend	Amenorrhöe, Unfruchtbarkeit, PMS, Dysmenorrhöe; Abtreibung der toten Frucht Palpitationen Augenerkrankungen, Augenschwäche rheumatische Erkrankungen
zähen kalten Schleim zerteilend	Bronchitis, Asthma, alter Husten dumpfe Kopfschmerzen, Dyspepsie Lähmungen, Ganglion am Handgelenk, Rheuma Epilepsie
Shen bewegend, Shen, Hun und Po stärkend	Melancholie, Depression, Ängste, Wahnsinn, Alpträume, Schwäche Schlafstörungen, Palpitationen
Nieren-Qi tonisierend	Erschöpfung, Ängstlichkeit, nervöse Anspannung Enuresis, Ödeme, lockere Zähne, LWS-Beschwerden
hyperaktives Leber-Yang absenkend	Kopfschmerzen, Schwindel, Spasmen, Konvulsionen, Epilepsie
entgiftend	innerlich und äußerlich: Schlangenbiss, Insektenstich, Hundebiss, Tollwut; Furunkel, Karbunkel, Dermatitiden, Pest

HUM 1207, SCH 1045f., LON 290f., LEX, MTD 268f., MAD 2372f., KÖL 245f., HOM 434f., FOS 207, ROS

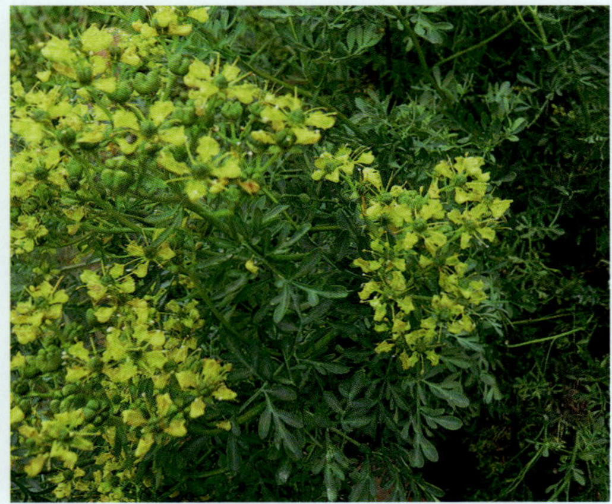

▶ **Abb. 13.1** Ruta graveolens.

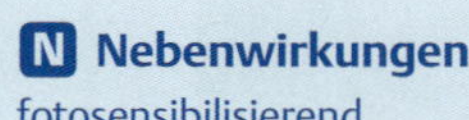

N Nebenwirkungen

fotosensibilisierend

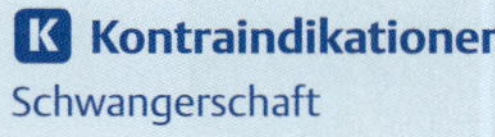

K Kontraindikationen

Schwangerschaft

Allgemeine Bemerkung wichtiges Nervinum der Antike

13.2.4 Leonurus cardiaca

Siehe ▸ Abb. 13.2 und ▸ Tab. 13.4.

▸ **Tab. 13.4** Monografie Leonurus cardiaca.

Name (lat.)	Name (dt.)	Temperatur	Geschmack	Organbezug	Tagesdosis
Leonurus cardiaca, herb.	Herzgespann, Kraut	neutral	bitter, leicht würzig-scharf, adstringierend	He, Le, Ni, Lu	1–8 g getr. Droge Infus, 10–45–90 Tr. Tinktur
Wirkbeschreibung			**Indikationen**		
Herz-Qi stärkend und bewegend			Stenokardien, Brustspannungen, Atemnot, periphere Durchblutungsstörungen Herzschwäche, Herzzittern, Angina pectoris		
Shen beruhigend			Palpitationen, Hyperthyreose Gereiztheit, Hysterie, Neurose, Angstzustände, Schlafstörungen, Panikattacken		
Qi und Xue von Herz, Leber, Uterus und im Chong Mai bewegend			Emmenagogum bei Oligo- oder Amenorrhöe; entkrampfend bei Dysmenorrhöe; PMS Schilddrüsenprobleme, Dysthyreose Roemheld-Syndrom		
Lungen-Qi bewegend, Schleim ausleitend			Bronchitis, Schleim im Hals, Struma, Atemnot, Husten		

HUM 154, SCH 855, LON 292f., LEX, MAD 1738f., MTD 259f., MON 260f., GAR 126, ROS, Positivmonografien Kommission E, ESCOP

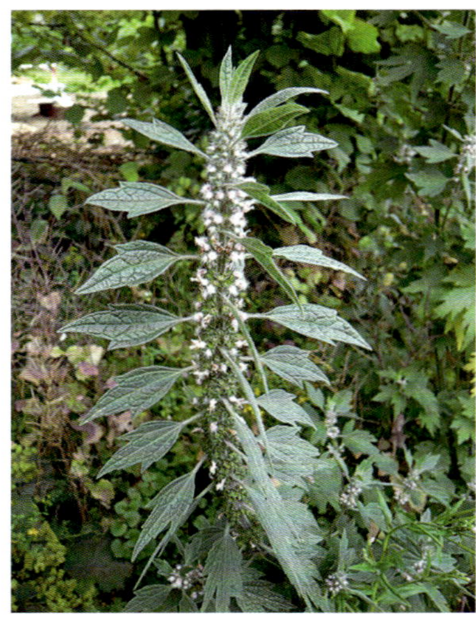

▸ **Abb. 13.2** Leonurus cardiaca.

Kontraindikationen
Schwangerschaft

Allgemeine Bemerkung synergistisch mit Lycopus eur./ vir.: Hyperthyreose mit Herzsymptomen

13.2.5 Arnica montana

Siehe ▸ **Abb. 13.3** und ▸ **Tab. 13.5**.

▸ **Tab. 13.5** Monografie Arnica montana.

Name (lat.)	Name (dt.)	Temperatur	Geschmack	Organbezug	Tagesdosis
Arnica montana, flor.	Arnika, Blüten	warm	etwas bitter, scharf, leicht süß	He, Pe, Lu	0,1–1,0 g getr. Droge Infus, 10–40 Tr. Tinktur (**Cave:** Allergien möglich!)
Wirkbeschreibung			**Indikationen**		
Blut bewegend			zerebrale Durchblutungsstörungen Venen und Arterienerkrankungen Hemiplegie nach Apoplex Traumata, Hämatome		
Herz-Blut bewegend			Angina pectoris, Herzzittern, koronare Herzerkrankungen Arteriosklerose		
Qi und Blut im Oberen Erwärmer bewegend			Herzmuskelschwäche, Altersherz, Kreislaufschwäche, (Bradykardie) spastische Bronchitis, Asthma		
Qi stärkend			Schwindel, Müdigkeit, Ohnmacht, Kopfschmerz, Herzinsuffizienz, Altersherz		
Herz-Yang tonisierend			kalte Extremitäten, livide Lippen, Frösteln, schlechte Zirkulation, depressive Verstimmung; lokale Taubheitsempfindungen, Lähmungen; Stenokardien, Ödeme		

MON 58f., SCH 827, GAR 48f., LEX, MAD 585f., HOM 60f., WIL 52f., UJH 275f., Positivmonografien Kommission E, ESCOP, WHO

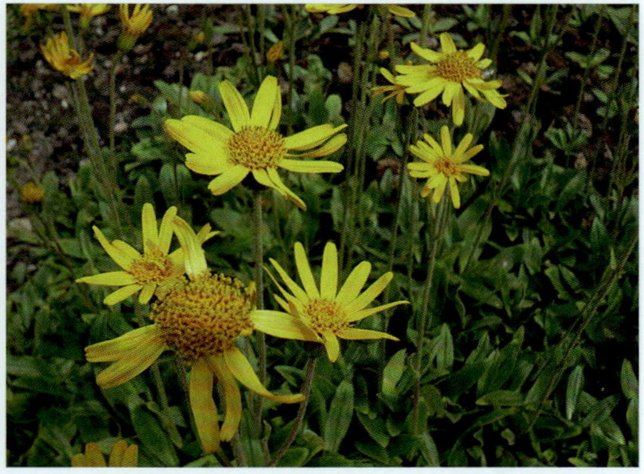

▸ **Abb. 13.3** Arnica montana.

K Kontraindikationen

Arnika-Allergie; Arnikawurzel mit sehr ähnlichen Indikationen ist unproblematischer (z. B. Arnica-Urtinktur)

Allgemeine Bemerkung wichtig: äußerlich bei allen Schmerzen, Traumen, Hämatomen und dem rheumatischen Formenkreis

13.2.6 Asperula odorata

Siehe ▶ Abb. 13.4 und ▶ Tab. 13.6.

▶ **Tab. 13.6** Monografie Asperula odorata.

Name (lat.)	Name (dt.)	Temperatur	Geschmack	Organbezug	Tagesdosis
Asperula odorata, herb.	Waldmeister	kühl	würzig, bitter, leicht scharf, (herb-adstringierend)	Le, He, Ga	1–3 g getr. Droge Infus; 10–15–60 Tr. Tinktur, Urtinktur

Wirkbeschreibung	Indikationen
Blut und Qi bewegend	Venenprobleme, Varikosis griesgrämige Menschen leichte Krämpfe, Kopfschmerzen
Hitze kühlend	Ikterus, hitzige Lebererkrankungen, Leberstau warme Dermopathien dunkler Urin, Fieber
Feuchtigkeit und Schleim bewegend und ausleitend	Ödeme, Nierensteine, Harngrieß
Herz-Qi stärkend und bewegend, sedierend	Palpitationen, Schlafstörungen psychische Störungen, (Shen Kraut) Melancholie

SCH 912, UJH 281f., LON 498f., LEX, GAR 55, KÖL 315, MAD 637f.

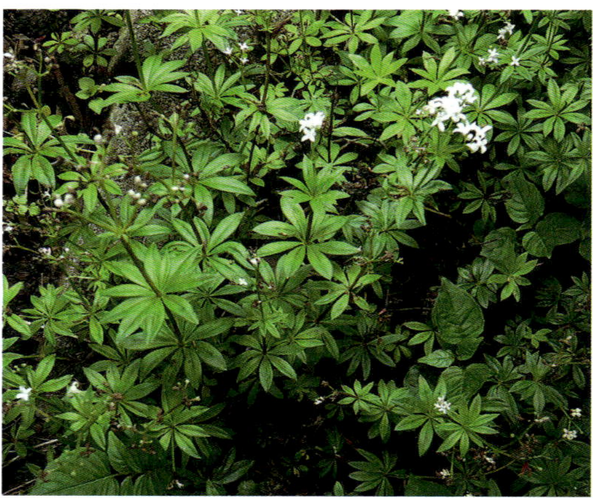

▶ **Abb. 13.4** Asperula odorata.

N Nebenwirkungen

in größeren Dosen (3,75 g) erzeugt es Ekel, Erbrechen, Kopfschmerzen und Schwindel; evtl. reversible Leberschäden bei Langzeitanwendung; enthält Cumarin

K Kontraindikationen

Schwangerschaft

13.2.7 Ginkgo biloba

Siehe ▸ Abb. 13.5 und ▸ Tab. 13.7.

▸ **Tab. 13.7** Monografie Ginkgo biloba.

Name (lat.)	Name (dt.)	Temperatur	Geschmack	Organbezug	Tagesdosis
Ginkgo biloba, fol.	Ginkgo, Blätter	neutral	süß, bitter, herb-adstringierend	Lu, He, (Le)	Fertigpräparate; 10–30–120 Tr. Tinktur, Urtinktur
Wirkbeschreibung			**Indikationen**		
Blut bewegend			zerebrale Durchblutungsstörungen, hirnorganisch bedingte Leistungsstörungen, schlechtes Gedächtnis periphere Durchblutungsstörungen, Tinnitus Claudicatio intermittens		
Herz-Blut bewegend, Herz begünstigend			(Bluthochdruck), Koronarsklerose, Angina pectoris, Arteriosklerose Druck auf der Brust		
stärkt Lungen-Qi, Lunge adstringierend			Asthma, Atemnot, Dyspnoe, Keuchen		

CHE 739, POR (1978) 478, UJH 376, LEX, MTD 333f., HOL 279f., FBR 280f.; WAG 410f., Positivmonografien Kommission E, ESCOP, WHO

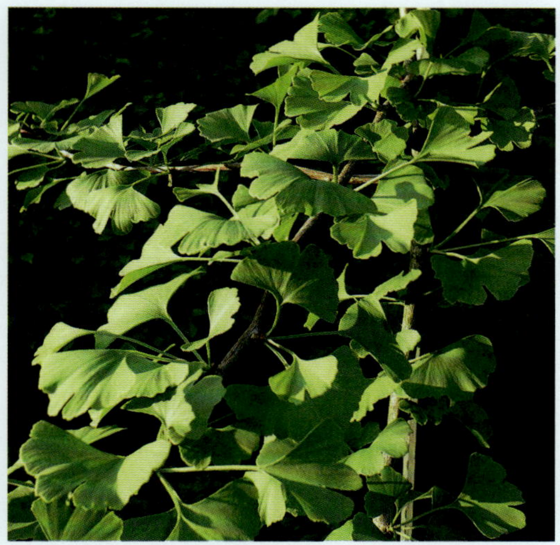

▸ **Abb. 13.5** Ginkgo biloba.

Allgemeine Bemerkungen Die Blut bewegenden Eigenschaften entfalten sich besser, wenn Alkohol oder Aceton als Lösungsmittel verwendet wird. Kann als Meldekraut für das Gehirn verwendet werden.

13.2.8 Ruscus aculeatus

Siehe ► Tab. 13.8.

► **Tab. 13.8** Monografie Ruscus aculeatus.

Name (lat.)	Name (dt.)	Temperatur	Geschmack	Organbezug	Tagesdosis
Ruscus aculeatus, rad.	Mäusedorn, Wurzel	warm	süß, scharf, leicht bitter	Le, Mi, Ni, Bl	Fertigpräparate, 10–60–120 Tr. Tinktur
Wirkbeschreibung			**Indikationen**		
Blut bewegend			Hämorrhoiden, Venenleiden, Analfissuren Amenorrhöe Menstruationsbeschwerden; PMS, Knoten in der Brust		
Feuchtigkeit und Schleim bewegend			Ödeme, geschwollene Augen am Morgen Lymphabflussstörungen, Lymphadenitis, periphere Ödeme Nierensteine, Harnsediment (Leukämie)		
Leber-Qi bewegend			Ikterus, Kopfschmerz Juckreiz Wadenkrämpfe		

SCH 1045, GAR 175, MON 396f., LON 203f., LEX, HOL 756f., FBR 483f., WAG 220f., Positivmonografien Kommission E, ESCOP

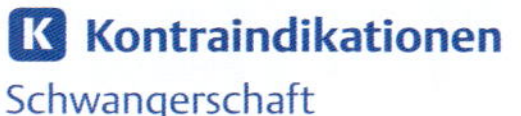

Kontraindikationen

Schwangerschaft

13.2.9 Salvia miltorrhiza

Siehe ► Tab. 13.9.

► **Tab. 13.9** Monografie Salvia miltorrhiza.

Name (lat.)	Name (dt.)	Temperatur	Geschmack	Organbezug	Tagesdosis
Salvia miltor-rhiza, rad.	Salbei, Wurzel	neutral, leicht kühl	bitter	He, Pe, Le	1–10 (TCM bis 60!) g getr. Droge Dekokt, 0,5–12 ml Tinktur

Wirkbeschreibung	Indikationen
Herz-Blut bewegend und kühlend	koronare Durchblutungsstörungen, erweitert und säubert die Herzkranzgefäße, Vorbeugung und Nachbehandlung des Herzinfarkts nach Traumen im Thorax mit Blut-Stase
Hitze im Herzen und Shen beruhigend	Unruhe und Schlafstörungen
Blut bewegend	Metrorrhagien, Dysmenorrhöe, Amenorrhöe

CHE 636, POR (1978) 333, GRE 282

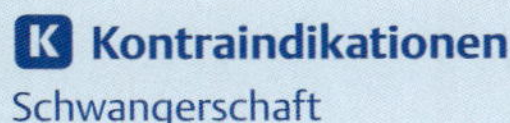

K Kontraindikationen
Schwangerschaft

13.2.10 Crocus sativus

Siehe ▸ Tab. 13.10.

▸ **Tab. 13.10** Monografie Crocus sativus.

Name (lat.)	Name (dt.)	Temperatur	Geschmack	Organbezug	Tagesdosis
Crocus sativus, stigma	Safran	neutral	aromatisch, bitter, süß, leicht scharf	He, Mi, Le, Ni	100–500 mg getr. Droge, (**Cave:** Schwangerschaft!); 10–45 Tr. Tinktur
Wirkbeschreibung			**Indikationen**		
Blut bewegend			Menstruationsstörungen, Dysmenorrhöe; Unfruchtbarkeit; abdominelle Plethora		
Obstruktionen lösend			Neuralgien, rheumatische Schmerzen		
Leber- und Milz-Qi regulierend			abdominelle Völle, Flatulenz, chronische Diarrhöe chronischer Husten, Asthma		
Shen harmonisierend			depressive Verstimmung, ausgleichend		

UJH 333f., CHE642, HUM 162, SCH 892f., LEX, RÄT (1998), AYU 266f., Positivmonografie WHO

K Kontraindikationen
Schwangerschaft

Allgemeine Bemerkung Teuer!

13.2.11 Curcuma longa (domestica, xanthorriza; Javanische Gelbwurz)

Siehe ▸ **Abb. 13.6** und ▸ **Tab. 13.11**.

▸ **Tab. 13.11** Monografie Curcuma longa.

Name (lat.)	Name (dt.)	Temperatur	Geschmack	Organbezug	Tagesdosis
Curcuma longa, rhiz.	Curcuma, Wurzel (chines. *Jiang Huang*)	warm	bitter, scharf	Mi, Ma, Le	1–6 g getr. Droge Dekokt, 0,5–6 ml Tinktur
Wirkbeschreibung			**Indikationen**		
Blut bewegend und Blut-Stasen zerstreuend			Schmerzen in Brust/ Abdomen, Hämatome gynäkologische Beschwerden, Amenorrhöe		
Qi bewegend/nach unten bewegend			abdominelle, epigastrische Schmerzen Cholezystitis, Oberbauchbeschwerden		
schmerzhafte Obstruktion zerstreuend			Schulter-/Armbeschwerden (Wind-Feuchtigkeit) Tumore, Hämatome		

POR (1978) 336f., GRE 274f., LEX, CHE 623f., AYU 273f., MAD 1151f., FBR 212f., Positivmonografien Kommission E, ESCOP, WHO

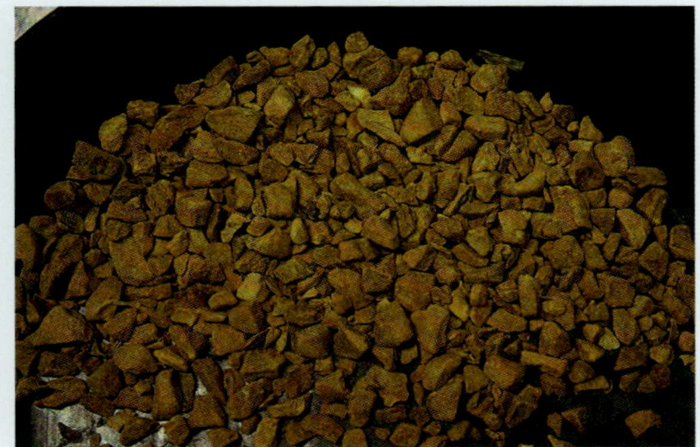

▸ **Abb. 13.6** Curcuma longa.

K Kontraindikationen

Schwangerschaft

13.2.12 Curcuma zedoaria

Siehe ► Tab. 13.12.

► **Tab. 13.12** Monografie Curcuma zedoaria.

Name (lat.)	Name (dt.)	Temperatur	Geschmack	Organbezug	Tagesdosis
Curcuma zedoaria (Zedoaria), rhiz.	Zitwerwurzel, Wurzelstock	warm	scharf, bitter	Le, Mi	1–9 g getr. Droge Dekokt, 0,5–6 ml Tinktur

Wirkbeschreibung	Indikationen
Qi und Blut bewegend, Akkumulationen zerstreuend	Blut-/Qi-Stase mit Schmerzen abdominelle/ epigastrische Massen mit Schmerzen Dysmenorrhöe, Amenorrhöe
Nahrungsstagnation zerstreuend	Schmerzen, Völle, Trommelbauch Einschnürungsgefühle in Thorax und Abdomen

POR (1978) 338f., LEX, CHE 666f., FBR 215

K Kontraindikationen
Schwangerschaft

13.2.13 Curcuma (aromatica/kwangsiensis)

Siehe ► Tab. 13.13.

► **Tab. 13.13** Monografie Curcuma.

Name (lat.)	Name (dt.)	Temperatur	Geschmack	Organbezug	Tagesdosis
Curcuma, rad.	Curcuma, Wurzel, Wurzelknollen (chines. Yù Jin 郁金)	kalt	scharf, bitter	He, Lu, Le	1–12 g getr. Droge Dekokt, 0,5–6 ml Tinktur

Wirkbeschreibung	Indikationen
Blut und Qi bewegend; Blut kühlend	Dysmenorrhöe Traumaschmerzen in Brust, Hypochondrium oder Abdomen Blut-Stase, Schmerzen aufgrund von Blut-Hitze
Hitze des Herzens klärend; Herzporen öffnend	Bewusstseinsstörungen bei Hitze-Erkrankungen Blutungen
Leber-Qi-Stagnation lösend	Stagnationssymptome in der Leber-Leitbahn
Feuchte-Hitze klärend	Gelbsucht

POR (1978) 335f., LEX, CHE 621, Positivmonografie ESCOP

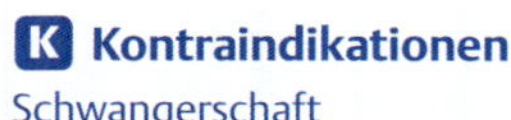

K Kontraindikationen
Schwangerschaft

13.2.14 Boswelia serrata (Olibanum)

Siehe ▶ Tab. 13.14.

▶ **Tab. 13.14** Monografie Boswelia serrata.

Name (lat.)	Name (dt.)	Temperatur	Geschmack	Organbezug	Tagesdosis
Boswelia serrata (Olibanum, gummi)	Weihrauch	warm	scharf, bitter	He, Le, Mi	1–9 g getr. Droge, (keine Langzeiteinnahme); 9–90 Tr. Tinktur;
Wirkbeschreibung			**Indikationen**		
Qi und Blut bewegend, Blockaden brechend			Schmerzen in Magen/Abdomen Dysmenorrhöe mit klumpigem Blut schmerzhafte Obstruktion durch Wind-Feuchtigkeit, Rheuma Gedächtnissstörungen		
Heilung, Gewebebildung fördernd			chronische Ulzera/Wunden, Wundheilungsstörungen		

FBR 109f., WAG 138f., CHE 626f., AYU 180f., SCH 1183f., TIB 319, Positivmonografien Kommission E, ESCOP

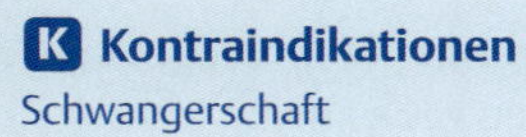

Kontraindikationen
Schwangerschaft

Allgemeine Bemerkungen Die Droge wird aus verschiedenen Pflanzen gewonnen.

13.2.15 Commiphora molmol/-myrrha

Siehe ▸ Tab. 13.15.

▸ **Tab. 13.15** Monografie Myrrha.

Name (lat.)	Name (dt.)	Temperatur	Geschmack	Organbezug	Tagesdosis
Myrrha, gummi	Myrrhe	neutral-warm	würzig, bitter	Le	Myrrhentinktur äußerlich als Mundwasser; 5–45 Tr. Tinktur innerlich

Wirkbeschreibung	Indikationen
Qi und Blut bewegend, Blockaden brechend	Schmerzen im Unterbauch, Myome, Endometriose, Regelstörungen
Feuchtigkeit und Schleim bewegend	Gelenkschmerzen (Wind-Feuchte-Bi) Mukoviszidose, Darmmykosen
Hitze ableitend	schlecht heilende Wunden, Halsgeschwüre
bewegend	lokale Anwendung: Zahnfleischentzündungen, Zahnschmerzen, Tonsillitis

SCH 1141f., CHE 628f., MAD 1943, TIB 351f., Positivmonografien Kommission E, ESCOP, WHO

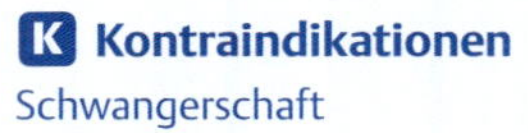

K Kontraindikationen
Schwangerschaft

Allgemeine Bemerkungen Die Droge wird aus verschiedenen Pflanzen gewonnen.

13.2.16 Hirudo medicinalis

Siehe ► Tab. 13.16.

► **Tab. 13.16** Monografie Hirudo medicinalis.

Name (lat.)	Name (dt.)	Temperatur	Geschmack	Organbezug	Tagesdosis
Hirudo medicinalis	Blutegel lebendes, beißendes Tier			He, Le, Ni, Bl	1–9–20 Tiere
Wirkbeschreibung			**Indikationen**		
Qi und Blut bewegend, Blockaden brechend			Varikosis		
Hitze ausleitend			Geschwüre, Furunkel		
Wind-Feuchtigkeit ausleitend			Arthrose, Arthritis		

POR (1978) 351, SCH 1347f., ASC 161f.

Cave

schulmedizinische Antikoagulanzien-therapie

K Kontraindikationen

Schwangerschaft, Blutmangel, große Schwäche

Allgemeine Bemerkungen

- Die lebenden Tiere nur auf mit reinem Wasser gewaschener Haut verwenden, da sie sonst nicht beißen.
- In China werden die abgetöteten Tiere zum Tee genommen oder pulverisiert (bis 1 g) verordnet.

13.2.17 Wichtige Blut bewegende Kräuter in anderen Gruppen

- Chelidonium, herb. (► **Kap. 9.2.1**)
- Silybum mar./Carduus marianus, fruct. (► **Kap. 9.2.2**)
- Vitex agnus castus, fruct. (► **Kap. 9.2.3**)
- Artemisia vulg., herb. (► **Kap. 10.2.4**)
- Capsella bursa past., herb. (► **Kap. 12.2.1**)
- weitere Kräuter aus ► **Kap. 9.2**
- Rheum, rhiz. (► **Kap. 4.2.3**)
- Ammi vis., fruct. (► **Kap. 14.4.3**)
- Hypericum, herb. (► **Kap. 15.2.2**)
- Angelica sin., rad. (► **Kap. 18.6.2**)

13.3

Rezepturen

13.3.1 Dysmenorrhöe (Blut-Stase)

Siehe ► **Tab. 13.17.**

► **Tab. 13.17** Rezeptur Dysmenorrhöe.

Kräuter	Menge	Temperatur	Geschmack	Wirkung in der Rezeptur
Ruta grav., herb.	30 ml	warm	bitter, aromatisch scharf	bewegt Blut und Qi im Uterus
Verbena off., herb.	30 ml	neutral	bitter, adstringierend, (scharf)	reguliert Qi, bewegt Blut
Artemisia vulg., herb.	30 ml	warm	bitter, aromatisch (scharf)	bewegt Qi und Blut im Uterus
Curcuma longa, rhiz. (Jiang Huang)	10 ml	warm	scharf, bitter	bewegt Blut, bewegt Qi nach unten

Dosierung 3× 30 Tr. tgl., vom Eisprung bis zum 1. Tag der Menstruation

Symptome und Befunde

- dunkles, klumpiges Menstruationsblut, Hypermenorrhöe, Schmerzen vor der Menstruation, Bauchschmerzen
- **Puls:** saitenförmig
- **Zungenkörper:** livide, gestaute Unterzungenvenen

Syndrome Leber-Blut-Stase

Therapieprinzip

- Leber-Blut-Stasen bewegen.
- Qi bewegen.

13.3.2 Varikosis (Blut-Stase und Feuchtigkeit)

Siehe ► Tab. 13.18.

► **Tab. 13.18** Rezeptur Varikosis.

Kräuter	Menge	Temperatur	Geschmack	Wirkung in der Rezeptur
Melilotus off., herb.	30 ml	kühl	leicht bitter, etwas süß, salzig, aromatisch-scharf	bewegt Blut, kühlt, bewegt Feuchtigkeit
Aesculus hipp., sem.	30 ml	neutral/warm	bitter, sauer, süß	bewegt Blut, stützt Mitte und Bindegewebe
Centella asiat., herb.	15 ml	kühl	bitter, süßlich, etwas scharf	stärkt Qi und Jing und Shen
Juniperus, fruct.	15 ml	leicht warm	aromatisch, etwas scharf, etwas sauer	Diuretikum, trocknet und stützt die Mitte
Achillea mill., herb. cum flor.	10 ml	neutral	scharf, aromatisch, bitter, adstringierend	adstringiert, stützt die Mitte, bewegt Qi, harmonisiert die Rezeptur

Dosierung 3–4 × 30–40 Tr. tgl.

Symptome und Befunde

- schwere, geschwollene Beine, Schmerzen in den Beinen, Venenzeichnungen (Varikosis)
- schwache, blässliche Person mit oberflächlicher Atmung und Verdauungsstörungen
- „weiches, schwammiges Fleisch“
- **Puls:** schwach (Xi), links rau (Se)
- **Zungenkörper:** livid zyanotisch, gedunsen, gestaute Unterzungenvenen, weißer Belag

Syndrome Blut-Stase, Milz-Qi-Mangel

Therapieprinzip

- Blut-Stasen-bewegen.
- Qi stärken.
- Feuchtigkeit ausleiten.

13.3.3 Trauma (Blut-Stase)

Siehe ▶ Tab. 13.19

▶ **Tab. 13.19** Rezeptur Trauma.

Kräuter	Menge	Temperatur	Geschmack	Wirkung in der Rezeptur
Arnica mont., flor.	40 ml	warm	etwas bitter, scharf, leicht süß	bewegt Blut, Schock, Traumata
Hypericum perf., herb.	30 ml	warm	leicht bitter, süß, adstringierend	bewegt Qi und Blut, wundheilend (auch innerlich), sediert
Melilotus off., herb.	20 ml	kühl	leicht bitter, etwas süß, salzig, aromatisch-scharf	bewegt Blut, kühlt, bewegt Feuchtigkeit
Ruta grav., herb.	10 ml	warm	bitter, aromatisch scharf	bewegt Blut, sediert, stärkt

Dosierung 9× 10 Tr. tgl. im Mund halten

Symptome und Befunde stumpfes Trauma, Schmerzen, Hämatome (frische Verletzung) – egal, wo die Verletzung ist, egal, wie stark die Schmerzen sind

Therapieprinzip

- Blut bewegen.
- Qi bewegen.
- Shen beruhigen.

Modifizierung Bei Verletzungen mit großem seelischem Gewicht Melilotus gegen Chelidonium oder Verbena oder Leonurus card. tauschen.

Zur lokalen Anwendung Einige Tropfen mit einer Arnika-Salbe vermischen und dann äußerlich aufgetragen.

13.3.4 Angina pectoris (Blut-Stase)

Siehe ► Tab. 13.20.

► **Tab. 13.20** Rezeptur Angina pectoris.

Kräuter	Menge	Temperatur	Geschmack	Wirkung in der Rezeptur
Ammi visnaga, sem.	30 ml	warm	scharf, leicht bitter-aromatisch	bewegt Herz-Blut und blockiertes Herz-Qi; Spasmolytikum
Crataegus, flor. et fol.	20 ml	kühl	leicht bitter, süß, adstringierend	Herz-Qi stärkend, Herz-Blut bewegend
Cactus grandiflorus, flor.	20 ml	kühl	bitter, leicht süß	Herz-Qi stärkend und bewegend, Blut bewegend
Salvia milt., rad.	15 ml	kühl	bitter	bewegt Blut, kühlt das Herz
Convallaria, herb.	15 ml	neutral	bitter, scharf, süß	bewegt Blut, stärkt Herz Qi

Cave
Differenzialdiagnose Herzinfarkt

Dosierung 6 × 20 Tr. tgl.

Symptome und Befunde zeitweise Schmerzen in der Brust, die in den linken Arm ausstrahlen; Angstgefühle mit Herzklopfen; Hitzegefühle hinter dem Sternum

Syndrome
- Herz-Blut-Stase
- latente Herz-Hitze

Therapieprinzip
- Herz-Blut bewegen.
- Das Herz kühlen.

14 Kräuter, die Schleim vertreiben und/oder Husten lindern

14.1 Grundsätzliches

14.1.1 Pathophysiologie

Schleim (Tán Yin 痰饮) ist ein sekundärer pathogener Faktor, d.h., dass andere pathologische Entgleisungen vorausgehen, aufgrund derer sich dann Schleim im Körper bildet. Er kann sich in der Oberfläche (Biao 表) und im Inneren (Li 里) befinden.

Es handelt sich um die pathologische Ansammlung von Körpersäften, die im Laufe eines Verlangsamungs-, Stagnations- und Eindickungsprozesses zu flüssiger bis zähflüssiger bis annähernd fester Substanz werden – dichter und noch zäher als Feuchtigkeit oder Wasser (Shui 水).

Schleim ist einerseits das Ergebnis pathologischer Entgleisungen im Energiehaushalt, also der Zweig (Biao 表), nicht die Wurzel (Ben 本) einer Erkrankung, andererseits bildet er oft die Ursache weiterer pathologischer Vorgänge und schwerer Erkrankungen.

Schleim kann nicht mit einigen wenigen Symptomen definiert werden. Allgemein wichtige **diagnostische Hinweise** auf Schleim sind:

- schleimige Ausscheidungen bes. aus den Atemwegen, Übergewicht, aufgedunsenes Gesicht, dicke Daumen, Völlegefühle über Brust oder Oberbauch
- geschwollene **Zunge**, klebriger, zäher, schleimiger Zungenbelag
- **Puls:** schlüpfrig (Hua) oder saitenförmig (Xian)

14.1.2 Eigenschaften von Schleim

Die Chinesische Medizin unterscheidet zwischen sichtbarem und nicht sichtbarem Schleim, wobei es zu einem Wechsel zwischen den beiden Formen kommen kann.

Clavey bevorzugt die Bezeichnung „äußerer Schleim" für sichtbaren und „innerer Schleim" für nicht sichtbaren, da Letzterer durchaus als Tumor unter der Haut oder als Übergewicht zu sehen sein kann (vgl. CLA 2).

Sichtbarer Schleim

Sichtbarer oder substanzhafter Schleim (You Xíng Zhi Tán 有形之痰) ist derjenige, der als schleimiges Sputum abgehustet wird, also Schleim aus der Lunge. „Er bildet sich in der (schwachen) Milz und sammelt sich in der Lunge." – „Die Lunge ist der Speicher des Schleims." Diese Sätze beschreiben in der TCM die Tatsache, dass sich Schleimbildung im Organismus meist zuerst in der Lunge manifestiert, was sich zeigt, wenn Erkältungskrankheiten recht bald zu Husten mit schleimigem Auswurf führen. Auch ist in der Praxis sehr häufig das erste Anzeichen von latentem Schleim, dass Patienten ständig schleimiges Sekret im Nasen-Rachen-Raum haben und sich räuspern oder es morgens aus Nase und Bronchien befördern.

Nicht sichtbarer Schleim

Er kann sich in den Leitbahnen, unter der Haut, in Gelenken, in Herz, Nieren oder Gallenblase befinden (genauer s.u. Manifestationen). Dass die Chinesische Medizin auch Schleim diagnostiziert, der als „nicht sichtbar" bezeichnet wird, beruht auf der Erfahrung, dass im Laufe einer erfolgreichen Therapie oft sichtbare schleimige Ausscheidungen den Körper verlassen. (vgl. POR 1978: 379) Zum substanzlosen, unsichtbaren Schleim (Wú Xíng Zhi Tán 无形之痰) gehört auch der, der die Herzöffnungen verlegt, die sieben Sinnesöffnungen verstopft und so den Geist (Shén 神) benebelt (s. weiter unten, vgl. Fülle-Syndrome in ▶ **Kap. 15.1.3**).

Schleim und Qi

Die zähe Qualität von Schleim (Yin 阴) behindert den freien Fluss des Qi (Yáng 阳), bewirkt also Stagnation und behindert so die Funktion der Zang Fu. Sein zäher, klebriger, stagnierender Charakter führt zu chronischen Krankheitsprozessen. Um dem entgegenzuwirken, werden Qi bewegende Methoden und Kräuter in die Behandlung gegen Schleim integriert. Kräuter, die Qi bewegen und auch Schleim vertreiben, sind z.B. Artischockenblätter, Rosmarin, Pommeranzenschalen, Benediktendistel (alle ►Kap. 9) und Fenchel, Andorn, Ysop aus dieser Gruppe.

Der Prozess der Stagnation und Eindickung von Körperflüssigkeiten kann so weit gehen, dass feste materielle Zusammenballungen entstehen, wie gutartige oder bösartige Tumore und Steine der Harn- oder Gallenwege.

Das Erscheinungsbild von Schleim kann recht wechselhaft sein („er bewegt sich mit dem Qi"), die Symptome sind mal vorhanden, dann wieder nicht wahrnehmbar, wie in Wellen. Außerdem kann sich nicht sichtbarer Schleim durch inneren Wind recht plötzlich von einem Ort des Körpers zu einem anderen bewegen und so ebenso plötzliche Symptome verursachen (Apoplex, Anfallsleiden).

Schleim und Xue-Stase

Da sich die Flüssigkeiten und das Blut physiologisch in ständigem Austausch befinden, können sich auch ihre jeweiligen pathologischen Stagnationen gegenseitig beeinflussen. Schleim (Stagnation der Flüssigkeiten) kann Stase des Blutes mit verursachen oder verstärken. Blut-Stase fördert die Entstehung von Schleim (vgl. MAC 2010: 386). Schleim und der pathologische Teufelskreis von Blut-Stase und Schleim spielen häufig eine Rolle bei der Entstehung von schweren Erkrankungen der modernen Welt wie Herzinfarkt, Apoplex, Krebserkrankungen.

Wirkungen des Schleims auf Shen

Die zähe und stagnierende Qualität von Schleim hat auch ihre Entsprechungen in Geist (Shén 神) und Wanderseele (Hún 魂).

Meist wird hiervon erst gesprochen, wenn die „Herzporen verstopft" sind und das Bewusstsein entweder ganz verloren (Bewusstlosigkeit) oder völlig vernebelt ist (psychotische Zustände).

Es gibt aber weniger dramatische, subtilere Zeichen von Schleim bei vielen Patienten. Das Denken wird unklar, da Shen „benebelt" ist und das klare Yang der Milz nicht aufsteigen kann. Es besteht eine Neigung, an alten Denk- und Verhaltensmustern zu „kleben". Schmerzhafte, verdrängte, unverdaute (nicht transformierte) emotionale Erlebnisse können in einem Zustand der Stagnation eingekapselt und im Schleim gleichsam in „Watte gepackt" sein. Interessant ist die These von A. Hicks, dass ungeweinte Tränen zu Säfteakkumulation und Schleim im Herzen führen können (HIC 17–23).

Maciocia sieht ein Zusammenwirken von Qi und Shen darin, dass das Qi in seiner Bewegung „in bzw. aus dem Geist" (MAC 2008: 85; vgl. ebd. 411) ein- und austritt und dieses Kommen und Gehen eine Funktion der sog. „Wanderseele" Hun 魂 ist. „Sie ist verantwortlich für Ideen, Ziele, Projekte, Ideale, Pläne, Inspiration, Inspektion, Lebensträume und Hoffnungen." (MAC 2008: 85) Bringt man dies mit Schleim in Verbindung, so ließe sich sagen, dass Schleim das freie Kommen und Gehen von Hun bzw. Shen beeinträchtigen kann.

Dies alles zeigt sich deutlich, wenn unter Schleim ableitender Therapie Menschen einen klareren Blick (Shén Míng 神明) bekommen, eingefahrene Lebensmuster und Glaubenssysteme ändern, verdrängte Erlebnisse bearbeiten und sich ihrer häufigen Unklarheit bewusst werden.

In diesem Sinne besonders auf Shen wirkende Kräuter sind z. B. Kalmus (►Kap. 6), Majoran, Primelblüten, Rosmarin (►Kap. 9). Grundsätzlich kann aber jede Schleim vertreibende Therapie auch auf Shen wirken. Das analoge Denken der Chinesischen Medizin erlaubt es, diese seelisch-geistigen Aspekte sowohl als mögliche Ursache als auch als mögliche Auswirkung der Pathologie Schleim zu werten.

14.1.3 Ursachen von Schleim

Obwohl Schleim oft von Hitze verursacht wird oder sich mit Hitze verbindet, ist er grundsätzlich ein Yin-Pathogen (Ansammlung von Säften), das in erster Instanz durch mangelhafte Aktivität von Yin dynamisierenden Yang-Prozessen entsteht) (►Tab. 14.1). Umgekehrt ist Schleim als Yin-Pathogen ein Yang schwächender Faktor, der vor allem das Yang der Mitte (weiter) schwächt (vgl. MAC 2010: 385).

14.1.4 Manifestationen von Schleim nach ihrem Ort

- sichtbarer Schleim: Schleim in der Lunge mit Abhusten von schleimigem Sputum
- nicht sichtbarer Schleim:
  - subkutaner Schleim mit eher weichen

Schwellungen und Knoten (Lipome, Struma, Lymphknoten)
- Schleimakkumulation im Verlauf der Leitbahnen mit Taubheitsgefühlen
- Schleim in den Gallen- und Harnwegen mit Steinbildung
- Schleimbildung in den Gelenken mit Knochendeformationen bei sehr chronischen Bi-Syndromen
- Schleim, der die Herzporen blockiert mit leichten bis starken Shen-Störungen

(vgl. MAC 2010: 450ff.)

14.1.5 Schleim und andere Pathogene

Siehe ▶ **Tab. 14.2.**

▶ **Tab. 14.1** Ursachen der Schleimbildung.

Pathologisches Muster	Art und Weise der Schleimbildung
Milz-Qi-Schwäche	Umwandlung und Transport von Flüssigkeiten schwach, es entsteht Feuchtigkeit und daraus Schleim
Milz- und Nieren-Yang-Schwäche	Umwandlung und Ausscheidung von Flüssigkeiten schwach, es entsteht Feuchtigkeit und daraus Schleim
Lungen-Qi-Schwäche	Hinabführen der Flüssigkeiten schwach, es entsteht Feuchtigkeit und daraus Schleim, vor allem im Oberen Erwärmer
Stagnation	lokale oder systemische Stagnation von Leber-Qi oder Blut-Stase fördert die Bildung von Schleim
Hitze	Hitze-Fülle oder Leere-Hitze dickt die Körperflüssigkeiten ein

▶ **Tab. 14.2** Arten von Schleim je nach seiner Verbindung mit anderen Pathogenen (Einteilung nach MAC 2010: 451ff .).

Art von Schleim	Zeichen	betroffene Zang Fu, Energiesysteme
Feuchtigkeit-Schleim	Abhusten von viel weißem, lockerem Schleim Übelkeit, Druckgefühl auf Brust und Solarplexus geschwollene Zunge	Lunge
Kälte-Schleim	Abhusten von weißem Schleim Brustdruckgefühl langsamer Puls	Lunge, Magen, Herz
Hitze-Schleim	Abhusten von dunklerem, zähem Schleim Brustdruckgefühl rotes Gesicht schneller Puls	Lunge, Magen, Herz
Wind-Schleim	Apoplex Hemiparese Schwindel schräge Zunge	Leitbahnen
Qi-Schleim	Druckgefühl in der Kehle bei emotionaler Krise	Leber-Qi
Schleim-Flüssigkeiten	plätschernde Borborygmen Abhusten von wässrigem Schleim Durchfall Schwindel geschwollene Zunge	vor allem Magen, Darm, Lunge

14.1.6 Therapieprinzip

Da die Kräuter, die Husten lindern, meist auch Schleim vertreiben und umgekehrt, ist es in der Materia medica der TCM üblich, die Pathologien Husten und Schleim in einem Kapitel aufzuführen. Wir folgen dieser traditionellen chinesischen Einteilung und haben die Arzneigruppe entsprechend benannt.

Aber sowenig wie Schleim auf das Atemsystem beschränkt ist, sowenig ist Husten ausschließlich durch Schleim zu erklären. Husten an sich ist „rebellierendes" Lungen-Qi. Dieser kann auch durch Wind in der Oberfläche, Qi-Leere, Stagnation oder Hitze entstehen. Sehr häufig liegen jedoch Schleim-Befunde vor, die den Einsatz Schleim umwandelnder und Husten stillender Kräuter verlangen.

Die Kräuter, die Schleim aus der Lunge vertreiben, haben oftmals auch systemischen Einfluss und vermindern die Schleimbildung im ganzen Organismus. Viele von ihnen werden auch bei anderen Formen von Schleim verwendet.

Strategien zum Vertreiben von Schleim

„Schleim vertreiben" ist ein Oberbegriff für alle Strategien, um Schleim zu behandeln (▶ Tab. 14.3).

Die drei Strategien, die Schleim „zerteilen" und „nach außen ableiten", leiten nur die pathogene Fülle ab und behandeln nicht die Ursachen der Schleimbildung. Sie sind tendenziell aggressiv und können Qi und Säfte schwächen. Die entsprechenden Kräuter sind von starkem Geschmack, scharf (zerteilend) oder salzig (auflösend, hier vor allem die in der chinesischen Materia medica gebräuchlichen Algen). Diese werden kurzfristig eingesetzt.

„Schleim transformieren" ist eine mildere Form der Behandlung, die die pathologische Substanz in eine Form umwandelt, die ausgeschieden werden kann. Einerseits wirkt diese Behandlungsstrategie weniger aggressiv als die oben genannten Schleim zerteilenden Strategien. Hier wird also die Fülle sanfter abgeleitet. Andererseits stärkt der aromatische Geschmack die Milz in ihrer Umwandlungs- und Transportfunktion. So wird der weiteren Bildung von Schleim entgegengewirkt. Diese Kräuter sind aromatisch (Yun Hua 运化 – Transport und Umwandlung – stärkend, Qi bewe-

▶ Tab. 14.3 Zusammenfassung der Behandlungsmöglichkeiten von Schleim-Erkrankungen in der Chinesischen Medizin (vgl. NWI 61, 100f.).

Therapie (dt.)	Therapie (engl.)	Therapie (chines.)	Erklärung	Pinyin-Umschrift	Beispiel (Kraut)
Schleim vertreiben	dispel phlegm	Qu Tán 祛痰	Überbegriff	Qu Tán	alle Kräuter in diesem Kap.
Schleim zerteilen, auflösen	disperse phlegm/ globus	Xiao Tán 消痰	Schleim auflösen, zerteilen, wenn er zu stark verdichtet ist, um aufgelöst oder ausgeschieden werden zu können	Xiao Tán	Primula, rad.
Schleim nach außen ableiten	sweep phlegm	Huò Tán 豁痰	Schleim direkt zur Ausscheidung bringen, z. B. über Abhusten oder Stuhl	Huò Tán	Hedera, fol.
Schleim über Erbrechen nach außen ableiten	attack phlegm	Gong Tán 攻痰	Schleim direkt über Erbrechen zur Ausscheidung bringen	Gong Tán	(keine Kräuter in diesem Buch)
Schleim transformieren, wandeln	transform phlegm	Huà Tán 化痰	Schleim in ausscheidungsfähige Form transformieren; Yun-Hua stärken	Huà Tán	Angelica, rad.

gend), scharf (zerteilend) und bitter (trocknend). Sie können über längere Zeit gegeben werden, weil sie sowohl ableiten als auch tonisieren.

Um zu entscheiden, ob Schleim vorrangig zerstreut, transformiert oder ob energetische Mangelzustände gestärkt werden sollen, muss bei der Diagnose das Verhältnis von Fülle und Leere geklärt werden. Schleim ist eine pathogene Energie, also immer eine Fülle. Die meisten Fälle sind aber so gelagert, dass nur die langfristige Tonisierung der Energien, deren Schwäche zur Entstehung des Schleims geführt haben, also die von Milz, Niere, Lunge, die Ableitung des Schleims bewirkt.

Es ist grundsätzlich wichtig, sich die Langwierigkeit des Entstehungsprozesses und somit der Behandlungsdauer zu vergegenwärtigen. Bei den oft chronischen Befunden oder bei geschwächten Patienten sollten Schleimbefunde nicht zu aggressiv, sondern allmählich und sanft korrigiert werden, um Yin und Qi nicht unnötig zu schwächen. Vor allem Kräuter, die das Milz-Qi stärken (▶ **Kap. 18.2**), sollten hinzugefügt werden.

Säfte

Es ist zu beachten, dass Schleim vertreibende, zerteilende und ableitende Kräuter meist trocknend wirken und die Säfte schmälern können. Bei langer Anwendung, etwa bei Schleim in Verbindung mit Hitze oder bei Schwäche von Blut und Yin ist auf den Schutz der Flüssigkeiten bzw. deren Befeuchtung zu achten. Pflanzen wie Plantago oder Verbascum lösen Schleim und befeuchten gleichzeitig. Bei Verwendung von trocknenden Drogen wie Marrubium oder Primula veris sollten befeuchtende Kräuter hinzugefügt werden, z. B. Althea (▶ **Kap. 18.8.9**) oder Linum (▶ **Kap. 4.3.4**), die auch zähen Schleim verflüssigen.

Hitze

Wenn Hitze über Eindickung der Säfte zur Schleimbildung geführt hat oder bei gleichzeitiger Anwesenheit von Hitze und Schleim – ein häufiger Teufelskreis –, wird vorrangig mit Arzneien behandelt, die innere Hitze ausleiten (▶ **Kap. 3**). Wenn Schleim durch Hitze sehr zäh und trocken geworden ist, kann es notwendig sein, Säfte befeuchtende Pflanzen hinzuzufügen, um ihn zu verflüssigen und so „ausscheidungsfähig“ zu machen.

Einteilung der Arzneien

Es gibt wärmende, kalten Schleim wandelnde (Wen Huà Hán Tán 化寒痰劑, ▶ **Kap. 14.2**) und Hitze klärende und Schleim wandelnde (Qing Rè Huà Tán 清熱化痰劑, ▶ **Kap. 14.3**) Kräuter gegen Schleim. Das Temperaturverhalten der notwendigen Rezeptur wird natürlich entsprechend der Diagnose zusammengestellt.

Hinsichtlich der praktischen therapeutischen Anforderungen werden die Schleim vertreibenden und Husten stillenden Kräuter in drei Unterkapiteln unterteilt:

- ▶ **Kap. 14.2**: wärmende Kräuter, die Kälte-Schleim oder Schleim-Feuchtigkeit vertreiben
- ▶ **Kap. 14.3**: kühlende Kräuter, die Hitze-Schleim oder trockenen Schleim vertreiben
- ▶ **Kap. 14.4**: Kräuter, die Husten und Keuchen/Asthma lindern

14.1.7 Inhaltsstoffe und Geschmack

Schleim vertreibende Kräuter im oben beschriebenen Sinne sind unter den westlichen Heilpflanzen z. B. unter denjenigen zu finden, die das Abhusten fördern, Drüsenschwellungen behandeln (erweichend), Steinbildung und Kristallisationsneigung entgegenwirken, Fettablagerungen verhindern oder abbauen.

Saponine

Die stark ableitenden Kräuter, die Schleim zerteilen (Xiao Tán 消痰) oder nach außen ableiten (Huò Tán 豁痰), haben nach westlich naturheilkundlichem Denken oft eine „verflüssigende“ Wirkung. Sie setzen die Viskosität der Körperflüssigkeiten herab und wirken der Neigung von Eindickung der Säfte bis hin zur Kristallisation entgegen. Das tun vor allem Saponindrogen. Saponine verflüssigen alle Körperflüssigkeiten und reizen die Drüsen zur Sezernierung flüssigen Sekretes, machen so zähen Schleim ausscheidungsfähig; sie regen Diurese, Cholerese und Darm an und werden eingesetzt, um den Stoffwechsel allgemein vor allem in seinen Ausscheidungsvorgängen anzuregen. Unter den Expektorantia und den Antidyskratika sind sie stark vertreten. (Primula, rad., Hedera, fol., Verbascum, flor., Viola odorata, rad.)

Bitterstoffe und ätherische Öle

Die milderen Arzneien, die als Schleim transformierend eingestuft sind, sind unter den westlichen Heilpflanzen vor allem unter den Amara aromatica zu finden, also unter denen, die Bitterstoffe und ätherische Öle enthalten. Die Bitterstoffe verbessern die biochemischen Sekretions- und Resorptionsvorgänge und die Peristaltik der Magen-Darm-Passage, was eine Tonisierung von Milz- und Magen-Qi und eine Absenkung des Qi von Magen und Därmen bedeutet. Dadurch wird die Ausscheidung trüber Substanzen über den Stuhl angeregt.

Die Bitterstoffe wirken über einen reflektorischen Reiz auf die Geschmacksknospen der Zunge, diese anregende Wirkung ist andauernd, lässt also nach Absetzen eines Bittertees nicht gleich nach. Im Gegensatz dazu hört die genannte Saponinwirkung nach Absetzen der Einnahme auf, weil sie weniger ein energetischer Reiz als vielmehr eine chemisch-stoffliche Wirkung ist. Das Qi der Mitte wird vom bitteren Geschmack also langfristig angeregt.

In der chinesischen Pharmakologie wird vor zu viel Bitterem gewarnt, weil es die Säfte austrocknet. Dies ist biomedizinisch so zu erklären, dass die vermehrte Sekretion aller Drüsen längs der Magen-Darm-Passage, die durch den Reiz auf die Bitterknospen ausgelöst wird, kurzfristig die Säfte zum Fließen bringt (und Feuchtigkeit ableitet). Bei zu langer Anwendung oder übermäßiger Dosierung führt das aber dazu, dass die starke Drüsensezernierung eine zu große Menge von Flüssigkeit aus dem Inneren anfordert und zur Ausscheidung bringt, also systemisch austrocknet. Dieser Mechanismus ist noch deutlicher bei den Saponinen zu beobachten. Dem kann mit befeuchtenden Heilkräutern und Lebensmitteln entgegengewirkt werden.

Die ätherischen Öle sind für die „aromatische" Wirkung im Sinne der TCM verantwortlich, sie wärmen, aktivieren und entstauen durch Hyperämisierung. Energetisch beleben der leichte, volatile aromatische und scharfe Geschmack und Geruch die Milz. Sie durchdringen trübe Feuchtigkeit, stimulieren das Milz-Qi und aktivieren die Qi-Bewegung.

14.2 Wärmende Kräuter, die Kälte-Schleim und Schleim-Feuchtigkeit vertreiben

Symptome bei kaltem Schleim können sein:

- weißes, dünnes Sekret bei Schnupfen, Bronchitis, Asthma
- Druck im Thorax, Übelkeit bis Erbrechen mit Appetit- und Durstlosigkeit, Durchfall

Die Arzneien sind warm, aromatisch (ätherische Öle), bitter und trocknend (Bitterstoffe, Gerbstoffe). Sie tonisieren Yun Hua 运化 der Milz durch ihre aromatische Wirkung und werden deshalb alle neben dem Ableiten von Kälte-Schleim auch zur langfristigen Tonisierung von Yang und Qi der Mitte, z. B. in der Behandlung gegen andere Formen von kaltem Schleim wie Übergewicht oder Schwellungen, verwendet.

14.2.1 Angelica archangelica

Siehe ▶ Abb. 14.1 und ▶ Tab. 14.4.

▶ **Tab. 14.4** Monografie Angelica archangelica.

Name (lat.)	Name (dt.)	Temperatur	Geschmack	Organbezug	Tagesdosis
Angelica archangelica, rad.	Engelwurz	warm	aromatisch, bitter, scharf	Lu, He, Mi, Ma, Di, Dü	1–3 g getr. Droge als Infus, 1–3 ml Tinktur
Wirkbeschreibung			**Indikationen**		
kalten Schleim der Lunge ableitend			Bronchitis, Husten, Sinusitis mit viel Schleim		
Lungen-Qi tonisierend			Schwächezustände		
Feuchtigkeit, Kälte und Wind ausleitend, Oberfläche befreiend			Sinusitis Rheuma		
Milz-Qi stärkend, -Yang wärmend, Yun Hua tonisierend Magen-Qi stärkend			Dyspepsie, Übergewicht, Magersucht, allgemeine Schwäche Appetitlosigkeit, Gastritis		
Qi der Därme regulierend			Darmkoliken, Blähungen		
Herz-Qi und -Yang stärkend, wärmend			kalte Extremitäten, Mangel an Vitalität, Palpitationen, Durchblutungsstörungen		

MAD 529f., FIS (1990) 67f., KRÖ1 120, Positivmonografien Kommission E, ESCOP

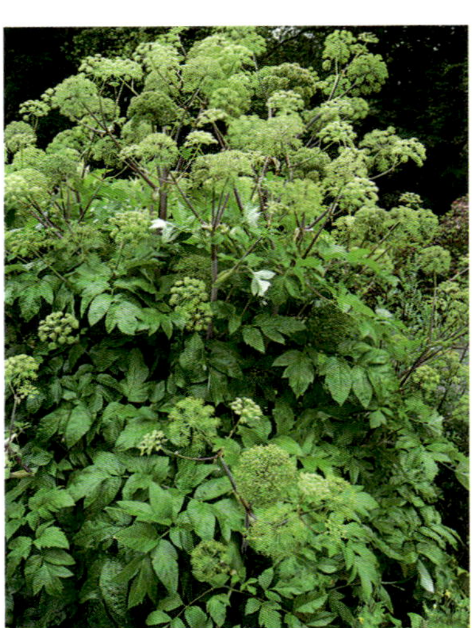

▶ **Abb. 14.1** Angelica archangelica.

14.2.2 Thymus vulgaris

Siehe ► Tab. 14.5.

► **Tab. 14.5** Monografie Thymus vulgaris.

Name (lat.)	Name (dt.)	Temperatur	Geschmack	Organbezug	Tagesdosis
Thymus vulgaris, herb.	Thymian	warm	aromatisch, scharf, bitter, zusammenziehend	Lu, Mi, Ma, He, Bl, Niere	1–5 g getr. Droge als Infus, 1–4 ml Tinktur
Wirkbeschreibung			**Indikationen**		
Schleim-Kälte der Lunge transformierend, ableitend, trocknend; expektorierend			Schnupfen, Bronchitis, Asthma mit hellem Schleim		
Wind-Kälte der Oberfläche ableitend			frische Atemwegsinfekte		
Lungen-Qi absenkend, spasmolytisch			spastischer Husten, Keuchhusten		
Feuchtigkeit trocknend und Kälte-Schleim der Mitte transformierend Milz-, Magen-Yang wärmend, stärkend, regulierend			Dyspepsie mit weichem/ungeformtem Stuhl, Appetitmangel, Übelkeit, schlechte Darmflora, Diarrhöe, Darmpilzen, Darmwürmern, Blähungen		
Nieren-, Herz-Yang wärmend, Geist-Shen aufhellend			Hypothyreose, depressive ängstliche Gemütslage		
Feuchtigkeit und Kälte im Unteren Erwärmer transformierend, trocknend			rezidivierende Harnwegsinfekte von Leere und Kälte, vaginaler Ausfluss mit Bakterien oder Pilzen		

MAD 2707f., KRÖ1 353f., ROS (2003), Positivmonografien Kommission E, WHO, ESCOP

14.2.3 Foeniculum vulgare

Siehe ▶ Tab. 14.6.

▶ **Tab. 14.6** Monografie Foeniculum vulgare.

Name (lat.)	Name (dt.)	Temperatur	Geschmack	Organbezug	Tagesdosis
Foeniculum vulgare, fruct., cont.	Fenchel, Samen	warm	aromatisch, leicht scharf, süß	Mi, Ma, Lu, Le, Ni	1–3 g getr. Droge als Infus, 1–5 ml Tinktur
Wirkbeschreibung			**Indikationen**		
Qi der Mitte regulierend; Milz und Magen wärmend, tonisierend; Kälte ableitend			Blähungen, krampfige Schmerzen, Dyspepsie, Aufstoßen, chronische Verstopfung, Durchfall		
kalten Schleim der Lunge ableitend			Husten mit hellem Schleim, Bronchospasmus		
Qi der Lunge regulierend, absenkend			spastischer Husten, Bronchospasmus		
Leber-Qi bewegend und regulierend			Dyspepsie, Krämpfe von Stagnation und Kälte in Magen, Darm, Blähungen		
Uterus wärmend, Qi bewegend, Chong Mai regulierend, Laktation regulierend, anregend			Amenorrhöe, verspätete/unregelmäßige Menstruation; Dysmenorrhöe; PMS; stockende, ungenügende Milchbildung		
Nieren wärmend, Qi regulierend, Harn treibend			Nykturie, häufiges Wasserlassen		

MAD 1358, KRÖ2, 76f., POR (1978), HOM, Positivmonografien Kommission E, WHO, ESCOP

Anmerkung In den chinesischen Pharmakopöen wird der Fenchelsamen als sehr warm bis heiß kategorisiert und unter die Kräuter, die das Innere (Li Li 里) wärmen, eingeordnet. Dies geht aus der Erfahrung der westlichen Pflanzenheilkunde nicht hervor.

14.2.4 Origanum majoranum (Majorana hortensis)

Siehe ▸ Abb. 14.2 und ▸ Tab. 14.7.

▸ **Tab. 14.7** Monografie Origanum majoranum.

Name (lat.)	Name (dt.)	Temperatur	Geschmack	Organbezug	Tagesdosis
Origanum majoranum, herb.	Majoran, Kraut	warm	aromatisch, bitter, zusammenziehend, wenig scharf	Lu, Mi, Ma, Uterus	1–3 g getr. Droge als Infus, 1–5 ml Tinktur
Wirkbeschreibung			**Indikationen**		
Feuchtigkeit und Kälte-Schleim der Lunge (spez. vom Kopf) ausleitend, transformierend			Schleimhautkatarrhe am Kopf, bes. Nase, Nebenhöhlen, allerg. Rhinitis mit hellem Schleim; Bronchitis mit hellem Schleim		
Milz-Magen-Yang wärmend, Yun-Hua stärkend, Qi regulierend			Magen-Darm-Katarrhe und Dyspepsie mit Krämpfen, Blähungen		
Feuchtigkeit, Schleim vom Kopf ableitend			Dumpfheit, Kopfschmerzen, Schlafsucht		
Uterus wärmend, Qi regulierend (hier ist Origanum vulgare, Oreganokraut stärker)			Dysmenorrhöe, Geburtsstockung		
Oberfläche von Wind-Kälte befreiend			frische Erkältung, bes. Schnupfen, Grippe		

KRÖ2 172, MOH 10/98, MAD, MTD (1992), Negativmonografie E (1992 wegen geringer Arbutin- und Hydrochinon-Konzentration, deshalb wird vom Langzeitgebrauch abgeraten)

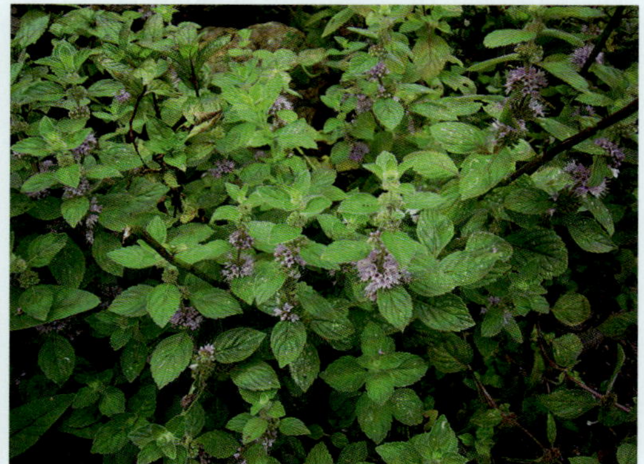

▸ **Abb. 14.2** Origanum majoranum.

14.2.5 Pimpinella anisum

Siehe ▶ **Tab. 14.8.**

▶ **Tab. 14.8** Monografie Pimpinella anisum.

Name (lat.)	Name (dt.)	Temperatur	Geschmack	Organbezug	Tagesdosis
Pimpinella anisum, fruct., cont.	Anis	warm	aromatisch, leicht scharf, süß	Lu, Mi, Ma	1–3 g getr. Droge als Infus, 1–5 ml Tinktur
Wirkbeschreibung			**Indikationen**		
Qi der Mitte regulierend, Magen und Milz wärmend			Blähungskoliken, nervöse Dyspepsie, Übelkeit, Appetitmangel		
Kälte-Schleim der Lunge transformierend, ableitend			Erkältungen mit hellem Schleim, Bronchitis		
Lungen-Qi regulierend			Bronchitis, Asthma bronchiale		
Laktation regulierend, anregend			Milchstockung, Milchbildungsmangel		

MAD 547, KRÖ2, 19, Positivmonografien Kommission E, WHO, ESCOP

14.2.6 Weitere Kräuter gegen kalten Schleim

- Inula helenium, rhiz. (▶ **Kap. 18.2.2**)
- Acorus calamus, rhiz. (▶ **Kap. 6.2.1**)
- Zingiber viride, rhiz. (frischer Ingwer; ▶ **Kap. 2.2.1**)
- Tussilago farfara, fol. (▶ **Kap. 14.4.1**)
- Zanthoxylum, cort. (▶ **Kap. 8.2.9**)
- Cnicus Benedictus, herb. (▶ **Kap. 9.2.15**)
- Cynara, herb. (▶ **Kap. 9.2.10**)

14.3 Kühlende Kräuter, die Hitze-Schleim vertreiben

Symptome bei Hitze-Schleim können gelbes bis braunes, grünes, blutiges oder eingetrocknetes Sekret aus Bronchien, Nase und Nebenhöhlen sein.

Diese Kräuter sind oft scharf (zerteilend), manche bitter, meist kühl bis kalt. Sie werden auch in der Behandlung gegen Struma, Tumore und zur Apoplexieprophylaxe eingesetzt, wenn es sich um heißen Schleim handelt.

Wenn Hitze über Eindickung der Säfte zur Schleimbildung geführt hat, wird vor allem mit Innere Hitze ausleitenden Kräutern behandelt. Ist der Schleim sehr zäh und ausgetrocknet, so dass er kaum abgehustet werden kann, werden befeuchtende Kräuter (Schleimdrogen) zugefügt.

14.3.1 Verbascum

Siehe ▸ **Abb. 14.3** und ▸ **Tab. 14.9.**

▸ **Tab. 14.9** Monografie Verbascum.

Name (lat.)	Name (dt.)	Temperatur	Geschmack	Organbezug	Tagesdosis
Verbascum, flor.	Königskerze, Wollblume, Blüte	kühl	leicht kratzend-scharf, leicht süß	Lu	0,5–3 g getr. Droge als Infus, 1–3 ml Tinktur
Wirkbeschreibung			**Indikationen**		
trockenen, zähen Hitze-Schleim der Lunge zerteilend, befeuchtend, ableitend			Atemwegskatarrhe mit zähem Schleim von Nase, Nebenhöhlen, Hals, Bronchien, beginnende Otitis media		
Wind-Hitze ausleitend, Lunge leicht befeuchtend			trockene gereizte Atemwegsschleimhäute mit zähem Sekret, trockener Husten, Heiserkeit		

MAD 2793, KRÖ1 399, FIS (1990) 139, Positivmonografie Kommission E

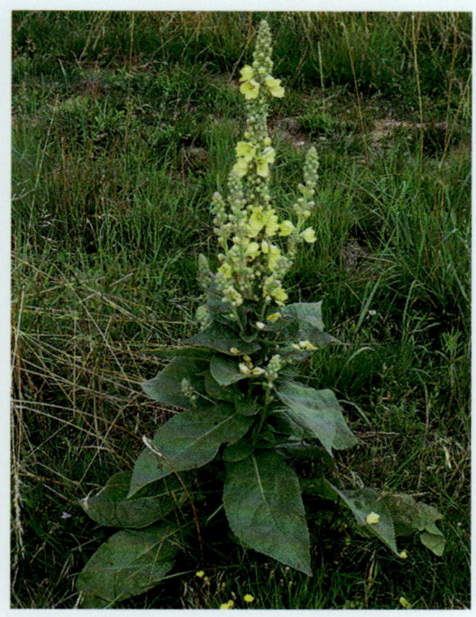

▸ **Abb. 14.3** Verbascum.

14.3.2 Hedera helix

Siehe ▶ Tab. 14.10.

▶ **Tab. 14.10** Monografie Hedera helix.

Name (lat.)	Name (dt.)	Temperatur	Geschmack	Organbezug	Tagesdosis
Hedera helix, fol.	Efeu, Blätter	kühl	leicht scharf und bitter	Lu, Le	0,5–3 g getr. Droge als Dekokt, 1–3 ml Tinktur

Wirkbeschreibung	Indikationen
zähen Hitze-Schleim der Lunge zerteilend	Atemwegskatarrhe mit grüngelbem Schleim, Sinusitis mit zähem Schleim, Otitis media, Husten mit klebrigem Schleim, Nasenpolypen, Asthma bronchiale
Lungen-Wind-Hitze ableitend	Erkältung mit Fieber, Grippe
Lungen-Qi absenkend	Asthma, spastische Bronchitis, Keuchhusten
Schleim-Tumore zerteilend, Feuchte-Hitze ausleitend	Myome, Zysten, Polypen, Gallensteine, Ikterus

MAD 1517., KRÖ1 113, KAR 174, KRA (2000), Positivmonografie Kommission E

14.3.3 Plantago lanceolata/major

Siehe ► **Abb. 14.4** und ► **Tab. 14.11**.

► **Tab. 14.11** Monografie Plantago lanceolata.

Name (lat.)	Name (dt.)	Temperatur	Geschmack	Organbezug	Tagesdosis
Plantago lanceolata/ major, herb.	Spitzwegerich/ Breitwegerich, Kraut	kühl bis kalt	fad; leicht zusammenziehend, bitter, salzig	Lu/Bl, Därme, Ma	1–10 g getr. Droge als Dekokt (evtl. vorher Mazerat), 3–10 ml Tinktur
Wirkbeschreibung			**Indikationen**		
Spitzwegerich					
Lungen-Hitze klärend und Hitze-Schleim ableitend			akute und chronische Katarrhe der Atemwege mit gefärbtem, zähem bis blutig tingiertem Schleim, Fieber, Entzündung der Schleimhäute, auch bei Asthma, Keuchhusten, früher bei Tuberkulose		
Breitwegerich					
Hitze und Hitze-Schleim am Kopf klärend			Otitis media (innerlich und lokal) Zahnschmerzen		
Feuchte-Hitze aus den Därmen ableitend; adstringierend, Blutungen stoppend			Dysenterie mit blutigen Durchfällen, Colitis, blutende Hämorrhoiden, Gastroenteritis, Magenulzera		
Feuchte-Hitze der Blase ableitend			Zystitis mit starkem Drang und Reizung		

KAR 272, KRÖ1 328, MAD 2164, HOF, HOL, MTD (1992), ROS (2009), Positivmonografien Kommission E, WHO, ESCOP

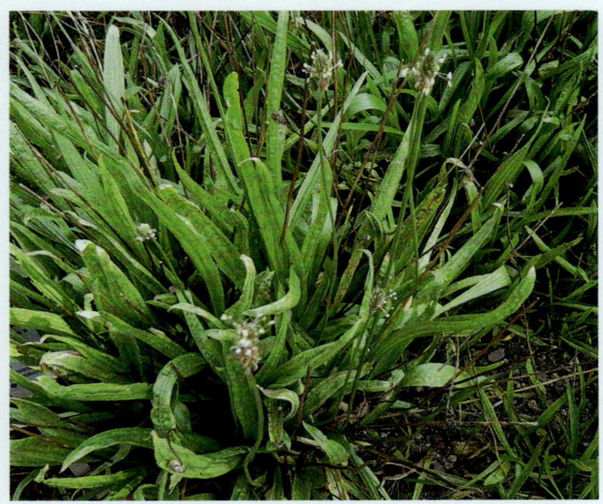

► **Abb. 14.4** Plantago lanceolata.

Anmerkung Beide Wegeriche leiten mild Feuchte-Hitze und Hitze-Schleim ab. Vor allem pflegen, schützen und kühlen sie die Schleimhäute. Der Spitzwegerich hat seinen wichtigen Platz in der Behandlung von Kindern und – ähnlich wie der Schachtelhalm – als Beigabe zu harscher wirkenden Drogen gegen Schleim und Hitze, um das zarte Yin der Lunge zu schützen und in der Nachbehandlung (z. B. nach Bronchitis, Pneumonie) die Schleimhäute wieder aufzubauen.

14.3.4 Primula veris/officinalis

Siehe ► Abb. 14.5 und ► Tab. 14.12.

► **Tab. 14.12** Monografie Primula veris.

Name (lat.)	Name (dt.)	Temperatur	Geschmack	Organbezug	Tagesdosis
Primula veris, rad.	Schlüsselblume, Primel, Wurzel	leicht warm	scharf-kratzend, bitter	Lu, He	0,2–1 g getr. Droge als Dekokt, 0,2–1,5 ml Tinktur
Wirkbeschreibung			**Indikationen**		
zähen Hitze-Schleim der Lunge zerteilend, ableitend			Bronchitis mit zähem Schleim, Asthma, Keuchhusten, Sinusitis mit zähem Schleim		
Feuchtigkeit trocknend und Hitze ausleitend			Grieß, Steine in Blase und Niere, Blasenentzündung		
Wind-Feuchtigkeit-Kälte/-Hitze ableitend (Bi-Syndrom)			harnsaure Diathese, Gicht, Rheuma		
Inneren Wind und Schleim absenkend, ableitend (eher die Blüten)			Apoplex, Migräne, Schwindel		

KAR 279, KRÖ1 315, MAD 2223, Positivmonografien Kommission E, ESCOP

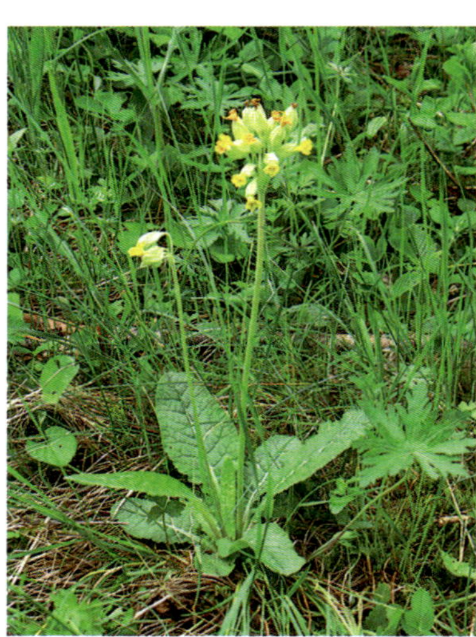

► **Abb. 14.5** Primula veris.

Beachte: Die Primelwurzel ist recht scharf und trocknend, sie kann das Yin des Magens verletzen. Der hohe Saponingehalt reizt die Schleimhaut von Magen und Rachen. Es sollten Kräuter wie Althaea, Glycyrrhiza und/oder Chamomilla hinzugefügt werden, um das Yin von Magen und Lunge zu schützen. Die Primelwurzel ist leicht warm, wird aber eher bei heißem als bei kaltem Schleim eingesetzt, da sie sich vor allem eignet, sehr zähen Schleim zu zerteilen. Sie wird nicht als Einzeldroge angewendet, sondern innerhalb einer Rezeptur eher niedrig dosiert.

14.3.5 Marrubium vulgare

Siehe ▸ Abb. 14.6 und ▸ Tab. 14.13.

▸ **Tab. 14.13** Monografie Marrubium vulgare.

Name (lat.)	Name (dt.)	Temperatur	Geschmack	Organbezug	Tagesdosis
Marrubium vulgare, herb.	Andorn, Kraut	leicht warm	bitter, etwas scharf	Lu, Mi, Le	1–3 g getr. Droge als Infus, 1–5 ml Tinktur
Wirkbeschreibung			**Indikationen**		
zähen Hitze-Schleim der Lunge zerteilend, ableitend			Bronchialkatarrhe, akute und besonders chronische mit zähem Schleim (z. B. Raucherhusten), Keuchhusten, auch unproduktiver Husten		
Feuchtigkeit trocknend und Hitze klärend			Ikterus, Fieber, Wechselfieber (früher Malaria), Durchfall, Gastritis, Colitis		
Qi der Mitte tonisierend und regulierend, Magensaftsekretion anregend			Dyspepsie, Völlegefühl und Blähungen, Schwäche, Appetitmangel, chronische Diarrhöe, Anämie		
Qi regulierend			Obstipation von Gallenstau stockende Geburt, Wochenfluss, Menstruation, Dysmenorrhöe		

KRÖ1 42, MAD 1843, Positivmonografie Kommission E

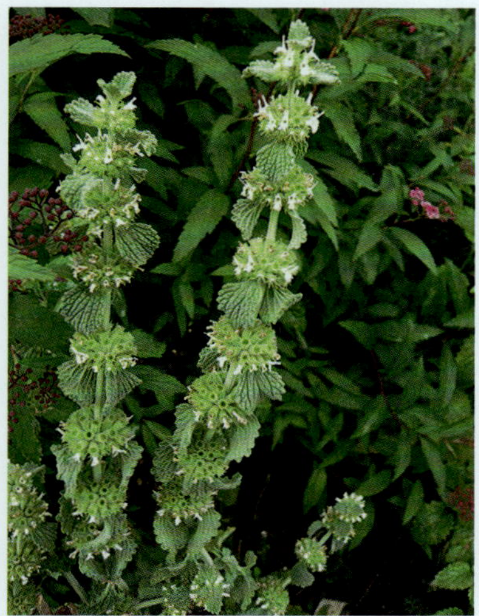

▸ **Abb. 14.6** Marrubium vulgare.

14.3.6 Eucalyptus globulus

Siehe ▸ Tab. 14.14.

▸ **Tab. 14.14** Monografie Eucalyptus globulus.

Name (lat.)	Name (dt.)	Temperatur	Geschmack	Organbezug	Tagesdosis
Eucalyptus globulus, fol.	Eukalyptus, Blätter	leicht kühl	aromatisch, scharf	Lu	2–15 g getr. Droge als Infus, 3–9 ml Tinktur

Wirkbeschreibung	Indikationen
Hitze-Schleim der Lunge transformierend, ableitend	Atemwegsentzündungen von Kopf bis Lunge mit Verschleimung und schwierigem Abhusten, Keuchhusten, Asthma
Oberfläche befreiend, Wind-Hitze ausleitend	Grippe, Halsentzündung, Sinusitis, Infekte mit Muskelschmerzen, Kopfschmerzen, Trigeminusneuralgien
Feuchte-Hitze ableitend	Entzündung der Harnwege, rheumatische Beschwerden

MAD 1305f., KAR 138, KRA (2000), Positivmonografien Kommission E, WHO, ESCOP

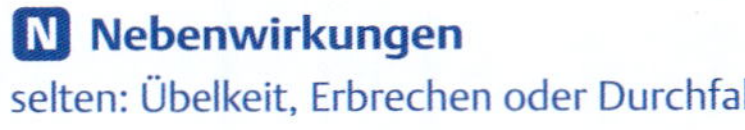

N Nebenwirkungen
selten: Übelkeit, Erbrechen oder Durchfall

K Kontraindikationen
Kinder unter 12 Jahren, erstes Schwangerschaftsdrittel

14.3.7 Glechoma hederacea

Siehe ▸ Abb. 14.7 und ▸ Tab. 14.15.

▸ **Tab. 14.15** Monografie Glechoma hederacea.

Name (lat.)	Name (dt.)	Temperatur	Geschmack	Organbezug	Tagesdosis
Glechoma hederacea (Hedera terrestris), herb.	Gundermann, Kraut	neutral	leicht bitter, aromatisch, zusammenziehend	Lu (Bl, Le)	1–5 g getr. Droge als Infus, 2–6 ml Tinktur
Wirkbeschreibung			**Indikationen**		
alten trüben Hitze-Schleim transformierend			chronische Bronchitis, Asthma, Sinusitis mit Schleim, Eiter, Blut; Skrofulose		
alte trübe Feuchtigkeit, Feuchte-Hitze, toxische Hitze ausleitend			chronische Krankheiten mit Eiterung; Grieß und Steine in Harn-, Gallenwegen, Gicht,Toxine		
Lungen-Qi stärkend			Lungenschwäche, Nachbehandlung von Tuberkulose		
lokale Anwendung			schlecht heilende, eitrige Wunden, entzündete, juckende Augen		

MAD 1463, FIS (1990) 101f., KRÖ1 150f., SCW 306, Jän 200, GES 458, keine Monografie der Kommission E

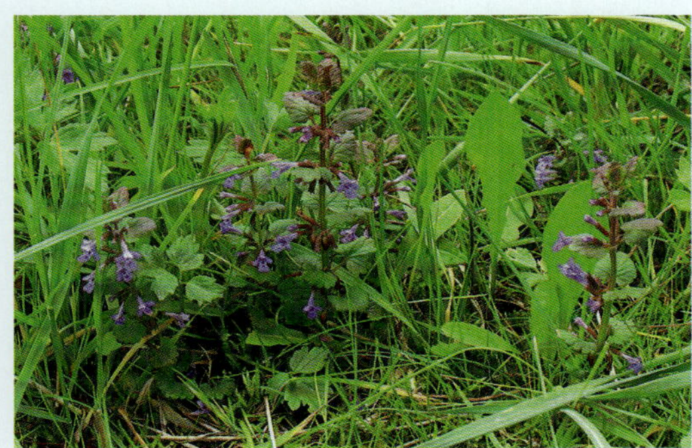

▸ **Abb. 14.7** Glechoma hederacea.

14.3.8 Weitere Kräuter gegen heißen Schleim

- Viola odorata, rad. (▸ **Kap. 15.2.6**)
- Scrophularia, rad. (▸ **Kap. 3.3.4**)
- Hyssopus, herb., Tussilago farfara, fol. (▸ **Kap. 14.4**)
- Hydrastis, rad. (▸ **Kap. 3.7.3**)
- Phytolacca, rad., Thuja, herb. (▸ **Kap. 3.3**)

14.4 Kräuter, die Husten und Asthma lindern

Diese Kräuter gibt man mit dem Ziel, bestimmte Symptome wie Husten und Bronchospasmus zu lindern. Dies ist natürlich nur die Behandlung der Manifestation, nicht der energetischen Ursache der Erkrankung. Deshalb sind in dieser Gruppe Kräuter ganz verschiedener Energetik vertreten. Gemeinsam ist ihnen, dass sie das rebellierende Lungen-Qi regulieren, d. h. es dabei unterstützen, sich wieder abzusenken.

Dies geschieht zum Teil, indem sie zusammengeballtes Qi in der Brust zerstreuen (scharfe Kräuter wie Ammi visnaga, Lobelia, Ephedra), zum Teil, indem sie bei Leere oder mangelnder Kommunikation von Lunge und Niere das Qi adstringieren (Kräuter wie Hyssopus, Tussilago, Schisandra). Sie leiten fast alle zugleich Schleim ab.

Die Ursache der Stagnation des Lungen-Qi muss später oder parallel durch Hinzufügung anderer Kräuter in einer Rezeptur behandelt werden. Bei Husten, der durch pathogene Energien in der Oberfläche verursacht wird, werden Oberfläche befreiende (▸ **Kap. 2**), bei inneren Ursachen stärkende (▸ **Kap. 18**), Qi regulierende (▸ **Kap. 9**) oder zusammenziehende Kräuter (▸ **Kap. 19**) hinzugefügt.

14.4.1 (Tussilago) Farfara

Siehe ▸ **Abb. 14.8** und ▸ **Tab. 14.16.**

▸ **Tab. 14.16** Monografie (Tussilago) Farfara.

Name (lat.)	Name (dt.)	Temperatur	Geschmack	Organbezug	Tagesdosis
(Tussilago) Farfara, fol.	Huflattich, Blätter	neutral	zusammen-ziehend, leicht bitter, süß	Lu, Ma	1–6 g getr. Droge als Dekokt; 0,5–3 ml Tinktur
Wirkbeschreibung			**Indikationen**		
Lungen-Qi absenkend, Husten stillend			Husten mit Spasmus, bes. bei Schwäche und bei Kindern, Asthma, Botenpflanze zur Lunge		
Hitze-Schleim ausleitend Hitze klärend und Toxine ausleitend			trockene, gereizte, entzündete Mund- und Rachenschleimhaut, Magen- und Darmreizungen festsitzender Bronchialschleim, Reizhusten		
Qi mild tonisierend			Schwäche bei Kindern und alten Menschen		

FIS (1990) 113, MAD 1338, Jän 234ff., BÜH 211, Positivmonografie Kommission E

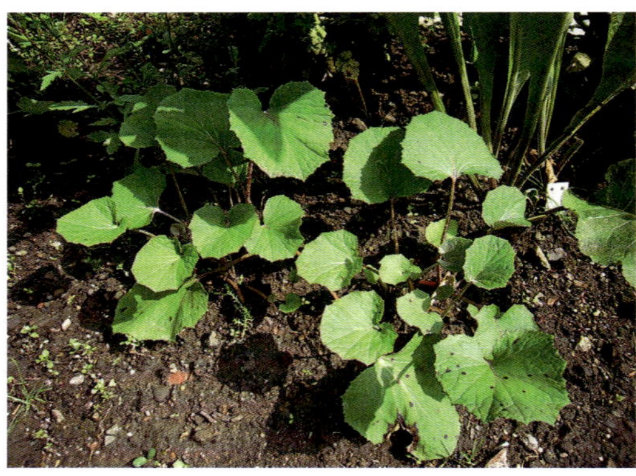

▸ **Abb. 14.8** (Tussilago) Farfara.

K Kontraindikationen

Schwangerschaft und Stillzeit, Säuglinge (wegen der Pyrrolizidinalkaloide)

! Beachte: Für Erwachsene nicht länger als 2× 2–3 Wochen pro Jahr.

14.4.2 Hyssopus officinalis

Siehe ▸ Abb. 14.9 und ▸ Tab. 14.17.

▸ **Tab. 14.17** Monografie Hyssopus officinalis.

Name (lat.)	Name (dt.)	Temperatur	Geschmack	Organbezug	Tagesdosis
Hyssopus officinalis, herb.	Ysop	neutral	bitter, zusammenziehend, aromatisch, scharf	Lu, Ma, Därme, Le	1–4 g getr. Droge als Dekokt, 6–12 ml Tinktur
Wirkbeschreibung			**Indikationen**		
Lungen-Qi stärkend und regulierend, so Oberfläche stabilisierend			spontanes Schwitzen durch Qi-Leere, Schwächezustände, nervöse Erschöpfung		
Schleim aus der Lunge ausleitend und Husten stillend			chron. Bronchialkatarrh mit zähem Schleim, Bronchitis Brustenge, Keuchhusten, Asthma		
Qi der Mitte tonisierend, Qi regulierend			Verdauungsschwäche, Appetitmangel, Blähungen, nervöse Erschöpfung Blähungen, Gelbsucht, „Lebertraurigkeit“ (Hildegard v. Bingen)		
Oberfläche befreiend, Wind-Kälte ausleitend			frische fiebrige Erkältung, Halsentzündung, Grippe		

MAD 1597f., KRÖ1 404f., HOL, MTD 150, Negativmonografie Kommission E (da Wirksamkeit „nicht belegt“)

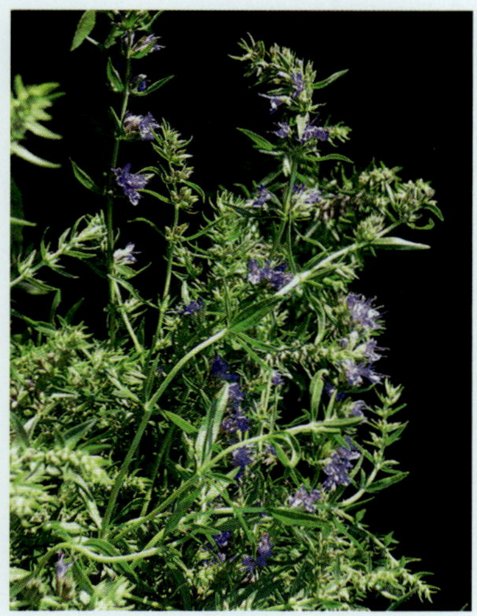

▸ **Abb. 14.9** Hyssopus officinalis.

14.4.3 Ammi visnaga

Siehe ► Tab. 14.18.

► **Tab. 14.18** Monografie Ammi visnaga.

Name (lat.)	Name (dt.)	Temperatur	Geschmack	Organbezug	Tagesdosis
Ammi visnaga, fruct.	Ammei, Früchte	warm	scharf, bitter aromatisch	Lu, He, Le, Ni	0,5–2 g getr. Droge als Infus, 0,3–2 ml Tinktur
Wirkbeschreibung			**Indikationen**		
stagnierendes Qi und Blut des Herzens bewegend			funktionelle Herz-Beschwerden, Angina pectoris (langfristig zur Vorbeugung), mangelnde Koronardurchblutung, Verkrampfungen der Koronargefäße		
stagnierendes Lungen-Qi regulierend, entkrampfend			Asthma bronchiale (langfristig zur Vorbeugung), Keuchhusten, Verkrampfung der Bronchialmuskulatur		
stagnierendes Qi der Leber erweichend und regulierend			Nieren-, Gallen- oder Darmkoliken		

WAG 261, Kar 17, WEI 227, 276, 311, JÄN 19, Negativmonografie Kommission E (1994), wegen seltener pseudoallergischer Reaktionen und eines reversiblen Ikterus, Positivmonografie WHO

N Nebenwirkungen

- fotosensibilisierend
- Bei längerer Einnahme können sich Schwindel, Kopfschmerzen, Schlafstörung, allergische Reaktionen und eine Erhöhung der Leberwerte einstellen.

K Kontraindikationen

- Schwangerschaft und Stillzeit
- vorgeschädigte Leber, andere potenziell leberschädigende Substanzen

! Beachte: Während der Anwendung Sonnenbäder und Solarien meiden.

14.4.4 Sanguinaria canadensis

Siehe ► Tab. 14.19.

► **Tab. 14.19** Monografie Sanguinaria canadensis.

Name (lat.)	Name (dt.)	Temperatur	Geschmack	Organbezug	Tagesdosis
Sanguinaria canadensis, rhiz.	Kanadische Blutwurz	warm bis heiß	bitter, scharf	Lu	0,18–1,5 g getr. Droge als Dekokt, 0,3–3 ml Tinktur
Wirkbeschreibung			**Indikationen**		
Kälte-Schleim transformierend und ableitend			chronischer Husten, keuchender Husten oder Asthma mit zähem Schleim, Sinusitis		
Lungen- und Herz-Qi regulierend und bewegend			Keuchhusten, Krupp, Herz-Qi-Stagnation		

MAD 2426, MTD, ROS (2003) 843, FEM 396, keine Monografie der Kommission E

Cave

Vorsicht bei der Dosierung: toxisch: es können ab 0,3g-Dosen Erbrechen, Durchfall, Lähmungen durch die Alkaloide auftreten, die Pflanze wurde als Brechmittel benutzt.

14.4.5 Lobelia inflata

Siehe ► Tab. 14.20.

► **Tab. 14.20** Monografie Lobelia inflata.

Name (lat.)	Name (dt.)	Temperatur	Geschmack	Organbezug	Tagesdosis
Lobelia inflata, herb.	Indianischer Tabak	neutral, leicht warm	scharf	Lu, Därme, He	1–3 g getr. Droge als Dekokt, 1–5 ml Tinktur

Wirkbeschreibung	Indikationen
Lungen-Qi regulierend und entspannend	Husten, Asthma, Krupphusten, Verkrampfung der Bronchialmuskulatur, Bronchialspasmen
Schleim der Lunge ausleitend, expektorierend	Atemwegserkrankungen mit Schleim
Qi der Därme regulierend und bewegend	Bauchkrämpfe, Verstopfung, Reizdarm
Qi von Herz und Uterus regulierend	Angina pectoris, Hypertonie Dysmenorrhöe, Schmerzen während der Geburt

ROS (2003) 55, STA 185, CUL, FEM 258

Hinweis Lobelia ist verschreibungspflichtig!

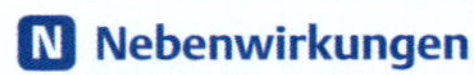

N Nebenwirkungen

Höhere Dosis als angegeben kann Erbrechen hervorrufen.

14.4.6 Ephedra sinica

Siehe ► Tab. 14.21.

► **Tab. 14.21** Monografie Ephedra sinica.

Name (lat.)	Name (dt.)	Temperatur	Geschmack	Organbezug	Tagesdosis
Ephedra sinica, herb.	Ephedra (Meerträubchen), Kraut	warm	scharf	Lu, He, Bl	0,5–7 ml Tinktur, 0,5–2 g getr. Droge als Infus oder Dekokt
Wirkbeschreibung			**Indikationen**		
das Äußere von Wind-Kälte befreiend, die Oberfläche öffnend, stark diaphoretisch			akute Erkältung (Wind-Kälte) mit Frösteln, Kopfschmerzen, fehlendem Schwitzen allergische Rhinitis oder Urtikaria		
Lungen-Qi verteilend, absenkend			akutes Asthma, Keuchen, Husten		

WEI 273, POR (1978), KAR 132, ROS (2003) 861, KOE (1991)

Hinweis Ephedrakraut ist zurzeit verschreibungspflichtig, da ephedrinhaltige Arzneimittel auf Grund der zentralstimulierenden Wirkung auf der Dopingliste des IOC und des deutschen Sportbundes stehen.

Bei Asthma und schweren Allergien können Patienten aber durchaus eine Verschreibung von ihrem Arzt bekommen. Zum Umgang mit der Dosierung s. u. Rezeptur in ► **Kap. 14.5.3**.

N Nebenwirkungen

Schlaflosigkeit, diffuse Schweiße, Herzklopfen, motorische Unruhe, Kopfschmerzen, da Ephedra besonders im Oberen Erwärmer massiv das Qi zerstreut und es nach außen bringt

K Kontraindikationen

- Unruhe, Engwinkelglaukom, Hypertonie, Hyperthyreose, Herzerkrankungen, Diabetes mell. und gleichzeitige Einnahme von Monooxidase-Hemmern. Nicht bei Kindern unter 6 Jahren.
- Energetisch gesehen ist Ephedrakraut kontraindiziert bei allen Schwächezuständen vor allem Yin-Leere, Leere-Hitze und allgemein starker Neigung zum Schwitzen.

Cave

gleichzeitige Einnahme von Sympathikomimetika

14.4.7 Weitere Kräuter, die Husten lindern

- Schisandra (► **Kap. 19.2.6**)
- Euphorbia hirta
- Prunus serotina

14.5 Rezepturen

14.5.1 Akuter Atemwegskatarrh (Kälte-Schleim nach Eindringen von Wind-Kälte)

Siehe ► Tab. 14.22.

► **Tab. 14.22** Rezeptur Akuter Atemwegskatarrh.

Kräuter	Menge	Temperatur	Geschmack	Wirkung in der Rezeptur
Angelica arch., rad.	40 g	warm	aromatisch, bitter, scharf	kalten Schleim der Lunge ableitend, Oberfläche befreiend, Milz-Qi und Yun Hua stärkend, wärmend
Inula helenium, rad.	40 g	warm	süß, bitter, aromatisch, scharf	Schleim der Lunge ableitend und transformierend, Lungen-Qi absenkend und tonisierend, Milz-Magen-Qi tonisierend
Farfara, fol.	30 g	neutral	zusammenziehend, leicht bitter, süß	Husten stillend, Lungen-Qi absenkend, Schleim ausleitend
Hyssopus, herb.	30 g	neutral	bitter, aromatisch	Schleim der Lunge ableitend, Husten stillend
Zingiber viride, rhiz.	3 Scheiben/Tag	warm	scharf, aromatisch	Milz und Magen wärmend, Schleim transformierend

Zubereitung und Dosierung

- 1 gehäufter EL Kräuter plus eine Scheibe Ingwer pro Becher, als Infus (20 Min.), 3–5 × tgl.
- oder: 7–10 g Kräutermischung plus 3 Scheiben Ingwer in 1,5 l Wasser 2 Min. köcheln, 20 Min. zugedeckt ziehen lassen und aufbewahren, über den Tag verteilt trinken.
- Die Kräutermischung kann als Tinktur gegeben werden.

Das Rezept ist berechnet auf 14 Tage bei 7–10 g/Tag.

Symptome und Befunde

- nach akuter Erkältung seit 1–2 Wochen viel klarer, weißer Schleim aus Nase, Bronchien, Husten, noch Kälteschauer über den Rücken
- häufig erschöpft, antriebslos, blasses Gesicht; Ernährung mit sehr viel Rohkost und Milchprodukten
- **Puls:** oberflächlich (Fu), langsam (Chi), schlüpfrig (Hua)
- **Zungenkörper:** blass, Zahneindrücke; dicker, klebriger, weißer Belag

Syndrome

- Kälte-Schleim in der Lunge
- Wind-Kälte in der Oberfläche
- chronischer Milz-Yang-Mangel mit Feuchtigkeit und Neigung zur Bildung von Schleim

Westliche Befunde akute Erkältungskrankheit mit Schnupfen oder Bronchitis

Therapieprinzip

- Kälte-Schleim aus der Lunge ableiten, Absteigen des Lungen-Qi wiederherstellen.
- Oberfläche von Wind und Kälte befreien und wärmen.
- Milz-Yang wärmen, Yun Hua stärken, Kälte-Schleim und Feuchtigkeit transformieren.

14.5.2 Akute Bronchitis, Sinusitis (Hitze-Schleim der Lunge)

Siehe ► Tab. 14.23.

► **Tab. 14.23** Rezeptur Akute Bronchitis, Sinusitis.

Kräuter	Menge	Temperatur	Geschmack	Wirkung in der Rezeptur
Primula, rad., tinct.	10 ml	leicht warm	scharf	zähen Schleim der Lunge zerteilend, ableitend
Hedera, fol., tinct.	30 ml	kühl	leicht scharf und bitter	zähen, heißen Schleim der Lunge zerteilend, Hitze der Lunge kühlend, Lungen-Qi absenkend
Eukalyptus, fol., tinct.	20 ml	leicht kühl	aromatisch, scharf	Schleim der Lunge transformierend, ableitend, trocknend; Lungen-Qi absenkend
Thuja, herb., tinct.	20 ml	neutral	aromatisch	Schleim der Lunge transformierend, ableitend
Marrubium, herb., tinct.	20 ml	leicht warm	bitter	zähen, heißen Schleim der Lunge zerteilend, ableitend; Qi der Lunge regulierend

Anwendung Die Dosis sollte der aktuellen Situation angepasst werden, sie kann zwischen 3–5× 10–30 Tropfen betragen. Die Tropfen sollten nach dem Essen eingenommen werden, da die Saponine den Magen reizen können.

Die Gabe von schleimlösenden Kräutern als Tinktur ist sehr sinnvoll, da Saponine (hier Primula, Hedera) und ätherische Öle (hier Eukalyptus, Thuja) sehr gut alkohollöslich sind. Außerdem hat Alkohol eine warme, bewegende, Yang-betonte Energie und bringt die Wirkung der Kräuter schnell in den Körper, deshalb ist eine Tinktur generell gut geeignet, um eine schnelle, bewegende Wirkung zu erreichen. Um das Lungen-Yin zu schützen, das durch Hitze leicht verletzt wird, könnte ein Dekokt aus Althaea, Equisetum, Plantago lanceolata, Glycyrrhiza nebenbei getrunken werden, dies würde auch den Magen schützen.

Symptome und Befunde

- Husten oder Nasensekret mit viel gelbem, grünem oder braunem Sputum
- **Puls:** schlüpfrig (Hua), voll (Shi), schnell (Shuo)
- **Zungenkörper:** dicker, gelber bis brauner Belag

Syndrome Hitze-Schleim in der Lunge

Westliche Befunde z. B. akute Sinusitis, Bronchitis mit oder ohne mikrobielle Infektion

Therapieprinzip

- Hitze-Schleim aus der Lunge ableiten.
- Rebellierendes Lungen-Qi regulieren.

14.5.3 Krampfartiger Husten (Lungen-Qi kann sich nicht absenken)

Siehe ▶ Tab. 14.24.

▶ **Tab. 14.24** Rezeptur Krampfartiger Husten.

Kräuter	Menge	Temperatur	Geschmack	Wirkung in der Rezeptur
Ephedra, herb., tinct. – verschreibungspflichtig!	25 ml	warm	scharf	Lungen-Qi verteilend, absenkend
Lobelia, herb., tinct. (verschreibungspflichtig!)	25 ml	neutral	scharf	Lungen-Qi regulierend
Hyssopus, herb., tinct.	25 ml	neutral	bitter, zusammenziehend, aromatisch	Lungen-Qi regulierend, Schweiß hemmend
Salvia off., herb., tinct.	20 ml	neutral	zusammenziehend, bitter, aromatisch, leicht scharf	Schweiß hemmend, Schleim der Lunge ableitend
Glycyrrhiza, rad., tinct.	5 ml	neutral	süß	toxische Kräuter mildernd, antiallergisch

Anwendung Die Tinkturmischung wird in der akuten Phase eingenommen, um die Bereitschaft zum Bronchospasmus zu senken, oft kann die notwendige Menge an Asthmaspray so verringert werden. Es hat sich bewährt, Ephedratinktur und den Rest der Kräuter separat zu bestellen, um Ephedra tropfenweise dosieren zu können und so eine individuelle Dosierung zu finden. In dem Fall beginnt man mit Gaben von 3 Tropfen Ephedratinktur 3 × pro Tag, die anderen Kräuter mit 3 × 30 Tropfen dazu. Ephedra wird gesteigert, bis die Wirkung befriedigend ist bzw. reduziert, falls Nebenwirkungen auftreten. Der stark zerstreuenden Wirkung von Ephedra ist durch Hyssopus und Salvia entgegengewirkt, ohne die Heilwirkung zu mindern.

Symptome und Befunde

- Husten anfallartig mit keuchendem, pfeifendem oder bellendem Geräusch, Krampfgefühl hinterm Sternum, Druckgefühl in der Brust
- **Puls:** gespannt (Xian)

Syndrome

Verschiedene Ursachen können dazu führen, dass das Lungen-Qi nicht absteigen kann, z. B.:

- Äußerer Wind (mit Kälte oder Hitze)
- Schleim-Flüssigkeiten in der Lunge
- Hitze der Lunge
- Leere von Lungen-Qi und /oder -Yin, evtl. vergesellschaftet mit Leere von Nieren-Yang oder -Yin

Westliche Befunde Bronchospasmen: Es kann sich um die akute Verschlimmerung einer Bronchitis oder chronischen Asthmas handeln.

Therapieprinzip

- Rebellierendes Lungen-Qi regulieren, absenken.
- Husten stillen (mit dieser Rezeptur wird symptomatisch die Stagnation des Lungen-Qi reguliert, die Ursache muss gesondert behandelt werden).

Hinweis Die Rezeptur ist wegen Ephedra und Lobelia verschreibungspflichtig. Sie kann vom Arzt als Privatrezept verschrieben werden.

(Es empfiehlt sich, die Ephedra-Tinktur in einer Pipettenflasche zu bestellen, s. o.)

14.5.4 Struma (Schleimknoten, Qi-Schleim)

Siehe ► Tab. 14.25.

► **Tab. 14.25** Rezeptur Struma.

Kräuter	Menge	Temperatur	Geschmack	Wirkung in der Rezeptur
Scrophularia, rad.	50 g	kühl	bitter, scharf	heißen Schleim, bes. Knoten am Hals vertreibend, Leber-Qi bewegend
Acorus, rhiz.	50 g	warm	aromatisch, scharf, bitter	Yun Hua stärkend, Feuchtigkeit ableitend; Schleim zerteilend
Taraxacum, herb. cum rad.	35 g	kühl	bitter	Feuchtigkeit ableitend, Hitze von Leber und Magen klärend, Leber-Qi regulierend
Cichorium, rad.	40 g	kühl	bitter	Leber-Qi regulierend, Magen-Hitze klärend
Urtica, herb.	30 g	neutral	fad, süß, salzig, zusammenziehend	Feuchtigkeit und Schleim ableitend
Phaseolus, fruct.	25 g	neutral	fad	Feuchtigkeit ableitend

Zubereitung und Dosierung

- 10 g/Tag: 20 Min. köcheln (Dekokt)

Symptome und Befunde

- seit Jahren leicht sichtbarer Kropf rechts
- Engegefühl im Hals bei Ärger
- Energiemangel, bes. morgens „nicht klar im Kopf" und nach dem Essen
- Verlangen nach kalter Milch; hoher Kaffeekonsum und Stress
- Übergewicht
- **Puls:** gespannt (Xian), schlüpfrig (Hua)
- **Zungenkörper:** Zahneindrücke; Zentrum und vorderes Drittel rot; dicker gelb-grauer, schleimiger Belag im mittleren und hinteren Drittel

Syndrome

- Qi-Schleim, Schleimknoten
- Magen-Hitze
- Leber-Qi-Stagnation
- Leere des Milz-Qi, Feuchtigkeit und Schleim

Westlicher Befund Struma nodosa et cystica bei eythyreoter Stoffwechsellage

Therapieprinzip

- Qi-Fluss regulieren.
- Schleim zerteilen, Verhärtungen erweichen.
- Feuchtigkeit ableiten, Milz entlasten.
- Magen-Hitze klären.

Kommentar

Um eine objektive (radiologischer Befund) und subjektive (Engegefühl) Verbesserung zu erreichen, muss die Behandlung mindestens sechs Monate durchgeführt werden. Die Rezeptur reicht so für 23 Tage und muss den Reaktionen und aktuellen Befunden angeglichen und dann wieder verordnet werden.

14.5.5 Lipome (Schleimknoten)

Siehe ► Tab. 14.26.

► **Tab. 14.26** Rezeptur Lipome.

Kräuter	Menge	Temperatur	Geschmack	Wirkung in der Rezeptur
Cynara, herb.	55 g	neutral	bitter	Schleim vertreibend, Leber-Qi bewegend, Fettstoffwechsel anregend
Cnicus benedictus, herb.	45 g	warm	bitter	Qi der Mitte regulierend, stärkend, Schleim vertreibend, Feuchtigkeit ableitend
Urtica, herb.	40 g	neutral	fad, süß, salzig, zusammenziehend	Feuchtigkeit und Schleim ableitend
Acorus, rhiz.	40 g	warm	bitter, scharf, aromatisch	Yun Hua stärkend, Schleim zerteilend, transformierend und ableitend
Juniperus , fruct., cont.	45 g	warm	aromatisch	Feuchtigkeit transformierend und ableitend, Milz und Magen tonisierend
Zanthoxylum, cort.	35 g	warm	scharf, aromatisch, bitter	Qi und Blut in den Leitbahnen bewegend, Schleim vertreibend, Mitte wärmend

Mischung 1: Cynara, herb.; Cnicus ben., herb.; Urtica, herb.; Acorus, rhiz.; 180 g
Mischung 2: Juniperus, fruct., cont.; Zanthoxylum, cort.; 80 g

Zubereitung und Dosierung Rezeptur für ca. 20 Tage: 13 g/ Tag: 9 g aus Mischung 1 20 Min. köcheln, danach 4 g aus Mischung 2 hinzugeben, Deckel sofort schließen, noch 1 Min. köcheln lassen und weitere 20 Min. ziehen lassen.

Symptome und Befunde

- diverse weiche, verschiebliche, schmerzlose Knoten unter der Haut, keine Hautverfärbung
- Skleren leicht gelb
- Völlegefühl und Aufstoßen nach dem Essen
- Müdigkeit, Schweregefühl, Neigung zu Übergewicht, regelmäßiger Konsum von Bier
- Bewegungsmangel und sitzende Tätigkeit, emotionaler Stress
- **Puls:** schlüpfrig (Hua), langsam (Chi)
- **Zungenkörper:** geschwollen mit Zahneindrücken, leicht blass, feucht

Syndrome

- Leere des Milz-Qi, Feuchtigkeit, Schleimakkumulation unter der Haut
- Leber-Qi-Stagnation
- Magen-Qi-Schwäche

Westlicher Befund Lipome

Therapieprinzip

- Yun Hua der Milz stärken, Feuchtigkeit transformieren.
- Qi der Mitte stärken und regulieren.
- Schleim vertreiben, transformieren.

Kommentar

Um eine Verbesserung zu erreichen, muss die Behandlung mindestens sechs Monate durchgeführt werden. Die Rezeptur reicht für 20 Tage und muss den Reaktionen und aktuellen Befunden angeglichen und dann wieder verordnet werden.

15 Sedierende, den Geist (Shen) beruhigende Kräuter

15.1 Grundsätzliches

Die Kräuter dieser Gruppe haben die Funktion, ähnlich denen des ▸Kap. 16, überschießende Yang-Funktionen zu sedieren, abzusenken (lat. *sedere* = setzen). Hier wird in erster Linie der Herzfunktionskreis – Sitz des Geist-Shen – sediert, beruhigt. Übermäßige mentale, emotionale Erregung wird abgesenkt, geordnet.

Traditionell unterteilt die Chinesische Medizin diese Gruppe in 2 Untergruppen:

1. Angst, Schreck niederdrückende und den Geist beruhigende Kräuter, also Kräuter, die aufsteigende Angst „deckeln" und so Shen beruhigen. Diese Gruppe enthält im Wesentlichen schwere Mineralien und Metalle, die in diesem Kräuterbuch ausgespart bleiben, obwohl die europäische Heilmitteltradition durchaus die Verwendung von Mineralien und Metallen kannte.
2. das Herz nährende und den Geist beruhigende Kräuter, also Kräuter, die Shen 神 verankern.

Es bestehen Überschneidungen mit ▸Kap. 16 (Leber befriedende Kräuter), auch deshalb weil die Leber einen starken Einfluss auf die Entstehung von Shen-Störungen hat.

Shen-Störungen, also Störungen des Geistes und der Seele, zeigen sich in Symptomen wie:

- Ruhelosigkeit, Reizbarkeit, Nervosität,
- Fahrigkeit, Konzentrationsstörungen, Gedankensprüngen,
- unangemessene, ungeordnete Gefühle, übersteuerte Emotionen, emotionale Überforderung, Palpitationen,
- Angst, Schlafstörungen,
- Depressionen,
- manisches Verhalten bis zu Psychosen, Tobsucht und Raserei.

Puls und Zungenbefund differieren je nach Ätiologie.

15.1.1 Psyche und Soma in der Chinesischen Medizin

An dieser Stelle ist es angebracht, über die psychophysische Konzeption der chinesischen und – im Vergleich dazu – der griechisch-römischen Medizintheorie zu reflektieren, betrifft dies doch alle Wirkbeschreibungen und Indikationen, die die Psyche betreffen. (SEE 142ff.)

„Im Neijing gibt es keine systematische Abhandlung der Emotionen. Diese sind eingebunden in die Wandlungen der Jahreszeiten auf der Matrix der fünf inneren Funktionskreise Leber, Herz, Milz, Lunge, Nieren entsprechend den fünf Wandlungsphasen" (SWO 63). Hinzu kommt, „dass das chinesische Verständnis von Emotionen nicht identisch ist mit unserer Definition von Psyche" (OTS 160).

Der Begriff „Psyche" stammt aus dem Altgriechischen ψυχή, *psychḗ*, und bedeutet ursprünglich *Atem*, Atem-*Hauch und Seele.* „Seine inhaltliche Prägung erfuhr unser Verständnis von Psyche durch 2000 Jahre Christentum. Geist und Seele sind mit der christlichen Vorstellung von ‚Sünde' und ‚Schuld' beladen. Diese Assoziation ergibt sich aus dem christlichen Gegensatz von Geist und Fleisch." (OTS ebd.) Folglich denken und empfinden wir Europäer in einem Psyche-Soma-Gegensatz. Im Chinesischen existiert weder für Psyche noch für Soma ein Begriff.

„Die Sieben Emotionen entstehen im Zuge der Auseinandersetzungen (Bewegungen, Aktivitäten) des seelisch-geistigen Erlebens (Qing Zhi 情志; wörtlich: Gefühl und Willen) im menschlichen Körper selbst (Renti Benshen), sie greifen direkt die Funktionen der Organe (Zang Fu) an, beeinflussen die Zirkulation von Qi und Blut; deswegen sieht die Chinesische Medizin in den Sieben Emotionen einen führenden inneren Krankheitsfaktor. Die Sieben Emotionen repräsentieren den durch jedwelchen äußeren Reiz konstituierten „psychischen" Zustand des Menschen. Normalerweise führen diese äußeren Reize nicht zu krankhaften Äußerungen der Sieben Emotionen. Sollten die Reize aber zu stark oder langandauernd sein, oder wenn der Mensch sie nicht korrekt verarbeiten kann, können sie zu Krankheiten führen." (Hubei Zhonyi Xueyuan, zit. nach OTS 51, 161).

Damit wird deutlich, dass den Emotionen nicht derselbe Eigenwert zukommt wie in unserem westlichen Denken: „Emotionen werden in der chinesischen Sicht durch die Dinge der Außenwelt angeregt, dann führen sie zu Veränderungen der Organe, von Qi und Blut etc.; letztlich wird shen, die alles kontrollierende Funktion des Herzens, in diese Unruhe und Disharmonie einbezogen. Nur in dieser Funktion werden die Emotionen verstanden. Sie sind Krankheitsfaktoren, nicht die Erkrankung selbst." (OTS 162).

Vor diesem Hintergrund lässt sich auch verstehen, warum die Arzt-Patienten-Kommunikation innerhalb der Chinesischen Medizin in ihrem Herkunftsland sehr viel weniger auf der psycho-verbalen Ebene stattfindet. Der Behandler in China liest aus den Zeichen und Symbolen somatischer Beschwerden des Patienten, ob es sich um eine emotional bedingte Störung oder eine primär somatische Störung handelt. Klagt ein Patient zum Beispiel über „Völlegefühl unter dem rechten Rippenbogen" und „Migräne", so schließt der chinesische Behandler auf „Ärger", drückt dies aber organbezogen als „Leber-Qi-Stagnation" aus, eben weil die Hauptursache für dieses Syndrom emotionale Entgleisungen sind.

Dennoch sei hier angemerkt, dass – im Gegensatz zu oben Beschriebenem – Emotionen (*e-motion* = Herausbewegen) sehr wohl unabhängig von äußeren Reizungen entstehen können, z. B. aus Erfahrungen, Träumen, Bestrebungen (Zhi 志) oder Liebe.

In der Chinesischen Medizin wird die seelisch geistige Dimension im Herz (Xin) somatisiert, lokalisiert, fokussiert. So wie die Gefühlsregungen (Fünf Emotionen Wu Zhi 五志) in einem wechselseitigen Verhältnis zu den Organen stehen, finden sich auch die Fünf Wirkkräfte Wu Shen (Hun 魂, Shen 神, Yi 魄, Po 魄, Zhi 志) in wechselwirkendem Verhältnis zu den Organsystemen.

„Wenn allein von Shen 神 die Rede ist, also ohne den Kontext der fünf Yin-Organsysteme, so steht der Geist-Shen häufig im Zusammenhang einer allgemeinen Lebens- und Geisteskraft; er selbst stellt eine spezifische Verbindung zwischen Essenz (Jing 精) und Qì 气 dar. Shen wird damit zwar dem Herzen zugeordnet; doch durchflutet er den ganzen menschlichen Leib." (MES 151) Das Gehirn erhielt in der chinesischen Tradition erst durch Li Shizhens Formulierung, dass das Gehirn der Ort des ursprünglichen Shen sei, eine über die Funktion als außerordentliches Organ hinausgehende Bedeutung. (vgl. MES 202)

15.1.2 Psyche und Soma in der Humoralpathologie

Vergleichbare Ansätze vertrat die Humoralpathologie nach Galen (Galenos von Pergamon, 2. Jh. n. Chr., griechischer Arzt und Anatom): die Temperamente (Sanguiniker, Choleriker, Phlegmatiker, Melancholiker) spiegeln die unterschiedlichen Säftemischungen und Qualitäten der Elemente wider. Vermittelndes Agens von Körper zu Seele ist Pneuma (spiritus). Den Seelenkräften zugeordnet sind die wichtigsten Körperorgane: *Spiritus animalis* wird im Gehirn erzeugt, *Spiritus vitalis* im Herz und *Spiritus naturalis* in der Leber. Die Kraft oder das Lebensvermögen, welches die Seele aus sich heraus entwickelt, um die Funktionen zu erfüllen, ist die Facultas (lat. Möglichkeit, Fähigkeit, Vermögen). (HUM 43ff.)

Aus dem Blickwinkel der Humoralpathologie werden „Shen-Störungen" folgendermaßen unterschieden:

- Phrenitis/Gehirnentzündung: fiebrige Erkrankung mit Wahnsinn als Leitsymptom, anhaltendes Delirium mit Fieber; durch auslösende Ursachen wie Sonnenstich, Trunkenheit, Zorn oder Traumata
- Paraphrenitis: geringeres Delirium, Entzündung des Brustraums etwa infolge einer Hepatitis, das Gehirn ist nur sekundär betroffen
- einfacher Wahnsinn aufgrund einer Leere des Gehirns oder etwa Blutverlusten
- Melancholie: fieberfreier Wahnsinn (Paranoia) durch schwarzgallige Säfte, depressive Stimmungslage
- Manie: aggressive Form des Wahnsinns, Raserei, auffallende Aktivität (Hitze im Herz)
- Gedächtnisstörungen oder Intelligenzminderung aufgrund kalter, schleimiger Säfte
- Schlafsucht/ Lethargus aufgrund schleimiger Säfte, kalter Mischungsstörungen oder faulender Säfte
- Alpdruck/ Incubus: schizoide Episoden aufgrund von dickem Schleim oder schwarzer Galle

15.1.3 Shen-Störungen in der Syndrom-Differenzierung

Geist-Shen, eingeordnet in die Wandlungsphase Feuer, wird an herausragender Stelle durch Hitze-Befunde beeinträchtigt.

Grundsätzlich unterscheiden wir zwischen Fülle und Mangel.

Eine Beunruhigung des Shen, Ruhelosigkeit, kann sich in beiden Fällen zeigen. Ihr Charakter unterscheidet sich jedoch je nachdem, ob ihr eine Fülle oder Mangel zugrunde liegt. Fülle-Syndrome zeigen sich oft als Hitze, Schleim oder andere Blockaden.

Fülle-Syndrome

Schleim-Feuer erregt das Herz

- Shen-Störungen wie irres Reden, Lachen und Weinen ohne Grund und Regel, Schizophrenie, Manie
- Erregungszustände mit aggressivem Charakter
- Schlafstörung durch Erregung und Albträume oder auch Abgestumpftheit bis Koma
- Palpitationen, Hitzewallungen, evtl. Herzstiche und Blutungen
- **Puls:** schnell (Shuo), saitenförmig (Xian), schlüpfrig (Hua)
- **Zungenkörper:** tief- bis scharlachrot, oft mit betonter und geschwollener Spitze; Belag: schmierig gelb, je nach Schleimmenge dicker
- geeignete **Kräuter:** Viola odorata, herb.; Hedera helix
  Zur symptomatischen Unterstützung: Helleborus niger, Ruta graveolens, Eschscholzia califor.

Therapieprinzip

- Herz-Feuer klären.
- Feuer ausleiten.
- Schleim lösen und Herzöffnungen wieder durchgängig machen.
- Geist-Shen beruhigen.

> **Cave**
> **In seiner vollen Ausprägung erfordert dieses Syndrom psychiatrische Behandlung.**

Loderndes Herz-Feuer

- Shen-Störungen mit extremer Ruhelosigkeit, Manie
- Palpitationen, Zungengeschwüre, Durst, starke Hitzegefühle
- **Puls:** voll (Shi), schnell (Shuo), überflutend (Hong)
- **Zungenkörper:** hochrot, an der Spitze noch stärker gerötet und geschwollen, evtl. mit trockenem gelbem Belag und einem Mittelriss bis zur Spitze
- wichtige **Kräuter:** Viola odorata, Melilotus, Rheum, Polygonum bistorta

Hitze greift das Perikard an

- Shen-Störungen durch hochfiebrige Erkrankungen (Fieberwahn)
- wichtige **Kräuter:** Rumex spp., Baptisia, Viola odorata, herb.

Emporloderndes Leber-Feuer

- ausgeprägte Unruhezustände, Reizbarkeit, Wutanfälle, Gewaltbereitschaft
- notwendig: Hitze klärende Kräuter (▶ **Kap. 3**)
- ergänzend passende Kräuter (Bezug zu Shen/ Hun): Asperula odorata, Citrus aurantium amara, Verbena off., Passiflora incar., Rheum

Herz-Blut-Stase

- stechende Schmerzen in der Herzgegend, große Angst, psychische Unruhe, Herzschmerzen
- Lippenzyanose, Palpitationen
- **Puls:** oft saitenförmig (Xian), dünn (Xi), rau (Se)
- **Zungenkörper:** purpurrot evtl. mit Flecken oder Streifen, zyanotisch gestauten Unterzungenvenen
- wichtige **Kräuter**: Ammi visnaga, Arnika, Shen bewegende Kräuter (wie Hypericum)
- Ätiologisch beteiligt an der Entstehung von Herz-Blut-Stase sind oft emotionale oder intellektuelle Überlastung und Überforderung sowie stressiges Leben, was zu einer Herz-Qi-Stagnation und in der Folge zu Blut-Stase führt.
- geeignet für Stagnationen des Herz-Qi mit Shen-Störungen: Hypericum, Melissa off., Leonurus card.
- für Leber-Qi-Stagnation mit Ärger, Stimmungswechsel, Depression s. Qi regulierende Kräuter (▶ **Kap. 9**).

Cave

Angina pectoris

Schleim-Kälte benebelt den Geist/Schleim staut das Herz-Yang

- Shen-Störungen wie Introvertiertheit, Selbstgespräche, Aphasie, Verwirrtheit, Depression und Lethargie
- Auffallend ist, dass die Dynamik der Hitze fehlt und der Patient eher langsam, unscharf, freudlos wirkt.
- Schleimrasseln im Hals, senile Erscheinung, stumpfe Augen
- **Puls:** schlüpfrig (Hua), evtl. verlangsamt (Chi)
- **Zungenkörper:** geschwollen mit dickem, weißem, schlüpfrigem, klebrigem Zungenbelag
- wichtige **Kräuter:** Convallaria, Ruta grav., Veronica off., Primula, flor., Rosmarin oder auch Camphora

Schleim-Feuchtigkeit blockiert den Kopf

- mit Shen-Symptomen wie Konzentrationsstörungen, Verwirrtheit, Unruhe, aber auch Dumpfheit und Langsamkeit
- passende **Kräuter:** z. B. Acorus calamus, Cnicus benedictus

Mangel-Syndrome

Die struktiven Ressourcen haben einen nicht zu unterschätzenden Einfluss auf Shen. Feuer (Herz) und Wasser (Nieren) befinden sich im Kreis der Fünf Wandlungsphasen auf einer Achse, der Achse der Aktualität. Somit stehen Zhi 志 (Wille) und Shen 神 (Geist) in einem engen Verhältnis, auf das die Yin-Reserven einen nachhaltigen Einfluss haben. Ist diese Reserve geschwächt, machen Patienten vordergründig einen relativ freudigen, lebendigen und humorvollen Eindruck. Im genauen diagnostischen Blick entpuppt sich dies als überschießende, wenig verankerte Aktivität, also als Überdrehtheit mit zu häufigem Lachen unter der subjektiven Devise „Hauptsache gut drauf". Demgegenüber verbreiten Patienten mit Herz-Blut-Leere zwar auch eine hektische Freude, grübeln aber mehr und sind müder als Yin-Leere-Patienten.

Herz-Yin-Mangel

- Palpitationen mit Angst, Schlafstörungen, Panikattacken, Ruhelosigkeit
- „oft misstrauische, aber leicht zu täuschende Naturen"
- Hitzewallungen, Nachtschweiß, rote Wangen und andere Yin-Mangel-/Leere-Hitze-Symptome
- **Puls:** dünn (Xi), schnell (Shuo)
- **Zungenkörper:** normal oder gerötete Zungenspitze oder rot, trocken mit wenig oder ohne Belag
- wichtige **Kräuter:** Valeriana, Borago off., Cimicifuga rac., Humulus, Centella asiatica

Herz-Blut-Mangel

- eher hektische Freude, mehr Schwäche, mehr Grübeln, der Patient wirkt also schlapper und müder
- Schlafstörungen, traumgestörter Schlaf, Schwindel und evtl. Depression, Vergesslichkeit und Blässe
- **Puls:** dünn (Xi), rau (Se)
- **Zungenkörper:** blass, evtl. dünn, evtl. „eingedellte" Herzspitze
- wichtige **Kräuter:** Avena sativa (zur Herz-Blut-Stärkung ist Avena-sativa-Urtinktur vorzuziehen), Melissa off., Valeriana, Eisen; außerdem: Kräuter zur allgemeinen Stärkung des Blutes (► Kap. 18.6)
- **Volksmedizin:** echte (!) Eisennägel in einen Apfel stecken, anrosten lassen und den Apfel (ohne Nägel) essen

Herz und Niere harmonieren nicht

- Shen-Störungen wie Rastlosigkeit, Schlaflosigkeit, erotische Träume/ Erotomanie
- kaum fassbare nebulöse Ängste
- Palpitationen, chronische tägliche Fieber, Schweiße im Schlaf, LWS-Beschwerden und andere Yin-Mangel-Symptome
- **Puls:** dünn (Xi) schnell (Shuo)
- **Zungenkörper:** rot mit stärker geröteter Zungenspitze ohne Belag, Herz-Riss in der Mittellinie (ähnliche Symptome finden sich bei Nieren-Yin-Mangel mit leerer Hitze)
- empfehlenswerte **Kräuter:** Avena sativa, Centella/ Hydrocotyle asiatica, Panax quinquefolium; Hitze-Zeichen des Herzens sind zu berücksichtigen (s. o.)

Mangel-Syndrome der aktiven Energie

Herz-Yang-Mangel

- Der Patient wirkt introvertiert, kalt und ängstlich, empfindet Freude eher innerlich und hat wenig Mut etwas anzupacken.
- **Puls:** schwach (Ruo), tief (Chen), rau (Se)
- **Zungenkörper:** blass, geschwollen, zyanotisch, feucht
- wichtige **Kräuter:** Cinnamomum spp., Arnika

Herz- und Gallenblasen-Qi-Mangel

- Der seelische Ausdruck ist ähnlich dem bei Herz-Yang-Mangel.
- Furchtsamkeit, Mutlosigkeit, Alpträume, unangemessene Sorgen, Schüchternheit und Phobien, ängstliche Palpitationen, Panikattacken, evtl. Depressionen und Schlafstörungen
- **Puls:** schwach (Ruo), dünn (Xi), schnell (Shuo)
- **Zungenkörper:** unauffällig
- wichtigstes **Kraut:** Veronica off., evtl. Leonurus cardiaca

Neben der oben erwähnten Achse der Aktualität (Shen-Geist 神 und Zhi-Wille 志), also der Achse von Emotionalität und Rationalität, ist auch die Achse der Potenzialität, also Po 魄 (Trauer, Schuld, Dazugehören, Herde) und Hun 魂 (Ärger, Aggression, Zorn, Autonomie), zu betrachten und gegebenenfalls in der Rezeptur zu beachten.

Es sei noch einmal darauf hingewiesen, dass die energetische Ausbalancierung zwar den Individuen Kraftpotenziale zur Verfügung stellt, die von diesen auch dazu genutzt werden können, reale Probleme zu ertragen, dies aber oft alleine nicht ausreicht. So kann z. B. ein wirklich schlechter, Konflikt beladener Arbeitsplatz auf Dauer nicht durch eine noch so gute Rezeptur kompensiert werden. Die Lösung der zugrunde liegenden Konflikte ist immer die beste (z. B. einen angemessenen Arbeitsplatz finden).

Zur nachhaltigen Therapie von Shen-Störungen sind weitere Pathomechanismen zu eruieren und bei der Zusammenstellung von Rezepturen zu berücksichtigen:

- äußere Agenzien wie klimatische Exzesse oder Infektionskrankheiten (z. B. durch Fiebermittel den Fieberwahn besänftigen)
- innere Agenzien wie Schocks, hochakute Konflikte, starke oder lange andauernde Emotionen, deren Hitzepotenzial oft von der Leber zum Herz übertragen wird (bei Hitze-Befunden: Kombination der Sedativa z. B. mit Kräutern aus ▸ **Kap. 3**)
- neutrale Agenzien, weder innere noch äußere Pathogene, z. B. Exzesse in vino et venere, die Hitze besonders im Magen hervorrufen und auf das Herz übergreifen
- Fehlernährung, Gifte und Bestrahlung (Noxen meiden und gegebenenfalls Unterstützung durch antitoxische Kräuter)
- Bei Leere-Hitze (▸ **Kap. 3.5**), Yin-Mangel oder Störungen des Blutes (Xue) sind die struktiven Reserven zu untersuchen und mit entsprechenden Kräutern im Rezept zu behandeln (▸ **Kap. 18.6**, ▸ **Kap. 18.8**).
- Blut als Heimstätte des Shen ist genau zu betrachten (▸ **Kap. 12**, ▸ **Kap. 13**, ▸ **Kap. 18.6**).
- Schleimbildung im Sinne einer überlasteten Mitte, aber auch im Sinne einer Chronifizierung emotionaler Probleme und akuter Pathologien wie Feuchtigkeitsstörungen, muss in Rezepten berücksichtigt werden (▸ **Kap. 14**, ▸ **Kap. 6**, ▸ **Kap. 7**, ▸ **Kap. 10**).
- besondere Beachtung der Leber: Hitze-Pathogene (▸ **Kap. 3**), Leber-Yang (▸ **Kap. 16**), freier Fluss der Energie (▸ **Kap. 9**)

(POR 1978: 288f.; POR 1984: 248f.; GRE 2009: 9f., 60, 217f.; HUM 245f.; GRE 2004: 145f., 181f., 385f.; PLA 1f.; FOL 1603f.)

Auch wenn alle Kräuter Shen beeinflussen, gibt es doch einige, die dies in besonderem Maße bewerkstelligen. Diese sind im Folgenden aufgeführt.

15.2 Kräuter

15.2.1 Eschscholzia californica

Siehe ▸ Abb. 15.1 und ▸ Tab. 15.1.

▸ **Tab. 15.1** Monografie Eschscholzia californica.

Name (lat.)	Name (dt.)	Temperatur	Geschmack	Organbezug	Tagesdosis
Eschscholzia californica, herb.	Kalifornischer Mohn, Kraut	kühl	leicht bitter	He, Le	1–5 g getr. Droge für Infus; 10–60 Tr. Tinktur
Wirkbeschreibung			**Indikationen**		
Shen absenkend, beruhigend			Schlafstörungen Ängste Palpitationen Enuresis nocturna		
Leber-Yang absenkend			Übererregtheit leichte Hypertonie, Kopfschmerzen		
Qi bewegend			Schmerzen, Zahnschmerzen, Kopfschmerzen Krämpfe, Koliken, Menstruationskrämpfe Muskelschmerzen		

LEX, RÄT (1998), MTD 345f., HOL 844f., FBR 252f.; WAG 234, HOM 211

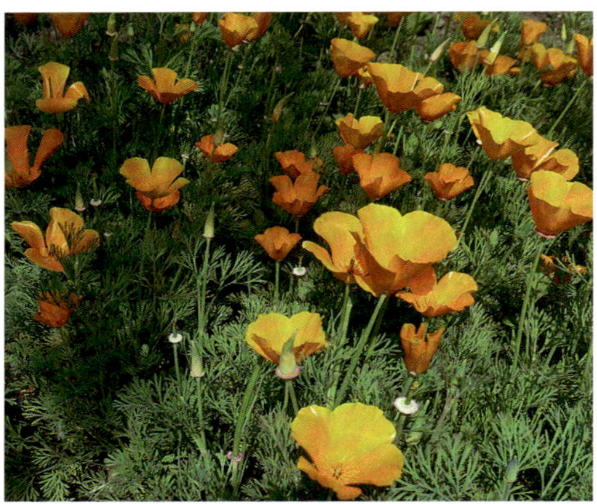

▸ **Abb. 15.1** Eschscholzia californica.

Allgemeine Bemerkungen gutes symptomatisches Schlafmittel; angstlösend

Cave

Schwangerschaft

15.2.2 Hypericum perfoliatum

Siehe ▶ Abb. 15.2 und ▶ Tab. 15.2.

▶ **Tab. 15.2** Monografie Hypericum perfoliatum.

Name (lat.)	Name (dt.)	Temperatur	Geschmack	Organbezug	Tagesdosis
Hypericum perfoliatum, herb.	Johanniskraut	warm	leicht bitter, süß, adstringierend	He, Le, Bl, Lu, Ni	1–8 g getr. Droge für Infus; 10–60–120 Tr. Tinktur
Wirkbeschreibung			**Indikationen**		
Herz-Qi bewegend und stärkend, Shen harmonisierend			Melancholie, Depression, nervöse Erschöpfung, klimakterische Beschwerden Schock, Angstzustände, Schlafstörungen, Bettnässen		
Leber-Qi bewegend, Inneren Wind beruhigend, Hun besänftigend			Kopfschmerzen, Migräne, Trigeminusneuralgie Störungen der Gallesekretion, Miktionsstörung, Magen-Darm-Koliken; Dysmenorrhöe Apoplexie		
Blut bewegend („resolviert geronnenes Blut“)			Verletzungen, stumpfe Traumen; Hämorrhagien		
Wind-Feuchtigkeit und Schleim ableitend			Verschleimung des Atmungstraktes Bronchitis, Kurzatmigkeit, dünner weißer Schleim Muskelschmerzen und Verspannungen, Rheuma		
adstringierend			Diarrhöe, Enteritis, uterine Blutungen Bettnässen, chron. Zystitis		
Wind-Feuchtigkeit trocknend und Hitze klärend			Hauterkrankungen (Ekzeme, Dermatitis); Zystitis; Enteritis; Kinderkrankheiten; virale Infekte, mit Hautbeteiligung (Röteln, Windpocken; Kribbeln, Brennen, Schmerzen der Haut)		
Äußerliche Anwendung			lokale Anwendung mit Johanniskrautöl (Rotöl): Verletzungen, stumpfe Traumen, Prellungen, Neuralgien, Muskelschmerzen und Verspannungen		

HUM 176, SCH 944f., LON 292f., LEX, RÄT (1998), MTD 183f., HOL 565f., FBR 309f.; WAG 413f., HOM 264f., ROS, Positivmonografien Kommission E, ESCOP, WHO

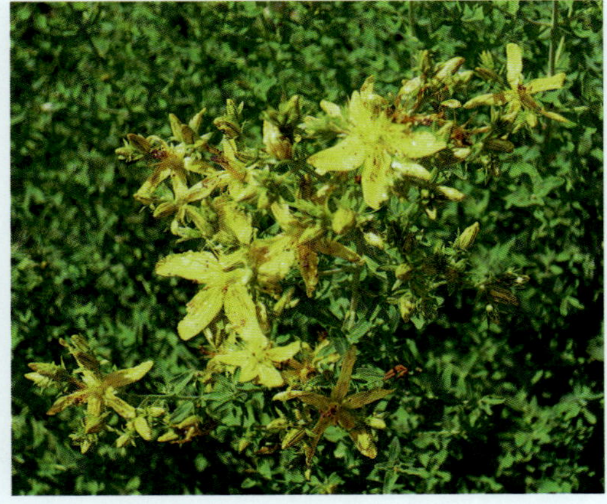

▶ **Abb. 15.2** Hypericum perfoliatum.

N Nebenwirkungen

fotosensibilisierend, MAO-Hemmung

Wechselwirkungen

mit einer Reihe Psychopharmaka

Allgemeine Bemerkungen

- zur Behandlung von Depressionen über einen längeren Zeitraum geben
- wichtigstes Nervinum des Paracelsus

15.2.3 Veronica officinalis

Siehe ▶ **Abb. 15.3** und ▶ **Tab. 15.3.**

▶ **Tab. 15.3** Monografie Veronica officinalis.

Name (lat.)	Name (dt.)	Temperatur	Geschmack	Organbezug	Tagesdosis
Veronica officinalis, herb.	Ehrenpreis, Kraut	neutral-warm	aromatisch, adstringierend, bitter, (süß)	He, Ga, Lu, Mi, Ma, (Bl)	1–9 g getr. Droge für Infus; 10–30–90–120 Tr. Tinktur
Wirkbeschreibung			**Indikationen**		
Gallen- und Herz-Qi stärkend („macht freudig, kühn, ruhigen Sinnes; gibt Mut und Entschlusskraft, erleichtert die Zunge")			Furchtsamkeit, Schüchternheit, Mutlosigkeit, Sorgen, Melancholie, angstvolle Palpitationen		
Lungen-Qi stärkend und Oberfläche regulierend			Infektionsprophylaxe Atemnot, „Schwachbrüstigkeit"		
Milz-Qi stärkend („macht mager und verzehrt alle böse Feuchte")			Verdauungsstörungen Appetitlosigkeit Gedächtnisschwäche		
Schleim und Feuchtigkeit umwandelnd und beseitigend			Bronchitiden mit viel Schleim, Asthma, Husten, Keuchatmung Arteriosklerose, Cholelithiasis, Gallen- und Nierengrieß Lymphknotenschwellungen		
Wind (und Feuchtigkeit) aus Haut und Gelenken ableitend			rheumat. Erkrankungen; Gicht; Altersjucken Hauterkrankungen, juckende Ekzeme		

HUM 219, SCH 1091f., LON 179f., LEX, FBR 566f., GAR 218, TAB; MON 488f., HOM 310, MAD 2802f., UJH 583f.

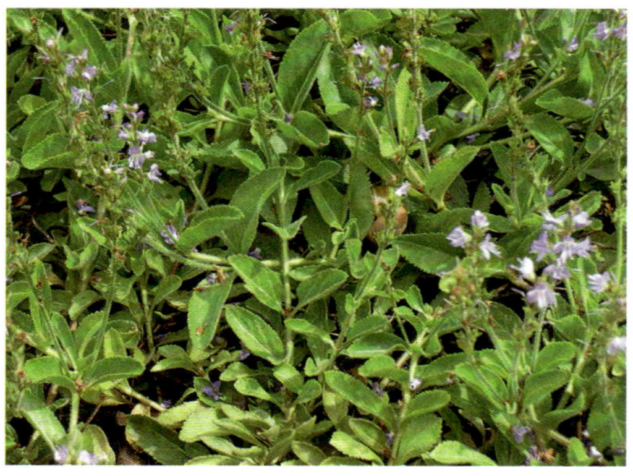

▶ **Abb. 15.3** Veronica officinalis.

Allgemeine Bemerkungen wichtiges Shen-Kraut, der „deutsche Ginseng"; (Veronica virginica = Leptandra: andere Energetik, kühlt v. a. Feuchte-Hitze)

15.2.4 Valeriana officinalis

Siehe ▶ Abb. 15.4 und ▶ Tab. 15.4.

▶ **Tab. 15.4** Monografie Valeriana officinalis.

Name (lat.)	Name (dt.)	Temperatur	Geschmack	Organbezug	Tagesdosis
Valeriana officinalis, rad.	Baldrian, Wurzel	neutral	bitter, süß, aromatisch, scharf	He, Le, Lu, Ma, Därme	1–9 g getr. Droge für Infus; 10–60–150 Tr. Tinktur
Wirkbeschreibung			**Indikationen**		
Shen beruhigend			Nervenschwäche, Panikattacken Schlaflosigkeit, nervöse Herzleiden, Palpitationen Unruhezustände, Angstzustände		
Leber-Yang besänftigend, Leber-Wind sedierend			Kopfschmerzen, Migräne, Hypertonie Epilepsie, Konvulsionen, Krämpfe Gesichtslähmung		
Qi bewegend			Spasmen, Schmerzen Keuchhusten, Asthma Darmkoliken, Reizdarm Magenkrämpfe, Gastritis		
diuretisch			Ödeme, Aszites Steinleiden Bettnässen		
Yin und Blut stärkend			Hitzewallungen Augenstörungen Magen-Darm-Ulzera Knochenbrüche, Wundheilungsstörung		

HUM 218, SCH 1087f., LON 286f., LEX, FBR 558f., GAR 214f., TAB; MON 480f., HOM 513, MAD 2770f., TIB 363f., HOL 522f., AYU 524f., FOS 209; LBF 58, Positivmonografien Kommission E, ESCOP, WHO

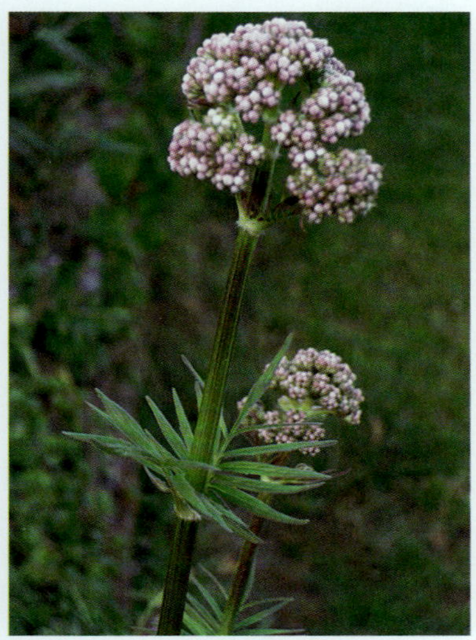

▶ **Abb. 15.4** Valeriana officinalis.

Allgemeine Bemerkungen Leicht Yin und Blut stärkend, somit gut für Leere-Hitze, kann aber bei exzessivem Gebrauch Hitze erzeugen und Cannabis ähnliche Wirkungen haben; evtl. paradoxe Wirkung z. B. bei Schilddrüsenerkrankungen

15.2.5 Melissa officinalis

Siehe ▶ Abb. 15.5 und ▶ Tab. 15.5.

▶ **Tab. 15.5** Monografie Melissa officinalis.

Name (lat.)	Name (dt.)	Temperatur	Geschmack	Organbezug	Tagesdosis
Melissa officinalis, fol.	Melisse, Blätter	neutral-warm	aromatisch, zusammen-ziehend, leicht bitter	He, Pe, Lu, Le, Ma	1–10 g getr. Droge für Infus; 10–60–90 Tr. Tinktur
Wirkbeschreibung			**Indikationen**		
Shen und Hun beruhigend, blockierten Shen bewegend, Herz-Qi stärkend			Schlafstörungen, Gedächtnisstörungen, Neurasthenie, Hysterie, Melancholie, Traurigkeit, Hypochondrie, Phobien, Tinnitus Palpitationen, Müdigkeit		
leicht Herz- und Leber-Blut adstringierend und stärkend			Anämie, Chlorose, Schwindel, Ohnmacht, Vertigo, Hitzewallungen, graue Haare, „schwache Augen"		
Qi bewegend und regulierend			Krämpfe in Magen, Bauch und Herz, Blähungen, Koliken, nervöse Magen-Darm-Störungen Gastritis, Brechreiz, Mundgeruch Blähungen, Dyspepsie Dysmenorrhöe, unruhige Mutter		
Wind-Hitze ausleitend			Asthma, chronische Bronchitis Herpes		

HUM 186, SCH 973f., LON 260f., LEX, FBR 363f., GAR 138f., TAB; MON 286f., MAD 1866f., MTD 137f., TSF 362f., KÖL 219f., WILL 354f., ZIZ 301f., Positivmonografien Kommission E, ESCOP, WHO

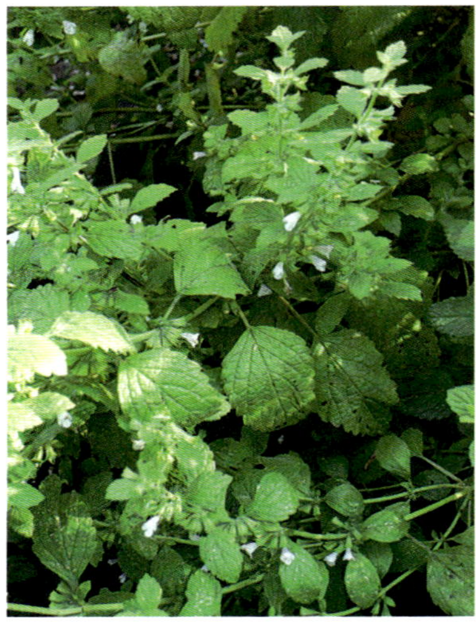

▶ **Abb. 15.5** Melissa officinalis.

Allgemeine Bemerkungen synergistisch mit hochprozentigem Alkohol im Melissengeist zur Erfreuung älterer Menschen

15.2.6 Viola odorata

Siehe ▸ Abb. 15.6 und ▸ Tab. 15.6.

▸ **Tab. 15.6** Monografie Viola odorata.

Name (lat.)	Name (dt.)	Temperatur	Geschmack	Organbezug	Tagesdosis
Viola odorata, herb., flor., rad.	Veilchen, Kraut/Blüten/ Wurzel	kühl	aromatisch, süß, wässerig, etwas scharf	Lu, He, Pe, Le	1–5 g getr. Droge für Infus; 10–30–90–120 Tr. Tinktur/ extr. fluid.
Wirkbeschreibung			**Indikationen**		
Lungen-Hitze klärend, Hitze-Schleim ausleitend			Husten mit gelbem Auswurf, Sinusitis; Fieber; Laryngitis raue Kehle, Halsschmerzen		
trockenen Schleim befeuchtend, Lungen-Yin stärkend, Leere-Hitze kühlend			chronischer Husten; trockener Husten, Husten mit zähem Sputum; trockener Mund und Rachen, Durst		
toxische Hitze kühlend			Geschwüre, Geschwulst Furunkel, Karbunkel Akne		
Hitze (-Schleim) im Herz kühlend			Geistesverwirrung, Schlaflosigkeit, Unruhe, Fieber schwaches Herz (Palpitationen) erregten Shen beruhigend		
Inneren Wind besänftigend			Epilepsie Hypertonie		

HUM 220, SCH 1094f., LON 395f., LEX, TAC 144, FBR 568f., GAR 219f., MAD 2821f., KÖL 311f., WILL 484f., AYU 534f.

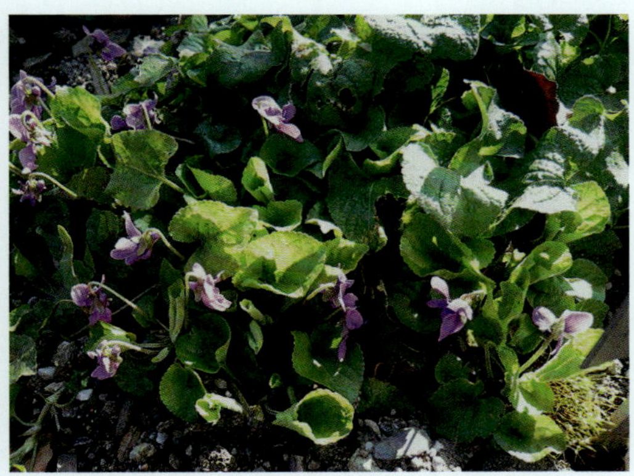

▸ **Abb. 15.6** Viola odorata.

Allgemeine Bemerkungen Kühlendes Shen-Kraut. Zur Behandlung von Lungen-Hitze oder Hitze-Schleim ist die Wurzel geeigneter, für Herz- oder Shen-Indikationen sind Kraut oder Blüten einzusetzen.

15.2.7 Anemone pulsatilla

Siehe ► **Tab. 15.7**.

► **Tab. 15.7** Monografie Anemone pulsatilla.

Name (lat.)	Name (dt.)	Temperatur	Geschmack	Organbezug	Tagesdosis
Anemone puls., herb.	Küchenschelle/Kuhschelle, Kraut	kalt	bitter	He, Ni	0,36–0,9 g getr. Droge, 0,5–3 ml Tinktur (1 : 10)
Wirkbeschreibung			**Indikationen**		
Leere-Hitze im Herz klärend, Shen beruhigend			Ruhelosigkeit mit Hitze-Empfindungen; Hitzewallungen, Schlaflosigkeit, Hyperaktivität; Reizüberflutung, Ängstlichkeit, Panikattacken		
Qi der Leber und Niere regulierend und bewegend, Blut bewegend			Störungen der Menstruation (Dysmenorrhöe); Kopfschmerzen, Asthma, Brustenge, im Zusammenhang mit Angst/Schock; sich ausgeliefert fühlen/innerlich unter Druck stehen, durch extreme Ansprüche an sich selbst; Angst zu versagen/die Kontrolle zu verlieren		

ROS, HOM 416f., GAR 164f., HOL 593f., MAD 2242f., SCH 1029, MTD 179f., SPA 83, UJH 490f.

Allgemeine Bemerkungen Die Pflanze ist sehr giftig und daher verschreibungspflichtig. Sie enthält in allen Teilen bis zu 0,1 % Protoanemonin, das bei innerer Aufnahme zu Erbrechen, Durchfall und Schwindelanfällen, aber auch zu Krämpfen und Lähmungserscheinungen führen kann. Beim Trocknen der Pflanze wird Protoanemonin in das ungiftige Anemonin überführt.

Die berühmte homöopathische Pulsatilla wird aus der frischen Pflanze hergestellt.

K Kontraindikationen
Schwangerschaft

15.2.8 Weitere sedierende Kräuter

Abschließend sei auf eine Auswahl von Kräutern verwiesen, die in anderen Kapiteln stehen, aber wichtig sind, um den Geist auszubalancieren, die einen besonders ausgeprägten Shen-Bezug haben:

- Acorus calamus, rhiz. (► **Kap. 6.2.1**)
- Asperula odor., herb.; Leonurus card., herb., Crocus sat. (► **Kap. 13.2**)
- Avena sat., fruct.; Cimicifuga rac., rhiz. (► **Kap. 18.8**)
- Centella/Hydrocotyle asiatica
- Helleborus niger, rad.; Lavandula off., flor. (► **Kap. 16.2**)
- Humulus lup., strob. (► **Kap. 3.5.1**)
- Lavendula off., flor. (► **Kap. 16.2.5**)
- Piper methysticum (zur Zeit in Deutschland geächtet; ► **Kap. 15**)
  Piperis methystici rhiz. tinct., extr., fluid.
  - 60–120 Tr. tgl.
  - warm, trocken; aromatisch-scharf, (anästhesierend)
  - Herz, Niere, Leber; stärkt und bewegt Herz-Qi, stärkt Nieren-Qi, bewegt Leber-Qi, beruhigt Shen
  - angstlösend, schlaffördernd
  - gutes und sicheres Kraut
- Passiflora inc., herb.; Stachys off., herb. (► **Kap. 16.2**)
- Ruta grav., herb. (► **Kap. 13.2.3**)
- Verbena off., herb. (► **Kap. 9.2.7**)
- ergänzend die Purgativa Rheum palm., rhiz., und Senna, fol. (► **Kap. 4.2**)
- stark wirksame Kräuter, die in diesem Buch nicht behandelt werden, wie Mandragora off., Papaver spp., Hyoscyamus niger oder Anagallis arvensis

15.3

Rezepturen

15.3.1 Ängstliche Lethargie (Herz- und Gallenblasen-Qi-Mangel)

Siehe ▸ Tab. 15.8.

▸ **Tab. 15.8** Rezeptur Ängstliche Lethargie.

Kräuter	Menge	Temperatur	Geschmack	Wirkung in der Rezeptur
Veronica off., herb..	30 ml	neutral-warm	aromatisch, adstringierend, bitter, (süß)	gibt Mut und Entschlusskraft
Leonurus cardiaca	20 ml	neutral	bitter, leicht würzig-scharf, adstringierend	bewegt und stärkt das Herz-Qi, Shen beruhigend
Eleutherococcus sent., rad..	20 ml	warm	süß, scharf, bitter	stärkt Qi und Yang von Herz und Niere
Centella asiat., herb.	20 ml	kühl	bitter, süßlich, etwas scharf	stärkt Qi, Jing und Shen
Cinchona, cort.	10 ml	kühl	bitter	stärkt Herz und Milz, über die Mitte leicht Blut stärkend

Dosierung 3 × 30 Tr. tgl.

Symptome und Befunde

- furchtsam, schüchtern, mutlos
- ängstliche Palpitationen, Panikattacken
- Durchschlafstörung, Palpitationen
- **Puls:** schwach (Ruo)
- **Zungenkörper:** blass

Syndrom Herz- und Gallen-Qi-Mangel

Therapieprinzip

- Herz-Qi stärken.
- Gallen-Qi stärken.
- Shen harmonisieren.
- Ängstlichkeit beseitigen.

15.3.2 Depressionen und Verwirrtheit (Schleim-Kälte benebelt den Geist/Schleim staut das Herz-Yang)

Siehe ▶ Tab. 15.9.

▶ **Tab. 15.9** Rezeptur Depressionen und Verwirrtheit.

Kräuter	Menge	Temperatur	Geschmack	Wirkung in der Rezeptur
Ruta graveolens, herb.	30 ml	warm	aromatisch, adstringierend, bitter, (süß)	bewegt Blut, zerteilt Schleim, Wahnsinn bessernd
Acorus calamus, rhiz.	20 ml	warm	bitter, leicht würzig-scharf, adstringierend	zerstreut Schleim, öffnet die Sinne, stärkt die Mitte
Eleutherococcus sent., rad.	20 ml	warm	süß, scharf, bitter	stärkt Qi und Yang von Herz und Niere
Hypericum perf., herb.	20 ml	warm	leicht bitter, süß, adstringierend	Shen harmonisierend, Hun besänftigend, bewegend
Convallaria, herb.	10 ml	neutral	bitter, scharf, süß	stärkt Herz und Niere, bewegt Blut und Qi

Dosierung 3 × 30 Tr. tgl.

Symptome und Befunde

- Palpitationen, Atemnot, heller Auswurf
- Schwäche, sehr müde
- unklares Denken, Depression
- **Puls:** schlüpfrig (Hua), langsam (Chi)
- **Zungenkörper:** geschwollen mit dickem, weißem, schlüpfrigem, klebrigem Zungenbelag

Syndrom Schleim staut das Herz-Yang.

Therapieprinzip

- Schleim zerteilen.
- Herzöffnungen durchgängig machen.
- Blut und Qi bewegen.
- Herz-Yang entfalten.

15.3.3 Ruhelos, getrieben mit psychotischen Tendenzen, Herzklopfen (Herz-Feuer, etwas Schleim-Hitze im Herz)

Siehe ► Tab. 15.10.

► **Tab. 15.10** Rezeptur Ruhelos, getrieben mit psychotischen Tendenzen, Herzklopfen.

Kräuter	Menge	Temperatur	Geschmack	Wirkung in der Rezeptur
Polygonum bist., rhiz.	27 ml	kalt	sauer, adstringierend, leicht bitter	kühlt Hitze, klärt Feuchte-Hitze, schützt das Herz vor Hitze
Viola odorata, herb.	20 ml	kühl	süß, sauer, (bitter)	Herzporen von Schleim-Hitze befreiend, kühlend
Asperula odorata, herb.	20 ml	kühl	würzig, bitter, leicht scharf, (herb-adstringierend)	bewegt Blut und Qi, sedierend, kühlend
Rheum palm., rhiz.	15 ml	kühl-kalt	bitter, sauer	leitet Hitze über den Darm aus
Taraxacum off., rad.	15 ml	kühl	bitter	kühlt, leitet Hitze über den Urin aus
Helleborus niger, rad.	3 ml	warm	sehr bitter, scharf	Wahnsinn besänftigend **Cave:** toxisch

Dosierung 3 × 30 Tr. tgl.

Symptome und Befunde

- manisches Verhalten
- Palpitationen, Hitzegefühle in der Brust
- Schlaflosigkeit, Albträume
- Durst, dunkler Urin
- **Puls:** voll (Shi), schnell (Shuo), überflutend (Hong)
- **Zungenkörper:** hochrot, an der Spitze noch stärker gerötet und geschwollen, gelber Belag

Syndrom Loderndes Herz-Feuer

Therapieprinzip

- Herz-Feuer klären.
- Herzporen von Schleim-Hitze befreien.
- Shen beruhigen.

15.3.4 Bipolare Störung (Herz-Blut-Mangel)

Siehe ▶ Tab. 15.11.

▶ **Tab. 15.11** Rezeptur Bipolare Störung.

Kräuter	Menge	Temperatur	Geschmack	Wirkung in der Rezeptur
Hypericum perf., herb.	20 ml	warm	leicht bitter, süß, adstringierend	Shen harmonisierend, Hun besänftigend, bewegend
Valeriana off., rad.	20 ml	etwas warm	bitter, süß, aromatisch, scharf	Shen beruhigend, Leber-Yang absenkend, Struktivität stärkend
Melissa off., fol.	15 ml	neutral warm	sauer, aromatisch, leicht bitter	Shen und Hun beruhigend, Blut stärkend und erfrischend
Ruta graveolens, herb.	15 ml	warm	bitter, aromatisch scharf	bewegend, dynamisierend; Wahnsinn besänftigend
Tribulus terrestris, fruct.	15 ml	neutral	bitter, scharf, süß	Leber-Yang absenkend, Wind beruhigend
Avena sativa Urtinktur	10 ml	neutral	fade, süßlich, neutral	stärkt Herz-Blut
Helleborus niger, rad.	5 ml	warm	sehr bitter, scharf	Wahnsinn besänftigend **Cave:** toxisch

Dosierung 4 × 30 Tr. tgl.

Beachte: Zu Yin- und Blut-Aufbau sind unbedingt diätetische Maßnahmen zur Unterstützung zu verordnen.

Symptome und Befunde
- manisch-depressives Verhalten im Wechsel
- Schlafstörungen, Palpitationen, Schwindel
- Nachtschweiß
- **Puls:** dünn (Xi), rau (Se)
- **Zungenkörper:** blass ohne Belag, evtl. Seiten gerötet

Syndrom Herz-Blut-Mangel, aufsteigendes Leber-Yang

Therapieprinzip
- Shen harmonisieren.
- Herz-Blut stärken.
- Leber-Yang absenken.

16 Inneren Wind auslöschende und Leber-Yang absenkende Kräuter

16.1 Grundsätzliches

Die Arzneien dieser Gruppe haben, ähnlich denen in ▶ **Kap. 15**, die Funktion, übermäßige Yang-Funktionen zu sedieren, abzusenken. Hier wird der pathologisch überhöhte, überaktive Leberfunktionskreis sediert, befriedet, übermäßige Erregung wird abgesenkt.

Die Symptome reichen von Kopfschmerzen, Reizbarkeit/Jähzorn, Schwindel über Tremor, Spasmen, hohes Fieber, aggressives Verhalten bis hin zu Epilepsie und Apoplex.

Emotionaler Stress, starke Konflikte mit Wut, Ärger, Zorn, aber auch Depression sind oft unmittelbare Auslöser von emporschlagendem Leber-Yang (Gan Yáng Shàng Kàng 肝阳上亢).

Mangelnde struktive Reserven wie Leber-Blut-Mangel, Leber-Yin-Mangel oder Nieren- und Leber-Yin-Mangel begünstigen das pathologische Aufsteigen des Leber-Yang, da das Yin zu wenig Substanz hat, um das Yang zu binden, festzuhalten, zu bändigen.

Das **Emporschlagende Leber-Yang** manifestiert sich in Symptomen wie:

- klopfender, berstender Kopfschmerz (Migräne), oft pochender Schläfenkopfschmerz
- Wut, Reizbarkeit, Neigung zu Jähzorn
- Tinnitus, Schwindel, Taubheit
- Verspannungen, Zuckungen, Taubheitsgefühle
- Schlaflosigkeit, evtl. exzessive Träume
- **Puls:** saitenförmig
- **Zungenkörper:** rot oder blass, betonte Ränder

Je nach bedingendem Substanzmangel treten Symptome in den Vordergrund, wie z. B. Sehstörungen, Schwindel bei Blut-Mangel oder Trockenheitssymptome, Hitzewallungen bei Yin-Mangel.

Typische klinische Diagnosen sind Kopfschmerzen, Migräne, Neigung zu Wutanfällen, Tinnitus, Schwindel und Hypertonie.

Zu den wichtigsten Medikamenten gehören Tanacetum/Chrysanthemum parthenium, Lavandula off., Petasitis, Matricaria/Chamomilla recutita, Stachys off./Betonica, Tribulus terrestris, Passiflora incarnata.

Die Folge des pathologisch überhöhten Aufsteigens der Energie ist eine Überlastung der primär absenkenden Funktionskreise, also des Magens (z. B. Übelkeit bei Migräne) und der Lunge (z. B. Asthma durch Lebereinfluss).

Chronischer Alkoholabusus, energetisch heiße Nahrung oder Medikamente/Drogen können die Symptome begünstigen und zusätzlich Hitze erzeugen.

Besteht die pathologische Situation länger, dann kann sich **Leber-Wind** (Gan Feng Nèi Dòng 肝风内动) herausbilden. Leber-Yang steigt immer gewaltiger auf, zieht das Blut mit sich, bis es sich am Schädeldach wie eine Sturmflut bricht. Die Leber-Yang-Symptome verschlimmern sich und werden anfallsartiger bis hin zu **Leber-Wind:**

- Kopfschmerzattacken, Schwindelattacken
- Tremor, Spasmen, Opisthotonus
- Parästhesien, Paresen, Paralyse, Bewusstlosigkeit
- **Zungenkörper:** steif, zitternd und zu einer Seite gestreckt

Typische klinische Diagnosen sind Epilepsie, Apoplexie, Enzephalitis, Lähmungen und hypertone Krisen.

Steht in der Ätiologie von Leber-Wind Leber-Blut-Mangel im Vordergrund, variieren die Symptome:

- blasse Haut, Zuckungen, Tics, Augen- und Sehstörungen, Sprachstörungen und Stottern
- weniger Kopfschmerzen
- **Zungenkörper:** blass

Leber-Wind kann auch aus großer Hitze entstehen. Meist entwickelt sich die Hitze aus einer dramatischen Abflussbehinderung in Leber oder Gallenblase (Leberfeuer: ▶ **Kap. 3**) oder infektiösen Prozessen, wie z. B. Meningitis, Abszesse, Sepsis. Symptome sind:

- Konvulsionen, hohes Fieber, Koma
- **Puls:** schnell, voll, saitenförmig
- **Zungenkörper:** tiefrot, steif

Der Vollständigkeit halber die wichtigen Kräuter: Mandragora officinarum, Hyoscyamus niger, Lactuca virosa, Papaver spp., Viola odorata.

Schleim, der dem Qi folgend durch den gesamten Körper vagabundieren kann, verbindet sich gern mit Innerem Wind (z.B. Wind-Schleim führt zu Apoplex). Schleim ist als Zeichen einer Chronifizierung (Verschlackung, Dyskrasie) zu deuten. (► **Kap. 14**).

Hun 魂, die Geist- oder Wander-Seele, sozusagen der Holzanteil des Shen, wird von der pathologisch überhöhten Leber belastet, aus dem Frieden gedrängt. Diagnostisch fassbar als Schlafstörungen, Traumstörungen, übermäßiges Misstrauen, Boshaftig-, aber auch Zaghaftigkeit.

Einige Pflanzen mit besonderer Beziehung zu Hun:

- Anacyclus pyrethrum, rad. (► **Kap. 16.2.3**)
- Cimicifuga racemosa, rhiz. (► **Kap. 18.8.13**)
- Citrus aurantium amara, pericarp. (► **Kap. 6.2.3**)
- Hypericum perfoliatum, herb. (► **Kap. 15.2.2**)
- Matricaria Chamomilla, flor. (► **Kap. 9.2.8**)
- Lavandula off., flor. (► **Kap. 16.2.5**)
- Melissa off., herb. (► **Kap. 15.2.5**)
- Passiflora incarnata, herb. (► **Kap. 16.2.2**)
- Ruta graveolens, herb. (► **Kap. 13.2.3**)
- Verbena off., herb. (► **Kap. 9.2.7**)
- Veronica off., herb. (► **Kap. 15.2.3**)

Die Wirkungen der Kräuter dieser Gruppe lassen sich nicht mit Leitinhaltsstoffen beschreiben.

Durch die absenkenden Eigenschaften der Arzneimittel ist generell in der Schwangerschaft Vorsicht geboten.

16.2

Kräuter

16.2.1 Stachys officinalis (Betonica)

Siehe ▸ Abb. 16.1 und ▸ Tab. 16.1.

▸ **Tab. 16.1** Monografie Stachys officinalis.

Name (lat.)	Name (dt.)	Temperatur	Geschmack	Organbezug	Tagesdosis
Stachys officinalis, herb. (Betonica, herb.)	Heilziest, Kraut	neutral	süß, bitter, scharf, adstringierend	Le, Lu	1–8 g getr. Droge für Infus; 10–30–120 Tr. Tinktur
Wirkbeschreibung			**Indikationen**		
hyperakives Leber-Yang beruhigend, inneren Leber-Wind auslöschend; Hun stabilisierend			Kopfschmerzen, Migräne, Sehstörungen, Schwindel Hypertonie, Palpitationen; Unruhe, nervöse Anspannung geistige Stumpfheit, depressive Verstimmung Schmerzen (Neuralgien), Krämpfe, Apoplex, Paralyse Unruhe, schlechte Träume		
Schleim und Feuchtigkeit ausleitend			Asthma, Bronchitis Exantheme, Wunden Gicht, rheumatische Erkrankungen Miktionsstörungen, Harnverhaltung, Ödeme Appetitmangel		
Qi regulierend			verspätete Menstruation, Dysmenorrhöe Schmerzen unter dem Rippenbogen Obstipation		
adstringierend			Diarrhöe, Leukorrhöe chronische Ulzera, Wunden, Ulzera Hämorrhagien		

HUM 151, SCH 841, ITA 570f., UJH 547, LEX, MAD 2598f., KÖL 72, FUC 197, SPA 28

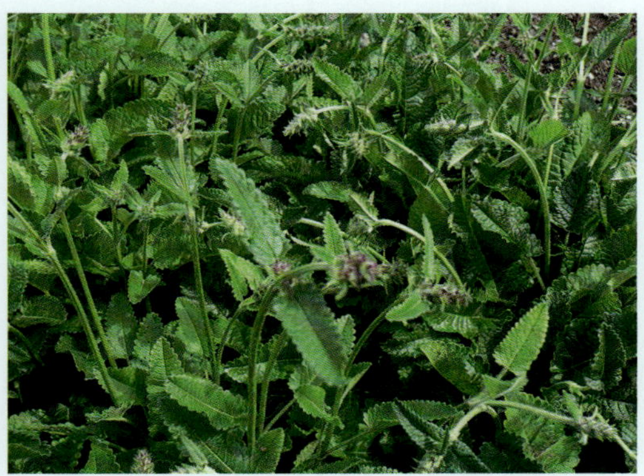

▸ **Abb. 16.1** Stachys officinalis.

K Kontraindikationen

Schwangerschaft

16.2.2 Passiflora incarnata

Siehe ▸ Tab. 16.2.

▸ **Tab. 16.2** Monografie Passiflora incarnata.

Name (lat.)	Name (dt.)	Temperatur	Geschmack	Organbezug	Tagesdosis
Passiflora incarnata, herb.	Passionsblume	neutral-kühl	leicht aromatisch-bitter, süßlich, fade	He, Le	1–8 g getr. Droge für Infus; 10–40–120 Tr. Tinktur
Wirkbeschreibung			**Indikationen**		
hyperaktives Leber-Yang absenkend und inneren Wind auslöschend, so Shen beruhigend			Kopfschmerzen; Muskelverspannungen; Spannungszustände, Krämpfe, Schmerzen, Neuralgien, Zittern, Zuckungen, Glaukom, Eklampsie Hitzewallungen, Schlafstörungen, Reizbarkeit, Ruhelosigkeit; Palpitationen; Hypertonie, Konjunktivitis		
Shen und Hun beruhigend			Schlafstörungen Drogenentzug: Alkohol, Nikotin, Morphin Delirium, Depressionen, Unruhe, Angst Hysterie		
Qi bewegend und regulierend			Krämpfe, Schmerzen, Asthma, Keuchhusten Wut, emotionale Anspannung		

MTD 345, HOL 839f., TSF 376f., UJH 459f., LEX, MAD 2070f., ZIZ 310f., REK 123, HOM 386, LFA 274

16.2.3 Anacyclus pyrethrum

Siehe ► Tab. 16.3.

► **Tab. 16.3** Monografie Anacyclus pyrethrum.

Name (lat.)	Name (dt.)	Temperatur	Geschmack	Organbezug	Tagesdosis
Anacyclus pyrethrum, rad.	Bertramwurzel	warm	scharf, brennend	Lu, Ni, Mi	als Teedroge ungebräuchlich; 10–30–60–(90) Tr. Tinktur

Wirkbeschreibung	Indikationen
Feuchtigkeit und Schleim transformierend	Bronchitis, verschleimte Lungen, Sinusitis, Husten, Heiserkeit, Kopfschmerzen Gelenksdeformationen, Mumps/ Parotitis Apoplex, Lähmungen, Zungenlähmung Morbus Parkinson, Epilepsie
Nieren-Yang stärkend und erwärmend	Frigidität und Impotenz Müdigkeit, Erschöpfung Ischialgie, Lumbago Ödeme, Bettnässen; Zahnschmerzen
Kälte-Wind-Feuchtigkeit ausleitend, diaphoretisch	Rheuma, Gicht chronische Fieber
Milz tonisierend, Feuchtigkeit ausleitend	bleierne Schwere im Körper, Müdigkeit Kopfschmerzen, Völlegefühle, Geschmacksstörungen chronische Epilepsie
inneren Wind auslöschend	Kopfschmerzen, Kopfneuralgien Apoplex, Epilepsie

HUM 201, SCH 1029, LON 485, UJH 264, LEX, MAD 2251f., ZIZ 315, KÖL 70, HVB 55, AYU 135

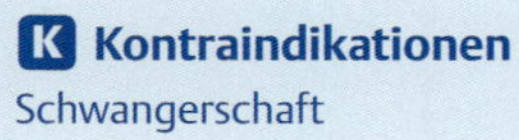

K Kontraindikationen

Schwangerschaft

16.2.4 Tanacetum parthenium (Chrysanthemum parthenium)

Siehe ► Abb. 16.2 und ► Tab. 16.4.

► **Tab. 16.4** Monografie Tanacetum parthenium.

Name (lat.)	Name (dt.)	Temperatur	Geschmack	Organbezug	Tagesdosis
Tanacetum/ Chrysanthemum parthenium, herb.	Mutterkraut	neutral-warm	bitter, scharf	Le, Ni	0,5–3 g getr. Droge für Infus; 10–30–60–90 Tr. Tinktur
Wirkbeschreibung			**Indikationen**		
hyperaktives Leber-Yang absenkend			Schläfenkopfschmerzen; spezifisch bei Migräne Epilepsie Schwindel		
Qi bewegend			Dysmenorrhöe, Harnstau Nahrungsstagnation im Magen		
Wind-Hitze zerstreuend			Erkältung mit Fieber Kopfschmerzen; Migräne Herpes, Hautentzündungen		

SCH 1080f., HOL 591f., TSF 368f., KOS 84, LEX, MAD 1855, HOM (Nestmann), Positivmonografien ESCOP, WHO

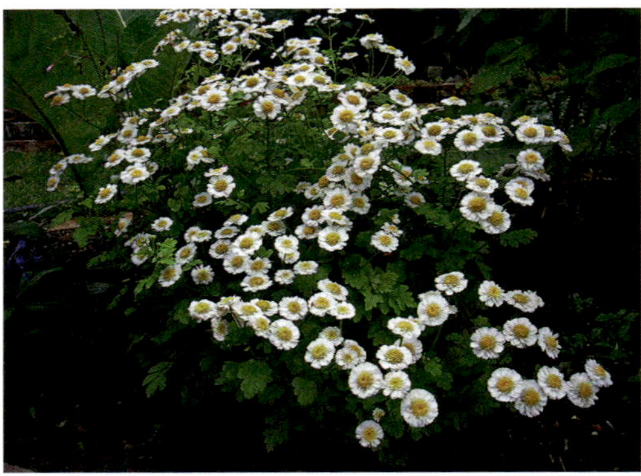

► **Abb. 16.2** Tanacetum parthenium.

K Kontraindikationen
Schwangerschaft

Allgemeine Bemerkungen Die Wirkung im akuten Migräneanfall ist nur mäßig. Gut wirksam ist eine Kur über Wochen.

16.2.5 Lavandula officinalis

Siehe ► Abb. 16.3 und ► Tab. 16.5.

► **Tab. 16.5** Monografie Lavandula officinalis.

Name (lat.)	Name (dt.)	Temperatur	Geschmack	Organbezug	Tagesdosis
Lavandula officinalis, flor.	Lavendel, Blüten	etwas warm	aromatisch, bitter, leicht scharf	Le, He, Därme, Mitte	0,5–6 g getr. Droge für Infus; 10–45–90 Tr. Tinktur
Wirkbeschreibung			**Indikationen**		
Shen beruhigend, hyperaktives Leber-Yang absenkend			Ängstlichkeit, Schlafstörungen, Palpitationen Asthma, Spasmen Kopfschmerzen mit nervöser Anspannung, Schwindel, Tremor, Epilepsie, Apoplex		
Qi der Mitte und der Därme tonisierend und regulierend			Darmkoliken, Reizdarmsyndrom Blähungen, Diarrhöe, Übelkeit, Völlegefühl		
Herz- und Leber-Qi bewegend und regulierend			Verdauungsblockaden, Krämpfe, Koliken depressive Verstimmung, Ängstlichkeit, Herzklopfen		

HUM 180, SCH 1072f., MON 254f., UJH 411f., LEX, MAD 1721f., AYU 353f., LIN 78, WAG 107f., Positivmonografien Kommission E, ESCOP, WHO

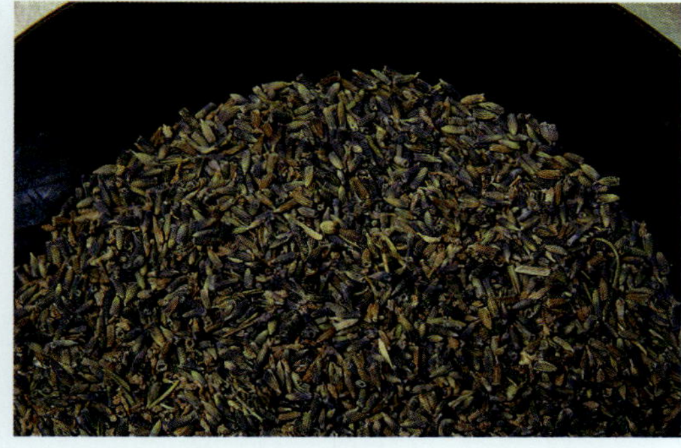

► **Abb. 16.3** Lavandula officinalis.

K Kontraindikationen

Schwangerschaft

16.2.6 Tribulus terrestris

Siehe ▶ Tab. 16.6.

▶ **Tab. 16.6** Monografie Tribulus terrestris.

Name (lat.)	Name (dt.)	Temperatur	Geschmack	Organbezug	Tagesdosis
Tribulus terrestris, fruct.	Erd-Burzeldorn	neutral	bitter, scharf, süß	Le, Ni, He	2–9 g getr. Droge für Dekokt; 10–30–120 Tr. Tinktur
Wirkbeschreibung			**Indikationen**		
Leber-Yang absenkend			Schwindel, Sehstörungen, Kopfschmerz Hypertonie Reizbarkeit		
Leber-Wind auslöschend			gerötete, tränende Augen; Fotophobie, geschwollene Augen Hautjucken, Windpocken		
Leber-Qi bewegend			hypochondrische Schmerzen, Ikterus, Hepatitis Menstruationsstörungen Blähungen, Appetitlosigkeit		
Niere stärkend			Neurasthenie Impotenz (Aphrodisiakum) Ödeme, Steinleiden, Dysurie		

LON 182, POR (1978) 304, CHE 801f., AYU 514f., GRE 240, LEX, LFA 236f., RÄT (1998)

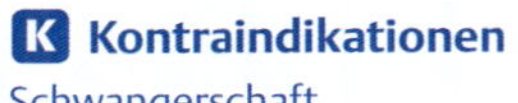

Kontraindikationen

Schwangerschaft

16.2.7 Helleborus niger

Siehe ▸ **Abb. 16.4** und ▸ **Tab. 16.7**.

▸ **Tab. 16.7** Monografie Helleborus niger.

Name (lat.)	Name (dt.)	Temperatur	Geschmack	Organbezug	Tagesdosis
Helleborus niger, rad.	Christrose	warm	sehr bitter, scharf	Le, He, Ni	10–15–45 Tr. Tinktur
Wirkbeschreibung			**Indikationen**		
inneren Wind sedierend, Leber-Yang absenkend (Purgativum), Shen harmonisierend			Apoplexie, Epilepsie Wutanfälle Kopfschmerzen Psychosen, Neurosen Schreck, Schock, Schockfolgen		
Schleim lösend			chronische Sinusitis, Verwirrung		
Herz-Qi stärkend			Herzinsuffizienz, Melancholie		
Feuchtigkeit ausleitend			Ödeme, Nephritis		

HUM 174, LEX, RÄT (1998), FBR 300, UJH 386, KÖL 227f.

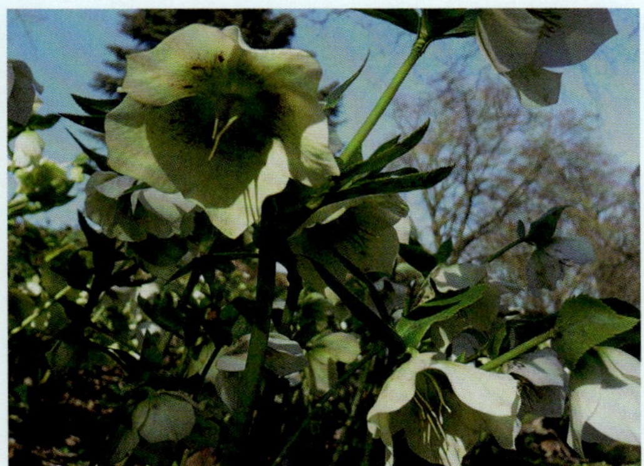

▸ **Abb. 16.4** Helleborus niger.

Cave

Sehr toxisch: In den oberirdischen Teilen der Christrose bestimmen Protoanemonin und Ranunculin die toxischen Eigenschaften. In den unterirdischen Teilen wurden verschiedene Saponine und Hellebrigenin (Bufadienolid) nachgewiesen. Hellebrigenin kann eine digitalisähnliche Symptomatik mit Bradykardie, Arrhythmie, Mydriasis, zentraler Erregung hervorrufen. Greift auch etwas den Magen an!
Die Pflanze ist giftig für Pferde, Rinder, Hunde, Katzen u. a.

Allgemeine Bemerkung altes Schnupfmittel, um Schleim aus dem Gehirn zu purgieren: 0,5–1 g Pulver durch die Nase hochziehen, 2 Min. warten und dann herausniesen

16.2.8 Piscidia erythrina

Siehe ▸ **Tab. 16.8**.

▸ **Tab. 16.8** Monografie Piscidia erythrina.

Name (lat.)	Name (dt.)	Temperatur	Geschmack	Organbezug	Tagesdosis
Piscidia erythrina, cort. rad.	Jamaikanische Fischfängerwurzel	kalt	bitter	Le, He, Uterus	1–12 g getr. Droge für Dekokt, 0,5–45 ml Tinktur
Wirkbeschreibung			**Indikationen**		
Shen beruhigend			Schlaflosigkeit, Reizbarkeit		
hyperaktives Leber-Yang absenkend			Migräne, Muskelspasmen		
Schmerzen stillend			Neuralgien, Dysmenorrhöe		

LEX, RÄT (1998), FBR 434, ROS (2009)

Cave

Toxisch! Kann Schwitzen, Speichelfluss, Magenbeschwerden, Übelkeit, Benommenheit und Depression hervorrufen bei unsachgemäßer Verwendung.

K Kontraindikationen

Kinder, ältere Menschen, stillende und schwangere Frauen

Wechselwirkungen

Piscidia ist ein wirkungsvolles Beruhigungsmittel und kann mit anderen Drogen oder Kräutern gegen Schlaflosigkeit oder Angstzustände interagieren.

16.2.9 Weitere Kräuter mit Bezug zu Leber-Yang oder Wind

- Tilia cordata, flor (▸ **Kap. 2.3.2**)
- Humulus lupus, strob. (▸ **Kap. 3.5.1**)
- Matricaria recutita, flor./Chamomilla (▸ **Kap. 9.2.8**)
- Menyanthes trifoliata, fol. (▸ **Kap. 10.2.9**)
- Ruta grav., herb. (▸ **Kap. 13.2.3**)
- Valeriana off., rad. (▸ **Kap. 15.2.4**)
- Cimicifuga racemosa, rad. cum rhiz. (▸ **Kap. 18.8.13**)
- Cnicus benedictus, herb. (▸ **Kap. 9.2.15**)

16.3 Rezepturen

16.3.1 Migräne (Aufsteigendes Leber-Yang)

Siehe ► Tab. 16.9.

► **Tab. 16.9** Rezeptur Migräne.

Kräuter	Menge	Temperatur	Geschmack	Wirkung in der Rezeptur
Tanacetum/ Chrysanthemum parthenium, herb.	30 ml	neutral-warm	bitter!, scharf	senkt Leber-Yang
Petasites off., fol.	*	warm	etwas bitter, etwas scharf	bewegt Leber-Qi, spasmolytisch
Lavandula off., flor.	20 ml	etwas warm	aromatisch, bitter, leicht scharf	senkt Leber-Yang
Verbena off., herb.	20 ml	neutral	bitter, adstringierend, (scharf)	bewegt Qi, beruhigt Hun und Shen, (altes Chlorose-Mittel)
Berberis, fruct.	15 ml	kühl	bitter, sauer	stärkt Leber-Blut, kühlt die Leber
Cimicifuga rac., rhiz.	10 ml	kühl	bitter	stärkt Yin, senkt Leber-Yang
Glycyrrhiza glab., rhiz.	5 ml	neutral-kühl	süß	stärkt Qi, harmonisiert die Rezeptur

* wegen der Gesetzeslage (2011): Petadolex Kps. aus England beziehbar

Dosierung 3 × 30–40 Tr. tgl.

Symptome und Befunde

- Halbseitenkopfschmerz, intensiv klopfender Kopfschmerz, Liegen verschlechtert
- Schlaflosigkeit, Reizbarkeit, aufgetriebener Bauch, leichter Schwindel
- **Puls:** saitenförmig
- **Zungenkörper:** aufgerollte Seitenränder

Syndrom Aufsteigendes Leber-Yang

Therapieprinzip

- Leber-Yang absenken.
- Leber-Blut stärken.

Rezepturen

Historisches Tee-Rezept nach Mességué, Rp. Datenbank Roos, bei Kopfschmerzen

- Baldrian
- Nelkenwurz — je 1 Teil
- Lavendel
- Melisse
- Minze
- Quendel — je 2 Teile

Historisches Rezept nach Madaus/Rose (S. 2224) bei Migräne (Schlaflosigkeit, Schwindel)

- Schlüsselblumenkraut und -wurzel
- Baldrianwurzel
- Hopfenzapfen
- Lavendelblüten
- Ziestkraut
- Johanniskraut
- Nelkenwurz — je 10 g

16.3.2 Basis-Rezeptur Krampfanfälle (Leber-Wind erhebt sich im Innern)

▶ **Tab. 16.10** Basis-Rezeptur Krampfanfälle.

Kräuter	Menge	Temperatur	Geschmack	Wirkung in der Rezeptur
Stachys off., herb. (Betonica herb.)	30 ml	neutral	süß, bitter, scharf, adstringierend	senkt Leber-Yang, senkt inneren Wind, Krämpfe, Lähmungen
Passiflora incarn., herb.	30 ml	neutral-kühl	leicht aromatisch-bitter, süßlich, fade	senkt Leber-Yang, senkt inneren Wind, Krämpfe, Zittern
Cnicus benedictus, herb.	15 ml	neutral	bitter, scharf, adstringierend	behandelt Schleim, stützt die Mitte, altes Epilepsiemittel

Basis-Rezeptur, die angepasst und je nach Diagnose mit Yin oder Blut stärkenden und Schleim behandelnden Kräutern ergänzt werden sollte. Die Temperatur der Rezeptur sollte individuell angepasst werden (▶ **Tab. 16.10**).

Dosierung 4 × 30 Tr. tgl.

16.3.3 Tourette-Syndrom (Leber-Wind und Schleim)

Siehe ► Tab. 16.11.

► **Tab. 16.11** Rezeptur Tourette-Syndrom.

Kräuter	Menge	Temperatur	Geschmack	Wirkung in der Rezeptur
Lavandula off., flor.	20 ml	etwas warm	aromatisch, bitter, leicht scharf	senkt Leber-Yang
Helleborus niger, rad.	5 ml	warm	sehr bitter, scharf	Epilepsie
Stachys off., herb. (Betonica herb.)	20 ml	neutral	süß, bitter, scharf, adstringierend	senkt Leber-Yang, senkt inneren Wind, Krämpfe, Epilepsie
Passiflora incarn., herb.	20 ml	neutral-kühl	leicht aromatisch-bitter, süßlich, fade	senkt Leber-Yang, senkt inneren Wind, Krämpfe, Zittern
Convallaria maj., herb.	15 ml	neutral	bitter, leicht süß	stärkt das Herz, behandelt Schleim
Geum urbanum, rad.	10 ml	warm	bitter-aromatisch-würzig, wohlriechend, adstringierend	stärkt die Mitte, Blut stillend, behandelt Schleim
Cnicus benedictus, herb.	10 ml	neutral	bitter, scharf, adstringierend	behandelt Schleim, stützt die Mitte, altes Epilepsiemittel

Dosierung 4 × 30 Tr. tgl.

Symptome und Befunde

- Epilepsieartige Krampfanfälle, die auf wenige Muskelgruppen beschränkt sind. Die Tics kommen öfter unter emotionaler Anspannung. Vermehrtes Schlafbedürfnis.
- **Puls:** saitenförmig (Xian), schlüpfrig (Hua)
- **Zungenkörper:** leicht gerötet, dünner weißlicher klebriger Belag

Syndrome Leber-Wind und Schleim

Therapieprinzip

- Wind unterdrücken.
- Sinnesorgane öffnen.
- Schleim beseitigen.

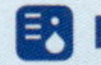 **Rezepturen**

Historisches Rezept nach Schneider bei Herzschwäche, besonders im Alter, bei erhöhtem Blutdruck und bei Gefahr eines Schlaganfalls

Mistel-Fluidextrakt	20 ml
Weißdorn-Fluidextrakt	10 ml

3 × tgl. 15–20 Tr.

16.3.4 Schwindelanfälle (Aufsteigendes Leber-Yang)

Siehe ► Tab. 16.12.

► **Tab. 16.12** Rezeptur Schwindelanfälle.

Kräuter	Menge	Temperatur	Geschmack	Wirkung in der Rezeptur
Tanacetum/ Chrysanthemum parthenium, herb.	25 ml	kühl/warm	bitter!, scharf	senkt Leber-Yang
Lavandula off., flor.	25 ml	etwas warm	aromatisch, bitter, leicht scharf	senkt Leber-Yang, senkt inneren Wind
Convallaria maj., herb.	20 ml	neutral	bitter, leicht süß	stärkt das Herz, behandelt Schleim
Melissa off., fol.	20 ml	neutral-warm	sauer, aromatisch, leicht bitter	senkt Leber-Yang, hilft Shen, reguliert Qi
Mentha pip., fol.	10 ml	warm	scharf, aromatisch	reguliert Qi, hilft dem Magen

Dosierung 5 × 30 Tr. tgl.

Symptome und Befunde

- Schwindelanfälle, Hypertonie, Zuckungen
- Reizbarkeit
- **Puls:** saitenförmig (Xian)
- **Zungenkörper:** steif und schief

Syndrom Aufsteigendes Leber-Yang

Therapieprinzip

- Leber-Yang absenken.
- Wind befrieden.
- Qi regulieren.

17 Aromatische Kräuter, die die Sinnesöffnungen freimachen

17.1 Grundsätzliches

Die aromatischen Arzneien sind Drogen von so starkem aromatischem Geschmack und Geruch, dass sie einen „wieder-belebenden" Effekt haben; damit ist gemeint, dass vorübergehende Bewusstlosigkeit behoben wird analog zu dem bei uns bekannten Riechsalz-Fläschchen (Hirschhornsalz) bei Ohnmacht.

In der Chinesischen Medizin wurden Arzneien dieser Gruppe zur ersten Hilfe bei Fieber, Hitze, die das Perikard angreift, Hitze-Schlag, Schleim, der die Herzporen verlegt oder Wind-Schlag (z. B. Apoplex), benutzt. Störungen dieser Art manifestieren sich u. a. als Bewusstlosigkeit, Delirium, Epilepsie, Schlaganfall oder auch in komatösen Zuständen.

Notfallsituationen dieser Art sind heute eine Domäne der Schulmedizin, daher haben wir uns entschlossen in dieser Gruppe nur Kampher als einziges aromatisches Arzneimittel zu präsentieren, denn eine „einfache" Ohnmacht oder ein Nadelkollaps lassen sich gut mit diesem Mittel beherrschen.

Kampher weist einen sehr hohen Anteil an ätherischen Ölen auf. Auch andere Kräuter mit einem hohen Gehalt an ätherischen Ölen wie Melissa, Lavandula, Rosmarin, Caryophyllus wirken belebend, aber schwächer (► **Kap. 6**).

Neben den extrahierten ätherischen Ölen mit belebender Wirkung wurden früher häufig verschiedene Ätherarten in Alkohol ähnlich den Riechfläschchen zur Belebung benutzt (z. B. Hoffmannstropfen, auch Ätherweingeist oder Spiritus aethereus genannt).

In der Chinesischen Medizin wird Camphora traditionell bei Fülle-Befunden angewendet. Bei Bewusstseinsstörungen aufgrund von Mangel werden in der Regel Qi-, Yang-Tonika, erwärmende Arzneien oder adstringierende Kräuter eingesetzt. Bei akuten Notfallsituationen aufgrund von Mangel z. B. Bewusstseinsverlust mit profusen Schweißen, Stuhl- oder Urininkontinenz, eiskalten Extremitäten etc. ist schulmedizinische Notfallbehandlung anzuwenden.

Wird Camphora wegen seiner guten belebenden Wirksamkeit in Mangelsituationen eingesetzt (z. B. Kreislaufschwäche) ist auf eine flankierende Rezeptur zu achten, denn Campher ist stark zerstreuend und würde bestehende Yang-, Qi-, oder Blut-Schwäche im Laufe der Zeit nur verschlimmern.

In chronischen Fällen, in denen Schleim und Feuchtigkeit dominieren, kann Acorus calamus eine passende Grundarznei sein (► **Kap. 6**).

17.2

Kräuter

17.2.1 Camphora

Siehe ▸Tab. 17.1.

▸**Tab. 17.1** Monografie Camphora.

Name (lat.)	Name (dt.)	Temperatur	Geschmack	Organbezug	Tagesdosis
Camphora aus Cinnamomum camphora	Kampfer	heiß	scharf, bitter	He, Pe, Lu, Mi	1–2 Tropfen der Tinktur (nicht pur!)
Wirkbeschreibung			**Indikationen**		
Herzporen öffnend, Blockaden zerstreuend			Delirium, Bewusstseinstrübung, Bewusstseinsverlust, Herzstiche, Kollaps, Ohnmacht, Blutdruck steigernd		
Wind und Feuchtigkeit ausleitend; Parasiten austreibend			Aszites, Wurmbefall, juckende Läsionen, Ödeme Anfangsstadium grippaler Infekte, Nasenentzündung		
bewegend, Schmerzen lindernd			lokale Anwendung: Traumata mit Schmerzen und Schwellungen, Rheuma, Juckreiz, Krätze		

GRE 171, MON 104f., SCH 1123f., MTD 351f., POR (1978) 219, LEX, MAD 794f., AYU 228f.

Cave

- **Kampfer ist in hoher Dosis toxisch.**
- **Keine Langzeitanwendung!**
- **Vorsicht bei Leere-Befunden**

K Kontraindikationen

Schwangerschaft
Vorsicht bei Asthmatikern, die Inhalation von Campher kann gelegentlich Asthmaanfälle auslösen.

Ergänzungen

- Camphora, die weißen Kristalle, sind ein Destillationsprodukt aus dem Kampherbaum oder synthetisch hergestellt.
- Die Kristalle nicht erhitzen, da sie stark flüchtig sind. Traditionell als Räucherstoff zur religiösen Verwendung.
- Hohe Dosen wirken anaphrodisiatisch, niedrige Dosen aphrodisiatisch. Überdosis führt zu Krämpfen, Übelkeit, Ohnmacht und Haut-, Schleimhautentzündungen.

17.2.2 Weitere Arzneien, die die Sinnesöffnungen freimachen

- Acorus spp.
- Borneol (kühl)
- Moschus
- Styrax
- Benzoe

17.3
Rezepturen

17.3.1 Rheuma, Juckreiz

Franzbranntwein

- besteht aus Camphora, Alkohol, Menthol, Koniferenöl
- äußerlich bei Wind-Feuchtigkeit-Blockaden, rheumatischen Beschwerden, Schmerzen, Juckreiz, auch bei akuter Hypotonie

17.3.2 Blockierte Herzporen, Feuchtigkeitsbefunde

Camphora 0,5–2 Msp., oral oder nasal einzunehmen bei Ohnmachtsneigung, Kollapsneigung, Herz-Kreislauf-Störungen

Nicht zur Dauermedikation!

Rezepturen

Historisches Rezept Korodin® (1985; Herz-Kreislauf-Tropfen)

Kampfer	2,5 g
Menthol	0,2 g
Convallaria, tinct.	0,4 g
Crataegus, fruct. extr.	55,0 g
Valeriana, tinct.	2,0 g

3–10 Tr. auf Zucker mehrmals täglich einnehmen. Trotz der guten Balance Camphora/Crataegus sollte die Daueranwendung auf einige Wochen beschränkt bleiben bzw. sollte Intervallartig erfolgen.

Derzeitige Rezeptur von Korodin®

in 100 g Flüssigkeit:

D-Campher	2,5 g
Fluidextrakt aus Weißdornfrüchten	97,3 g
Levomenthol	0,2 g
60 Vol.-% Alkohol	

Auch wenn es bedauerlich ist, dass Convallaria und Valeriana aus der Rezeptur genommen wurden, ist das aktuelle Korodin® noch ein empfehlenswertes Mittel, in dem die sinnesöffnende Wirkung des Campher gut zu Geltung kommt.

Dosierung:

3 × täglich 10–25 Tropfen bei chronischen Beschwerden von Hypotonie. Akut bei drohender Ohnmacht: 5–10 Tropfen mehrmals bis Besserung eintritt, hier kann es auch reichen, an der Flasche zu riechen.

Auf Brot, Zucker oder pur einzunehmen, nicht in Wasser.

18 Tonika

18.1 Grundsätzliches

Leere oder Mangel (Xu) im Sinne der Bā Gāng (八纲; Diagnostik nach den Acht Leitkriterien) bedeutet, dass das Bestreben und Vermögen eines Individuums zur Aufrechterhaltung der eigenen Intaktheit, zur ausgewogenen Aufrechterhaltung aller physischen Funktionen unzureichend geworden ist, „also zur Aufrechterhaltung seiner ausgeglichenen Funktionen nicht mehr in der Lage ist. Eine Störung dieser Art erfordert eine suppletio, wörtlich eine ‚Ergänzung'." (POR 1978: 424)

Die im Chinesischen als Bu Fa 补法 bezeichnete „ergänzende Methode" wird üblicherweise mit dem einengenden Begriff „Tonisierung" wiedergegeben (vgl. MAG 2000b: 95f.). Gemeint ist damit das Auffüllen, Ergänzen, Wiederherstellen, Nähren, Unterstützen defizienter Energie. Im *Neijing Suwen* heißt es: „Tonisiere das, was leer ist." (DGK, Kap. 20) Die Leere oder der Mangel kann sich beziehen auf:

- die konstitutionelle Abwehrkraft (Zhèng 证),
- Energie-Formen wie Qi, Blut, Körpersäfte (Jin Yè 津液),
- die Struktivität (Yin) oder Dynamik (Yang),
- einzelne Funktionskreise (Zàng Fu 脏腑).

Die dafür geeigneten Kräuter müssen entsprechend den diagnostisch feststellbaren Unterschieden von Leere (Xu 虚) stärkende, wiederherstellende, auffüllende und erhaltende oder stützende Eigenschaften besitzen.

In dieser Hinsicht besteht eine Verwandtschaft zu dem in der römisch-arabischen Pharmakologie gebräuchlichen Begriff „ Roborans" (lat. *roborare* = stärken, kräftigen) für Kräuter und Arzneistoffe, die zur Kräftigung und Hebung des Allgemeinbefindens verordnet wurden.

Mangel-Zustände (Xu Zhèng 虚证) zeigen sich in vielgestaltigen Formen und können sich während der Therapie verändern. Oft liegen bei ein und demselben Patienten mit unterschiedlicher Gewichtung Qi-, Blut-, Yang- oder Yin-Leere kombiniert vor. Insofern muss sich die Auswahl der Kräuter sehr genau auf die im einzelnen vorliegenden Mangel-Zustände und Syndrome beziehen.

Unter Mangel-Zuständen können schulmedizinisch folgende Erkrankungen verstanden werden: viele funktionelle Erkrankungen, zum metabolischen Syndrom und dessen Voraussetzungen zählende Erkrankungen, einschließlich Anämie, Malabsorption, Maldigestion usw., neuroendokrine Störungen, Beeinträchtigungen und Störungen des Immunsystems.

Aus Sicht der Chinesischen Medizin sind jedoch nicht alle Zustände verminderter Vitalität und Schwäche durch Leere verursacht, sondern können auch durch eine Fülle bedingt sein. Ebenso sind nicht alle chronischen Zustände immer auch Leere-Zustände. Fülle und Leere sind hier sehr genau zu differenzieren.

Mangel-Zustände können einhergehen mit Stagnation oder äußeren pathogenen Faktoren. Bei Qi- oder Blut-Mangel und gleichzeitiger Stagnation werden Kräuter mit auffüllenden Eigenschaften ergänzt mit Kräutern, die bewegend und durchgängig machend wirken. Bei gleichzeitigem Befund eines inneren Mangel-Syndroms und einer Fülle in der Oberfläche müssen auffüllende und die Oberfläche befreiende Kräuter miteinander kombiniert werden. Bei allen Arten von Feuchtigkeits- und Schleim-Belastung sind entsprechende Kräuter aus ►Kap. 6, ►Kap. 7 und ►Kap. 14 in Betracht zu ziehen.

18.1.1 Inhaltsstoffe und Energetik

Nach Auffassung der chinesischen Arzneimittel-Therapie sind Qi tonisierende Kräuter per se süß, weil das Süße der Geschmack der meisten Hauptnahrungsmittel (einschließlich der Muttermilch) ist und deshalb der am meisten nährende, d. h. vor allem der den substanziellen Aspekt des Qi stärkende. Das Süße wirkt zudem harmonisierend und befeuchtend.

Auch der süße Geschmack teilt sich in zwei Kategorien:

1. durch die Geschmacksnerven sensorisch feststellbarer süßer Geschmack,

2. der funktionale (dem theoretischen Konzept entsprechende) süße Geschmack der Tonika.

Das Süße ist vor allem bedingt durch
- einen hohen Kohlenhydratanteil (Stärke, Zucker). Da Zao, die rote Dattel, ist z. B. ein Tonikum, da sie sehr viel Zucker enthält.
- Adaptogene, z. B. in Ginseng, der für die Chinesen vor allem süß, für uns eher bitter schmeckt. Ginsenoside haben die Funktion des Süßen (= die Mitte tonisierend, nährend und befeuchtend), schmecken aber nicht immer süß. Im Süßholz dagegen schmecken sie süß.
- Immunopolysaccharide sind süß und gehören zu den Kohlehydraten. Sie wirken präventiv gegen Wind-Erkrankungen (sind z. B. in Echinacea enthalten).

Tatsächlich schmecken die Kräuter für europäische Gaumen meist weniger süß als viel mehr bitter. Zusätzlich sind unter den Tonika in der europäischen Tradition in besonderem Maße Bitterkräuter zu finden. Eine mögliche Erklärung dafür ist, dass sich die Ernährung in Europa immer schon von der in China unterschied, auch was den vergleichsweise höheren Anteil am Verzehr tierischer Eiweiße in Europa betrifft. Die vor allem in den Klöstern hergestellten Elixiere ad longam vitam (Langlebigkeitselixiere) schmeckten vornehmlich bitter und aromatisch (MPR 32f.). Hier stärkt der bittere Geschmack den Magen und hilft, die Energie abzusenken. Das Aromatische „weckt" die Milz und hilft ihr beim Transport. Aromatische Öle aktivieren die Zirkulation und bewegen Leber-Qi (vgl. MAG 2000a). Das Bittere wirkt trocknend und kann so den Funktionskreis Milz bei Feuchtigkeitsbelastung entlasten helfen.

Das warme Temperaturverhalten fördert das Yang Qi.

Um das Milz-Qi zu tonisieren, müssen diese Kräuter jedoch mit solchen aus der Gruppe der Digestiva und aus der Gruppe der Qi regulierenden Kräuter ergänzt werden. Im Falle von Schleim-Belastungen und Retention von Feuchtigkeit ist die Kombination mit Feuchtigkeit transformierenden und trocknenden Kräutern sinnvoll.

Der süße Geschmack, der am meisten nährend ist, geht bei den im Folgenden vorgestellten Pflanzen zurück auf
- den hohen Gehalt an Reservepolysacchariden (beim Alant),
- die Polysaccharide sowie Zucker bei Ginseng und Eleutherococcus,
- das Glycyrrhizin, das zur Gruppe der (normalerweise scharf schmeckenden) Saponine gehört, sowie Glukose, Saccharose und Stärke.
- Bei Convallaria und Crataegus ist der Anteil dieser Stoffe gering. Dafür besitzen sie und der Alant herzwirksame Glykoside bzw. Procyanidine, eine Form von Flavonoiden, die meist bitter schmecken.

Alant, Eleuterococcus und insbesondere Ginseng weisen Triterpensaponine auf. Die beim Ginseng als Ginsenoside bezeichneten Triterpene werden verantwortlich gemacht für die adaptogene Wirkung. Diese Stoffe sind in der Lage, die Anpassungsfähigkeit des Organismus gegenüber inneren und äußeren Störungen zu verbessern (vgl. WIC 255–258).

Die adaptogene Wirkung von Eleuterococcus, Ginseng und Alant hilft dem Patienten insbesondere, sich an Stresssituationen anzupassen und sie übt einen positiven Effekt bei Stress induzierten Erkrankungen aus.

Beim Alant sind deutlich Bitterstoffe der Sesquiterpenlaktone vertreten, die tonisierend auf die Mitte und darüber hinaus entzündungshemmend wirken. Polyacetylene im Ginseng haben eine antibakterielle, krebshemmende und Leber schützende Wirkung. Flavonoide im Süßholz haben einen süßen, leicht bitteren Geschmack und straffen das Gefäßsystem, wirken krampflösend und entzündungshemmend.

18.2 Qi-Tonika

18.2.1 Grundsätzliches

Mit Qì 氣 werden in der TCM die aktiven energetischen Prozesse des Menschen, also ihre nicht stofflichen Anteile, bezeichnet. Formen des Qi werden unterschieden nach

- der Herkunft innerhalb der Energie-Produktion des Organismus, z. B. Wèi Qì 卫气,
- dem Ort ihrer Zugehörigkeit, z. B. oberer Jiao 上焦,
- ihrer Funktion, z. B. Bau-Energie (Yíng Qì 营气), Abwehr-Energie (Wèi Qì 卫气), aufrechtes Qi (Zhèng Qì 正气),
- Funktionskreis Zang Fu, z. B. Milz-Qi, Magen-Qi, Lungen-Qi.

Allgemeiner Qi-Mangel zeigt sich als

- geringe körperliche und geistige Belastbarkeit,
- Antriebslosigkeit,
- Müdigkeit,
- blasse Gesichtsfarbe
- leichte Kurzatmigkeit
- leichtes Schwitzen tagsüber
- Anfälligkeit für Erkrankungen.

Die Symptome verschlechtern sich durch Aktivität und verbessern sich durch Ruhe. „Qi-Leere ist die erste und harmloseste Stufe von Schwäche-Zuständen." (MAC 2008: 438) Betroffen sind vor allem Kinder, alte Menschen, chronisch Kranke und Rekonvaleszente.

Qi ergänzende Kräuter dienen je nach ihren Eigenschaften dazu, den Allgemeinzustand des Patienten, eine bestimmte Qi-Form sowie das Qi eines Funktionskreises zu behandeln. Sie müssen je nach Diagnose häufig mit Yang- oder Blut-Tonika, aber auch mit bewegenden oder regulierenden sowie haltenden Kräutern kombiniert werden.

Typischerweise tritt Qi-Mangel bei den Funktionskreisen Milz/Magen, Lunge, Nieren und Herz auf. Im Zentrum stehen der Funktionskreis Milz, da er das Qi bildet, und die Lunge, da sie das Qi regiert. Beide produzieren über die Nahrung und die Atemluft das „nachhimmlische" Qi im Organismus, während die Nieren der Speicher des „vorgeburtlichen" Qi sind und diesen Energiebildungsprozess unterstützen.

18.2.2 Inula helenium

Siehe ▶ Abb. 18.1 und ▶ Tab. 18.1.

▶ **Tab. 18.1** Monografie Inula helenium.

Name (lat.)	Name (dt.)	Temperatur	Geschmack	Organbezug	Tagesdosis
Inula helenium, rad. (Helenii inula, rhiz.)	Alant, Wurzel	warm	süß, bitter, aromatisch-scharf	Lu, Mi, Ma	1–10 g getr. Droge zum Infus oder Dekokt; 2–4 ml Tinktur
Wirkbeschreibung			**Indikationen**		
Lungen-Qi tonisierend, absenkend Schleim transformierend Qi des Oberen 3-Erwärmers tonisierend			Schwächezustände, Atemnot, Kurzatmigkeit, rezidivierende Infekte Husten, Atemwegskatarrhe mit und ohne Schleim, Tuberkulose, Schwindsucht, Asthma, chronische Bronchitis allgemeine Erschöpfung, Neigung zu Erkältungen		
Milz- und Magen-Qi tonisierend, Qi der Mitte regulierend Feuchtigkeit und Schleim transformierend			Appetitmangel, Malabsorption, Maldigestion, physiolog. Verdauungsschwäche Anämie, Untergewicht, Müdigkeit Verdauungsblockaden, abdominelle Distension chronisch breiiger Stuhl Darm-Parasiten		
Uterus regulierend (emmenagog)			treibt Lochien und Nachgeburt (früher: Abortivum), Dysmenorrhöe		
Parasiten eliminierend			Befall mit unphysiolog. Erregern, auch Parasiten im Darm		

GES 261/62; MOH; CAN; PAN; HOL 243f.; LAB 104; COO 294; DIOS, I, Kap. 27; CUL 49, Negativmonografie Kommission E (Wirksamkeit nicht ausreichend belegt)

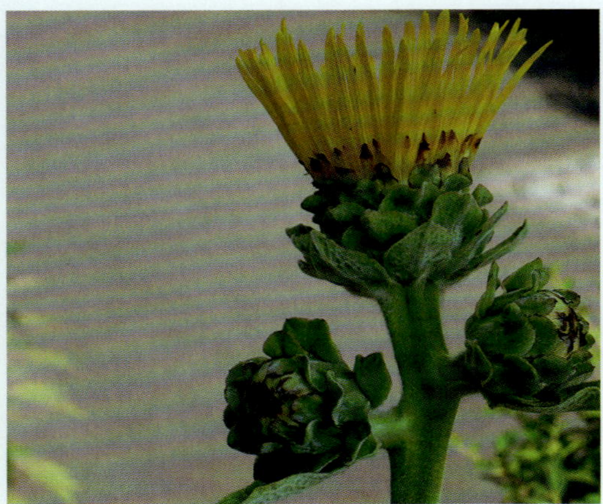

▶ **Abb. 18.1** Inula helenium.

N Nebenwirkungen

Wegen möglicher allergischer Reaktionen gegen Alantolaktone können höhere (als oben angegebene) Dosen zu Erbrechen, Durchfall, Krämpfen und Lähmungserscheinungen führen.

K Kontraindikationen

Schwangerschaft

18.2.3 Panax ginseng

Siehe ► Tab. 18.2.

► **Tab. 18.2** Monografie Panax ginseng.

Name (lat.)	Name (dt.)	Temperatur	Geschmack	Organbezug	Tagesdosis
Panax ginseng, rad. (Ginseng, rad.)	Roter Ginseng, Wurzel	neutral bis warm	süß, leicht bitter	Lu, Mi, Ma, He, Ni	3–6 g getr. Droge für Dekokt, 1,5–4,5 ml Tinktur
Wirkbeschreibung			**Indikationen**		
Qi ausgeprägt stärkend			ausgeprägter allgemeiner Qi-Mangel Yang-Qi-Kollaps-Syndrom: Erschöpfung, Kurzatmigkeit, flache Atmung, kalter Schweiß und kalte Gliedmaßen (in solchen Fällen Panax ginseng hoch dosiert als Einzelkraut verwenden)		
Milz- und Magen-Qi stärkend			Lethargie, Müdigkeit, Appetitverlust, gespanntes Abdomen, chronische Diarrhöe Organprolaps (Magen, Uterus, Rektum)		
Lungen-Qi tonisierend			Kurzatmigkeit, Keuchen, rasche Erschöpftheit spontane Schweiße		
Produktion von Säften anregend, Durst lindernd			Durst erzeugende, Qi und Säfte mindernde Erkrankungen, insbesondere durch hohes Fieber, extremes Schwitzen, Blutverlust		
Herz und Shen nährend und beruhigend (bei Qi- und Blut-Mangel)			Palpitationen, Ängstlichkeit, Unruhe, Schlafstörungen Vergesslichkeit, Konzentrationsmangel		
Yuan-Qi-Schwäche			Rekonvaleszenz Altersschwäche Immunschwäche		

JUN 284; ENG 668; KAL 61; POR (1978) 419, Positivmonografien Kommission E, WHO

Cave

Vorsicht bei Leere-Hitze, Hypertonie

18.2.4 Eleutherococcus senticosus

Siehe ► Abb. 18.2 und ► Tab. 18.3.

► **Tab. 18.3** Monografie Eleutherococcus senticosus.

Name (lat.)	Name (dt.)	Temperatur	Geschmack	Organbezug	Tagesdosis
Eleutherococcus senticosus, rad.; Acanthopanax senticosus, rad.	Taigawurzel; Sibirischer Ginseng; Teufelsbusch	warm	süß, scharf, bitter	Ni, He, Lu, Le	1–5 g getr. Droge für Dekokt; 1,5–4,5 ml Tinktur
Wirkbeschreibung			**Indikationen**		
Herz-Qi und Herz-Yang stärkend			Konzentrationsmangel, depressive Verstimmung, Lustlosigkeit; Engegefühl der Brust;		
Nieren-Qi und Nieren-Yang stärkend			Libidomangel; Infertilität (Spermien zu langsam), Harnverhalten; schwache Knochen, Schwäche der unteren Extremitäten, nachlassende Konzentrations- und Leistungsfähigkeit, Erschöpfung, Rekonvaleszenz		
Lungen-Qi/Wei Qi tonisierend			Spontanschweiße, chronische Bronchitiden, Infektanfälligkeit, virale Erkrankungen		
Leber regulierend			psychische Verfassung je nach Ausgangslage anregend oder beruhigend, z. B. bei Stress (= adaptogene Wirkung)		

HIL 278f.; PAH 371; Positivmonografien Kommission E, ESCOP, WHO

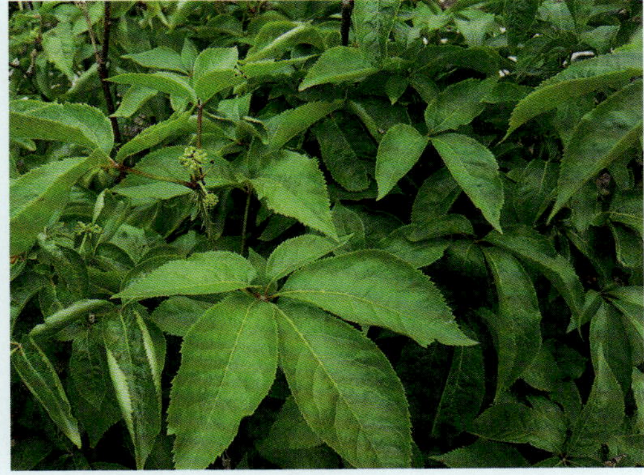

► **Abb. 18.2** Eleutherococcus senticosus.

Cave

Hypertonie, Yin-Leere und Leere-Hitze, Herzinfarkt-Patienten

18.2.5 Glycyrrhiza glabra

Siehe ► Abb. 18.3 und ► Tab. 18.4.

► **Tab. 18.4** Monografie Glycyrrhiza glabra.

Name (lat.)	Name (dt.)	Temperatur	Geschmack	Organbezug	Tagesdosis
Glycyrrhiza glabra, rhiz.	Süßholz, Wurzel	neutral-kühl	süß	Mi, Ma, Lu, alle Leitbahnen	0,5–12 g getr. Droge für Infus/ Dekokt; 1–7,5 ml Tinktur
Wirkbeschreibung			**Indikationen**		
Milz und Magen tonisierend, Qi vermehrend			Appetitlosigkeit, ungeformter Stuhl, Magersucht, Mattigkeit, Dyspepsie, Sodbrennen, Krämpfe und Schmerzen im Abdomen		
Herz stärkend			Palpitationen, Schlafstörungen, emotionale Labilität		
Hitze aus dem Yang Ming (Magen, Darm) klärend			Gastritis, Ulzera, Colitis, Magen- und Eingeweidespasmen und Schmerzen		
Lungen-Trockenheit befeuchtend, Schleim ableitend			trockener, wunder Rachen; trockener (Reiz-) Husten, schwierig abzuhustender Schleim, Asthma bronchiale		
Toxische Hitze und Nässe-Hitze klärend			Karbunkel, Furunkel, Dermatitis, Halsentzündung		
Wirkung anderer Kräuter abpuffernd und Geschmack mildernd, Toxizität bestimmter Mittel abmildernd			Einnahme scharfer, drastisch, heftig wirkender Kräuter, auch Bestrahlung, Chemotherapie		

POR (1978) 425f., (ROS (2009) 110f., JUN 292, MOH, BIE, Positivmonografien Kommission E, ESCOP, WHO

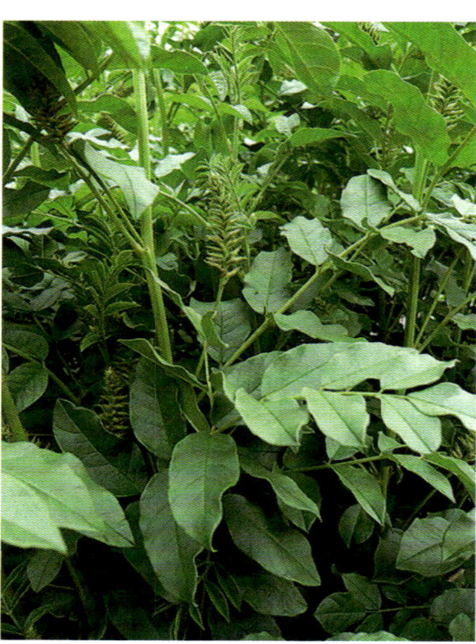

► **Abb. 18.3** Glycyrrhiza glabra.

Cave

hohe Dosierung bei Langzeitanwendung; nicht länger als 4–6 Wochen anwenden

Kontraindikationen

cholestatische Lebererkrankungen, Leberzirrhose, arterielle Hypertonie, Hyperkaliämie, schwere Niereninsuffizienz, Schwangerschaft (WHO-Monografie)

18.2.6 Convallaria majalis

Siehe ▸ Tab. 18.5.

▸ **Tab. 18.5** Monografie Convallaria majalis.

Name (lat.)	Name (dt.)	Temperatur	Geschmack	Organbezug	Tagesdosis
Convallaria majalis, herb.	Maiglöckchen, Kraut	neutral	bitter, leicht süß	He, Ni	Tinktur (1 : 10) 10–36 Tr. (0,5–1,2 ml)*
Wirkbeschreibung			**Indikationen**		
Herz-Qi stärkend			chronisches Cor pulmonale, (altersbedingte) Herzinsuffizienz, leichte Belastungsinsuffizienz, Herzarrhythmien, Palpitationen, nervöse Herzbeschwerden, kardiale Ödeme Hypotonie, Schwindel, Vergesslichkeit		
Herz-Blut regulierend und bewegend			Angina pectoris, herzbedingte Thoraxschmerzen		
inneren Wind sedierend			Epilepsie, Apoplex, Schlaganfallprophylaxe (alte Indikation)		

JÄN 340, KRA 82, GES 141f., PAH 219f., ROS (2009), KAO (1987), HIL 213, Positivmonografie Kommission E

* **Dosierung** Mittlere Tagesdosis 0,6 g Pulver des getrockneten Maiglöckchenkrauts. Wegen der besseren Dosierbarkeit ist die Tinktur angezeigt.

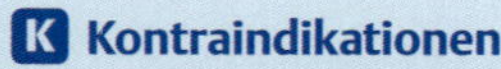

Kontraindikationen

Therapie mit Digitalisglykosiden, Kaliummangelzustände

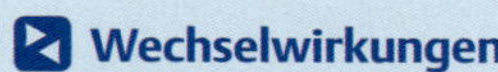

Wechselwirkungen

Kaliumverluste durch andere Arzneimittel können verstärkt werden.

18.2.7 Crataegus oxyacantha

Siehe ▶Abb. 18.4 und ▶Tab. 18.6.

▶**Tab. 18.6** Monografie Crataegus oxyacantha.

Name (lat.)	Name (dt.)	Temperatur	Geschmack	Organbezug	Tagesdosis
Crataegus oxyacantha, flor./fol..	Weißdorn, Blüten/Blätter	kühl	süß, sauer	He	2–10 g getr. Droge zum Infus; 3–7,5 ml Tinktur
Wirkbeschreibung			**Indikationen**		
Herz-Qi tonisierend			Myokardschwäche, leichte Herzinsuffizienz, chronisches Cor pulmonale, Hypotonus, Kreislaufschwäche, Palpitationen, Erschöpfung		
Herz-Blut bewegend			Druck- und Engegefühl in der Brust, Angina pectoris, Arteriosklerose der Herzkranzgefäße, funktionelle Herzbeschwerden		
Herz-Qi stabilisierend			plötzliche Erschöpfungszustände, Herzneurose, Mischformen von funktionellen und organischen Herzleiden, labiler Blutdruck, Palpitationen, bradykale Herzrhythmusstörungen, Schlafstörungen, emotionale Labilität, Aufmerksamkeitsdefizit, Hyperaktivität		
Fructus nach chinesischer Materica medica: Blockaden von Qi und Blut im Magen lösend			Retention von Nahrung (besonders fettiger Speisen), begleitet von Schmerzen im Epigastrium und Abdomen		

GES 380, ROS (2006), KAL 122ff., JÄN 563, MON 152, SLZ, HOL, TAS, Positivmonografien Kommission E, ESCOP, WHO

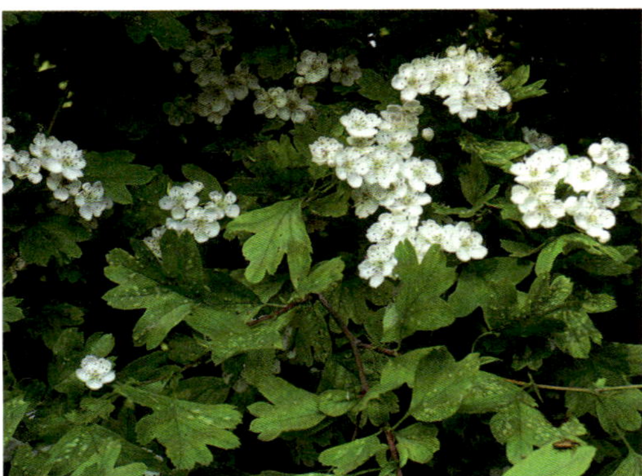

▶**Abb. 18.4** Crataegus oxyacantha.

18.2.8 Cytisus scoparius (Sarothamnus scoparius)

Siehe ► Tab. 18.7

► **Tab. 18.7** Monografie Cytisus scoparius.

Name (lat.)	Name (dt.)	Temperatur	Geschmack	Organbezug	Tagesdosis
Cytisus scoparius, herb. (Sarothamnus scoparius, flor.)	Besenginster, Kraut	neutral	bitter	He, Ni, Bl, Uterus	Tinktur: 15–75 Tr.

Wirkbeschreibung	Indikationen
Herz-Qi regulierend und stärkend	funktionelle Herz- und Kreislaufbeschwerden: Herzrhythmusstörungen aller Art, Palpitationen, Bradykardie, Tachykardie, Arrhythmien (Reizleitungsstörungen) Hypotonie, Herz-Schwäche mit Erschöpfung
Feuchtigkeit ausleitend, harntreibend, Lymphe und Schleim bewegend	Wassersucht, Ödeme infolge Herz-Schwäche, Blasen- und Nierensteine rheumatische Beschwerden, Gicht (erhöhte Harnsäure)
Uterus regulierend und anregend, Wehen fördernd	schwacher Tonus und verminderte Kontraktionskraft des Uterus starke Menstruationsblutung, Blutungen nach der Geburt

HHB, FEM, PWH 152, ROS (2009) 228, LPH 77, HIL 238, PAH 78, SCW 142, JÄN 50, Positivmonografie Kommission E

N Nebenwirkungen

bei Überdosierung: Übelkeit, Erbrechen, Diarrhöe, Somnolenz, Motilitätsstörungen und Konvulsionen

K Kontraindikationen

Schwangerschaft, Hypertonus

Wechselwirkungen

Wegen des Tyramingehalts der Droge sollte eine gleichzeitige Behandlung mit Monoaminoxidase-(MAO-)Hemmstoffen vermieden werden, da dies hypertensive Krisen auslösen könnte.

Hinweis Fertigarzneimittel: Spartiol Cardiohom Urtinktur (Klein)

18.2.9 Weitere ausgewählte Kräuter, die Qi tonisieren

- Angelica arch., rad. (► Kap. 14.2.1)
- Alpinia off., rhiz. (► Kap. 8.2.5)
- Artemisia abs., herb. (► Kap. 10.2.2)
- Gentiana lut., rad. (► Kap. 10.2.1)
- Juniperus, fruct. (► Kap. 8.2.6)
- Centella/Hydrocotyle asiatica
- Cnicus benedictus, herb. (► Kap. 9.2.15)
- Schisandra chin., fruct. (► Kap. 19.2.6)

18.3 Rezepturen

18.3.1 Erschöpfung (Qi- und Blut-Mangel, unregelmäßiges Herz-Qi)

Siehe ▸Tab. 18.8.

▸**Tab. 18.8** Rezeptur Erschöpfung

Kräuter	Teil	Temperatur	Geschmack	Wirkung in der Rezeptur
Panax ginseng, rad.	1	neutral bis warm	süß, leicht bitter	Nieren tonisierend, zus. mit Gentiana Milz- und Nieren-Qi fördernd, Shen beruhigend
Gentiana lut., rad.	1	kühl-neutral	bitter	Umwandlung und Transport (Yun Hua) stärkend, zus. mit Ginseng Mitte tonisierend
Glycyrrhiza, rad.	½	neutral-kühl	süß	zusammen mit Ginseng und Gentiana Milz und Magen tonisierend, Herz harmonisierend
Crataegus ox., flor./fol.	2	kühl	süß, sauer	zusammen mit Convallaria Herz-Qi stärkend, Herz stabilisierend
Convallaria maj., herb.	3 × 12 Tr.	neutral	bitter, leicht süß	zusammen mit Crataegus Herz-Qi stärkend

Mischung 1: Ginseng, Gentiana, Glycyrrhiza
Mischung 2: Crataegus (getr.)
Convallaria-Tinktur

Zubereitung und Dosierung 3 gehäufte TL der Mischung 1 in 1 l Wasser einmal aufkochen, dann auf geringer Hitze ca. 10 Min. simmern lassen, dann 1 gehäuften TL Crataegus zufügen und ca. 5 Min. neben dem Herd bedeckt ziehen lassen; danach abseihen und in einer Thermoskanne aufbewahren. Den Tee in 3 Portionen mit jeweils 12 Tropfen Convallaria-Tinktur über den Tag verteilt trinken, vorzugsweise vor den Mahlzeiten.

Symptome und Befunde

- Appetitlosigkeit, Verdauungsschwäche, weiche Stühle
- Müdigkeit, Erschöpfungszustände
- Palpitationen und/oder Herzrhythmusstörungen im Zusammenhang mit emotionaler Anspannung
- unruhiger Schlaf
- **Puls:** dünn (Xi), schwach (Ruo), evtl. unregelmäßig (Jie)
- **Zungenkörper:** blass, evtl. schlaff

Mögliche Syndrom-Beteiligung Herz-Qi- und Blut-Mangel

Therapieprinzip

- Herz nähren.
- Shen beruhigen.
- Mittleren 3-Erwärmer harmonisieren.

18.3.2 Körperliche und mentale Erschöpfung und Depression (Qi-Schwäche der Mitte, von Lunge und Herz)

Siehe ► Tab. 18.9.

► **Tab. 18.9** Rezeptur Körperliche und mentale Erschöpfung und Depression.

Kräuter	Teil	Temperatur	Geschmack	Wirkung in der Rezeptur
Inula hel., rad.	1	warm	süß, bitter, aromatisch-scharf	Milz- und Magen-Qi tonisierend, Qi der Mitte regulierend, Lungen-Qi tonisierend, absenkend
Eleutherococcus sent., rad.	1	warm	süß, scharf, bitter	Herz-Qi und Herz-Yang stärkend, Nieren-Qi und Nieren-Yang stärkend
Gentiana lut., rad.	1	kühl (-neutral)	bitter	Umwandlung und Transport (Yun Hua) stärkend, zus. mit Inula Mitte tonisierend
Zingiber, rhiz.	frisch*	heiß	scharf, aromatisch	Herz-Qi tonisierend und bewegend, Milz und Magen wärmend
Crataegus ox., flor./fol.	1	kühl	süß, sauer	zusammen mit Eleutherococcus Herz-Qi und Shen stabilisierend
Rosmarin off., fol.	1	warm	aromatisch, bitter, scharf	Herz-Qi tonisierend und bewegend, so Crataegus unterstützend, Depression entgegen wirkend, Verdauungsprozess der Mitte stärkend, Leber-Qi bewegend

* 3 Scheiben zerkleinert pro Abkochung
Mischung 1: Inula, Eleutherococcus, Gentiana (getr)., Zingiber (frisch)
Mischung 2: Crataegus, Rosmarin

Zubereitung und Dosierung Tagesdosis: 10 g der Mischung 1 und 3 Scheiben frischen Ingwer in 1 l Wasser einmal aufkochen, dann auf geringer Hitze ca. 10 Min. simmern lassen, vom Herd nehmen und Crataegus und Rosmarin zufügen, ca. 5 Min. bedeckt ziehen lassen, danach abseihen und in einer Thermoskanne aufbewahren. Den Tee in 3 Portionen über den Tag verteilt trinken, vorzugsweise vor den Mahlzeiten.

Symptome und Befunde

- Schwächezustände, verstärkt bei Belastung
- Appetitmangel, Malabsorption
- Spontanschweiße, Kurzatmigkeit bei Anstrengung
- Infektanfälligkeit und Neigung zu Erkältungen
- Müdigkeit, Kraftlosigkeit
- Neigung zu Kälte
- Konzentrationsmangel
- depressive Verstimmung
- **Puls:** schwach (Ruo), leer (Xu)
- **Zungenkörper:** blass, blasse Ränder, evtl. geschwollene Ränder mit Zahneindrücken; dünner, weißlicher Belag

Mögliche Syndrom-Beteiligung

- Milz- und Magen-Qi-Leere
- Lungen-Qi-Leere
- Herz-Qi-Leere

Therapieprinzip

- Qi stärken.
- Herz nähren.
- Mitte stärken.

18.4 Yang-Tonika

18.4.1 Grundsätzliches

Unter Yang-Mangel (Yáng Xu Zhèng 阳虚证) wird ein Mangel an physiologischer Wärme verstanden. Das Yang Qi ist für den aktiven Aspekt des Körpers und die Wärmung verantwortlich und beruht auf dem physiologischen „Feuer", der „ Lebenswärme" (Porkert) des Organismus.

Leere- oder Mangel-Kälte äußert sich symptomatisch als:

- (inneres) Kältegefühl, kalte Extremitäten
- matt-blasses Gesicht
- fehlender Durst
- Lustlosigkeit, Müdigkeit
- spontanes Schwitzen
- weicher Stuhl, klarer, reichlicher Urin
- **Puls:** tief, langsam oder schwach
- **Zungenkörper:** blass; dünner, weißer Zungenbelag

Ausformungen der Yang-Leere in den Zang

Einen Yin- und Yang-Aspekt haben alle Zang Fu, klinisch betroffen von Yang-Mangel sind jedoch vor allem die Zang Milz, Herz und Niere. Insofern stützen die in dieser Gruppe versammelten Kräuter vor allem die aktiven Lebensäußerungen dieser Zang.

Neben einem konstitutionellen Yang-Mangel sind vor allem körperliche Erschöpfung, chronische, Kräfte zehrende Erkrankungen, über lange Zeit bestehender Stress, Angst- und Panikzustände, viele Geburten sowie fortgeschrittenes Alter für Yang-Mangel verantwortlich.

Besondere Bedeutung für die Ätiologie des Yang-Mangels in allen drei Zang hat der Milz-Qi- bzw. Yang-Mangel, der in Diätfehlern (übermäßiger Verzehr energetisch kalter Nahrung, fetter und sehr süßer Nahrungs- und Genussmittel) und chronischer Kälte- und Feuchtigkeitsexposition seine Ursache hat. Ihm geht Milz-Qi-Mangel voraus, der ebenfalls durch Diätfehler, aber auch durch chronische geistige und körperliche Überarbeitung, entsteht.

Yang-Qi-Mangel der Milz äußert sich als

- darniederliegende Verdauung
- Diarrhöe
- Kältegefühl
- Müdigkeit
- Appetitverlust

Mit Ausnahme der Yohimberinde stärken und wärmen alle in dieser Gruppe versammelten Kräuter auch deutlich das Milz-Qi. Ihr Schwerpunkt liegt jedoch in der Wärmung des Nieren-Yang.

Die Niere beherbergt das Feuer des Lebenstores (Mìng Mén 命门), das bei Yang-Mangel seiner Funktion, den Körper zu wärmen, nicht mehr genügend nachkommen kann. Zudem ist die Niere der Sitz der angeborenen Konstitution und der Essenz (Jing 精). Das Nieren-Yang wird als Ursprung des Yang aller Zang angesehen. Es kommt zu:

- Schmerzen und Kältegefühl in der Lumbalregion
- Kältegefühl und Schwäche in Beinen und Knien
- mangelnder Libido
- Impotenz, Ejaculatio praecox beim Mann, Amenorrhöe, Unfruchtbarkeit bei der Frau

Die Nieren beherbergen den Willen (Zhì 志), der bei Yang-Leere an Stärke verliert. Die Betroffenen verlieren ihren Antrieb und ihre Initiative, mithin ihr Lebensziel, sie sind depressiv, sorgen sich und sind ängstlich, gepaart mit körperlicher und geistiger Erschöpfung.

Wie der Milz-Yang-Mangel, so ist auch Herz-Yang-Mangel eine Folge vorangehenden Qi-Mangels in diesen Zang. Herz-Yang-Mangel kann eine direkte Folge von Nieren-Yang-Mangel sein.

Beim Herz zeigt sich Yang-Mangel als Qi-Mangel mit

- Palpitationen,
- Dyspnoe,
- Müdigkeit,
- Schwitzen,
- zusätzlichem Kältegefühl in den Extremitäten,
- Engegefühl im Thorax.

Die Unterscheidung von Qi-Tonisierung und Yang-Tonisierung ist eher eine technische, da die Übergänge und Gemeinsamkeiten zwischen den Kräutern dieser Gruppen fließend sind. Insofern finden Kräuter dieser Gruppen häufig gemeinsame Verwendung in den gleichen Rezepturen.

Therapieprinzip

Üblicherweise beziehen sich die Yang-Tonika in erster Linie auf die Stärkung des Nieren-Yang, während Yang-Leere von Milz und Herz eher mit Kräutern der Gruppe, die das Innere wärmen, behandelt werden. Diese haben zum Ziel, Kälte zu vertreiben, das zusammenbrechende Yang wieder hervorzubringen, die Blut-Zirkulation und die Yang-Funktionen zu beleben.

Der hier zur Diskussion stehende Yang-Mangel, vor allem der Niere, zeigt neben Zang Fu bezogenen Funktionsschwächen insbesondere eine „systemische Erschöpfung" (BEN 1996: 306). Geeignet sind dafür Kräuter von neutralem bis warmem Temperaturverhalten, die das Yang stetig und nicht akut vermehren sollen. Da sich Nieren-Yang und -Yin gegenseitig bedingen, ist generell zu bedenken, bei einer Stärkung des Yang zugleich die Yin-Wurzel zu tonisieren, möglicherweise auch das Blut.

Vorsicht ist bei Patienten mit Yin-Schwäche bzw. mit Hitze-Zeichen geboten, denn Yang tonisierende Kräuter können das Yin verletzen und so die Entstehung von Leere-Hitze fördern. In solchen Fällen werden Yang-Tonika zusammen mit Struktur gebenden (Blut, Yin aufbauenden) Kräutern verschrieben. Es kann auch notwendig sein, gleichzeitig Hitze eliminierende Kräuter zu verabreichen.

Die hier vorgestellten Yang-Tonika zählen traditionell zu den Aphrodisiaka, Mitteln zur Belebung oder Steigerung der Libido.

Energetische Eigenschaften

Allein die Sabalfrüchte haben durch ihre Polysaccharide einen süßen Geschmack (neben ihrem sauren Geschmack) und eignen sich als Langzeit-Tonikum für das Nieren- und Milz-Yang-Qi. Satureja, Apium und Turnera weisen auf Grund ihrer ätherischen Öle eine scharfe und aromatische Natur auf und eignen sich besonders dazu, Erschöpfungsdepressionen zu lindern und zugleich die danieder liegende Libido zu fördern. Der bittere Geschmack in allen genannten Kräutern fördert in unterschiedlichem Maße die Funktion der „Mitte".

Einzig Yohimberinde, die erst im 19. Jahrhundert Eingang in die europäische Kräuterheilkunde gefunden hat, hat eine Wirkung auf das Nieren- und Herz-Yang, mithin auf die Wasser-Feuer-Achse. Insbesondere ein Alkaloid, vor allem Yohimbin, wird für ihre Wirkung verantwortlich gemacht, sexuelle Dysfunktionen beim Mann zu überwinden und zugleich das Herz-Yang zu stärken.

18.4.2 Satureja hortensis

Siehe ▶ **Abb. 18.5** und ▶ **Tab. 18.10**.

▶ **Tab. 18.10** Monografie Satureja hortensis.

Name (lat.)	Name (dt.)	Temperatur	Geschmack	Organbezug	Tagesdosis
Satureja hortensis, herb.	Bohnenkraut	warm	scharf, etwas brennend, aromatisch, etwas bitter	Mi, Ma, Ni, Lu, Le	2–5 g getr. Droge zum Infus

Wirkbeschreibung	**Indikationen**
Nieren-Yang tonisierend Inneres wärmend	chronisch breiiger Stuhl Müdigkeit tagsüber mangelnde Libido
Milz- und Magen-Qi stärkend Mitte erwärmend	Verdauungsschwäche chronisch breiiger Stuhl, Diarrhöe Appetitlosigkeit Kalte-Nässe im Darm Hyperlipidämie
Wind-Kälte ableitend	Wind-Kälte Halsentzündung Husten Bronchitis Kälte-Schleim in der Lunge Asthma
Qi regulierend	Magenkrämpfe (Kälte) Blähungen
Parasiten ausleitend	Wurmbefall

JÄN 70, PAH 91, SCW 308, HOL 662, WIL 78, MIH, PWH 273

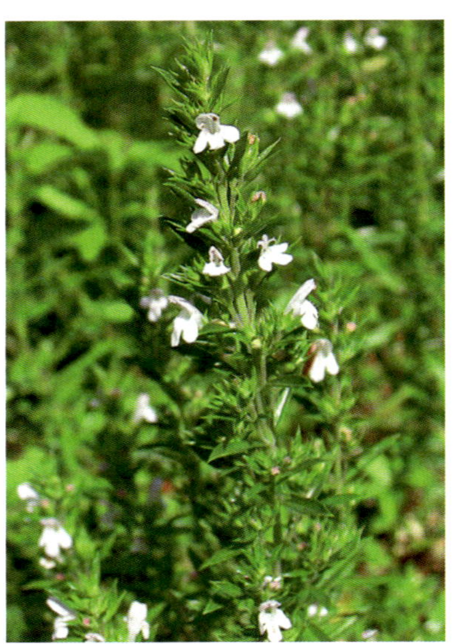

▶ **Abb. 18.5** Satureja hortensis.

18.4.3 Apium graveolens

Siehe ► Tab. 18.11.

► **Tab. 18.11** Monografie Apium graveolens.

Name (lat.)	Name (dt.)	Temperatur	Geschmack	Organbezug	Tagesdosis
Apium graveolens, sem.	Sellerie, Samen	neutral	scharf (würzig-aromatisch), leicht bitter, etwas süß	Le, Ma, Ni, Bl	1–6 g getr. Droge zum Infus, 2–5 ml Tinktur

Wirkbeschreibung	**Indikationen**
Nässe-Hitze ausleitend Nässe-Hitze von der Blase ableitend	Harnwegsinfekte, Zystitis Ödeme Arthritis, Gicht rheumatische Erkrankungen
Qi regulierend und bewegend	Übelkeit, Appetitmangel Völlegefühl, abdominelles Spannungsgefühl, Flatulenz, Verdauungsstörungen/Dyspepsie Darmkoliken
Qi und Yang von Nieren unterstützend	Abgeschlagenheit Neurasthenie Depression, Erschöpfung Libidomangel, Impotenz
Kälte aus dem Uterus vertreibend	Amenorrhöe, verspätete/unregelmäßige Menstruation

KHA, PAH, CUL, GES 308, HOL 599, ROS (2009) 22, WIL 448, MON 54, Negativmonografie Kommission E

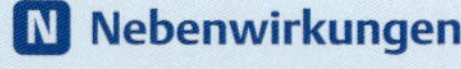

N Nebenwirkungen

allergische Reaktionen möglich; kann fotosensibilisierend wirken

K Kontraindikationen

entzündliche Nierenerkrankungen, Schwangerschaft

18.4.4 Turnera diffusa

Siehe ► Tab. 18.12.

► **Tab. 18.12** Monografie Turnera diffusa.

Name (lat.)	Name (dt.)	Temperatur	Geschmack	Organbezug	Tagesdosis
Turnera diffusa, herb.	Damiana, Blätter	warm	scharf, aromatisch, bitter	Ni, Mi, Darm	2–8 g getr. Droge zum Infus, 1–3 ml Tinktur
Wirkbeschreibung			**Indikationen**		
Qi und Yang der Nieren tonisierend			Erschöpfung, Lethargie, nervöse Erschöpfung, geistige Überforderung, depressive Verstimmung, Ängstlichkeit mangelnde Libido, sexuelle Schwäche Prostataleiden		
Yang von Milz und Darm tonisierend			träge (kalte) Verdauung, Appetitlosigkeit nervös bedingte Dyspepsie, atonische Obstipation		

HOL 300, ROS (2006), MON 466, JÄN 106, Negativmonografie Kommission E (mangelnder Wirksamkeitsnachweis)

18.4.5 Sabal serrulata

Siehe ▶ Abb. 18.6a und b und ▶ Tab. 18.13.

▶ **Tab. 18.13** Monografie Sabal serrulata.

Name (lat.)	Name (dt.)	Temperatur	Geschmack	Organbezug	Tagesdosis
Sabal serrulata, fruc.	Sägepalme, Früchte (Sabalfrüchte)	neutral	süß, etwas sauer	Ni, Bl, Mi, Lu	Droge in Pulverform: 0,5–1 g zum Infus; Rohdroge: 1–3 g zum Dekokt, Tinktur 1–6 ml; auch als Fertigarzneimittel
Wirkbeschreibung			**Indikationen**		
Qi der Urogenitalorgane stärkend, Feuchtigkeit aus dem Unteren Erwärmer ausleitend			Entzündungen im Urogenitaltrakt Blasen-/Prostatairritationen, Reizblase, Inkontinenz Enurisis benigne Prostatahypertrophie mit Miktionsbeschwerden		
Nieren-Yang tonisierend			Infertilität; Impotenz; Libidomangel nervöse Erschöpfung; Auszehrung Kälte-Zustände in Urogenitalbereich bzw. Uterus		
Milz- und Magen-Yang-Qi stärkend			Müdigkeit Appetitlosigkeit Untergewicht; Gewichtsverlust Anorexie Malabsorption, Muskelschwund		
Lungen-Yin nährend und Trockenheit befeuchtend			trockener Husten/Reizhusten trockene Kehle/Mund, Heiserkeit		

KRA (2000) 103, JÄN 451, HOL 294, BÜH 263, LPH 282, Positivmonografien Kommission E, WHO

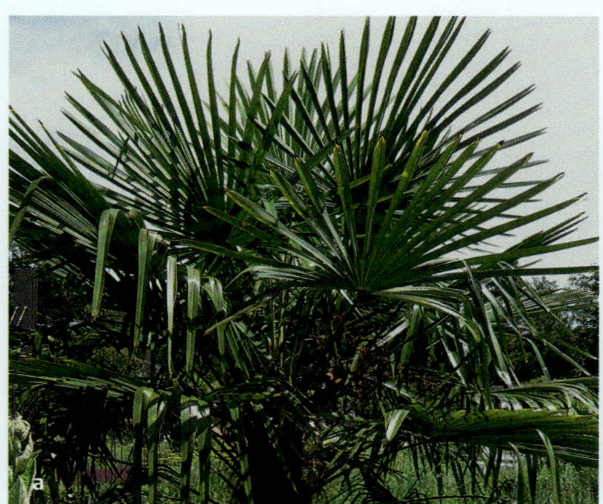

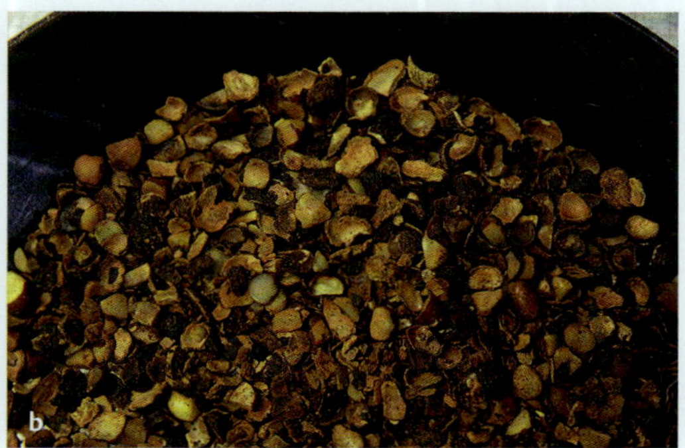

▶ **Abb. 18.6** Sabal serrulata.
a Baum
b Früchte

18.4.6 Yohimbe

Siehe ▸ Tab. 18.14.

▸ **Tab. 18.14** Monografie Yohimbe.

Name (lat.)	Name (dt.)	Temperatur	Geschmack	Organbezug	Tagesdosis
Yohimbe, cort., (Pausinystalia yohimbe cort.)	Yohimbe, Rinde/Potenzholz	warm	bitter	Ni, He	0,75–1,5 g zum Dekokt; Tinktur 18 Tropfen
Wirkbeschreibung			**Indikationen**		
Nieren-Yang tonisierend			sexuelle Dysfunktion, Libidomangel, Erektionsstörungen bei Männern Harninkontinenz Gewichtsverlust, Erschöpfung		
Herz-Yang-Qi tonisierend			Hypertonie, erhöhte Herzfrequenz, Kopfschmerzen, Angstzustände, Schwindel, Übelkeit, Erbrechen, Schlafstörungen		

REI, KAP, SCW 340, HIL (2: 131), PAH 484, JÄN 574, Negativmonografie Kommission E (mangelnder Wirksamkeitsnachweis)

Zubereitung und Dosierung Der schwankende Wirkstoffgehalt erschwert die Dosierung. Da die Wirkstoffe nur schwer in Wasser löslich sind, sollte die zerkleinerte Rinde unter Zusatz von Zitronensaft etwa 10 Min. lang ausgekocht werden. Sicherer zu dosieren ist die Tinktur. Mit wenigen Tropfen (3 × 3 Tr.) beginnen und langsam steigern auf 18 Tropfen pro Tag.

K Kontraindikationen

- Nieren- und Lebererkrankungen, psychiatrische Erkrankungen
- Schwangerschaft und Stillzeit
- Erregungszustände, Schwindel, Kopfschmerzen, Schlaflosigkeit, Angstzustände

! Beachte: Mit Vorsicht zu verwenden bei Patienten, die Medikamente gegen Hypertonie, trizyklische Antidepressiva oder Phenothiazine (Arzneimittel für psychische Erkrankungen wie Schizophrenie) einnehmen.
Nicht geeignet zur Langzeitbehandlung.

18.4.7 Weitere Kräuter, die Yang tonisieren

- Scilla maritima, bulb. (▸ **Kap. 7.2.11**)
- Apium graveolens, rad. (▸ **Kap. 7.2.10**)
- Rosmarinus, fol. (▸ **Kap. 9.2.11**)
- Arnica montana, herb./flor. (▸ **Kap. 13.2.5**)
- Anacyclus pyrethrum, rad. (▸ **Kap. 16.2.3**)
- Syzygium arom., fruct.
- das Innere wärmende Kräuter (▸ **Kap. 8**)

18.5

Rezepturen

18.5.1 Erschöpfungssyndrom mit Kälte und Depression (Nieren-Yang-Leere)

Siehe ► Tab. 18.15.

► **Tab. 18.15** Rezeptur Erschöpfungssyndrom mit Kälte und Depression.

Kräuter	Menge	Temperatur	Geschmack	Wirkung in der Rezeptur
Mischung 1: Panax ginseng, rad.	55 g	neutral bis warm	süß, leicht bitter	Yang belebend, Milz- und Magen-Qi stärkend Säfteproduktion anregend Herz und Shen nährend und beruhigend
Sabal serr., fruct.	50 g	neutral	süß, etwas sauer	Nieren-Yang tonisierend, so Erschöpfung lindernd Milz- und Magen-Yang-Qi stärkend, so Appetit fördernd
Avena sat., fruct.	30 g	neutral	süß	Nieren-Qi (und -Yang) stärkend Shen harmonisierend, nährend Nieren-Yin und Essenz nährend
Equisetum arv., herb.	20 g	kühl	fad, leicht bitter und süß und salzig, adstringierend	Nieren-Yin u. Jing schützend Leber- und Nieren-Yin, Jing bewahrend
Mischung 2: Turnera diff., herb.	55 g	warm	scharf, aromatisch, bitter	Qi und Yang der Nieren tonisierend Yang von Milz tonisierend depressive Verstimmung und sexuelle Schwäche bessernd
Hypericum perf., herb.	40 g	kühl-warm	leicht bitter, süß, adstringierend	Depression, nervöse Erschöpfung bessernd
Juniperus, fruct.	30 g	warm	süß, würzig-scharf, leicht bitter	Nieren-Qi und Nieren-Yang tonisierend und wärmend: Rücken und Extremitäten wärmend, Depression und Erschöpfung lindernd, Willen stärkend

Mischung 1: Ginseng, Sabal, Avena, Equisetum
Mischung 2: Turnera, Hypericum, Juniperus

Zubereitung und Dosierung Von jeder Mischung werden 140 g bestellt. 7 g Mischung 1 zum Dekokt, nach dem Kochen 7 g Mischung 2 hinzufügen (Infus). Tagesdosis 14 g, Rezeptur für ca. 20 Tage.

Symptome und Befunde

- körperliche Erschöpfung, Kraftlosigkeit
- verringerter Stoffwechsel
- Kältegefühl in Gliedmaßen und Rückenregion
- Erschöpfungsdepression, Sorge, Angstgefühl
- Müdigkeit
- **Puls:** schwach (Xu), tief (Chen), langsam Chi)
- **Zungenkörper:** sehr blass, feucht

Syndrome

- Nieren-Yang-Leere
- Milz-Qi-Leere

Therapieprinzip

- Niere stärken und wärmen.
- Milz-Qi fördern.

18.6

Blut nährende Kräuter

18.6.1 Grundsätzliches

Blut (Xuè 血) gilt in der Chinesischen Medizin als eine Form des Qi und hat eine dichte, materielle und substanzielle Form. Es zirkuliert mit dem Qi durch den ganzen Körper und ist mit ihm untrennbar verbunden. Blut hat die Funktion, den Körper zu ernähren, zu befeuchten und den Geist (Shén 神) zu beherbergen. Das Blut, so heißt es in der Chinesischen Medizin, ist die Mutter des Qi und das Qi ist der Befehlshaber des Blutes.

Bei Blut-Mangel-Syndromen werden Kräuter dieser Gruppe eingesetzt, um Blut- oder Säftebildung anzuregen und zu stützen. Blut-Mangel äußert sich in Symptomen und Befunden wie:

- blasses Gesicht (blassweiß oder fahlgelb)
- Schwindelgefühle
- Vergesslichkeit
- Taubheit oder Kribbeln in den Extremitäten
- unklares Sehen, Mouches volantes, verminderte Nachtsicht
- blasse Lippen, blasse und brüchige Nägel
- Schlafstörungen
- Palpitationen
- gestörte Monatsblutung: verzögert, hell verwaschen oder ausbleibend
- trockene und juckende Haut, trockene Haare
- innere Unruhe, leichte Angstzustände
- **Puls:** fein (Xi) oder rau (Se)
- **Zungenkörper:** blass, besonders an den Rändern, dünn, leicht trocken

Weiterhin kann Blut-Leere die Grundlage für die Entstehung von Kopfschmerzen (manchmal z.B. bei Migräne) und für eine mangelnde Abwehrfähigkeit des Körpers gegenüber äußeren pathogenen Faktoren sein. Daraus können rezidivierende Infekte, Allergien, aber auch Bi-Syndrome entstehen.

Insbesondere Milz, Niere und Leber sind an der Blutbildung- bzw. -speicherung beteiligt, weshalb Blut-Mangel mit einer Schwäche eines oder mehrerer dieser Organe einhergeht. „Leber-Blut-Mangel kommt am häufigsten vor, besonders bei Frauen.“ (MAC 2008: 445) In diesem Fall liegt oft auch ein Herz-Blut-Mangel vor. Die oben angeführten Symptome sind eine Mischung aus beiden Mangel-Zuständen.

„Leber-Blut-Mangel ist ein häufiger Grund für aufsteigendes Leber-Yang (besonders bei Frauen).“ (MAC 2008: 445) Ursache von Blut-Mangel können starker, akuter Blutverlust (z.B. nach Geburten), chronische Blutverluste (bei heftiger Monatsblutung) Qi-Leere der „Mitte“ und Essenz-Schwäche sein. Erkrankungen des Blutes vermischen sich häufig, da chronischer Blut-Mangel zu Blut-Stase führen und Blut-Stase ihrerseits die Blut-Produktion und -Zirkulation beeinträchtigen kann. Entsprechend der Ätiologie und Diagnose werden Blut nährende Kräuter ergänzt mit Blut-Stase bewegenden und Blutungen stoppenden, aber auch Leere-Hitze behandelnden Kräutern.

Qi erzeugt das Blut. Dies betrifft vor allem das Milz-Qi. Blutaufbau verbraucht jedoch auch Qi, und Qi bewegt Blut. Deshalb sind Qi tonisierende und die Milz-Funktion stärkende Kräuter notwendig für den Blutaufbau. Flankiert werden sollte der Blutaufbau unbedingt durch entsprechende diätetische Maßnahmen (dazu MAG 2010: 790 ff.).

Blut und Yin sind eng miteinander verbunden. Blut ist ein Teil des Yin und auch für die Befeuchtung zuständig. So kann es bei Blut-Mangel (von Herz und Leber) zu Trockenheit kommen, denn Blut ist ein Teil des Yin. Dann kann es sinnvoll sein, Yin nährende Kräuter mit Blut nährenden zu kombinieren.

Energetik und Geschmack

Traditionell stehen in der westlichen Kräuterheilkunde vor allem Bitterkräuter zur Behandlung von Blut-Mangel im Vordergrund. Ihr bitterer Geschmack zählt allgemein zu einer Signatur, die auf die innere Alchemie günstig wirkt. Deshalb gehörten diese Kräuter auch zu den Bestandteilen traditioneller Lebenselixiere. Physiologisch regen sie die Magensaftproduktion an, fördern die Sekretion der Bauchspeicheldrüse sowie den Gallenfluss, bewirken eine raschere Verdauung, sorgen für eine bessere Nahrungsverwertung und steigern insbesondere die Eisenaufnahme im Dünndarm, was bei Anämie hilfreich ist.

Nach den Begrifflichkeiten der TCM zählen diese Kräuter energetisch zu denen mit „süßem“

Geschmack, weil sie sowohl die „Mitte" als auch das Blut stärken und stützen. Die „süße" Natur bzw. Geschmacksqualität dieser Heilpflanzen weist auf die Wandlungsphase Erde hin, deren Zang Fu vor allem die materiellen Voraussetzungen (Gu Qì 谷气) für die Bildung von Blut bereitstellen und die Säfte ergänzen.

Die getrockneten Früchte unter den Kräutern dieser Gruppe haben neben der süßen auch eine saure Geschmacksqualität, die Säfte erhaltend wirkt.

Als besonders wirkungsvoll für die Blutbildung haben sich in der Chinesischen Kräutertherapie Angelica sin. und Ziziphus jujubae erwiesen. Erstere ist eine Verwandte der einheimischen Angelikawurzel. Die roten Datteln aus China (Da Zao) sehen zwar in getrocknetem Zustand aus wie Datteln (Phoenix dactylifera) aus dem Mittelmeerraum, gehören aber zu den Kreuzdorngewächsen (Rhamnaceae). Die Wirkung der nordafrikanischen, zur Familie der Phoeniceae zählenden Dattel ist mit der von Dazao vergleichbar (vgl. ENL 136). Die Autoren haben sich entschlossen, diese Heilmittel in die Gruppe der Blut nährenden Kräuter aufzunehmen.

Melasse ist ein honigartiger dunkelbrauner Sirup, der als Nebenerzeugnis bei der Zuckerproduktion aus Zuckerrohr, Zuckerrüben oder auch Zuckerhirse anfällt. Melasse stammt zwar aus der heimischen Zuckerherstellung, ist jedoch kein Heilkraut im eigentlichen Sinn. In dieser Gruppe wird sie als wichtiger Bestandteil einer Blut aufbauenden Therapie aufgeführt. Auch die Melasse ist süß und leicht bitter. Sie wurde bis ins 19. Jh. in Europa nur von Apothekern verkauft und galt als kräftigende Arznei und Stärkungsmittel (Roborans), was auf den hohen Mineralstoff- und den hohen Eisengehalt zurückzuführen ist.

18.6.2 Angelica sinensis

Siehe ▶ Tab. 18.16.

▶ **Tab. 18.16** Monografie Angelica sinensis.

Name (lat.)	Name (dt.)	Temperatur	Geschmack	Organbezug	Tagesdosis
Angelica sinensis, rad.	Chinesische Angelikawurzel (chines. *Dang Gui*)	warm	süß, scharf	He, Pe, Le, Gb, Di, Mi	2–9 g getr. Droge für Dekokt, 1,5–6 ml Tinktur
Wirkbeschreibung			**Indikationen**		
Herz- und Leber-Blut tonisierend			blasses Gesicht, trockene spröde und blasse Nägel, trockenes Haar, Herzklopfen, Anämie, verschwommenes Sehen, Schwindel, Tinnitus		
Blut bewegend, Schmerzen lindernd, Menstruation regulierend			Kälte-Schmerzen, unregelmäßige Menstruation, Amenorrhöe, Dysmenorrhöe, Gelenkschmerzen oder Parästhesien		
Darm befeuchtend und Stuhl bewegend			trockener Darm infolge Blutmangel, chronische Verstopfung (meist bei älteren Menschen), nach Geburten, bei chronischen Erkrankungen		
Schwellungen verringernd, Muskeln und Fleisch nährend, Schmerzen lindernd			Wunden, eitrige Abzesse, traumatische Verletzungen (durch Blut-Stase), Schmerzen		

KAL 213, JUN 314, POR (1978) 450, Positivmonografie WHO

Allgemeine Bemerkungen Meldekraut für das Blut

Cave

- **Patienten mit weichem Stuhl, Durchfall und Milz-Schwäche**
- **Frauen mit hormonsensitiven Krebsarten wie Brust-, Gebärmutter- oder Eierstockkrebs und mit Endometriose oder Myomen**

K Kontraindikationen

- Kinder oder Patienten mit Diarrhöe, hämorrhagischen Krankheiten oder Hypermenorrhöe (WHO-Monografie)
- Schwangerschaft oder Stillzeit (WHO-Monografie)

18.6.3 Berberis vulgaris

Siehe ▶ Abb. 18.7 und ▶ Tab. 18.17.

▶ **Tab. 18.17** Monografie Berberis vulgaris.

Name (lat.)	Name (dt.)	Temperatur	Geschmack	Organbezug	Tagesdosis
Berberis vulgaris, fruct.	Sauerdorn-beere, Berberitze, Früchte	kühl	säuerlich	Le, Ga, Ma, Mi, He, Di	1–6 g getr. Droge Dekokt oder Infus*
Wirkbeschreibung			**Indikationen**		
Hitze kühlend und Feuchtigkeit ableitend			Erkrankungen und Beschwerden im Bereich der Niere und der ableitenden Harnwege: Harnsteine, Nierengrieß Erkrankungen des Magen-Darm-Traktes, dyspeptische Beschwerden, Diarrhöe, Lebererkrankungen		
Hitze eliminierend			Zahnfleischentzündungen leichtes Fieber		
Leber-Blut nährend			trockene Augen, Augenentzündungen Rekonvaleszenz (nach Infektionskrankheiten), Schwäche, Erschöpfung		
Herz-Blut regulierend und Shen beruhigend			Herzrasen, Hypertonie, Epilepsie, Konvulsionen, Krämpfe		

FAT, PAH 74, JÄN 465, SCW 100, Negativmonografie der Kommission E

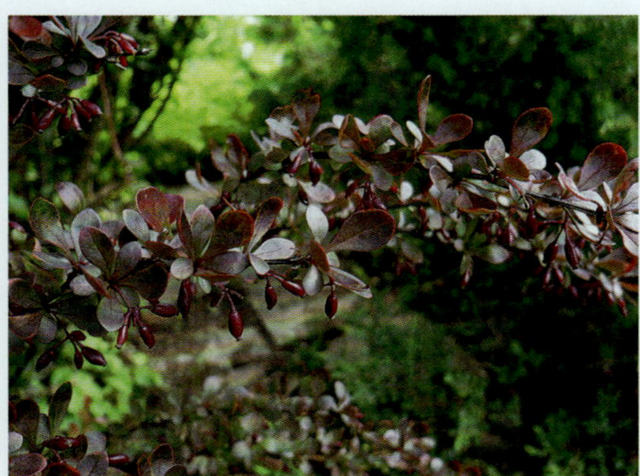

▶ **Abb. 18.7** Berberis vulgaris.

* **Zubereitung** 1–2 TL der angestoßenen Früchte mit 150 ml heißem Wasser überbrühen, etwa 15 Min. bedeckt ziehen lassen. Die Früchte können anschließend abgeseiht werden, lassen sich jedoch auch gut essen (den Kern ausspucken).

Die Kommission E hielt Berberis unabhängig von seiner Form als Rinde, Wurzelrinde und Frucht wegen des Berberin-Gehalts für bedenklich. Demgegenüber enthalten die Früchte nur Spuren (bis 0,015 %) des Alkaloids. Die Früchte erfreuen sich in den Küchen des Balkans und Vorderen Orients großer Beliebtheit und werden getrocknet, als Saft, Sirup und Marmelade gegessen.

18.6.4 Jujubae

Siehe ▶ Tab. 18.18.

▶ **Tab. 18.18** Monografie Jujubae.

Name (lat.)	Name (dt.)	Temperatur	Geschmack	Organbezug	Tagesdosis
Jujubae, fruct. (Ziziphus jujubae fruct.)	Rote Datteln (chin. *Da Zao*)	neutral-warm	süß	Mi, Ma, He	3–10 Stück oder 3–30 g zum Dekokt

Wirkbeschreibung	Indikationen
„Mitte" harmonisierend, Magen und Milz stärkend, Qi stützend und nährend	Müdigkeit, rasche Erschöpfung, Kurzatmigkeit, Appetitmangel, ungeformter Stuhl
Blut und Säfte ergänzend, Trockenheit befeuchtend, Geist beruhigend, ausgleichend, Haut regenerierend	Nervosität und Reizbarkeit, emotionale Labilität, Kummer, Weinen, Seufzen, depressive Stimmungslage, Krampfneigung, Anämie, Schlafstörungen
Wirkung anderer Kräuter harmonisierend	

JUN 293, YAN 206, ENL 136, Positivmonografie WHO

18.6.5 Melasse

Siehe ▶ Tab. 18.19.

▶ **Tab. 18.19** Monografie Melasse.

Name (lat.)	Name (dt.)	Temperatur	Geschmack	Organbezug	Tagesdosis
Melasse (Saccharum off.)	Zuckersirup	warm	süß, leicht bitter	Le, Mi, Ni, He, Lu	2 × 1 TL in Flüssigkeit

Wirkbeschreibung	Indikationen
Blut tonisierend	Blutmangel, Eisenmangel, nachlassende Sehkraft
Qi aller fünf Zang tonisierend	Schlafstörung, brüchige Haare und Nägel, Haarausfall, trockene Haut, trockenes Ekzem Müdigkeit, Erschöpfung Kurzatmigkeit, Schock, Herzinsuffizienz, Herzrhythmusstörung, Infektanfälligkeit, Immunschwäche
Yin tonisierend	Gewichtsverlust, Säftemangel, Trockenheit im Respirationstrakt, trockener Husten, zäher Schleim Osteoporose, Wechseljahrbeschwerden, Schlafstörung, Nervosität
Leber-Qi regulierend und entspannend	Wechseljahrbeschwerden, Schlafstörung, Anspannung, Depression, Migräne

RIN, ROS (2006) 884, PIT

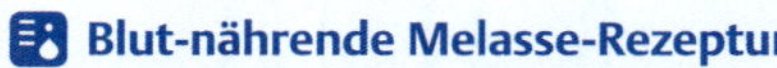

Blut-nährende Melasse-Rezeptur

Eine walnussgroße Menge Melasse in 50 ml Direktsaft aus schw. Johannis-, Holunder- oder Heidelbeeren über Nacht einweichen.

Einnahme:
Nach den Hauptmahlzeiten verdünnt trinken. Zusätzlich Neukönigsförder Mineraltabletten® 3 × 1–2 Tbl zum Essen.

18.6.6 Rosa canina

Siehe ▸ Abb. 18.8 und ▸ Tab. 18.20.

▸ **Tab. 18.20** Monografie Rosa canina.

Name (lat.)	Name (dt.)	Temperatur	Geschmack	Organbezug	Tagesdosis
Rosa canina, Cynosbati fruct.	Hagebutte, Schale	neutral	sauer, adstringierend, süß	Le, Mi, Ma, Di	3–7,5 g zum Infus
Wirkbeschreibung			**Indikationen**		
adstringierend			Zahnfleischbluten, Halsentzündung, Darmkatarrh, Reizdarm		
Wind-Hitze-Bi-Syndrom ableitend			Erkrankungen des rheumatischen Formenkreises, Gelenkschmerzen, Arthrose		
Feuchte Hitze im Unteren Erwärmer ausleitend			chronisches Nieren- und Blasenleiden mit Grieß und Steinen		
Leber-Blut haltend und mehrend			Anämie, Augenerkrankungen, Immunabwehrschwäche, Osteoporose		
äußerliche Anwendung			für Mundspülungen bei Entzündungen im Mund- und Rachenraum		

CHR, SCW 112, Negativmonografie Kommission E (mangelnder Wirksamkeitsnachweis)

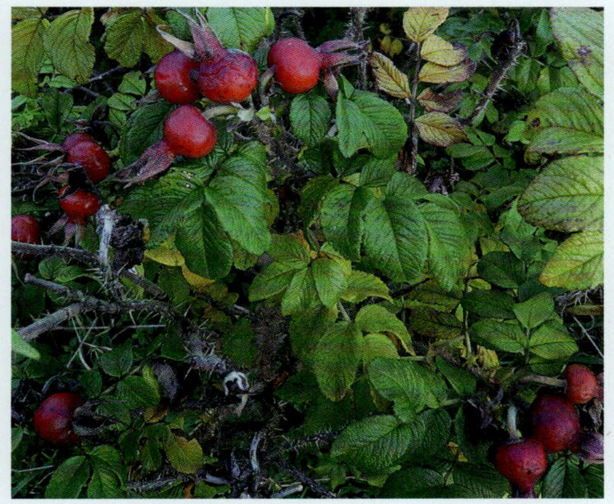

▸ **Abb. 18.8** Rosa canina.

Zubereitung

- 1–2,5g 3 × tgl. gut zerkleinerte Hagebutten mit ca. 250 ml heißem Wasser übergießen und 10–15 Min. ziehen lassen. Der Tee sollte immer frisch zubereitet und nicht gekocht werden.

Standardisiertes Hagebutten-Pulver (z. B. Litozin®) wirkt entzündungshemmend und antioxidativ bei schmerzhafter Arthrose.

Einnahme in lauwarmem Wasser.

18.6.7 Vaccinium myrtillus

Siehe ▶ Abb. 18.9 und ▶ Tab. 18.21.

▶ **Tab. 18.21** Monografie Vaccinium myrtillus.

Name (lat.)	Name (dt.)	Temperatur	Geschmack	Organbezug	Tagesdosis
Vaccinium myrtillus, fruct.	Heidelbeere	neutral-leicht kühl	säuerlich-süß, zusammenziehend, bitter	Le, Mi, Ma, Bl, Da	20–60 g für Dekokt in akuten Fällen
Wirkbeschreibung			**Indikationen**		
Leber-Blut tonisierend			Sehschwäche, Lichtempfindlichkeit, Nachtblindheit, leichter Diabetes mellitus, Verstopfung, Anämie, Blutmangel		
adstringierend			unspezifische leichte Durchfallerkrankungen (bes. bei Kindern), Blutungen, Hämorrhoiden		
Feuchtigkeit und Hitze ausleitend, harntreibend			Gärungs- und Fäulnisdyspepsien, Diarrhöe, Enteritis, Erbrechen, Harnweginfekt, Zystitis, Mundschleimhautentzündung, Venenentzündung, Ulcus cruris		
Milz-Qi tonisierend			Appetitlosigkeit, Angiopathien, schwere Beine, Krampfadern, erhöhte Lipid- und Glukosespiegel im Blut		
Parasiten eliminierend			Madenwürmer		
Blut bewegend			geringe Kapillardurchlässigkeit, Makuladegeneration, Hämorrhoiden, Krampfadern; lokale Anwendung: Wunden		

JÄN 221, CAE, BÜH 123, PAH 155, SCW 266, MVA, HOL 533, Positivmonografien Kommission E, ESCOP, WHO

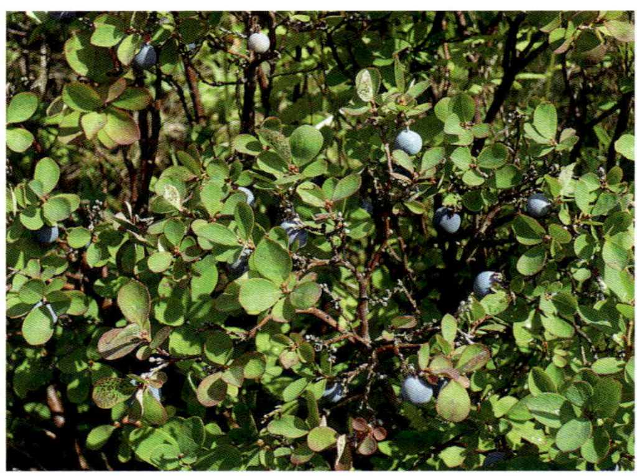

▶ **Abb. 18.9** Vaccinium myrtillus.

Zubereitung und Anwendung

- auch als Heilpflanzensaft erhältlich
- innerlich: 2 EL (etwa 20 g) getrocknete Heidelbeeren mit ca. 150 ml Wasser 10 Min. kochen und noch heiß abseihen. 1–3 × tgl. 1 Tasse frisch bereiteten, erkalteten Tee trinken. Der Tee kann auch durch Ansetzen und 2-stündiges Quellen in kaltem Wasser bereitet werden.
- äußerlich: Mundspülung oder Gurgelmittel: 1 EL (etwa 10 g) getrocknete Heidelbeeren mit ca. 100 ml Wasser 10 Min. kochen und abseihen. Mit der erkalteten Lösung mehrmals täglich den Mund spülen oder gurgeln.
- auch möglich: 1–2 TL getrocknete Beeren mit etwas Flüssigkeit einnehmen.

N Nebenwirkungen

- Magenschleimhautreizung bei empfindlichen Menschen (Abkochung verhindert Reizwirkung)
- Getrocknete Früchte adstringieren, frische können Durchfall auslösen.

18.6.8 Urtica urens

Siehe ► **Abb. 18.10** und ► **Tab. 18.22**.

► **Tab. 18.22** Monografie Urtica urens.

Name (lat.)	Name (dt.)	Temperatur	Geschmack	Organbezug	Tagesdosis
Urtica urens, sem.	Brennnessel, Samen	neutral-warm	mild süß	Mi, Le, Ni, Bl, Lu, Da	2–12 g getr. Droge, 3–6 ml Tinktur
Wirkbeschreibung			**Indikationen**		
Milz-Qi tonisierend			Rekonvaleszenz, Schwangerschaft und nach der Geburt		
Blut nährend			Hämoglobin- und Erythrozytenmangel, Müdigkeit, Abgeschlagenheit, Blutverlust nach Geburten, Haarausfall, Amenorrhöe		
Feuchtigkeit ausleitend, Diurese fördernd (aquaretisch)			Ödeme unterschiedlicher Genese schwere Beine		

ROS (2010) 268, Positivmonografie Kommission E (nur Foliae und Herba)

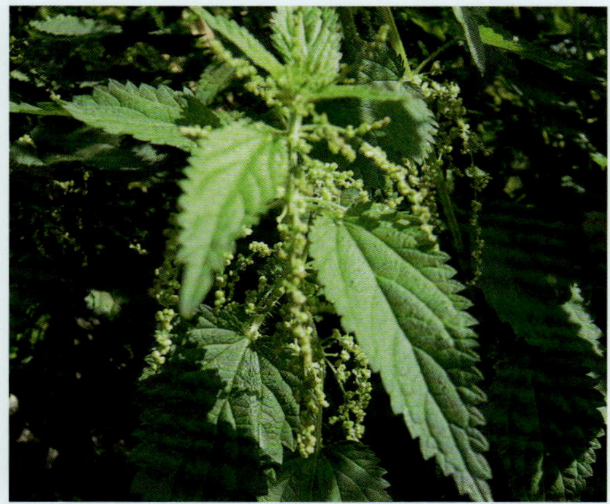

► **Abb. 18.10** Urtica urens.

18.6.9 Weitere Kräuter, die Blut nähren

- Urtica, fol. (► **Kap. 5.2.2**)
- Cetraria island. (► **Kap. 18.8.8**)
- Triticum aest. (► **Kap. 18.8.10**)
- Avena sativa, Urtinktur (► **Kap. 18.8.14**)
- Blütenpollen (► **Kap. 18.8.11**)
- Rosinen
- Eisen (Kräuterblut®)
- Bittertonika über die Stärkung der Mitte
- Valeriana off. (► **Kap. 15.2.4**)

18.7

Rezepturen

18.7.1 Müdigkeit und Sehschwäche (Milz- und Leber-Blut-Leere)

Siehe ▸ Tab. 18.23.

▸ **Tab. 18.23** Rezeptur Müdigkeit und Sehschwäche.

Kräuter	Menge	Temperatur	Geschmack	Wirkung in der Rezeptur
Urtica urens, sem.	70 g	neutral-warm	mild süß	Blut toniserend, Milz-Qi tonisierend (Müdigkeit, Haarausfall)
Vaccinium myrtillus, fruct.	56 g	neutral-leicht kühl	säuerlich-süß, zusammenziehend, bitter	Leber-Blut tonisierend (Sehschwäche, Lichtempfindlichkeit, Blut-Mangel) Milz-Qi tonisierend
Ziziphus jujubae, fruct.	42 g	neutral-warm	süß	Blut und Säfte ergänzend, Trockenheit befeuchtend, Geist beruhigend (Nervosität und Reizbarkeit, Schlafstörungen)
Gentiana lut., rad.	28 g	kühl (-neutral)	bitter	Milz-, Magen- und Dünndarm-Qi tonisierend, Blutproduktion unterstützend (Erschöpfung, Anämie)
Ruta grav., herb.	28 g	warm	bitter, aromatisch scharf	Leber-Blut bewegend (Palpitationen, Augenerkrankungen, Augenschwäche) Shen stärkend (Schlafstörungen, Palpitationen)
Salvia miltorrhiza, rad. (Dan Shen)	14 g	neutral, leicht kühl	bitter	Blut nährend und Shen beruhigend (Unruhe und Schlafstörungen) Blut bewegend
Glycyrrhiza glab., rhiz.	14 g	neutral-kühl	süß	Milz und Magen tonisierend, Qi vermehrend (Appetitlosigkeit, Mattigkeit)
Melasse	3 TL (tägl.)	warm	süß, leicht bitter	Leber-Blut tonisierend (Blut-, Eisenmangel, nachlassende Sehkraft)

Zubereitung Tagesdosis: 18 g der Mischung; 20 Min. in ¾ l Wasser köcheln, dann abseihen, in einer Thermoskanne warm halten und in drei Portionen über den Tag verteilt trinken, vorzugsweise vor den Mahlzeiten. In jede Portion je 1 TL Melasse einrühren oder zum Tee einnehmen. 14 Tage lang.

Symptome und Befunde

- Abgeschlagenheit, Müdigkeit
- Blässe
- Sehschwäche, müde Augen
- Haarausfall
- Palpitationen
- Schlafstörungen
- **Puls:** schwach (Ruo), dünn (Xi)
- **Zungenkörper:** blass, besonders die Seitenränder, etwas geschwollen, ohne Belag

Syndrome Milz- und Leber-Blut-Leere

Therapieprinzip

- Milz-Qi stärken.
- Leber-Blut nähren.
- Geist-Shen beruhigen.

18.7.2 Ein- und Durchschlafstörungen in der Menopause (Leber- und Herz-Blut-Leere)

Siehe ▶ Tab. 18.24.

▶ **Tab. 18.24** Rezeptur Ein- und Durchschlafstörungen in der Menopause.

Kräuter	Menge	Temperatur	Geschmack	Wirkung in der Rezeptur
Melasse	1–2 TL	warm	süß, leicht bitter	Leber-Blut tonisierend (Blutmangel, Eisenmangel, nachlassende Sehkraft)
Triticum, sem. (Weizenkörner)	2 EL	kühl	süß	Herz stützend, Shen beruhigend (Schlafstörungen) Leere-Hitze-Nachtschweiß beseitigend
Berberis vulg., fruct.	2 TL	kühl	säuerlich	Hitze eliminierend Leber-Blut nährend Herz-Blut regulierend und Shen beruhigend

Zubereitung 2 EL Weizenkörner und 2 TL Sauerdorn in ½ l Wasser 20 Min. köcheln, dann abseihen und abends abgekühlt mit 1–2 TL Melasse trinken. 14 Tage lang, aber auch länger.

Symptome und Befunde

- Nachtschweiß, Hitzewellen
- Palpitationen
- Schlafstörungen
- Blässe
- **Puls:** dünn (Xi), evtl. gespannt (Xian)
- **Zungenkörper:** blass, besonders die Seitenränder, ohne Belag

Syndrome

Leber- und Herz-Blut-Leere

Therapieprinzip

- Leber-Blut nähren.
- Herz-Geist-Shen beruhigen.

18.8 Das Yin nährende und befeuchtende Kräuter

„Das Yin bezeichnet alle struktiven, d.h. alle sich in körperlichem Substrat, in Somatischem konkretisierenden Wirkpotenzen und Energiepotenziale." (POR 1978: 418) Yin 阴 ist insofern ein gespeichertes materialisiertes Potenzial, weil sich aus ihm jede Funktionsentfaltung (Yáng 阳) entwickelt. Es besteht aus

- Funktionsgewebe (Yin-Substanz eines Organs),
- Blut und der es ermöglichenden physischen Kapazität,
- Körpersäften (Jin Yè 津液) und dem durch sie gegebenen wässrigen Milieu,
- Essenz (Jing 精) als Kern des Struktivpotenzials und somatische Lebensgrundlage.

18.8.1 Pathophysiologie des Yin-Mangels

Ein Mangel einer dieser Bestandteile ruft Symptome eines Yin-Mangels hervor. Grundsätzlich kann sich dieser Mangel äußern als

- Folge mangelnder Gewebsfunktion (Schwäche-Symptomatik),
- überschießende Yang-Aktivität, da das Yin als „Widerlager" das Yang nicht mehr kontrollieren kann (Leere-Hitze-Symptomatik). Das Yang ist ohne Stütze und entwickelt Hitze-Symptome, wodurch die Körpersäfte geschmälert werden.

Trockenheit und zunehmende Hitze zeigen sich auf der Zunge als Rötung bei geringem bis fehlendem oder wurzellosem Belag bis hin zu Rissen. Der Puls ist eher „substanzlos" in der Tiefe. Im Falle von Leere-Hitze ist die Frequenz erhöht.

Jedes Organ kann von Yin-Mangel betroffen sein, am häufigsten jedoch Lunge, Magen, Leber, Niere und Herz.

Klinisch zeigt sich Yin-Mangel als Trockenheit und als Leere-Hitze:

- Lungen-Yin-Mangel: trockener Husten, schwache, heisere Stimme, trockener Hals
- Magen-Yin-Leere: dumpfer oder leicht brennender Schmerz im Epigastrium, trockener Mund, Appetitlosigkeit oder leichter Hunger, ohne Bedürfnis zu essen
- Leber-Yin-Leere: unklares Sehen, trockene Augen, Schwindelgefühl
- Nieren-Yin-Leere: Rückenschmerzen, Nachtschweiß, Tinnitus, trockener Mund und Hals, Wärmeempfindung auf Hand- und Fußtellern
- Herz-Yin-Mangel: Palpitationen, Schlaflosigkeit, psychische Unruhe, Nachtschweiß

Die Symptome treten typischerweise vermehrt und deutlicher in der Yin-Zeit nachmittags, abends und nachts auf.

„Der wichtigste Grund für einen Yin-Mangel bei westlichen Patienten ist Überarbeitung." (MAC 2008: 398) In solchen Fällen kann sich das Qi, das bei der Arbeit verbraucht wird, nicht schnell genug regenerieren. Stattdessen wird über die Zeit das Yin, vor allem das Nieren-Yin, allmählich aufgezehrt.

Insbesondere Nieren-Yin-Mangel tritt oft im Zusammenhang mit chronischen Erkrankungen auf und ist Folge von Qi-, Blut- oder Yin-Mangel.

Ein wichtiger Schlüssel zur Stärkung des Yin ist Ruhe und Erholung, damit sich das Yin wieder sammeln und aufbauen kann.

Als substanzielle „schwere" Anteile des Yin gelten in der Chinesischen Medizin die Essenz (Jing) und das Blut (Xuè 血). Kräuter, die Hitze klären und Körperflüssigkeiten nähren, tonisieren folglich das „leichte Yin" (▶ **Tab. 18.25**).

▶ **Tab. 18.25** „Schweres" und „leichtes" Yin.

Kräuter	Substanz- (Essenz-) aufbauend	Blut tonisierend	Körpersäfte nährend	Leere-Hitze klärend	Organbezug
	„schweres Yin"		**„leichtes Yin"**		
Althea	xx		xxx	x	Lu, Ni, Ma, Darm, Bl
Asparagus	x		xxx	xx	Lu, Ni
Avena sat.	xxx	x		xx	Ni, He, Le
Cetraria isl.	x	x	xxx		Lu, Ni, Ma, Darm, Le
Cimicifuga rac.	xx			xxx	Le, Ni, Uterus, He
Equisetum arv.	xx		x	xx	Ni, Bl, Lu, Darm
Galeopsis ochr.	xx		xx		Lu
Linum sem.			xxx	xx	Ma, Lu, Mi, Di
Ophiopogon jap.	x		xxx	xx	Lu, Ma, He
Panax quinquefol.	xx		xxx		Lu, Ni, Ma
Pollen	xxx	xx			Ni, Le, Ma, He
Stellaria media	xx	x	xx	xx	Lu, Le, Ma, Ni
Symphytum off.	xxx			xx	Ni, Lu, Ma, Darm
Trifolium prat.	x		xxx	xx	Ni, Lu, Bl, Le
Triticum aest.	xx	xx	x	xxx	He, Ni, Mi, Le

18.8.2 Yin nährende Eigenschaften der Kräuter

Phytotherapeutisch werden Kräuter benötigt, die genügend Nährstoffe und Potenzial zur Bildung von Substanz, also Yin-Essenz, besitzen und Leere-Hitze klären können.

„Fast alle Yin tonisierenden Arzneien sind süß und kalt", heißt es im Grundsatz in der chinesischen Arzneimitteltherapie. Das kalte oder kühle Temperaturverhalten klärt Hitze und schützt das Yin. Der süße Geschmack steht hier in Zusammenhang mit den nährenden, Substanz gebenden Eigenschaften.

Darüber hinaus weisen einige Yin nährende Kräuter auch einen bitteren Geschmack auf, der trocknend wirkt und die Energie nach unten führt. Diese Eigenschaften helfen besonders in den Fällen, in denen die Hitze bereits zu zähem Schleim im Oberen Erwärmer, zu Harnwegsentzündungen und Steinen im Unteren Erwärmer oder zu Obstipation geführt hat.

Zu den „materiellen Bausteinen" zur Nährung des Yin gehören Inhaltsstoffe wie:

- Kohlenhydrate (bewirken den süßen Geschmack)
- Schleimstoffe (hochmolekulare Polysaccharide)
- Stärke
- Mineralien und Spurenelemente
- Proteine
- fette Öle
- Gerbstoffe (zusammenziehend, entzündungshemmend)

18.8.3 Schwindsucht als Form des Yin-Mangels

In der westlichen Naturheilkunde kommen die unter „Auszehrung" zusammengefassten Krankheiten dem nahe, was die Chinesische Medizin unter Yin-Leere versteht. „Auszehrung" umschrieb Krankheitsbilder mit Kräfteverfall und starkem Untergewicht, z. B. Schwinden der Säfte, Tuberkulose, Schwindsucht (Phthise), Krebs.

Hufeland (1824) unterschied, G.F. Weber folgend, vier Formen der Konsumptionskrankheiten der Lunge:

- Phthisis (Destruktion durch organische Eiterung)
- Hectica (Abmagerung durch entzündliche Reizung ohne Eiterung)
- Tabes (Abmagerung durch bedeutenden Säfteverlust)
- Atrophia (unvollkommene Assimilation)

Zur Behandlung von Schwindsucht wurden in der westlichen Kräuterheilkunde unter anderem Pflanzen eingesetzt, die Kieselsäure enthielten. Dazu zählen Equisetum, Polygonum aviculare und Galeopsis. Während Equisetum das Nieren-Yin stärkt, nährt Galeopsis das Lungen-Yin, Polygonum aviculare „festigt" das Lungen-Yin und leitet Hitze ab.

Kieselsäure steht in enger Verbindung mit dem Kalziumstoffwechsel und spielt eine bedeutende Rolle bei Knochenfestigkeit und Knorpelbildung. Andererseits bindet Silizium Schadstoffe und stärkt die Abwehrzellen des Immunsystems.

Auch Mineralien stützen das Yin, indem sie wie Wasser allmählich in den Organismus „einsickern". Sie sind, ähnlich wie Öle und Fette, von „schwerer" Natur und können das Yin substanziell stetig aufbauen helfen.

18.8.4 Kombinationen mit weiteren Kräuter-Gruppen

Yin-Leere muss nicht unbedingt Hitze hervorrufen. Wo dies jedoch der Fall ist, werden Kräuter zum Nähren des Yin kombiniert mit Kräutern zum Klären von Hitze.

Bei Unruhe des Shen durch aufsteigendes Leber-Yang als Folge von Yin-Mangel werden Yin nährende Kräuter zusammen mit Leber-Yang absenkenden bzw. Shen beruhigenden Kräutern gegeben.

Yin-Mangel kann auch eine Folge von Blut-Mangel sein, so dass therapeutisch Kräuter zur Förderung der Blut-Produktion und zur Stützung des Blutes zugefügt werden. Ähnlich verhält es sich in Fällen, bei denen Qi-Mangel dem Yin-Mangel zu Grunde liegt. Hier werden Qi stärkende Kräuter mit Yin-Tonika verabreicht.

Kalte süße Kräuter sind mit Vorsicht bei Patienten mit Milz-Qi-Mangel einzusetzen, besonders wenn gleichzeitig oder damit im Zusammenhang Nässe oder Schleimbefunde vorliegen.

Bei gemischten Syndromen ist es erfahrungsgemäß sinnvoll, in der Yang-Zeit (bis mittags) Qi stärkende Kräutermischungen und in der Yin-Zeit (nachmittags und abends) Yin tonisierende Kräutermischungen einzunehmen.

18.8.5 Equisetum arvense

Siehe ▶ **Abb. 18.11** und ▶ **Tab. 18.26.**

▶ **Tab. 18.26** Monografie Equisetum arvense.

Name (lat.)	Name (dt.)	Temperatur	Geschmack	Organbezug	Tagesdosis
Equisetum arvense, herb.	Schachtel-halm/ Zinn-kraut	kühl	fade, leicht bitter, süß, etwas salzig	Ni, Bl, Lu, Darm	6 g im Dekokt: Tinktur 10–30 Tr. oder 2–6 ml
Wirkbeschreibung			**Indikationen**		
Hitze klärend, Feuchte-Hitze ausleitend			bakterielle und entzündliche Harnwegsinfektionen, Nieren- und Blasensteine, Nierengrieß, Ödeme, Genital-pilzerkrankung		
Hitze klärend und Blutungen stillend			innere Blutungen, Schleimhautblutungen, blutiges Sputum, blutiger Urin, Nasenbluten, Menorrhagie		
Yin der Lunge und Nieren nährend			Lungentuberkulose (adjuvant), Osteoporose, Parodontose, Haarausfall, Bindegewebs- und Bänderschwäche		
Leere-Schweiße haltend, adstringierend			Yin-Leere-Schweiße, vaginaler Ausfluss, Diarrhöe		
Wind/Nässe/Hitze eliminierend			Gicht, Rheuma, Arthritis		
lokale Anwendung: Wundheilung fördernd			schlecht heilende Wunden, Verbrennungen, Bindehaut-entzündung (Auflagen und Umschläge) Entzündung der Mundschleimhaut (Spülung)		

KRA (2000) 105, ROS (2005) 90, SCW 57, LPH 286, PRW 162, MOH, HOL 517, Positivmonografie Kommission E

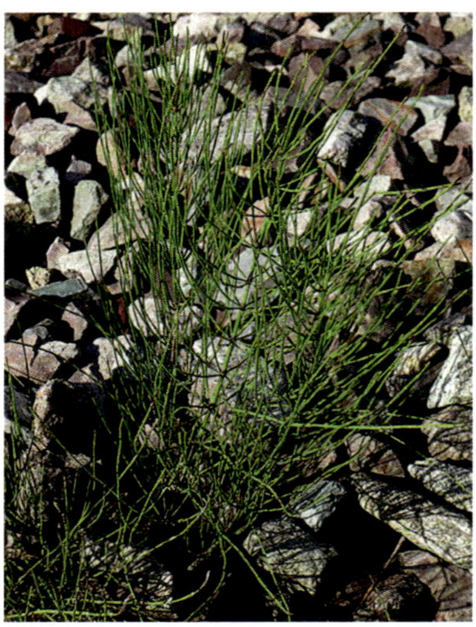

▶ **Abb. 18.11** Equisetum arvense.

Zubereitung und Dosierung 6 g in 300–400 ml Wasser mind. 10 Min. lang kochen (um die Kieselsäure auszukochen), dann 15 Min. ziehen lassen, tgl. in 3 Portionen trinken.

18.8.6 Stellaria media

Siehe ▸ Abb. 18.12 und ▸ Tab. 18.27.

▸ **Tab. 18.27** Monografie Stellaria media.

Name (lat.)	Name (dt.)	Temperatur	Geschmack	Organbezug	Tagesdosis
Stellaria media, herb.	Vogelmiere	kalt	etwas süß	Lu, Ma, Le, Ni, He	2–10 g zum Infus oder Dekokt; Tinktur 10–25 Tr.

Wirkbeschreibung	Indikationen
Hitze eliminierend, Schleim transformierend	Lungentrockenheit, zäher Schleim, Halsentzündung, Fieber, Magengeschwür, Akne, Furunkel, Karbunkel akuter rheumatischer Schub mit stechenden Schmerzen und heißen Gelenken
Yin tonisierend	trockener Husten, Reizhusten, Erschöpfung, Palpitation, Nachmittagsfieber, subfebrile Temperatur, Säftemangel und Trockenheit
Blut nährend	Anämie, Blutmangel, Blässe, Müdigkeit, Abgeschlagenheit, Energiemangel, Erschöpfung, Augentrockenheit, Augenentzündung, Hauterkrankung, Muskelkrämpfe
Wind/Hitze/Nässe eliminierend (Bi-Syndrom)	Rheuma, Gicht, Gelenkschmerz
lokale Anwendung	Schnitte, Wunden, Juckreiz, Ekzeme, Schuppenflechte, Augenentzündung, Gelenkentzündung (Umschlag, Breiumschlag oder Salbe)

ROS (2005), MOH, PRW 286, TSS 424, PAH 326, ITA 572, HOL 393

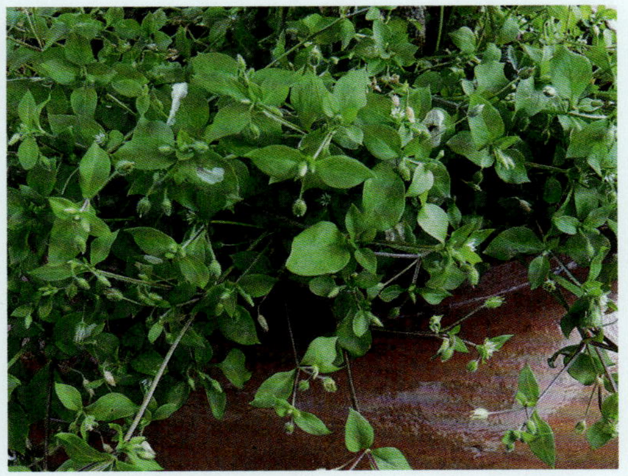

▸ **Abb. 18.12** Stellaria media.

18.8.7 Symphytum officinale

Siehe ▸ Abb. 18.13 und ▸ Tab. 18.28.

▸ **Tab. 18.28** Monografie Symphytum officinale.

Name (lat.)	Name (dt.)	Temperatur	Geschmack	Organbezug	Tagesdosis
Symphytum officinale, rad.	Beinwell	kühl	etwas süß, bitter	Ni, Lu, Ma, Darm	1–4 g Dekokt
Wirkbeschreibung			**Indikationen**		
Yin nährend, befeuchtend, Leere-Hitze eliminierend, Gewebsbildung fördernd, adstringierend			Knochenschäden, Arthrose Gelenkerkrankungen, Knorpeldegeneration chronische Katarrhe der Atmungsorgane degenerative Erkrankungen, Tuberkulose Sehnen-, Sehnenscheiden-, Schleimbeutelentzündungen Furunkel, Gastritis, Magen-Darm-Geschwüre, chronische Darmentzündung Phlebitiden		
lokale Anwendung			(Umschläge bzw. Breipackungen) Prellungen, Zerrungen, Verstauchungen, Hämatom, schlecht heilende Frakturen Muskel- und Gelenkbeschwerden, schmerzhafte Gelenksarthrose Parodontose (Mundspülung)		

LPH 73, PRW 287, PAH 73, HOL 385, JÄN 48, BÜH 320, Kaufhold 108, STB, Positivmonografien ESCOP (innerliche und äußerliche Anwendung), Kommission E (nur für äußere Anwendung)

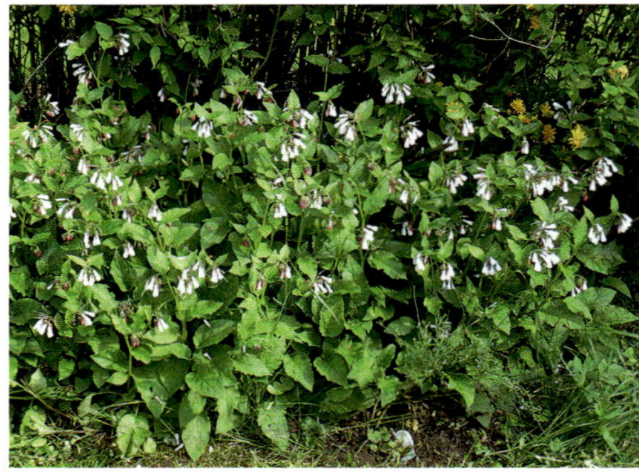

▸ **Abb. 18.13** Symphytum officinale.

! Beachte: Nicht länger als 4–6 Wochen verabreichen (wegen der Pyrrolizidin-Alkaloide, die nach Tierversuchen als hepatotoxisch und kanzerogen gelten).
Seit 1996 gibt es Pyrrolizidin-Alkaloide-freie Zuchtsorten von Beinwell (Kytta-Salbe®).

K Kontraindikationen

Schwangerschaft, Stillzeit, Kinder unter 2 Jahren, Malabsorption, Leberschäden

18.8.8 Cetraria islandica/Lichen islandicus

Siehe ► Tab. 18.29.

► **Tab. 18.29** Monografie Cetraria islandica.

Name (lat.)	Name (dt.)	Temperatur	Geschmack	Organbezug	Tagesdosis
Cetraria islandica/ Lichen islandicus	Isländisches Moos	kühl	fade, schleimig-bitter, leicht süßlich	Lu, Ma, Ni, Darm	1–6 g zum Kaltauszug oder Dekokt
Wirkbeschreibung			**Indikationen**		
Lungen-, Magen- und Nieren-Yin nährend, Körpersäfte fördernd			trockener, hartnäckiger Husten, chronische Bronchitis, Appetitlosigkeit, Gastritis, chronisch-atrophische Gastritis; Magenulzera, Gingivitis, Nachtschweiß, Erschöpfung nach langer Erkrankung, Kachexie, schlechter Allgemeinzustand		
Körpersäfte befeuchtend, nährend			Durst nach starkem Schweißverlust, Trockenheit der Haut, Psoriasis, Heiserkeit, trockene Schleimhäute, Mangel an Magen- und Gallensäften, dyspeptische Beschwerden, Obstipation		
Blut nährend			Müdigkeit, Erschöpfung nach starkem Blutverlust, allgemeine Blutarmut, Erythrozytenmangel		

PRW 130; SCW 52; TSS 322; KRA (2000) 57; BÜH 160; WIL 226; HOL 364; PKA 380; LPH 170; PAH 172, Positivmonografien Kommission E, ESCOP, WHO

Zubereitung und Dosierung

- Infus 1–2 TL pro Tasse, Kaltauszug oder heiß überbrühen, 10–15 Min. ziehen lassen; 3 × tgl. ungesüßt
- bei trockenem Husten, allgemeiner Trockenheit und Durst: im Verhältnis 1 : 20 in Wasser kochen, bis sich ein Gelee bildet (Gelatina Lichenis islandici); abgekühlt löffelweise mehrmals täglich einnehmen

18.8.9 Althaea officinalis

Siehe ▸ **Abb. 18.14** und ▸ **Tab. 18.30.**

▸ **Tab. 18.30** Monografie Althaea officinalis.

Name (lat.)	Name (dt.)	Temperatur	Geschmack	Organbezug	Tagesdosis
Althaea officinalis, rad.	Eibisch	kühl	süß und etwas bitter	Lu, Ni, Ma, Darm	1–2 TL (2 g) der Wurzel 3 × tgl. zum Kaltauszug*
Wirkbeschreibung			**Indikationen**		
Nieren-Yin und Lungen-Yin nährend, Leere-Hitze ableitend, Husten lindernd			trockener, entzündeter Kehlen- und Rachenraum chronischer trockener Husten, unproduktiver Husten, Reizhusten Nachmittagsfieber Erschöpfung nach langer Krankheit Auszehrung		
Magen-Yin nährend, kühlend, befeuchtend			atrophische Gastritis Magengeschwür Entzündungen im Mund- und Rachenraum		
Darm befeuchtend			Enteritis Colitis trockene Obstipation, trockener Stuhl		
Hitze kühlend und absenkend, toxische Hitze ableitend			Entzündungen im Harntrakt Entzündungen im Respirations- und Magen-Darm-Trakt Darmblutung, Blut im Urin Karbunkel		
lokale Anwendung			Mund- und Rachenentzündungen (Gurgelwasser) Geschwürbildung auf der Haut (Auflage, Salbe)		

PRW 93, ROS (2009) 14, LPH 113, TSS 283, KRA (2000) 41, WIL 109, HOL 381, MON 44, PKA 188, PAH 111, Positivmonografien Kommission E, ESCOP, WHO

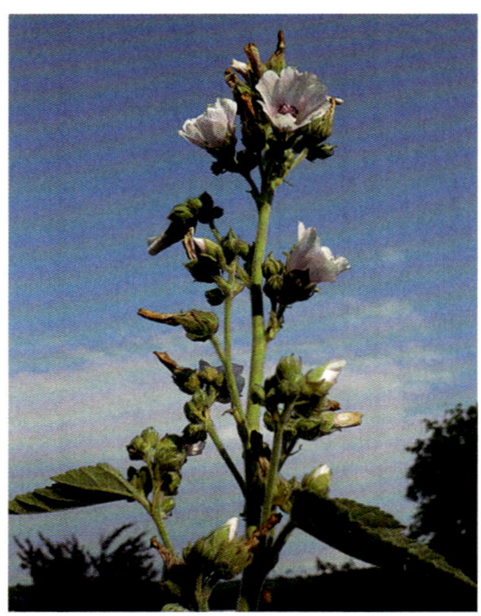

▸ **Abb. 18.14** Althaea officinalis.

* Zubereitung und Dosierung

- 1–2 TL (2 g) der getrockneten Wurzel 3 × tgl. zum Kaltauszug (sofern die befeuchtende Wirkung betont werden soll, nur leicht erhitzen); Blätter: 1–2 g 3 × tgl. zum Infus (10 Min. ziehen lassen)
- Sirup: alle 2 Stunden ein TL

18.8.10 Triticum aestivum

Siehe ▸ Tab. 18.31.

▸ **Tab. 18.31** Monografie Triticum aestivum.

Name (lat.)	Name (dt.)	Temperatur	Geschmack	Organbezug	Tagesdosis
Triticum aestivum, sem.	(Winter-)Weizen, ganze Körner	kühl	süß	He, Ni, Ma, Le	10–30 g zum Dekokt

Wirkbeschreibung	Indikationen
Herz-Hitze beseitigend, leicht adstringierend	Nachtschweiß, Hitzewallungen, Durst, Schlafstörung, Mundtrockenheit
Herz stützend, Shen beruhigend	Unruhe, Konzentrationsmangel, Schlafstörung, Reizbarkeit, Erregungs- und Angstzustände
Leber-Yin und Leber-Blut nährend	Schlafstörung, Reizbarkeit, emotionale Labilität
Magen- und Nieren-Qi stärkend	Erschöpfung, Säftemangel

MAG (2010) 842, POR (1978) 299, HOL 354, ENL 68

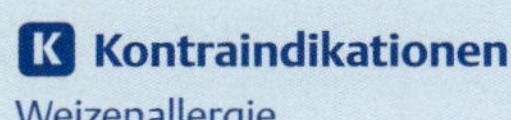

Kontraindikationen

Weizenallergie

18.8.11 Granum floris pollinis

Siehe ▶ Tab. 18.32.

▶ **Tab. 18.32** Monografie Granum floris pollinis.

Name (lat.)	Name (dt.)	Temperatur	Geschmack	Organbezug	Tagesdosis
Granum floris pollinis (chin. Pu Huang)	Blütenpollen/ Blütenstaub	neutral	süß, sauer, bitter, scharf	Ni, Le, Mi, He	30–40 g Droge

Wirkbeschreibung	Indikationen
Essenz (Jing) tonisierend	Schwächezustände, Energiemangel, Erschöpfung, Müdigkeit, Abgeschlagenheit, Vergesslichkeit, mangelnde körperliche und geistige Leistungsfähigkeit, mangelnde Merk- und Konzentrationsfähigkeit (bes. bei Kindern), Knochenschwäche
Blut bewegend	mangelnde Hirndurchblutung, mangelnde Beindurchblutung, Prostatabeschwerden, Zerebralsklerose
Blut tonisierend	Anämie, verminderte Sehkraft, Haarausfall, brüchige Nägel, Unruhe
Magen-, Darm-, Leber-Qi tonisierend	Appetitlosigkeit, Diarrhöe, Obstipation, Gärungs- und Fäulnis-Dyspepsie, Magersucht, erhöhter Cholesterinspiegel, verminderte Immunabwehr

STL, TAL, SGÄ, HOL 345, LPH 255, MON 244, Positivmonografie Kommission E

Dosierung 8–10 Wochen 2× tgl. 2 TL vor den Mahlzeiten im Munde gut einspeicheln, evtl. auch mit etwas Milch und Honig einnehmen.

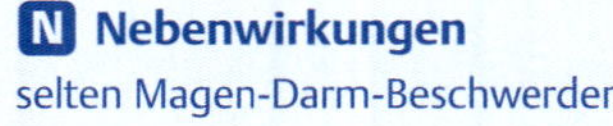

N Nebenwirkungen

selten Magen-Darm-Beschwerden

K Kontraindikationen

Pollenallergie. Erfahrungsgemäß reagieren Allergiker vielfach jedoch nur leicht und vorübergehend auf die Gabe von Blütenpollen.

18.8.12 Asparagus officinalis

Siehe ▸ Tab. 18.33.

▸ **Tab. 18.33** Monografie Asparagus officinalis.

Name (lat.)	Name (dt.)	Temperatur	Geschmack	Organbezug	Tagesdosis
Asparagus officinalis, rhiz.	Spargel, Wurzel	kühl-kalt	süß, bitter	Lu, Ni	3 × tgl. je 1 TL zum Infus oder Dekokt
Wirkbeschreibung			**Indikationen**		
Nieren-Yin tonisierend und Leere-Hitze kühlend			Mundtrockenheit, Nachmittagsfieber, Hypertonie		
Lungen-Yin tonisierend und befeuchtend			Mundtrockenheit, schwer lösbares Sputum oder blutig duchsetzt, Pharyngitis, Mundschleimhautentzündung, Obstipation, Ekzeme		
Feuchte-Hitze und Toxine ausleitend			Harngrieß, Zystitis, akute Prostatitis, Herpes zoster, Furunkel		

LPH 304, PRW 110, GRE (2004) 303, HOL 357, JUN 323, GES 170, Positivmonografie Kommission E

K Kontraindikationen

- entzündliche Nierenerkrankungen
- Milz-Qi- oder Yang-Leere

18.8.13 Cimicifuga racemosa

Siehe ▸ Abb. 18.15 und ▸ Tab. 18.34.

▸ **Tab. 18.34** Monografie Cimicifuga racemosa.

Name (lat.)	Name (dt.)	Temperatur	Geschmack	Organbezug	Tagesdosis
Cimicifuga racemosa, rad. cum rhiz.	Traubensilberkerze	kühl	bitter, etwas scharf, etwas süß	Ni, Le, Uterus, He	10–30 Tr. der Tinktur 3 × tgl.; 1–3 g des getr. Rhizoms zum Dekokt

Wirkbeschreibung	Indikationen
Leber-Qi und Uterus regulierend	PMS, Amenorrhöe, unregelmäßiger Zyklus, Dysmenorrhöe, Depression, Melancholie, Kopfschmerzen, Migräne im Zusammenhang mit Menstruationsbeschwerden
Leere-Hitze klärend, hyperaktives Leber-Yang beruhigend, Leber-Wind niederschlagend	klimakterische Beschwerden (Hitzewallungen); Schlafstörungen, Rastlosigkeit; Migräne, Ohrensausen, Morbus Menière, Gesichtsneuralgie, Krämpfe (besonders bei Menstruationsstörungen)
Herz und Nieren harmonisierend	Menstruationsbeschwerden, Unfruchtbarkeit; Schmerzen nach der Geburt; Herzneurosen im Klimakterium, Schlaflosigkeit, Reizbarkeit; Verwirrtheit, Angst
Wind/Nässe/Kälte/Hitze aus der Oberfläche eliminierend, tendinomuskuläre Meridiane freimachend	Muskelrheuma, rheumatoide Arthritis, Myalgie, Rückenschmerzen, Steifigkeit der Extremitäten bes. im Klimakterium

JÄN 96, TSS 421, PRW 133, HOL 436, KRA (2000) 116, Positivmonografien Kommission E, ESCOP, WHO

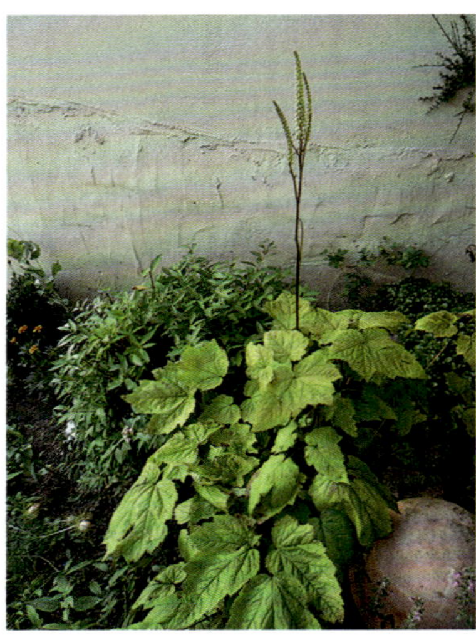

▸ **Abb. 18.15** Cimicifuga racemosa.

N Nebenwirkungen

Größere Dosen können Erbrechen, Kopfschmerzen, Schwindel hervorrufen.

! Beachte: keine Langzeiteinnahme (länger als 3 Monate)

K Kontraindikationen

- Schwangerschaft, Stillzeit
- Patienten mit hormonabhängigen Tumoren

18.8.14 Avena sativa

Siehe ▸ Tab. 18.35.

▸ **Tab. 18.35** Monografie Avena sativa.

Name (lat.)	Name (dt.)	Temperatur	Geschmack	Organbezug	Tagesdosis
Avena sativa, sem. prep.	Hafer (-flocken)	neutral	süßlich, fade, leicht bitter	Mi, Ma, He, Ni	getr. Droge: 3–7 g 3 × tgl. zum Dekokt; Tinktur 30–40 Tr. 3 × tgl.
Wirkbeschreibung			**Indikationen**		
Yin nährend			klimakterische Beschwerden, Hitzewallungen, Nervosität, mentale, physische Erschöpfung mit nervöser Anspannung, Gewichtsverlust, Konzentrations- und Gedächtnisschwäche, chronische Rückenprobleme, schwache Knie, Osteoporose, Lähmungen etc., Hypertonie		
Shen/Geist beruhigend, harmonisierend, nährend			Stimmungsschwankungen, Depression, Schlafstörungen, Palpitationen, Entzugsprobleme, ADHS bei Kindern		
Blut tonisierend			Anämie, Blässe, Müdigkeit, Erschöpfung, Palpitationen		
Nieren-Qi (und -Yang) stärkend			Erschöpfung, Infertilität, Impotenz, Libidoverlust, häufige Miktion		

LPH 149, ROS (2009) 38, PRW 112, TSS 314, HOL 359, WIL 351, BÜH 400, MON 76, ENL 62

18.8.15 Trifolium pratense

Siehe ▸ Tab. 18.36.

▸ **Tab. 18.36** Monografie Trifolium pratense.

Name (lat.)	Name (dt.)	Temperatur	Geschmack	Organbezug	Tagesdosis
Trifolium pratense, flor.	Roter Wiesenklee, Blüten	kühl	süß	Lu, Bl, Ni, Ma, Le	12 g zum Infus; 2–7,5 ml Tinktur
Wirkbeschreibung			**Indikationen**		
Nieren-Yin nährend, befeuchtend, Leere-Hitze klärend			klimakterische Beschwerden (Hitzewallungen, Nachtschweiß, Unruhe) Obstipation hormonell bedingter Krebs (adjuvant); Östrogenmangel-Symptome; Trockenheitssymptome (trockener Hals, Mundtrockenheit, trockene Haut)		
Toxische Hitze und Feuchte-Hitze ausleitend			Hauterkrankungen (Ekzeme, Psoriasis) Ulzera (Beine) Cystitis, Harnwegsinfekte, Leukorrhöe; Miktionsstörungen		
Lungen-Yin nährend			spastischer, obstruktiver trockener Husten; Keuchen; Asthma		

HOL 610, JÄN 447, LPH 279, PWH 295, TSS 392, PAH 340, Positivmonografie Kommission E, WHO

18.8.16 Ophiopogon japonicus

Siehe ▶ **Abb. 18.16** und ▶ **Tab. 18.37**.

▶ **Tab. 18.37** Monografie Ophiopogon japonicus.

Name (lat.)	Name (dt.)	Temperatur	Geschmack	Organbezug	Tagesdosis
Ophiopogon japonicus, rad.	Schlangenbart (chin. *Mài Mén-Dong* 麦门冬)	neutral-kühl	süß, leicht bitter	He, Lu, Ma	10–30 g im Dekokt; Tinktur: 1–2 ml 3 × tgl.
Wirkbeschreibung			**Indikationen**		
Yin nährend und Lunge befeuchtend			Husten mit spärlichem und klebrigem Sputum oder Husten mit blutigem Sputum, trockene Nasenschleimhaut, trockene Kehle, Nachmittagsfieber, beständiges (niedriges) Fieber, Verschlimmerung nachts, Hitzewallungen; Nachtschweiße		
Magen-Yin stärkend und Körperflüssigkeiten fördernd			trockener Mund und trockene Kehle, Durst, schwacher Appetit, Obstipation, Gastritis		
Herz-Hitze eliminierend und Reizbarkeit beruhigend			Reizbarkeit und Schlaflosigkeit, Ruhelosigkeit		
Befeuchtung des Darms			Obstipation, trockener Stuhl		

BEN 520, POR (1978) 459, JUN 322

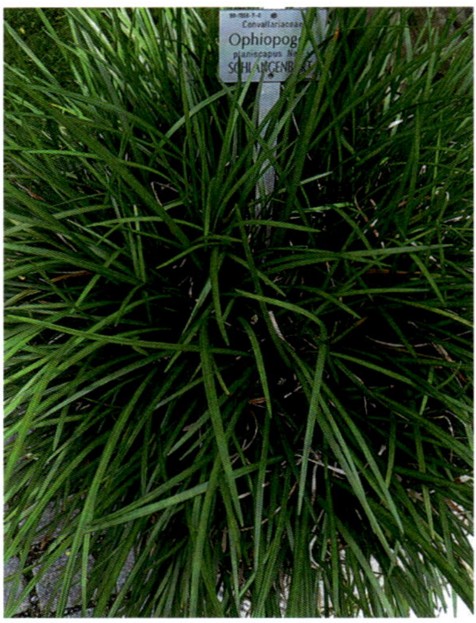

▶ **Abb. 18.16** Ophiopogon japonicus.

N Nebenwirkungen

- allergische Reaktionen mit Übelkeit, Erbrechen, Nervosität, Erythemen, Bauchschmerzen und Juckreiz
- In schweren Fällen kam es auch schon zu Bewusstseinsverlust und Delirium.

K Kontraindikationen

- Leere-Kälte der Mitte (breiige Stühle)
- Feuchtigkeits- und Schleimbefunde

18.8.17 Galeopsis ochroleuca

Siehe ▶ Abb. 18.17 und ▶ Tab. 18.38.

▶ **Tab. 18.38** Monografie Galeopsis ochroleuca.

Name (lat.)	Name (dt.)	Temperatur	Geschmack	Organbezug	Tagesdosis
Galeopsis segetum (syn. ochroleuca)	Hohlzahnkraut	kühl	bitter, salzig	Lu	1–6 g im Infus oder Dekokt; Tinktur 1–4 ml
Wirkbeschreibung			**Indikationen**		
Lungen-Yin stärkend und Leere-Hitze kühlend, Resistenz steigernd			Katarrhe der Luftwege, chronische Bronchitis (besonders bei alten Menschen), Lungenemphysem, Staublunge, Keuchhusten oder Pseudo-Krupp Schwindsucht, Tuberkulose (historisch)		
Hitze-Schleim ausleitend			Bronchitis mit starker Schleimbildung, zäher Schleim, festsitzender Husten		

LPH 159, SCW 304, MON 218, PAH 165, BÜH 221, Positivmonografie Kommission E

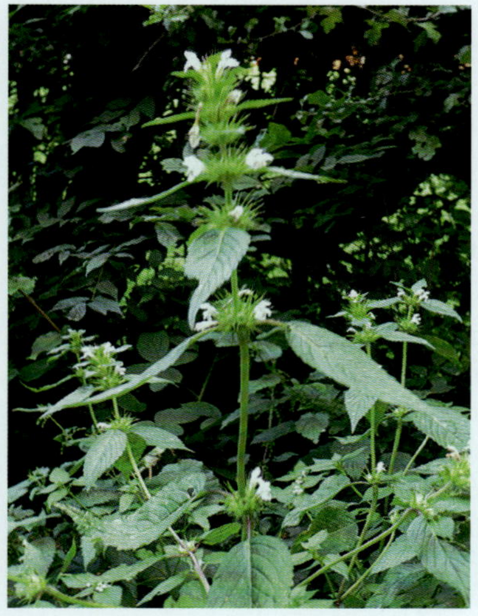

▶ **Abb. 18.17** Galeopsis ochroleuca.

18.8.18 Panax quinquefolium

Siehe ▶ **Tab. 18.39**.

▶ **Tab. 18.39** Monografie Panax quinquefolium.

Name (lat.)	Name (dt.)	Temperatur	Geschmack	Organbezug	Tagesdosis
Panax quinquefolium, rad.	Amerikanischer Ginseng (chines. *Xī-Yáng Shēn* 西洋参)	kühl	bitter, etwas süß	Lu, Ni, Ma	3–9 g im Dekokt; Tinktur: 1–2 ml 3 × tgl.
Wirkbeschreibung			**Indikationen**		
Leere-Hitze der Lunge klärend und Yin nährend			Fieber, trockener Husten, auch blutiger Auswurf, Schwindsucht schwache, schwindende Stimme, schleimiger eitriger Auswurf Erschöpfungssyndrome mit Ruhelosigkeit Hitzewallungen, Unruhe, Reizbarkeit, Schlafstörungen Nachmittagsfieber, Durst, trockener Mund/Kehle		
Magen-Yin tonisierend, Körpersäfte hervorbringend			Durst, trockener Mund, Kurzatmigkeit, leichte Erschöpfbarkeit Appetitverlust, Mangelernährung, Gewichtsverlust		

BEN 518, POR (1978) 456, HOL 241, ROS (2009) 174, Positivmonografie WHO

K Kontraindikationen

Feuchte-Hitze- und Leere-Kälte-Befunde. J. Ross stuft Quinquefolium als „neutral und sogar potentiell wärmend ein" (ROS 2009: 174).

18.8.19 Weitere Yin nährende Kräuter

- Humulus lup., strob. (▶ **Kap. 3.5.1**)
- Linum sat., fruct.; Cannabis, sem. (▶ **Kap. 4.3.2**)
- Borago off., herb. (Blut und Yin)
- Scrophularia nod., herb. cum rad. (▶ **Kap. 3.3.4**)
- Alchemilla vulg., herb. (▶ **Kap. 19.2.2**)
- Viola odorata, herb., flor., rad. (▶ **Kap. 15.2.6**)
- Polygonum avicul., herb.

18.9 Rezepturen

18.9.1 Chronischer schwacher Husten mit spärlichem Auswurf (Lungen-Yin-Leere und Leere-Hitze)

▶ **Tab. 18.40** Kobert-Kühnscher-Kieseltee* (ursprünglich als Adjuvans zur Behandlung der Tuberkulose entwickelt), ergänzt mit Althea.

Kräuter	Menge	Temperatur	Geschmack	Wirkung in der Rezeptur
Equisetum, herb.	75 g	kühl	fade, leicht bitter, süß, etwas salzig	Lungen- und Nieren-Yin nährend, Hitze klärend, Leere-Schweiße haltend, entzündungshemmend
Polygonum avicul., herb.	150 g	kühl	sauer, adstringierend, leicht bitter	Lungen-Yin adstringierend, Leere-Schweiße haltend, Hitze kühlend, Magen-Yin unterstützend, Entzündungen im Respirationstrakt entgegenwirkend
Galeopsis, herb.	50 g	kühl	bitter, salzig	zähen Hitze-Schleim lösend und ausleitend, Hitze klärend, Yin-Essenz nährend
Althea off., rad.	50 g	kühl	süß, etwas bitter	Nieren-Yin und Lungen-Yin nährend, Leere-Hitze ableitend, chronischen unproduktiven Husten lindernd, Magen-Yin nährend, kühlend, befeuchtend

* vgl. Rudolf Kobert, Pharmakologe (gest. 1918): Über kieselsäurehaltige Heilmittel insbesondere bei Tuberkulose, 1917.

Zubereitung und Dosierung 3 EL der Mischung in ¾ l Wasser über Nacht einweichen, am nächsten Tag auf ⅔ der Wassermenge einköcheln, vom Herd nehmen, abseihen und in 3 Portionen über den Tag verteilt trinken. Dem Tee kann jeweils 1 TL Honig zugesetzt werden.

Symptome und Befunde

- Schwäche
- chronischer, hartnäckiger, schwacher Husten mit spärlichem, zähflüssigem Auswurf
- Keuchen
- durch Husten und Hitze verletzte Lungengefäße
- Mund- und Rachentrockenheit
- spontanes Schwitzen, Nachtschweiß
- **Puls:** schnell (Shuo), dünn (Xi)
- **Zungenkörper:** gerötet, wenig trockener Belag

Mögliche Syndrom-Beteiligungen

- Lungen-Yin-Mangel
- Leere-Hitze

Therapieprinzip

- Husten lindern.
- Lungen-Yin nähren.
- Leere-Hitze klären.

18.9.2 Nachtschweiß und Schlafstörungen (Nieren-Yin-Mangel und Leere-Hitze)

Siehe ▸ Tab. 18.41.

▸ **Tab. 18.41** Rezeptur Nachtschweiß und Schlafstörungen.

Kräuter	Menge	Temperatur	Geschmack	Wirkung in der Rezeptur
Mischung 1: Equisetum arvense, herb.	40 g	kühl	fade, leicht bitter, süß, etwas salzig	Nieren-Yin nährend, Hitze klärend, Leere-Schweiße haltend, Haarausfall reduzierend
Triticum aestivum, sem.	25 g	kühl	süß	Herz stützend, Shen beruhigend, (Schlafstörung, Unruhe), Hitze beseitigend
Glycyrrhiza glab., rhiz.	10 g	neutral-kühl	süß	Qi tonisierend, Yin stützend, Hitze ableitend; Rezeptur harmonisierend
Mischung 2: Humulus lupus, strob.	25 g	kalt	bitter	Leere-Hitze aus dem Herzen beseitigend, Shen beruhigend, Hitzewallungen im Klimakterium, Schlafstörungen
Lichen islandicus	25 g	kühl	fade, schleimig-bitter, leicht süßlich	Yin nährend, Körpersäfte fördernd, Nachtschweiß zurückhaltend
Trifolium prat., flor.	25 g	süß	kühl	Nieren-Yin nährend, befeuchtend (trockener Hals), Leere-Hitze klärend (Hitzewallungen, Nachtschweiß)

Mischung 1: Equisetum arvense, Triticum aestivum, Glycyrrhiza glab.
Mischung 2: Humulus lupus, Lichen islandicus, Trifolium prat.

Zubereitung und Dosierung

2 EL der Mischung 1 ca. 20 Min. in ½ l Wasser köcheln, vom Herd nehmen und 2 EL der Mischung 2 hinzufügen, ca. 10 Min. ziehen lassen, abseihen und je 1 Portion nachmittags und abends vor dem Zu-Bett-Gehen trinken.

Das Rezept ist für ca. 10 Tage berechnet.

Symptome und Befunde

- Nachtschweiß, Hitzewellen
- traumgestörter, unruhiger Schlaf
- trockener Hals, trockene Schleimhäute
- **Puls:** dünn (Xi), schnell (Shuo)
- **Zungenkörper:** gerötet, trocken, kaum Belag

Mögliche Syndrom-Beteiligungen

- Nieren-Yin-Mangel
- Herz-Yin-Mangel

Therapieprinzip

- Nieren-Yin nähren.
- Leere-Hitze klären.
- Herz-Shen beruhigen.
- Herz-Yin stützen.

18.9.3 Mundschleimhautentzündung und Neurasthenie (Nieren-Yin-Mangel, aufsteigende Leere-Hitze)

Siehe ▶ Tab. 18.42.

▶ **Tab. 18.42** Rezeptur Mundschleimhautentzündung und Neurasthenie.

Kräuter	Menge	Temperatur	Geschmack	Wirkung in der Rezeptur
Menyanthes trifoliata, fol.	20 g	kühl-kalt	sehr bitter	Feuer klärend (Entzündung im Mundraum), emporsteigendes Yang absenkend
Melissa off., fol.	20 g	neutral-warm	sauer, aromatisch, leicht bitter	Shen und Hun beruhigend, blockierten Shen bewegend (Schlafstörungen, Neurasthenie, Phobien)
Quercus, cort.	10 g	kühl	adstringierend, bitter	adstringierend, entzündungshemmend (Ulzera, Mundgeschwüre, Entzündungen)
Humulus lupus, strob.	20 g	kalt	bitter	Leere-Hitze aus dem Herzen beseitigend, Shen beruhigend, Hitzewallungen im Klimakterium, Schlafstörungen
Asparagus off., rhiz.	30 g	kühl-kalt	süß, bitter	Nieren-Yin nährend, Leere-Hitze kühlend, befeuchtend (Mundschleimhautentzündung, Mundtrockenheit)
Stella media, herb.	20 g	kalt	etwas süß	Yin tonisierend, Blut nährend, Hitze ableitend (Entzündungen, Trockenheit)

Zubereitung und Dosierung Alles fein mahlen, 1 TL der Mischung auf 250 ml Wasser, kochend heiß überbrühen, 10 Min. ziehen lassen, abseihen und schluckweise trinken, dabei jeden Schluck länger im Mund behalten. 3 × tgl.

Das Rezept ist mit einer Tagesdosis von ca. 10 g für etwa 12 Tage berechnet.

Symptome und Befunde

- schmerzhafte, gerötete Mundschleimhaut
- Reizbarkeit mit Hitzegefühl im Thorax
- Schlaflosigkeit
- Palpitationen
- **Puls:** schnell (Shuo), dünn (Xi)
- **Zungenkörper:** gerötet, trockener gelber Belag

Mögliche Syndrom-Beteiligungen

- Nieren-Yin-Mangel
- Herz-Yin-Mangel
- Leere-Hitze

Therapieprinzip

- Yin nähren.
- Hitze ableiten (Schleimhaut kühlen und beruhigen).
- Shen beruhigen.

18.9.4 Schwächezustände, Energiemangel, Erschöpfung (Nieren-Essenz-Schwäche)

Pollen-Kur

Symptome Schwächezustände, Energiemangel, Erschöpfung, Müdigkeit, Abgeschlagenheit, Vergesslichkeit, mangelnde körperliche und geistige Leistungsfähigkeit, mangelnde Merk- und Konzentrationsfähigkeit (bes. bei Kindern), Knochenschwäche

Therapieprinzip

- Essenz (Jing) tonisieren.
- Blut bewegen und tonisieren.
- Magen-, Darm-, Leber-Qi tonisieren.

Zubereitung und Dosierung Über einen Zeitraum von 8 bis 10 Wochen werden 2 × täglich 2 TL vor den Mahlzeiten im Mund gut eingespeichelt. Bei empfindlichem Magen mit etwas lauwarmer Milch und Honig vermischt einnehmen. Die Milch darf nicht zu heiß sein (nicht wärmer als 35°C), da sonst die meisten der wertvollen Inhaltsstoffe des Pollens verlorengehen.

19 Kräuter, die halten und stabilisieren/ adstringieren

19.1 Grundsätzliches

19.1.1 Pathologie

Die adstringierenden Kräuter werden verwendet, um

1. übermäßige oder unphysiologische Ausflüsse zu unterbinden und
2. die Senkung von Organen zu behandeln

und zwar hauptsächlich, wenn diese Beschwerden von einer Leere verursacht werden.

Wenn sie Ausflüsse halten, bewahren sie Yin, Qi und Essenz (Jing). Wenn sie helfen, Organe am Platz zu halten, unterstützen sie das Qi der Milz in dieser Funktion.

Übermäßige oder unphysiologische Ausflüsse sind z. B.:

- schwächende Diarrhöe, akut oder chronisch
- übermäßiges Schwitzen, spontanes Schwitzen, Nachtschweiße
- zu häufiges Urinieren durch Blasenschwäche
- vaginaler Ausfluss

Von einer Leere verursachte Senkungen sind Prolapse z. B. von:

- Gebärmutter
- Mastdarm
- Hämorrhoiden
- Hernien

Blutungen aus Uterus, Darm, Zahnfleisch u. a. werden mit Kräutern aus ▸ **Kap. 12** behandelt.

19.1.2 Therapieprinzip

Flüssigkeiten halten, Substanz stabilisieren

Die Kräuter sind von zusammenziehendem oder saurem Geschmack.

„Adstringieren" (von lat. *a(d)stringere* = zusammenziehen) bezeichnet einen Vorgang, der pathologischen Prozessen des Auseinanderfallens bzw. Erschlaffens in der Körpersubstanz (Yin) entgegenwirkt. Eine Schwäche von Yin oder Qi kann dazu führen, dass das Gewebe an Tonus, Stabilität und Festigkeit verliert, so dass die Säfte nicht mehr gut am Gewebe haften und „herausfallen" bzw. Organe nicht an ihrem Platz gehalten werden und „absacken".

Adstringierende Arzneien wirken dieser Pathologie durch Zusammenziehung, Sammlung entgegen, dies wird auf obengenannte zwei Arten therapeutisch genutzt:

1. unkontrollierte Ausscheidungen von Körperflüssigkeiten werden gebremst,
2. erschlaffte Substanz wird stabilisiert.

Beides dient der Behandlung der Symptome bzw. der Manifestation einer Erkrankung. Die energetische Ursache der Erkrankung muss später oder parallel behandelt werden.

Sie sind kontraindiziert bei Fülle-Störungen, die vorrangig eine Ableitung notwendig machen, z. B. Schwitzen bei Fieber durch Pathogene in der Oberfläche oder Durchfall von Nahrungsstagnation oder Feuchte-Hitze-Fülle. Gibt man hier zu stark adstringierende Mittel, kann pathogene Energie eingeschlossen werden.

Die blutungstillenden Kräuter haben ebenfalls adstringierende Qualität. Sie sind in ▸ **Kap. 12** aufgeführt.

Trocknen

Die Adstringentia sind prinzipiell von trocknender Qualität (s. u. Gerbstoffe) und müssen bei Flüssigkeitsverlusten unbedingt mit Säfte und/oder Blut befeuchtenden Kräutern ergänzt werden.

Bewahren und speichern

Die Adstringentia haben insofern tonisierende Qualität, als sie vor weiterem Verlust an Säften, Jing und Qi schützen. Das erklärt ihren Stellenwert innerhalb einer tonisierenden Behandlungsstrategie.

Bei adstringierenden Kräutern in der chinesischen Materia medica findet man oftmals einen Bezug zur Jing-Essenz. Dieses Konzept der vorgeburtlichen Essenz, die in den Nieren gespeichert ist, hat in unserer Tradition kaum Entsprechungen.

Das Jing kann nach der TCM unter anderem durch Säfteverluste, vor allem zu häufige Samenergüsse, geschwächt werden (was allerdings auch in unserer Tradition erkannt wurde, aber oft mit moralischen Apellen gegen die sexuelle Entfaltung durchmischt war). Vor allem um die gesundheitlichen Nachteile für Männer durch Ejakulationen gab und gibt es in Asien einen Kult, der in daoistischen Sexualtechniken, aber auch in kommerzieller Ausrottung bedrohter Tiere zum Verzehr ihrer Jing stärkenden Hoden Ausdruck findet. Deshalb werden Indikationen für Männer wie Spermatorrhöe, Impotenz, Ejaculatio praecox in der chinesischen Materia medica ungleich viel häufiger genannt als in westlichen Büchern über Pflanzenheilkunde. Diese Indikationen kommen sowohl bei den adstringierenden Kräutern vor, weil sie Säfte halten, als auch bei den Tonika, wenn sie das Qi der Nieren und Nieren-Yang oder -Yin stärken.

19.1.3 Inhaltsstoffe

Fast alle Kräuter dieser Gruppe haben einen hohen Gehalt an **Gerbstoffen.** In der westlichen Naturheilkunde gibt es auch eine „Adstringentia" genannte Gruppe von Heilpflanzen, die sich im Großen und Ganzen mit der hier besprochenen deckt. Hiermit sind Gerbstoffdrogen zur lokalen Anwendung, aber auch Mittel gegen Durchfall, Blutungen, übermäßiges Schwitzen und Diabetes, gemeint.

Gerbstoffe ziehen Haut, Schleimhäute, deren Drüsen und Kapillare zusammen. So setzen sie die Durchblutung herab, stillen Blutungen, vermindern die Aktivität der Drüsen (Säfte halten) und beruhigen entzündliche Vorgänge. Außerdem festigen, stabilisieren sie aufgequollene, zu sehr erweichte Bindegewebe (Substanz stabilisieren). (FUN 191; WAG 269)

Aus westlicher Sicht beruhen chronische übermäßige Sekretionen auf Störungen im vegetativen Nervensystem mit Überreizung und Überaktivität der Schweißdrüsen bzw. Schleimhautdrüsen. Hier helfen Gerbstoffe, indem sie die Durchblutung im Allgemeinen und die Drüsenaktivität im Besonderen beruhigen.

Senkungen und Blutungen aus Schwäche sind auf mangelnde Festigkeit von bindegewebigen Strukturen wie Bändern und Kapillaren zurückzuführen. Hier helfen die Gerbstoffe mit ihrer Gewebe festigenden Wirkung.

Gerbstoffe wirken über die Bindung von Eiweißen antimikrobiell, beruhigen Entzündungen auf Schleimhäuten, schützen gegen Reizstoffe, die bei Entzündungen anfallen, und bremsen die Motilität des Darmes. Dies macht verständlich, dass Gerbstoffdrogen auch bei akuter infektiöser Diarrhöe angewendet werden. Für chinesisch arbeitende Therapeuten ist es an dieser Stelle wichtig, darauf zu achten, dass Pathogene wie Hitze und Feuchtigkeit ausgeleitet werden.
Ein traditionell großer Anwendungsbereich der Adstringentia ist die lokale Anwendung als Wundheilmittel auf Haut und Schleimhäuten, um Entzündungen zu beruhigen (kühlen) und Blutungen zu stillen. Dies kann hier leider nur am Rande berücksichtigt werden.

Je höher der Gerbstoffanteil eines Krautes ist, desto eindeutiger ist es energetisch als trocknend einzustufen. Die trocknende Eigenschaft macht es einerseits zur geeigneten Arznei bei Feuchtigkeit und Ausflüssen, andererseits trocknet es auf Dauer Säfte, Blut und Yin aus. Das liegt zum Teil daran, dass die Gerbstoffe die Aktivität der befeuchtenden Drüsen bremsen, aber auch daran, dass sie sich wie ein Film auf die Verdauungsschleimhaut legen und die Aufnahme von Stoffen vermindern. Westlich spricht man von einem antinutritiven Effekt, was z. B. zu Anämie bei häufigem Genuss von schwarzem Tee oder Rooibostee führen kann (TEU 224).

Allgemein gilt Vorsicht bei Drogen mit sehr hohem Gerbstoffgehalt (Eichenrinde, Blutwurz, Rooibos, grüner und schwarzer Tee u. v. a.), da sie die Magenschleimhaut reizen und Entzündung hervorrufen können, hier kann die Kombination mit Schleimhaut schützenden Drogen wie Eibisch oder Kamille vorbeugen.

Beim Salbei (▸ **Kap. 2.3.3**), der gegen Schwächeschwitzen viel verwendet wird, kann außer seinen Gerbstoffen eine hormonähnliche Wirkung eine Rolle spielen, er bremst die Schilddrüsenaktivität und wirkt östrogenartig.

19.2

Kräuter

19.2.1 Achillea millefolium

Siehe ▸ Abb. 19.1 und ▸ Tab. 19.1.

▸ **Tab. 19.1** Monografie Achillea millefolium.

Name (lat.)	Name (dt.)	Temperatur	Geschmack	Organbezug	Tagesdosis
Millefolium, herb.	Schafgarbe, Kraut	neutral	bitter, zusammenziehend, aromatisch	Mi, Ma, Le, Uterus, Lu, He, Bl,	1–8 g getr. Droge Infus oder Dekokt (s. u.), 1–10 ml Tinktur
Wirkbeschreibung			**Indikationen**		
Milz- und Magen-Qi tonisierend			Schwächezustände, Müdigkeit, Anämie, Appetitlosigkeit, Rekonvaleszenz, Verdauungsschwäche, weicher Stuhl		
Blutungen stillend, adstringierend			Blutungsneigung und subakute Blutungen durch Leere und/oder Stagnation in Uterus, Nieren, Darm, Nase, Lunge chronische Diarrhöe, vaginaler Ausfluss, Hämorrhoiden		
Qi bewegend und regulierend, Gefäße durchgängig machend und entkrampfend, Blut belebend			Darmkoliken, venöser Stau im Bauchraum, chronische Milz-, Leberschwellung und Lebererkrankungen, Gallenstau, -steine, chronische Gastritis Hämorrhoiden, unregelmäßige Menstruation, Dysmenorrhöe, Metrorrhagie, Blasenschwäche venöse und arterielle Gefäßkrankheiten mit Brüchigkeit und Ablagerungen		
Oberfläche von Wind-Kälte und Wind-Hitze befreiend, fieberlösend			akute Infekte (hochdosiert, heiß getrunken, um Schwitzen einzuleiten), Nasenschleimhautentzündung, Husten		

MAD 1914f., KRÖ1 300, FIS (1990) 172, ROS (2003) 167, KRA (2000), Positivmonografien Kommission E, WHO, ESCOP

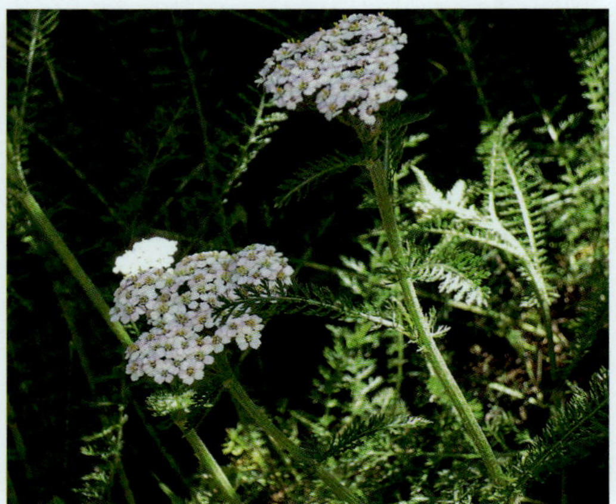

▸ **Abb. 19.1** Achillea millefolium.

▸ **Tab. 19.2** Zubereitung der Schafgarbe.

Therapieprinzip	Zubereitung/Dosis
Blutung stillen, adstringieren, halten, stabilisieren	Dekokt oder langer Infus (20 Min.)/1–3 g pro Tag
tonisieren, Qi bewegen	Infus (15 Min.)/1–3 g pro Tag
Oberfläche befreien	Infus (5 Min.), heiß trinken/5–8 g pro Dosis, 1–3-mal bis zum Schwitzen

19.2.2 Alchemilla vulgaris

Siehe ▸ **Abb. 19.2** und ▸ **Tab. 19.3**.

▸ **Tab. 19.3** Monografie Alchemilla vulgaris.

Name (lat.)	Name (dt.)	Temperatur	Geschmack	Organbezug	Tagesdosis
Alchemilla vulgaris, herb.	Frauenmantel	kühl	zusammenziehend	Uterus, Le, Mi	1–4 g getr. Droge Dekokt, 1–3 ml Tinktur
Wirkbeschreibung			**Indikationen**		
Uterus kräftigend, adstringierend, haltend Blutungen stillend			Schwäche des Uterus, Senkung, Metrorrhagie, vaginaler Ausfluss, nach Hysterektomie, vor und nach der Entbindung (Meldekraut zum Uterus) Hernien Regelblutungen, Zwischenblutungen, Zahnfleischbluten, Hämaturie		
Feuchtigkeit trocknend und Hitze klärend, harntreibend			akuter Durchfall, Fieber; Colitis, Eiterungen, Abzesse, nässendes Ekzem, Leukorrhöe, Candida Hydrops		
Leere-Hitze absenkend			Hitzewallungen, Schlafstörungen, Unruhe, Launenhaftigkeit, klimakterische Beschwerden Kopfweh im Zusammenhang mit dem Zyklus/Uterus; früher bei Epilepsie und Apoplex		
kühlend			lokale Anwendung: bei Entzündungen und Eiterungen		

MAD 459f., FIS (1990) 84f., KRÖ1 138, Positivmonografie Kommission E

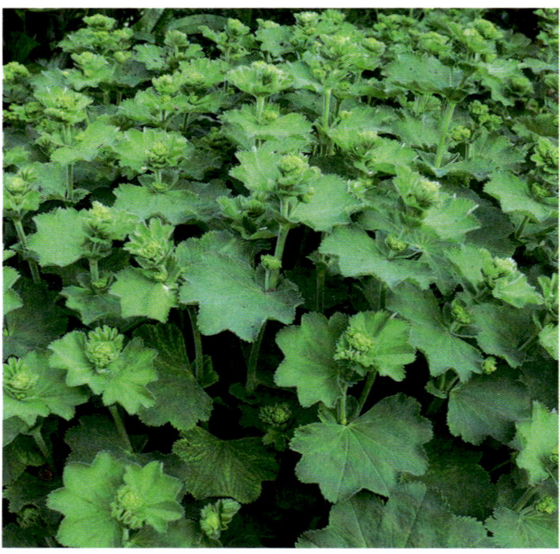

▸ **Abb. 19.2** Alchemilla vulgaris.

19.2.3 Agrimonia eupatoria

Siehe ► Abb. 19.3 und ► Tab. 19.4.

► **Tab. 19.4** Monografie Agrimonia eupatoria.

Name (lat.)	Name (dt.)	Temperatur	Geschmack	Organbezug	Tagesdosis
Agrimonia eupatoria, herb.	Odermennig	neutral	zusammenziehend, wenig bitter,	Le, Mi, Ma, Bl, Ni	1–4 g getr. Droge Dekokt, 1–4 ml Tinktur
Wirkbeschreibung			**Indikationen**		
Leber- und Gallenblasen-Qi bewegend und regulierend			Leber-, Gallenkrankheiten mit Druckgefühl, Verhärtung, Bauchkoliken, Blähungen, Seitenstechen		
adstringierend, haltend			vaginaler Ausfluss, Durchfall, Atonie der Bauchorgane, bei chron. Halsentzündung (Gurgelmittel, „Sängerkraut")		
Blutungen stillend			Blut in Stuhl, Urin, Blutungen aller Art		
Milz- und Magen-Qi stärkend, Feuchtigkeit umwandelnd			Verdauungsschwäche mit weichem Stuhl, Appetitlosigkeit, Blähungen, Schleim im Verdauungstrakt Hydrops		
Feuchte-Hitze ableitend			Ikterus, blutige Durchfälle, Steine und Grieß der Harn- und Gallenwege, Urogenitalentzündungen, harnsaure Diathese		

MAD 449f., KRÖ1 253f., Positivmonografie der Kommission E

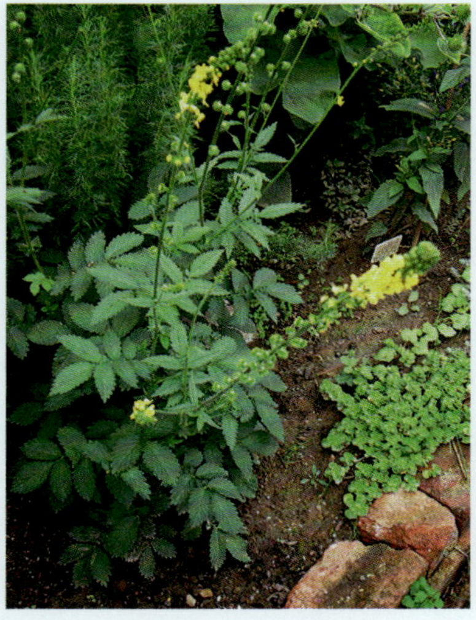

► **Abb. 19.3** Agrimonia eupatoria.

19.2.4 Lamium album

Siehe ▸ Abb. 19.4 und ▸ Tab. 19.5.

▸ **Tab. 19.5** Monografie Lamium album.

Name (lat.)	Name (dt.)	Temperatur	Geschmack	Organbezug	Tagesdosis
Lamium album, herb. (flor.)	Taubnessel, Kraut (Blüten)	kühl	zusammenziehend, süß, salzig (Blüten: süß)	Ni, Bl, Mi, Le, Uterus	1–5 g getr. Kraut Dekokt, 0,3–1 g Blüten Infus, 1–5 ml Tinktur

Wirkbeschreibung	Indikationen
im Unteren Erwärmer adstringierend, haltend, so Nieren- und Milz-Qi tonisierend	vaginaler Ausfluss, atonische Uterusblutung, Uterussenkung, Uterusprolaps vor allem bei Frauen mit Blutleere unfreiwilliger Samenerguss
Hitze klärend, Feuchte-Hitze im Unterleib ableitend und kühlend	Entzündungen des Unterleibs, Verklebung der Eileiter, zu kurzer Menstruationszyklus
in der Blase	Blasenentzündung, Reizung, Harnzwang, Blasenkrämpfe, Nierenentzündung, Albuminurie, Prostatareizung
in den Därmen	blutiger Durchfall
befeuchtend (die Blüten), kühlend	Reizung, Jucken, Trockenheit der Vagina und Vulva
Nieren- und Herz-Yin kühlend	Schlafstörungen, nervöse Unruhe, Schwerhörigkeit

MAD 1707, KRÖ1 345, Positivmonografie Kommission E für die Blüten (1987), Negativmonografie Kommission E für das Kraut (1993, da Wirksamkeit „nicht belegt")

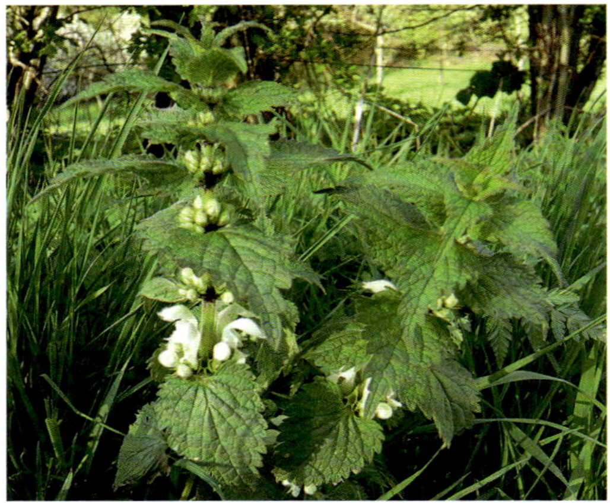

▸ **Abb. 19.4** Lamium album.

19.2.5 Potentilla anserina

Siehe ► Abb. 19.5 und ► Tab. 19.6.

► **Tab. 19.6** Monografie Potentilla anserina.

Name (lat.)	Name (dt.)	Temperatur	Geschmack	Organbezug	Tagesdosis
(Potentilla) Anserina, herb.	Gänsefinger-kraut	kühl	zusammenzie-hend	Ma, Di, Dü, Uterus, He, Le, Lu	1–5 g getr. Droge Dekokt, 1–5 ml Tinktur
Wirkbeschreibung			**Indikationen**		
Qi-Stagnation in allen drei Erwärmern regulierend und bewegend			Krämpfe der glatten Muskulatur wie Magen-Darm-Koliken, Gallenwegskoliken, Dysmenorrhöe, Asthma; Angina pectoris, Roemheld-Syndrom, spastische Diathese, früher bei Epilepsie		
adstringierend, Blut stillend, haltend			allg. bei Blutungen, bes. Metrorrhagie bei zu weichem, hyperplastischem Uterus, auch nach der Geburt zur Rückbildung, vaginaler Ausfluss		
Hitze klärend, Feuchte-Hitze ableitend			Durchfall, bes. mit Krämpfen, Blut im Stuhl, vaginaler Ausfluss, Ikterus, Bluthusten		
äußerlich angewendet Feuchtigkeit trocknend			lokale Anwendung: Entzündungen der Augen, Mundhöhle		

KRÖ1, 144, MAD 2213, Positivmonografie Kommission E

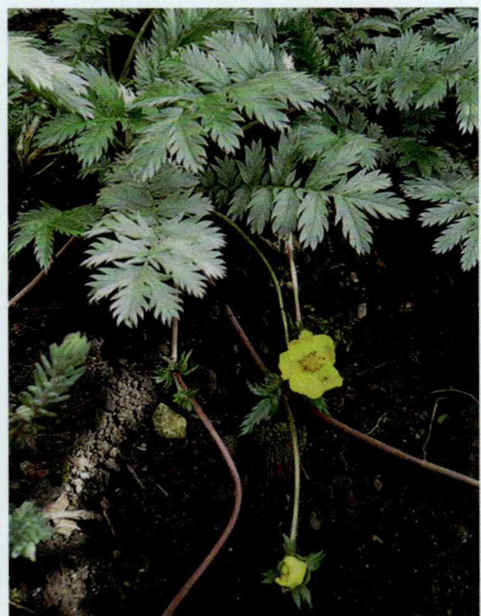

► **Abb. 19.5** Potentilla anserina.

19.2.6 Schisandra chinensis

Siehe ▸ **Abb. 19.6** und ▸ **Tab. 19.7**.

▸ **Tab. 19.7** Monografie Schisandra chinensis.

Name (lat.)	Name (dt.)	Temperatur	Geschmack	Organbezug	Tagesdosis
Schisandra chinensis, fruct.	Schisandra, Früchte	warm	sauer	Lu, Ni, He	0,5–2 g getr. Droge Dekokt, 1–3 ml Tinktur
Wirkbeschreibung			**Indikationen**		
Lungen-Qi sammelnd, tonisierend, Schweiße haltend			Husten, Kurzatmigkeit, spontane Schweiße		
Nieren-Qi und -Yin tonisierend, Jing bewahrend Lungen-Niere-Verbindung stärkend			Asthma, Samenverluste, Blasenschwäche, Bettnässen		
Säfte, Blut, Yin nährend Herz-Qi und -Yin bewahrend, Shen beruhigend			Schlafstörungen, Ängstlichkeit, Vergesslichkeit		

POR (1978) 473, ROS (2003) 843, keine Monografie Kommission E, Positivmonografie WHO

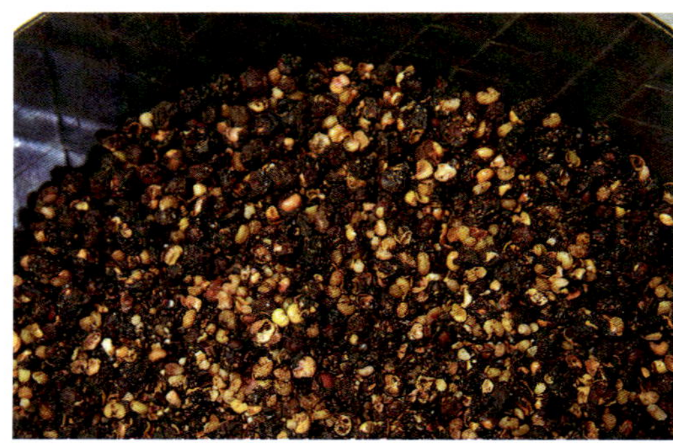

▸ **Abb. 19.6** Schisandra chinensis.

Kommentar Es handelt sich um die aus China stammende Droge Wu Wei Zi, die es bei uns bereits zu Bekanntheit als Allheilmittel gebracht hat. Wir haben sie in das Buch aufgenommen, weil sie die Kommunikation zwischen Lunge und Niere stärkt und deshalb sowohl bei Allergien als auch bei Asthma eine wertvolle Arznei darstellt, für die wir unter den heimischen Heilpflanzen keine Entsprechung sehen.

19.2.7 Vaccinium myrtillus

Siehe ► Tab. 19.8.

► **Tab. 19.8** Monografie Vaccinium myrtillus.

Name (lat.)	Name (dt.)	Temperatur	Geschmack	Organbezug	Tagesdosis
Myrtillus, fruct., Myrtillus, fol.	Heidelbeeren, Blätter	kühl	zusammenzie-hend	Bl, Mi, Di, Dü	1–5 g getr. Droge Dekokt, 1–5 ml Tinktur
Wirkbeschreibung			**Indikationen**		
Feuchte-Hitze in den Därmen ableitend (fruct.)			Durchfall mit und ohne Bakterien, auch mit Blut im Stuhl (nicht rohe Beeren, die führen ab!), auch für Kleinkinder		
Milz-Qi unterstützend, haltend (fruct.)			Appetitmangel, Dyspepsie, chronisch breiiger Stuhl, chron. Blähungen von Gärungsdyspepsie, Darmdysbiose		
Feuchte-Hitze der Blase ableitend (fol.)			Zystitis mit Bakterien (harndesinfizierend), Blasenreizung, Harnröhrenkatarrh, Steinbildung der Harnwege		
Qi von Niere und Blase unterstützend, zu halten (fol.)			atonische Harninkontinenz		

MAD, KRÖ1 159, WEI 134, Positivmonografie Kommission E für die Beeren; Negativmonografie für die Blätter wegen „nicht belegter Wirksamkeit“ und toxischer Erscheinungen im Tierversuch (nach chronischer Verabreichung einer Menge, die bei einem Erwachsenen ca. 90(!) g Teedroge pro Tag entsprechen würde), WHO

19.2.8 Potentilla tormentilla

Siehe ► Tab. 19.9.

► **Tab. 19.9** Monografie Potentilla tormentilla.

Name (lat.)	Name (dt.)	Temperatur	Geschmack	Organbezug	Tagesdosis
(Potentilla) Tormentilla, rhiz.	Blutwurz	kühl	zusammenzie-hend, leicht bitter	Mi, Ma	1–6 g getr. Droge Dekokt, 1–5 ml Tinktur
Wirkbeschreibung			**Indikationen**		
adstringierend, blutstillend, Milz-Qi unterstützend, Organe und Blut zu halten			Organsenkungen, Hämorrhoiden von Erschlaffung, atonische Blutungen, Diarrhöe		
Hitze klärend und Feuchte-Hitze ableitend			Diarrhöe, Entzündung des Darmes mit Durchfall, Blut im Stuhl, Colitis, paratyphöse Diarrhöe, Ausfluss		
äußerlich adstringierend, kühlend, Feuchtigkeit trocknend, entgiftend			lokale Anwendung: blutende, nässende, allergische Entzündungen, Wunden, Ekzeme; Zahnfleisch		

MAD 2717, KRÖ1 356, Positivmonografie Kommission E

19.2.9 Rubus idaeus/fruticosus

Siehe ► Tab. 19.10.

► **Tab. 19.10** Monografie Rubus idaeus.

Name (lat.)	Name (dt.)	Temperatur	Geschmack	Organbezug	Tagesdosis
Rubus idaeus, fol. Rubus fruticosus, fol.	Himbeere, Blätter Brombeere, Blätter	kühl	zusammenziehend	Mi, Uterus	1–5 g getr. Droge Dekokt, 1–5 ml Tinktur
Wirkbeschreibung			**Indikationen**		
adstringierend; Ausflüsse und Blutungen stoppend Qi anhebend			Diarrhöe auch blutig, Leukorrhöe mit Entzündung		
Uterus-Qi adstringierend, haltend, regulierend (mehr die Himbeerblätter)			Metrorrhagien, Uterusprolaps, drohende Fehlgeburt, Menstruationsbeschwerden Bänder in der Schwangerschaft und Muttermund vor der Geburt kräftigend und flexibler machend		
Hitze klärend, Feuchte-Hitze ableitend			Fieber senkend bei Infekten, bes. mit Durchfall, chron. Blinddarmreizung		
lokales Adstringens			Entzündungen von Haut und Schleimhäuten, Mundschleimhaut, Halsweh, Ekzeme		

MAD 2362, KAR 309, KRÖ1 98, Negativmonografie Kommission E (1987 und 1990, da Wirksamkeit „nicht belegt“)

19.2.10 Weitere Kräuter, die halten und stabilisieren

- alle Kräuter in ► **Kap. 12**
- Salvia off., fol. (► **Kap. 2.3.3**)
- Hyssopus, herb. (► **Kap. 14.4.2**)
- Myrica, cort. rad. (► **Kap. 8.2.7**)

19.3 Rezepturen

19.3.1 Übermäßiges spontanes Schwitzen (Lungen-Qi- und Herz-Qi-Leere)

Siehe ▶ Tab. 19.11.

▶ **Tab. 19.11** Rezeptur Übermäßiges spontanes Schwitzen.

Kräuter	Menge	Temperatur	Geschmack	Wirkung in der Rezeptur
Salvia, fol.	40 g	neutral	zusammenziehend, etwas bitter und scharf, aromatisch	Oberfläche stabilisierend, Qi stärkend
Hyssopus, herb.	40 g	neutral	bitter, zusammenziehend, aromatisch	Lungen-Qi stärkend, Oberfläche stabilisierend
Crataegus, fol. cum flor.	40 g	neutral	zusammenziehend	Herz-Qi tonisierend
Millefolium, herb.	30 g	neutral	bitter, zusammenziehend, aromatisch	Qi tonisierend, adstringierend
Urtica, herb.	30 g	neutral-warm	fad, zusammenziehend, süß, salzig	adstringierend, Säfte nährend (mit Schafgarbe auch, um den Verlust an Mineralien zu kompensieren)
Inula helenium, rhiz.	40 g	warm	süß, bitter, aromatisch, scharf	Lungen-Qi tonisierend
Cinnamomum cassia, ramulus	30 g	warm	aromatisch, scharf, süß	Ying Qi und Wei Qi harmonisierend

Mischung 1: Millefolium, Urtica; 60 g
Mischung 2: Salvia, Hyssopus, Crataegus, Inula Helenium, Cinnamomum cassia; 190 g

Zubereitung und Dosierung Tagesmenge: 2–3 g Mischung 1 mit 1,5 l Wasser kalt ansetzen, zum Köcheln bringen und 20 Min. mit leicht geöffnetem Deckel köcheln lassen. Dann 7–8 g Mischung 2 so hinzufügen, dass sie noch 2 Min. mitköcheln, den Deckel dabei schließen, die Wärmezufuhr beenden und mit geschlossenem Deckel weitere 20 Min. ziehen lassen. Abkühlen lassen, abseihen. Von diesem Konzentrat mit heißem Wasser verdünnt den Tag über trinken. Rezeptur für 25 Tage, 10 g/Tag.

Symptome und Befunde

- spontanes Schwitzen, besonders am Oberkörper, Erschöpfungsgefühl, Herzklopfen, all das besonders bei körperlicher Anstrengung
- leise Stimme, chronisches Hüsteln, blasses Gesicht
- **Puls:** schwach (Ruo), fein (Xi)
- **Zungenkörper:** blass, Belag dünn, weiß

Syndrome Herz-und Lungen-Qi-Mangel

Westliche Befunde Es kann sich um einen Schwächezustand nach schwerer Erkrankung ohne schulmedizinischen Befund handeln.

Therapieprinzip

- Das Äußere stabilisieren und Schwitzen hemmen.
- Herz und Lungen-Qi stärken.

19.3.2 Chronischer morgendlicher Durchfall (Leere von Nieren- und Milz-Yang)

Siehe ▶ **Tab. 19.12.**

▶ **Tab. 19.12** Rezeptur Chronischer morgendlicher Durchfall.

Kräuter	Menge	Temperatur	Geschmack	Wirkung in der Rezeptur
Millefolium, herb.	40 g	neutral	bitter, zusammenziehend, aromatisch	adstringierend, Durchfall hemmend
Potentilla tormentilla, rhiz.	40 g	kühl	zusammenziehend	adstringierend, Durchfall hemmend
Myrtillus, fruct.	40 g	kühl	zusammenziehend	adstringierend, Durchfall hemmend
Cinnamomum ceylon., cort.	60 g	warm	aromatisch, süß	Nieren- und Milz-Yang wärmend
Thymus vulgaris, herb.	40 g	warm	aromatisch, scharf, zusammenziehend	Mitte wärmend
Zingiber, rhiz.	20 g	heiß	scharf, aromatisch	Mitte und Nieren wärmend, innere Kälte vertreibend

Mischung 1: Millefolium, Potentilla torment., Myrtillus; 120 g
Mischung 2: Cinnamomum ceylon., Thymus, Zingiber; 120 g

Zubereitung und Dosierung Tagesmenge: 4 g aus Mischung 1 zum Dekokt, 4 g aus Mischung 2 zum Infus hinzu. Rezeptur für ca. 30 Tage, 8 g/Tag.

Symptome und Befunde

- chronischer imperativer Durchfall am frühen Morgen, der den Patienten aus dem Bett treibt
- Appetitmangel, Unverdautes im Stuhl
- Vitalitätsmangel, Müdigkeit, Kraftlosigkeit, Blässe
- Schwäche, Schmerz, Kältegefühl im unteren Rücken; Kältegefühl der Extremitäten
- **Puls:** langsam, schwach (Ruo), fein (Xi)
- **Zungenkörper:** geschwollen und blass; Belag dünn weiß, wässrig

Syndrome

- Milz-Yang-Mangel
- Nieren-Yang-Mangel

Therapieprinzip

- Durchfall beenden.
- Nieren-Yang wärmen.
- Milz-Qi stärken.

19.3.3 Darmblutungen (Qi-Mangel-Blutungen)

Siehe ▶ **Kap. 12.3.2.**

19.3.4 Chronischer vaginaler Ausfluss (Milz-Yang-Leere)

Siehe ▶ Tab. 19.13.

▶ **Tab. 19.13** Rezeptur Chronischer vaginaler Ausfluss.

Kräuter	Menge	Temperatur	Geschmack	Wirkung in der Rezeptur
Cinnamomum ceylon., cort.	50 g	warm	aromatisch, süß	Nieren- und Milz-Yang wärmend, Kälte vertreibend
Thymus vulgaris, herb.	40 g	warm	aromatisch, scharf, zusammenziehend	Milz- und Nieren-Yang wärmend, Feuchtigkeit transformierend, trocknend
Levisticum, rad.	50 g	warm	aromatisch	Feuchtigkeit transformierend, ausleitend
Angelica, arch., rad.	40 g	warm	aromatisch, scharf, bitter	Milz-Qi tonisierend, Milz-Yang wärmend, kalte Feuchtigkeit ausleitend
Lamium album, herb.	30 g	kühl	zusammenziehend, süß	adstringierend und haltend im Unteren Erwärmer; Rezepturwirkung in den weiblichen Unterleib bringend
Millefolium, herb.	40 g	neutral	bitter, zusammenziehend, aromatisch	Qi der Mitte tonisierend, trocknend und adstringierend, Durchfall hemmend
Alchemilla, herb.	30 g	kühl	zusammenziehend	adstringierend und haltend, Feuchtigkeit trocknend; Rezepturwirkung in den weiblichen Unterleib bringend

Mischung 1: Lamium, Millefolium, Alchemilla; 100 g
Mischung 2: Cinnamomum, Thymus, Levisticum, Angelica; 180 g

Zubereitung und Dosierung Tagesmenge: 2,5 g aus Mischung 1 zum Dekokt, 4,5 g aus Mischung 2 zum Infus hinzu. Rezeptur für ca. 40 Tage, 7 g/ Tag.

Symptome und Befunde

- chronischer vaginaler Ausfluss: weiß, „wie Joghurt", geruchslos; vaginales Senkungsgefühl ohne gynäkologischen Befund
- Appetitlosigkeit, Müdigkeit, häufig breiiger Stuhl, Bauchweh und Völlegefühl nach Rohkost
- gelblich blasse Gesichtsfarbe
- Kältegefühl in Bauch und Extremitäten
- leichte postmenstruelle Schmierblutung bis zum 10. Zyklustag
- **Puls:** langsam (Chi), schwach (Ruo)
- **Zungenkörper:** blass und evtl. geschwollen mit Zahneindrücken; Belag dünn weiß, feucht oder ölig

Syndrome Milz-Schwäche mit Feuchtigkeit

Westliche Befunde Ausfluss mit oder ohne Bakterien- oder Pilzbefall

Therapieprinzip

- Milz-Qi tonisieren, Yang Qi anheben.
- Feuchtigkeit transformieren und ableiten.
- Ausfluss beenden.

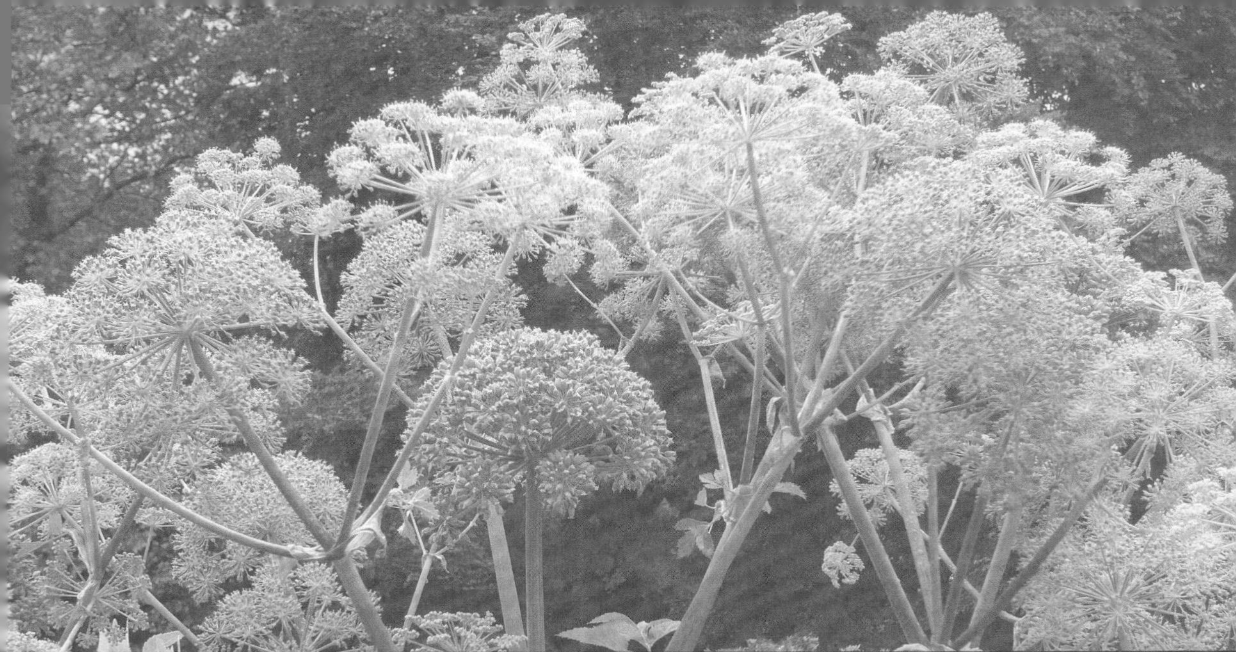

Anhang

20 Die Autoren

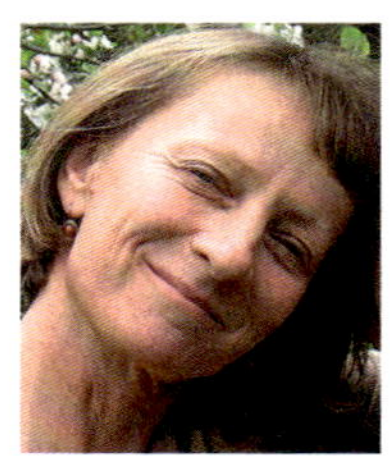

Sibylle van Luijk

Jahrgang 1961, Erstberuf Krankenschwester, eigene Praxis als Heilpraktikerin seit 1990 in Berlin, ab 2000 in Garbsen bei Hannover, HP-Ausbildung mit Schwerpunkt CM bei H.-J. Weber (Berlin) 1986–89, Kurse in westlicher Phytotherapie bei K. Krämer, Berlin 1990–95, seitdem intensive Suche, Versuche und Erfahrungen zum Thema „Wie arbeite ich korrekt mit ‚unseren' Kräutern nach den Regeln der Chinesischen Medizin?" – deshalb: Ausbildung in chinesischer Pharmakologie bei B. Kirschbaum, Hamburg 1995–97; Lehrtätigkeit für CM und westliche Phytotherapie.

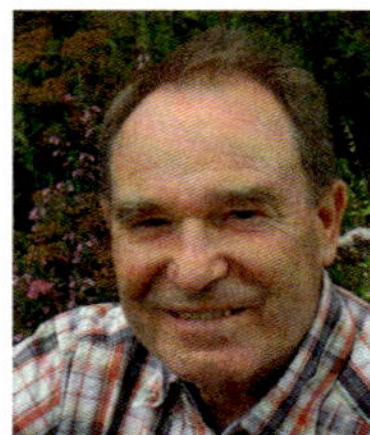

Helmut Magel

Jahrgang 1946, Ausbildungen in TCM, Kalligraphie und Qi Gong in Deutschland; seit 1990 eigene Praxis als Heilpraktiker und Ernährungs- und Lebensberater in Wuppertal; 1995–2001 Redakteur der TCM-Beiträge der AGTCM in der „Volksheilkunde", Beschäftigung mit westlichen Kräutern in der TCM seit über 20 Jahren, Aus- und Fortbildungen bei François Ramakers, Jeremy Ross und Eva Mosheim-Heinrich; Dozent an verschiedenen Ausbildungszentren der AGTCM und seit 1999 Leiter der August-Brodde-Schule/ABZ West. Autor zahlreicher Fachartikel zur Chinesischen Medizin einschl. zu westl. Kräutern in der TCM (Der Heilpraktiker & Volksheilkunde, Naturheilpraxis, ZTCM, European Journal of Oriental Medicine, Paracelsus-Health, Autor des Diätetik-Kapitels in Focks/Hillebrand: Leitfaden Chinesische Medizin (2010); zus. mit W. Prinz: West-östliche Betrachtung über die Kunst, das menschliche Leben zu verlängern, in: Noll/Ziegler (Hrsg.): Der ältere Patient in der chinesischen Medizin (2006); seit 1996 Dozent an verschiedenen Ausbildungszentren der AGTCM und Referent auf dem TCM-Kongress in Rothenburg o. d.T.; maßgebliche Mitarbeit bei der Konzeption und Etablierung des Bachelor-Studiengangs „TCM-Akupunktur" an der Dresdner International University (DIU), wissenschaftliche Leitung des Studiengangs.

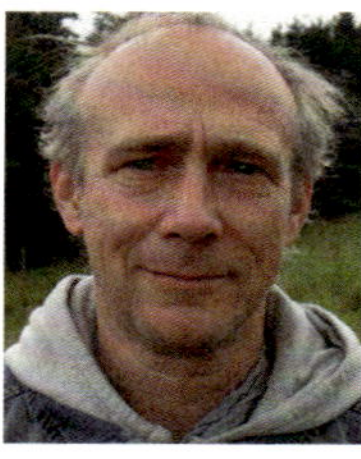

Wolfgang Prinz

1984–87 Heilpraktiker- und TCM-Ausbildung bei A. Brodde und H. Giesen, Phytotherapie bei Lindemann; seit 1989 eigene Praxis; 1990–94 Ausbildung in Schamanismus/Ethnopharmakologie, 1990–92 TCM-Ausbildung bei der SMS (Berlin), TCM-Pharmakologie-Ausbildungen bei Barbara Kirschbaum (1994–96) und Angela Körfers (1998–99), Fortbildungen bei Nawrocki/M. Junius (Spagyrik) und Storl (Pflanzendevas), Westliche Kräuter in der TCM bei Jeremy Ross (1998–99), Eva Mosheim-Heinrich (2000–2002), seit 2003 Dozententätigkeit zu westl. Kräutern in der TCM; Autor zus. mit H. Magel: West-östliche Betrachtung über die Kunst, das menschliche Leben zu verlängern, in: Noll/Ziegler (Hrsg.): Der ältere Patient in der chinesischen Medizin (2006)

21 Literatur

ANM **Leven KH, Hrsg.:** Antike Medizin: Ein Lexikon. München: Beck; 2005

ARM **Armatu A et al.:** Determination of antioxidant and radical scavenging activity of Inula helenium L. roots. Planta Med 2008; 74

ASC **Aschner B:** Lehrbuch der Konstitutionstherapie. Technik der Allgemeinbehandlungsmethoden. Stuttgart: Hippokrates; 1986

AYU **Zoller A, Nordwig H:** Heilpflanzen der Ayurvedischen Medizin. Heidelberg: Haug; 1997

BEN **Bensky D, Clavey S, Stöger E, Gamble A:** Chinese Herbal Medicine: Materia Medica. 3rd Ed. Seattle: Eastland; 2004

BEN (1996) **Bensky D, Barolet R:** Chinesische Arzneimittelrezepte und Behandlungsstrategien. Kötzting: Verlag für Ganzheitliche Medizin; 1996

BIE **Bielenberg J:** Glycyrrhiza glabra L. Eine faszinierende Heilpflanze mit großer Tradition. Z Phytother 2009; 30(5): 259–266

BIK **Birdsall TC, Kelly GS:** Berberine: Therapeutic potential of an alkaloid found in several medicinal plants. Altern Med Rev 1997; 2: 94–103

BÖH **Böhme G, Böhme H:** Feuer, Wasser, Erde, Luft. Eine Kulturgeschichte der Elemente. München: Beck; 2004

BRO **Broy J:** Die Konstitution. Humorale Diagnostik und Therapie. 2. Aufl. München: Foitzick; 1992

BRU **Brunfels O:** Kräuterbuch. Strasszburg: Hans Schotten; 1532

BÜH **Bühring U:** Praxis-Lehrbuch der modernen Heilpflanzenkunde. Grundlagen, Anwendung, Therapie. Stuttgart: Sonntag; 2005

CAE **Canter PH, Ernst E:** Anthocyanosides of Vaccinium myrtillus (bilberry) for night vision – a systematic review of placebo-controlled trials. Surv Ophthalmol 2004 Jan-Feb;49(1):38–50

CAN **Cantrell CL Pridgeon JW, Fronczek FR, Becnel JJ:** Antimycobacterial eudesmanolides from Inula helenium and Rudbeckia subtomentosa. Planta Med 1999; 65(4): 351–355

CHE **Chen JK, Tina T:** Chinese Medical Herbology & Pharmacology. 2nd ed. City of Industry, CA: Art of Medicine Press; 2004

CHR **Chrubasik S:** Zur antientzündlichen Wirksamkeit von Pulver aus der Hagebutte. Z Phytother 2009; 30: 227–231

CLA **Clavey S:** Fluid Physiology and Pathology in Traditional Chinese Medicine. Australien: Churchill Livingstone; 1999

CLA2 **Clavey S:** Die Körperflüssigkeiten in der Chinesischen Medizin. Physiologie und Pathologie. Kötzting: Verlag für Ganzheitliche Medizin; 2004

COO **Cook Wm H:** The Physio-Medical Dispensatory: a Treatise on Therapeutics, Materia Medica, and Pharmacy, in Accordance with the Principles of Physiological Medication. Cincinnati Cook; 1869

CUB **Culbreth DMR:** A Manual of Materia Medica and Pharmacology. 7th Ed. Philadelphia: Lea & Febiger; 1927

CUL **Culpepper N:** Culpepper's Complete Herbal and English Physician. Meyerbooks; 1987

DGK **Ni M, Hrsg:** Der Gelbe Kaiser. Das Grundlagenwerk der Traditionellen Chinesischen Medizin. München, Bern: O.W. Barth bei Scherz; 1998

DIN **Dinand A:** Handbuch der Heilpflanzenkunde. 2. Aufl. Eßlingen, München: J.F. Schreiber; 1926

DIO (1610) **Dioscorides Kräuterbuch Deß uralten unnd in aller Welt berühmtesten Griechischen Scribenten Pedacii Dioscoridis Anazarbaei:** Frankfurt: Conrad Corthys; 1610 / 1614 / Reprint München: Kölbl; 1968

DIO (1902) **Berendes J:** Des Pedanios Dioskurides Arzneimittellehre in fünf Büchern. Stuttgart: Enke; 1902

DUM **Braun D:** Dumont's große Kräuter-Enzyklopädie. Köln: DuMont; 1996

ENL **Englert S, Lorenz C:** Checkliste Chinesische Diätetik. Stuttgart: Haug; 2011

FAT **Fatehi M et al:** A pharmacological study on Berberis vulgaris fruit extract. J Ethnopharmacol 2005: 102(1); 46–52

FBR **Frohne D, Braun H:** Heilpflanzenlexikon. 7. Aufl. Stuttgart: Wissenschaftliche Verlagsgesellschaft; 2002

FEL **Felter HW, Lloyd JU:** King's American Dispensatory originally published in 1898. Online Posting. April 2007. Henriette's Herbal Homepage. http://henriettesherbal.com/eclectic/kings/arctium.html

FEM **Felter HW:** The Eclectic Materia Medica, Pharmacology and Therapeutics. Cincinnati (Ohio): Scudder; 1922

FIM **Fisch G:** Die Meridiane und ihre Punkte in der traditionellen Chinesischen Medizin. Bd. 6. Der Dünndarmmeridian. Lausanne: Tung Ch'uang Yi; 1983

FIS (1989) **Fischer S:** Blätter von Bäumen. 4. Aufl. München: Hugendubel; 1989

FIS (1990) **Fischer S:** Medizin der Erde. 5. Aufl. München: Hugendubel; 1990

FLA (1996) **Flaws B, Finney D:** A Compendium of TCM Pattern & Treatmants. Boulder, CO: Blue Poppy Press; 1996

FOL **Focks C, Hrsg.:** Leitfaden Chinesische Medizin. München: Elsevier Urban & Fischer; 2010

FOS **Foster GM:** Hippocrates' Latin American Legacy. Humoral Medicine in the New World. 2rd Ed. Amsterdam: Berkeley OPA; 1994

FUC **Fuchs L:** New Kreüterbuch. Basel: Michael Isingrin; 1543

FUN **Funke H:** Die Welt der Heilpflanzen. Bd. 1. Wirkstoffe. München: Pflaum; 1980–94

GAR **Garvelmann F:** Pflanzenheilkunde in der Humoralpathologie. München: Pflaum; 2000

GES **Gessner O:** Gift- und Arzneipflanzen von Mitteleuropa. Heidelberg: Carl Winter Universitätsbuchhandlung; 1974

GRE (2004) **Greten HJ:** Kursbuch Traditionelle Chinesische Medizin. Stuttgart: Thieme; 2004

GRE (2009) **Greten HJ:** Checkliste Chinesische Phytotherapie. Stuttgart: Hippokrates; 2009

HAR **Hartlieb J:** Anholter-Moyländer Kräuterbuch. Müller I, Martin M, Wiehl P, Hrsg. Anholter-Moyländer Kräuterbuch.Das Kräuterbuch von Johannes Hartlieb in einer um 1470 entstandenen Abschrift aus der Fürstlich Salm-Salm'schen Bibliothek der Wasserburg Anholt. Wissenschaftlicher Begleitband zur Faksimile-Ausgabe. Veröffentlichung der Stiftung Museum Schloss Moyland. Bedburg-Hau; 2004

HHB **List PH, Hörhammer L, Hrsg.:** Hagers Handbuch der pharmazeutischen Praxis. Für Apotheker, Arzneimittelhersteller, Ärzte und Medizinalbeamte. 4. Aufl. Berlin: Springer; 1967–1980

HIC **Hicks A:** Five blocks to treating the Shen. Jing Shen, July 2009

HIL **Hiller K, Melzig MF:** Lexikon der Arzneipflanzen und Drogen. Bd. 1, 2. Heidelberg, Berlin: Spektrum Akademischer Verlag; 2003

HIN **Hinrichs, TJ:** The Medical Transforming of Governance and Southern Customs in Song Dynasty China (960–1279 C.E.). Unpublished PhD Thesis. Cambridge, MA: Harvard University; 2003

HOF **Hoffmann D:** The Complete Illustrated Holistic Herbal Guide. New York: HarperCollins Publ. 1996

HOL **Holmes P:** The Energetics of Western Herbs. Vol. 1, 2. Treatment Strategies Integrating Western and Oriental Herbal Medicine. 3rd ed. Boulder, Colorado USA: Snow Lotus Press; 1997; 1998 (Vol. 2)

HOM **Boericke W:** Homöopathische Mittel und ihre Wirkungen. Materia medica und Repertorium. 4. Aufl. Leer: Verlag Grundlagen und Praxis; 1993

HOU **Holubarsch CJF et al.:** Crataegus-Extrakt WS® 1442 vermindert das Herztod-Risiko bei Patienten mit Herzinsuffizienz der NYHA-Klasse II–III. Die SPICE-Studie. Z Phytother 2008; 29

HUA **Hua Tuo:** Master Hua's Classic Of The Central Viscera. A Translation of Hua Tuo's Zhong Zang Jing. Bolder (CO): Blue Poppy Press; 1993

HUM **Müller IW:** Humoralmedizin. Physiologische, pathologische und theoretische Grundlagen der galenischen Heilkunst. Heidelberg: Haug; 1993

HVB **Bingen Hv:** Heilkraft der Natur. Physica. Augsburg: Pattloch; 1991

HVI **Hausen BM, Vieluf IK:** Allergiepflanzen. Handbuch und Atlas. 2. Aufl. Hamburg: Nikol; 1997

ITA **Wurzer W:** Die große Enzyklopädie der Heilpflanzen. Ihre Anwendung und ihre natürliche Heilkraft. Klagenfurt: Kaiser; 1994

JÄN **Jänicke C, Grünwald J, Brendler T:** Handbuch Phytotherapie. Indikationen – Anwendungen – Wirksamkeit – Präparate. Stuttgart: Wissenschaftliche Verlagsgesellschaft; 2003

JUN **Junying G, Wenquan H, Tianchi R, Xiufeng M:** Materia medica der chinesischen Arzneimitteltherapie. Kötzting: Verlag für Ganzheitliche Medizin; 1993

KAL **Kalg A:** Chinesische Arzneipflanzen. Wesensmerkmale und klinische Anwendung. München: Elsevier, Urban & Fischer; 2009

KAP **Kappeler T:** Medikamentöse Therapie der erektilen Dysfunktion. pharma-kritik 18 : 8/1996

KAR (1995) **Karl J:** Neue Therapiekonzepte für die Praxis der Naturheilkunde. Ein Wegweiser durch Erkrankung und Heilung aus ganzheitlicher Sicht. München: Pflaum; 1995

KAR (1983) **Karl J:** Phytotherapie. 4. Aufl. München: Marczell; 1983

KAS **Kammerer S, Schilcher H:** Leitfaden Phytotherapie. München, Jena: Urban & Fischer; 2000

KAZ **Kažemekaitis A:** Änderungen des europäischen Bestandes an Arznei- und Heilpflanzen durch die Erweiterung der Europäischen Union. Einflussmöglichkeiten am Beispiel der baltischen Republik Litauen [Dissertation]. Zürich: Medizinische Fakultät der Universität; 2010

KHA **Khan MOA et al.:** Clinical Evaluation of Herbal Medicines for the Treatment of Rheumatoid Arthritis. Pakistan Journal of Nutrition 2011; 10 (1): 51–53

KOE **Kommission E, Hrsg.:** Monographie BGA/BfArM (Kommission E). Bonn; 1980–94; http://www.heilpflanzen-welt.de/buecher/BGA-Kommission-E-Monographien/

KOS **Schönfelder P, Schönfelder I:** Der Kosmos Heilpflanzenführer. 6. Aufl. Stuttgart: Franckh-Kosmos; 1995

KRA (2008) **Kraft K:** Chronische Obstipation. Z Phytother 2008; 29: 133–136

KRA (2008b) **Kraft K:** Wunden und stumpfe Traumen. Z Phytother 2008; 29: 178–180

KRA (2008c) **Kraft K:** Erkrankungen der Harnwege (1). Z Phytother 2008; 29: 40–42

KRA (2000) **Kraft K:** Checkliste Phytotherapie. Stuttgart: Thieme; 2000

KRA (2006) **Kraft K, März R:** Die wissenschaftliche Basis der Phytotherapie. Z Phytother 2006; 27: 279–283

KRF **Kröber L, Flamm S:** Rezeptbuch der Pflanzenheilkunde. Stuttgart: Hippokrates; 1934

KRÖ **Kröber L:** Rezeptbuch der Pflanzenheilkunde. Die Verwendung der Heilpflanzen und Kräutertees in der täglichen Praxis. 5. Aufl. Stuttgart: Hippokrates; 1937

KRÖ1 **Kröber L:** Das neuzeitliche Kräuterbuch. Bd. 1. Die Arzneipflanzen Deutschlands in alter und neuer Betrachtung. 1. Aufl. Stuttgart: Hippokrates; 1934

KRÖ2 **Kröber L:** Das neuzeitliche Kräuterbuch. Bd. 2. Die Arzneipflanzen Deutschlands in alter und neuer Betrachtung. 3. Aufl. Stuttgart: Hippokrates; 1947

KRÖ3 **Kröber L:** Das neuzeitliche Kräuterbuch. Bd. 3. Giftpflanzen. Die Arzneipflanzen Deutschlands in alter und neuer Betrachtung. 2. Aufl. Stuttgart: Hippokrates; 1949

MAG (2009) **Magel H:** Abwehr pathogener Faktoren und Leitbahnsystem. Die Wei- und Ying-Energien stärken. comed 2009; 1: 50–52

LAB **Heimat- und Kulturverein Lorsch, Hrsg.:** Das Lorscher Arzneibuch. Klostermedizin in der Karolingerzeit. 2. Aufl. Lorsch: Laurissa; 1990

LAT **Latté KP:** Berberis vulgaris L. – die Berberitze. Z Phytother 2007; 28: 147–154

LBF **Linares E, Bye R, Flores B:** Plantas medicinales de México. Universidat Nacional Autónoma de México; 1999

LEX **Hiller K, Melzig MF:** Lexikon der Arzneipflanzen und Drogen. CD-ROM. Heidelberg, Berlin: Spektrum Akademischer Verlag; 2003

LFA **Lad V, Frawley D:** Die Ayurveda Pflanzen-Heilkunde. Haldenwang: Edition Schangrila; 1987

LIN **Lindemann G:** Teerezepte. 4. Aufl. München: Foitzick; 1994

LON **Lonicero A:** Kreuterbuch. Frankfurt: Mathaus Wagner; 1679

LPH **Schilcher H et al.:** Leitfaden Phytotherapie. 4. Aufl. München: Elsevier; 2010

LTI **Tierra L:** The Herbs of Life. Health & Healing Using Western & Chinese Techniques. Freedom, CA: The Crossing Press; 1992

MAC (2010) **Maciocia G:** Praxis der chinesischen Medizin. Krankheiten behandeln mit Akupunktur und chinesischen Arzneimitteln. 2. Aufl. München: Elsevier, Urban & Fischer; 2010

MAC (2008) **Maciocia G:** Grundlagen der chinesischen Medizin. 2. Aufl. München: Elsevier, Urban & Fischer; 2008

MAC (1997) **Maciocia G:** Die Grundlagen der Chinesischen Medizin. Ein Lehrbuch für Akupunkteure und Arzneimitteltherapeuten. Kötzting: Verlag für Ganzheitliche Medizin; 1997

MAD **Madaus G:** Lehrbuch der Biologischen Heilmittel. Leipzig: Georg Thieme; 1938

MAF **Odo:** Macer Floridus. Venedig, Reprint Leibzig; 1477/ 2003

MAG (2010) **Magel H:** Chinesische Diätetik. In: C. Focks, Hrsg. Leitfaden Chinesische Medizin. München: Elsevier, Urban & Fischer; 2010

MAG (2002) **Magel H:** Erfahrung in der Erfahrungsheilkunde. Überlegungen und Thesen zur Kräutertherapie in der bei uns praktizierten Chinesischen Medizin. Bochum: Volksheilkunde; 2002

MAG (2000a) **Magel H:** Das Süße und das Bittere. Überlegungen zur Wirkung zweier Geschmäcker. Bonn: Verlag Volksheilkunde; 2000

MAG (2000b) **Magel H:** Bu Fa – Ergänzende Methode. Schriftzeichen in der Chinesischen Medizin. ZTCM 2000; 4: 41–48

MAG (1994) **Magel H:** Kräuter-Steckbrief. Kalmus. Wuppertal: ZECH-Info 2; 1994

MAS **Magel H, Sulistyo F:** Leberglättertee. ZTCM 2000; 4: 185–190

MAY **Mayer JG, Englert K:** Warme und trockene Heilpflanzen? Z Phytother2005; 26: 113–118

MCI **McIntyre A:** Frauen-Handbuch Heilkräuter. München: BLV; 1996

MCH **McIntyre A:** Herbal Treatment of Children: Western and Ayurvedic Perspectives. London: Elsevier; 2005

MES **Messner AC:** Medizinische Diskurse zu Irresein in China (1600–1930). Stuttgart: Steiner; 2000

MIB **Mills S, Bone K:** The essential guide to herbal safety. St. Louis, Missouri USA: Elsevier, Churchill Livingstone; 2005

MIH **Mihajilov-Krstev T et al.:** Antimicrobial Activity of Satureja Hortensis L. Essential Oil against Pathogenic Microbial Strains. Arch Biol Sci, Belgrade 2010; 62 (1): 159–166

MOH **Mosheim-Heinrich E:** Kräutersteckbriefe. Bonn: Verlag Volksheilkunde; 1997–2003

MON **Kranzberger B, Mair S:** Pflanzenmonographien. Heilpflanzen nach Monographie, Gegenwart, Humoralpathologie. München: Foitzick; 2000

MPR **Magel H, Prinz W:** West-östliche Betrachtung über die Kunst, das menschliche Leben zu verlängern. In: A. Noll, B. Ziegler, Hrsg. Der ältere Patient in der Chinessichen Medizin. München: Elsevier Urban & Fischer; 2006

MTD (2001) **Tierra M:** Westliche Heilkräuter in TCM und Ayurveda. München, Jena: Urban & Fischer; 2001

MTD (1992) **Tierra M:** Planetary Herbology. Twin Lakes USA: Lotus Press; 1992

MVA **Monograph Vaccinium myrtillus (Bilberry):** Alternative Medicine Review 2001: 5; 500–504

NWI **Wiseman N:** Rationale for the Terminology of The Fundamentals of Chinese Medicine. The Case for Literal Translation. Brookline, Mass.: Paradigm Publications; 1998

OMA **Siegmund F:** Omas Lexikon der Kräuter und Heilpflanzen. Augsburg: Bechtermünz/ Weltbild; 1995

OTS **Ots T:** Medizin und Heilung in China. Annäherung an die traditionelle chinesische Medizin. Berlin: Reimer; 1987

PAH **Pahlow M:** Das große Buch der Heilpflanzen. Gesund durch die Heilkräfte der Natur. München: Gräfe und Unzer; 2000

PAN **Panoutsopoulos G et al.:** Chemical constituents from three Inula species. Biological activities. Planta Med 2007; 73

PIT **Pitchford P:** Healing With Whole Foods. Asian Traditions and Modern Nutrition. Berkeley, CA: North Atlantic Books; 1996

PKA **Kaufhold P:** PhytoMagister. Modernes und traditionelles Wissen der Pflanzenheilkunde. München: Pflaum; 2002

PLA **Platsch KD:** Psychosomatik in der Chinesischen Medizin. München: Elsevier Urban & Fischer; 2000

POR (1986) **Porkert M:** Die chinesische Medizin. Das überarbeitete Standardwerk. 2. Aufl. Düsseldorf: ECON; 1986

POR (1984) **Porkert M:** Klassische chinesische Rezeptur. Zug: Acto Medicinae Sinensis; 1984

POR (1978) **Porkert M:** Klinische chinesische Pharmakologie. Heidelberg: Verlag für Medizin Ewald Fischer; 1978

POT **Potter SOL:** A Compend of Materia Medica, Therapeutics, and Prescription Writing. Utah (USA); 1883

PRW **Blarer Zalokar Uv, Blarer Pv:** Praxisbuch Westliche Heilkräuter und Chinesische Medizin: Wirkungsbeschreibungen und Indikationen der im Westen gebräuchlichen Phytotherapeutika. Schiedlberg: Bacopa; 2010

PSC **Schantz P:** Weißdorn und Herzgespann. Medizinische Untersuchungen zur europäischen Tradition dieser Arzneipflanzen vom Mittelalter bis zur Gegenwart. Kassel: university press GmbH; 2009

PUN (2005) **Unschuld PU:** Das Heil der Mitte. Theorie und Praxis, Ursprung und Gegenwart der Medizin in China. Klagenfurt: Cygnus; 2005

PUN (2003) **Unschuld PU:** Was ist Medizin? Westliche und östliche Wege der Heilkunst. München: Beck; 2003

RÄT (1998) **Rätsch C:** Enzyklopädie der psychoaktiven Pflanzen. 3. Aufl. Arau: AT Verlag; 1998

RÄT (1995) **Rätsch C:** Heilkräuter der Antke in Ägypten, Griechenland und Rom. München: Diderichs; 1995

REI **Reid K et al:** Double-blind trial of yohimbine in the treatment of psychogenic impotence. Lancet 1987; 2: 421–423

REK **Requena Y, Kenner D:** Botanical Medicine. A European Professional Perspective. Brookline, Massachusetts: Paradigm Publications; 1996

RIN **Rinne J:** Besser leben mit Melasse. Inhaltsstoffe und Anwendungsgebiete im Detail erklärt. Darmstadt: Synergia; 2010

RIP (2005) **Rippe O:** Signaturen entgiftender Heilkräuter. Naturheilpraxis 2005; 12

RIP (1999) **Rippe O:** Die vier göttlichen Wurzeln der Existenz. Die antike Vier-Elementen-Lehre und ihre Bedeutung in der Kräuterheilkunde. Naturheilpraxis 1999

ROO **Roos S:** 3 × 3 Heilpflanzen. Bonn: Selbstverlag; 2004

RPO **Porter R:** Geschröpft und zur Ader gelassen. Eine kurze Kulturgeschichte der Medizin. Zürich: Dörlemann; 2004

ROS (2009) **Ross J:** Eine Klinische Materia Medica. 120 Heilpflanzen und ihre therapeutische Anwendung. Kötzting: Verlag für Ganzheitliche Medizin; 2009

ROS (2006) **Ross J:** Westliche Heilpflanzen und chinesische Medizin. Kombination und Integration. Kötzting: Verlag für Ganzheitliche Medizin; 2006

ROS (2003) **Ross J:** Combining Western Herbs and Chinese Medicine. Principles, Practice & Materia Medica. Seattle, WA 98107 USA: Greenfields Press; 2003

SCA **Schapowal A et al.:** Eine Kombination von Salbei/Echinacea oder Chlorhexidin/Lidocain zur Behandlung akuter Halsschmerzen. Eine randomisierte, doppelblinde Studie. Z Phytother2009; 30: 275–284

SCC **Schnorrenberger CC:** Lehrbuch der chinesischen Medizin. 3. Aufl. Erfstadt: area; 2005

SCH **Schrödders J:** höchstkostbarer Arzeney Schatz. Jena: Johann Hoffmann; 1685

SCJ **Schleimer J:** Homöpathische Urtinkturen. Stuttgart: Sonntag; 2000

SCW **Schmidt-Wetter R:** Taschenbuch der Pharmakologie. 2. Aufl. Krefeld: Scherpe; 1964

SEE **Seem M, Kaplan J:** Geistkörper-Heilung. Das Handbuch zum Verständnis energetischer Heilverfahren traditionelle und alternativer Medizin. München: Heyne; 1994

SGÄ **Schilcher H, Gärtner C:** Blütenpollen – Was sagt die Wissenschaft dazu? Z Phytother1990; 11: 77–80

SIN **Schulz V:** Ingwer gegen Brechreiz und Erbrechen in der Schwangerschaft. Z Phytother 2010; 31: 91–92

SKO **Skopalik C:** 33. TCM Kongress in Rothenburg o. d. Tauber. München: Pflaum; 2002

SLZ (2009) **Schulz V:** Zum Nutzen pflanzlicher Atemwegstherapeutika. Editorial. Z Phytother 2009; 30: 271–272

SLZ (2007) **Schulz V:** Die europäische SPICE-Studie Crataegus-Extrakt WS®1442 bestätigt Wirksamkeit im empfohlenen Anwendungsgebiet der Kommission E. Z Phytother 2007; 28: 170–171

SPA **Staufen Pharma, wissenschaftliche Abteilung:** Spagyrische Arzneimittellehre. 3. Aufl. Göppingen; 1952

STA **Stammel HJ:** Die Apotheke Manitus: Das medizinische Wissen der Indianer und ihre Heilpflanzen. Reinbek: Rowohlt; 1986

STB **Staiger C:** Beinwell? Stand der klinischen Forschung. Z Phytother 2007; 28: 110–114

STL **Stanley R, Liskens H:** Pollen: Biologie, Biochemie, Gewinnung und Verwendung. Greifenberg: Urs Freund; 1985

SWO **Schulz W:** Die Auffassung der Emotionen im Huang Di Nei Jing und ihre Brechung in der Affektlogik Luc Ciompis. Bochum: Europäischer Universitätsverlag; 2009

TAB **Tabernaemontanus J:** Neuw Kreuterbuch. Offenbach Basel: J.L. König; 1731

TAC **Tacuinum sanitatis:** Das Buch der Gesundheit [nach Ibn Butlan ca. 1350]. Hrsg. von Luisa Cogliati Grano, München: Heimeran 1976

TAL **Talpay B:** Der Pollen, Versuch einer Standortbestimmung. Bremen: Institut für Honiganalysen; 1984

TAS **Tassell MC et al.:** Hawthorn (Crataegus spp.) in the treatment of cardiovascular disease. Phcog Rev 2010;4 : 32–41

TAY **Taylor L:** The Healing Power of Rainforest Herbs. Garden City Park, NY Square: One Publishers; 2005

TAZ **Tazuke A et al.:** Effects of NaCl salinity on the sugar metabolism of common bean (Phaseolus vulgaris) cv. "Tsurunashi marusaya kurosando" fruit grown solution culture. J. ISSAAS 2009: 1: 32–43

TDB **Raintree Nutrition, Hrsg:** Tropical Plant Database: Sarsaparilla. Carson City, NV: Raintree Nutrition; 2006; http://www.rain-tree.com/sarsaparilla.htm (Zugriff 10.9.2011)

TEU **Teuscher E:** Biogene Arzneimittel. 5. Aufl. Stuttgart: Wissenschaftliche Verlagsgesellschaft; 1997

TIB **Chishti H:** The Traditional Healer. Unani Herbal Medicine. Wellingborough: Thorsons; 1988

TKA **Kaptchuk TJ:** Das große Buch der chinesischen Medizin. Die Medizin von Yin und Yang in Theorie und Praxis. München: Heyne; 2002

TKA (2012) **Kaptchuk T:** Historical exchanges between East Asian medical practices and other healing systems, and the dilemma of transplanting East Asian medical practices to the West, in: Integrating East Asian Medicine into Contemporary Healthcare, Hrsg. Scheid V., MacPherson H., London: Churchill Livingstone; 2011

TSS **Traversier R, Staudinger K, Friedrich S:** TCM mit westlichen Pflanzen. Stuttgart: Sonntag; 2005

TST **Standage T:** Der Mensch ist, was er isst. Wie unser Essen die Welt veränderte. Zürich: Artemis & Winkler; 2010

UJH **Heinz UJ:** Das Handbuch der modernen Pflanzenheilkunde. Freiburg: Hermann Bauer; 1984

VAN **Vangermeersch L, Sun PL:** Bi-Syndromes. Rheumatic Disorders Treated by Chinese Medicine. Brüssel: Satas; 1994

VSC (2011) **Scheid V, MacPherson H:** Integrating East Asian Medicine into Contemporary Healthcare. London: Churchill Livingstone; 2011

VSC (2007) **Scheid V:** Currents of Tradition in Chinese Medicine 1626–2006. Seattle (WA): Eastland Press; 2007

VSC (2002) **Scheid V:** Chinese Medicine in Contemporary China. Plurality and Synthesis (Science and Cultural Theory). Durham (NC): Duke University Press; 2002

WAG **Wagner H:** Arzneidrogen und ihre Inhaltsstoffe. Bd. 2. 6. Aufl. Stuttgart: Wissenschaftliche Verlagsgesellschaft; 1999

WEF **Fintelmann V, Weiss R:** Lehrbuch der Phytotherapie. 10. Aufl. Stuttgart: Hippokrates; 2002

WILL **Weiss R:** Lehrbuch der Phytotherapie. 6. Aufl. Stuttgart: Hippokrates; 1985

WIC **Wichtl M:** Teedrogen und Phytopharmaka. Ein Handbuch für die Praxis auf wissenschaftlicher Grundlage. 4. Aufl. Stuttgart: Wissenschaftliche Verlagsgesellschaft; 2002

WILL (1997) **Willford R:** Das große Handbuch der Heilkräuter. Hamburg: Nikol; 1997 (Nachdruck der Originalausgabe von 1959)

WILL (1959) **Willford R:** Gesundheit durch Heilkräuter. Erkennung, Wirkung und Anwendung der wichtigsten einheimischen Heilpflanzen. 2. Aufl. Linz: Trauner; 1959

YAN **Yang Y:** Chinesische Kräuter in Frage und Antwort. Unterschiede erkennen – Arzneimittel richtig auswählen. München Jena: Urban & Fischer; 2006

ZIM **Helmrich HE:** Dr. med. Zimpel's Spagyrisches Heilverfahren. Göppingen: Staufenpharma; 1952

ZIZ **Zizmann PA:** Pflanzliche Tinkturen und Extrakte erfolgreich rezeptieren. Individuelle Naturheilmittel als zeitgemäße Therapie. Stuttgart: Sonntag; 1996

ZZJ **Zhang Z, Shanghan L:** Abhandlung über fieberhafte, durch Kälte verursachte Erkrankungen mit 500 Fallbeispielen. Kötzting: Verlag für Ganzheitliche Medizin; 1997

22 Sachverzeichnis

Z

23 Disharmoniemuster

24 Symptomenregister

25 Pflanzenverzeichnis (dt.)

26 Pflanzenverzeichnis (lat.)